W0257492

HANDBUCH DER GESAMTEN AUGENHEILKUNDE

BEGRÜNDET VON **A. GRAEFE** UND **TH. SAEMISCH**

FORTGEFÜHRT VON **C. HESS**

HERAUSGEGEBEN UNTER MITARBEIT VON

C. ADAM-Berlin, TH. AXENFELD-Freiburg i. B., K. BEHR-Kiel, BERNHEIMER-Wien †, A. BIELSCHOWSKY-Marburg, A. BIRCH-HIRSCHFELD-Königsberg i. Pr., A. BRÜCKNER-Berlin, R. CORDS-Bonn, A. ELSCHNIG-Prag, O. EVERSBUSCH-München †, A. FICK-Zürich, B. FLEISCHER-Tübingen, E. FRANKE-Hamburg, S. GARTEN-Leipzig, W. GILBERT-München, ALFR. GRAEFE-Halle †, R. GREEFF-Berlin, A. GROENOUW-Breslau, K. GRUNERT-Bremen, O. HAAB-Zürich, L. HEINE-Kiel, E. HERING-Leipzig †, E. HERTEL-Strassburg, C. von HESS-München, E. von HIPPEL-Göttingen, J. HIRSCHBERG-Berlin, F. HOFMANN-Marburg a. L., J. van der HOEVE-Leiden, J. IGERSHEIMER-Göttingen, E. KALLIUS-Breslau, J. KÖLLNER-Würzburg, A. KRAEMER-San-Diego†, E. KRÜCKMANN-Berlin, H. KÜHNT-Bonn, R. KÜMMELL-Erlangen, E. LANDOLT-Paris, F. LANGENHAN-Hannover, H. LAUBER-Wien, TH. LEBER-Heidelberg †, G. LENZ-Breslau, W. LÖHLEIN-Greifswald, F. MERKEL-Göttingen, J. von MICHEL-Berlin†, I. W. NORDENSON-Upsala, M. NUSSBAUM-Bonn†, E. H. OPPENHEIMER-Berlin, H. PAGENSTECHER-Strassburg†, A. PETERS-Rostock, A. PÜTTER-Bonn, M. von ROHR-Jena, R. SALUS-Prag, TH. SAEMISCH-Bonn †, H. SATTLER-Leipzig, C. H. SATTLER jun.-Königsberg i. Pr., G. von SCHLEICH-Tübingen, H. SCHMIDT-RIMPLER-Halle a./s.†, L. SCHREIBER-Heidelberg, OSCAR SCHULTZE-Würzburg, R. SEEFELDER-Leipzig, H. SNELLEN jun.-Utrecht, K. STARGARDT-Bonn, W. STOCK-Jena, A. von SZILY sen.-BUDAPEST, A. von SZILY-Freiburg i. B., W. UHTHOFF-Breslau, H. VIRCHOW-Berlin, A. WAGENMANN-Heidelberg, K. WESSELY-Würzburg, M. WOLFRUM-Leipzig

VON

TH. AXENFELD UND A. ELSCHNIG

DRITTE, NEUBEARBEITETE AUFLAGE

SPRINGER-VERLAG BERLIN HEIDELBERG GMBH

1919

DIE SYMPATHISCHE AUGENERKRANKUNG

VON

A. PETERS
PROFESSOR IN ROSTOCK

DRITTE AUFLAGE

MIT 13 FIGUREN IM TEXT UND AUF 1 TAFEL

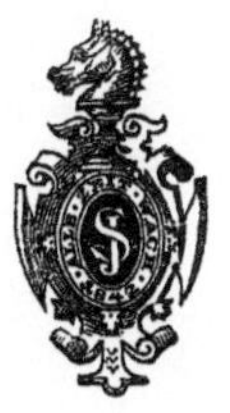

SPRINGER-VERLAG BERLIN HEIDELBERG GMBH

1919

ISBN 978-3-642-90232-1   ISBN 978-3-642-92089-9 (eBook)
DOI 10.1007/978-3-642-92089-9

Der Universität Rostock

zur Feier des 500jährigen Bestehens

gewidmet

Inhaltsverzeichnis.

Die sympathische Augenerkrankung.

Von

A. Peters,

Professor in Rostock.

Mit 13 Figuren im Text und 1 Tafel.

Eingegangen im Mai 1919*).

Einleitung.

In früherer Zeit hielt man die sympathische Augenentzündung und die sympathische Reizung oder Neurose für wesensgleich, in dem Sinne, daß man letztere als eine Vorstufe oder als eine Abart der Entzündung auffaßte, wozu nicht zum wenigsten der Umstand beitrug, daß beide Krankheitsformen sehr häufig von geschrumpften Augäpfeln ihren Ausgang nehmen sollten. Allmählich brach sich jedoch die Anschauung Bahn, daß Reizung und Entzündung an sich nichts miteinander zu tun haben, wenn sie auch kombiniert auftreten können, und diese Erkenntnis wurde besonders durch solche Beobachtungen gewonnen, bei denen die sympathische Entzündung ohne prodromale, äußerlich erkennbare Reizsymptome auftritt. Von dieser Voraussetzung, daß beide Krankheitsformen zu trennen sind, geht die verdienstvolle Arbeit von Schirmer (1147) in der 2. Auflage dieses Handbuches aus und die meisten Autoren, die sich zu dieser Frage äußerten, vertreten denselben Standpunkt, so z. B. v. Grosz (1133), Grullon (1234), Kyle (1138), Pfalz (1143a), Jess (1455) und auch in den neueren Lehrbüchern wird diese Trennung durchgeführt, z. B. von Hertel im Lehrbuche der Augenheilkunde von Axenfeld.

Nur wenige Autoren halten heute noch an der Identität fest, z. B. Oliver (1375) und Burntam (1360), während Bäck (1121) 2 verschiedene Arten der Reizung konstruieren will.

Ein wichtiger Grund, der es uns erklärt, warum man so spät zu der Erkenntnis gelangte, daß Reizung und Entzündung durchaus wesensver-

---

*) Das Manuskript war zum 1. Mai 1915 fertiggestellt. Als 5 Bogen gedruckt waren, wurde der weitere Druck sistiert. Die seit jener Zeit mir zugänglich gewordene Literatur ist bis April 1919 berücksichtigt. Wenn sich in bezug auf die ausländische Literatur Lücken finden, ist dies mit den Kriegsnöten zu entschuldigen. Die 5 Bogen wurden neugedruckt.

schieden sind, ist wohl auch darin zu suchen, daß man für beide Formen das Wort »sympathisch« gebrauchte, womit man zum Ausdruck bringen wollte, daß das eine Auge das andere in Mitleidenschaft ziehen kann. Dieses Wort sollte, um in Zukunft Mißverständnisse zu vermeiden, lediglich der echten sympathischen Entzündung vorbehalten bleiben und für die bisherige sogenannte sympathische Reizung kann der Begriff der Mitreizung des anderen Auges eingeführt werden.

Eine derartige Nomenklatur bietet den Vorteil, daß auch solche Reizzustände, die man bisher nicht im strengen Sinne als sympathische auffaßte, wie z. B. die Mitreizung des anderen Auges durch eine Fremdkörperverletzung der Hornhaut, nunmehr einheitlich unter dieser Rubrik aufgeführt werden können. Andererseits verkenne ich die Schwierigkeiten nicht, die z. B. darin begründet liegen, daß die fremden Sprachen sich dieser Nomenklatur nicht ohne weiteres anpassen können. Diese Schwierigkeiten sind aber nicht unüberwindlich, und so werde ich im folgenden die Wesensverschiedenheit beider Krankheitsformen dadurch zum Ausdruck bringen, daß ich die Mitreizung der sympathischen Entzündung des anderen Auges gegenüberstelle. Das Trennende besteht darin, daß die Mitreizung lediglich eine funktionelle Störung ist, während die sympathische Entzündung durch organische Veränderungen im Augeninneren gekennzeichnet wird.

I. Die Mitreizung des anderen Auges.

§ 1.   Gemäß der soeben gegebenen Definition sollen unter dieser Bezeichnung nur solche Symptome verstanden werden, die bei noch so langer Dauer Gewebsschädigungen nicht im Gefolge haben, sondern lediglich als funktionelle Störungen zu betrachten sind.

Damit scheiden die Fälle von sog. Papillitis sympathica aus, die nach Entfernung des ersterkrankten Auges gewöhnlich rasch, ohne Spuren zu hinterlassen, ausheilt, aber auch gelegentlich atrophische Verfärbung des Sehnerven erzeugen kann, womit ihre Zugehörigkeit zur echten sympathischen Entzündung dargetan wird (s. § 50).

Wir haben demgemäß eine Reihe von Fragen zu prüfen, die im wesentlichen folgende Gebiete umfassen:

1. Unter welchen Bedingungen kommt die Mitreizung des anderen Auges zustande?
2. Welche Symptome treten im Bereiche des 2. Auges auf?
3. Wie werden die Störungen beseitigt?
4. Auf welchem Wege geht die Reizung vor sich?
5. Ist die »Mitreizung des anderen Auges« ein selbständiges Krankheitsbild?

1. Die Auslösung des Reizes vom ersten Auge aus.

§ 2. Während DA GAMA PINTO (1345) angibt, daß die sympathisierenden Augen, die zur Reizung führen, im allgemeinen reizlos seien, herrscht bei den übrigen Autoren durchweg die Ansicht, daß die Mitreizung des anderen Auges einen Reizzustand der Ziliarnerven der anderen Seite zur Voraussetzung hat. Fehlt dieser Reizzustand, dann handelt es sich eben nicht um eine Mitreizung des anderen Auges, sondern um einen selbständigen Krankheitsprozeß.

Nach SCHIRMER braucht dieser Reizzustand auf beiden Augen nicht ständig vorhanden zu sein. Immer aber muß verlangt werden, daß er auf beiden Augen gleichzeitig auftritt. Als Beweis für das intermittierende Auftreten der Reizung führt SCHIRMER folgende Fälle an:

Der erste von MOOREN (163 S. 125) angeführte Fall betraf einen bei Snellen in Utrecht beobachteten Einäugigen, bei dem die Mitreizung des anderen Auges willkürlich durch Einsetzen einer Prothese hervorgerufen und durch Entfernung derselben beseitigt werden konnte. Die genauere Publikation des Falles wurde in Aussicht gestellt, ob sie erfolgt ist, konnte ich nicht ermitteln.

Der zweite Fall betrifft einen Patienten SCHIRMERS (1147, S. 20), der auch nach Enukleation eines schwer verletzten Auges erhebliche Beschwerden bekam, sobald eine Prothese getragen wurde. Dasselbe geschah auch, wenn zur Korrektion der Myopie eine Brille aufgesetzt wurde.

Der erste Fall erinnert doch sehr an gewisse Paradefälle, die in früheren Jahren in Nervenkliniken zur Demonstration hysterischer Symptome bereitgehalten wurden, und im zweiten Falle lassen die asthenopischen Beschwerden im Verein mit einer konzentrischen Gesichtsfeldeinengung ohne weiteres die Deutung zu, daß es sich um eine Hysterie gehandelt hat, eine Möglichkeit, die von beiden Autoren überhaupt nicht diskutiert worden ist. Es muß daher die Grundlage, auf welcher das Vorkommen einer intermittierend auftretenden Mitreizung des anderen Auges aufgebaut ist, als eine sehr unsichere bezeichnet werden.

§ 3. In anderen Fällen handelte es sich um dauernde Beschwerden, die nach der Enukleation des ersterkrankten Auges auftraten, indem ein schlechtsitzendes künstliches Auge getragen wurde, dessen Erneuerung die Mitreizung des anderen Auges beseitigte, wie z. B. BADAL (1221) berichtet, oder es waren die Prothesenränder beschädigt, wodurch die Bindehaut gereizt wurde. Auch sollen nach SCHIRMER Narbenstränge, die nach Verletzungen zurückgeblieben waren, durch gesteigerte Empfindlichkeit das Tragen künstlicher Augen erschwert und eine Mitreizung des anderen Auges ausgelöst haben.

In ähnlicher Weise wie Prothesen sollen gelegentlich Kugeln, die diesen als gute Unterlagen dienen sollen, schlecht vertragen werden. So beobachtete

Emerson (1399) einen derartigen Fall, wo die Einpflanzung einer Kugel nach Mules eine Mitreizung des anderen Auges auslöste, ebenso Lindsay Johnson (905). In einem Falle von Landsberg (432) wurden die Reizerscheinungen beseitigt, nachdem der druckempfindliche Optikusstumpf der anderen Seite exzidiert worden war, und Zirm gibt an, daß er durch Druck auf den Optikusstumpf eine Ziliarreizung der anderen Seite habe auftreten sehen.

Mit Recht steht Pfalz (1143a) derartigen Fällen, insbesondere den von Mooren publizierten Beobachtungen, sehr skeptisch gegenüber, und es ist charakteristisch, daß die Mehrzahl der einschlägigen Fälle aus einer Zeit stammt, wo man bezüglich des Vorkommens und der Bedeutung psychischer Störungen noch nicht so gut orientiert war als heute. Es ist daher wünschenswert, daß typische Fälle unter Berücksichtigung dieser Momente zur erneuten Veröffentlichung gelangen. Vermutlich wird sich dann herausstellen, daß eine allgemeine Neurose im Spiele ist.

§ 4. Allen übrigen Fällen, die für die Entstehung einer Mitreizung des anderen Auges in Frage kommen, ist gemeinsam, daß die Störungen vom Augapfel ausgehen und durch Entfernung des Augapfels, durch Ausheilung der Erkrankung oder durch Ausschaltung einer Reizquelle beseitigt werden.

Das Prototyp derartiger Reizungen beobachten wir beim Verweilen eines Fremdkörpers auf der Hornhaut oder unter dem oberen Lide.

Wie oft sieht man derartige Fälle, wo die Patienten über Schmerzen, angebliche Lichtscheu und Tränenträufeln, nicht nur im Bereiche des betroffenen, sondern auch des anderen Auges klagen, wenn auch hier die Beschwerden weniger intensiv sind. Andererseits begegnen uns gar nicht so selten Fälle, bei denen jegliche Reizung, sogar im Bereiche des verletzten Auges, fehlt. Es sind besonders Schlosser und Schmiede, die zum Arzte kommen und beide Augen frei öffnen. Sie kennen die Sache und wissen, daß man durch Reiben und Berühren des Auges Beschwerden hervorruft und daß die Entfernung des Fremdkörpers eine Kleinigkeit ist. Vergleicht man damit das Verhalten vieler Patienten, denen ein Staubkorn unter das obere Lid geraten ist und die mit starken Reizerscheinungen zum Arzte kommen und sich gelegentlich anstellen, als ob sie der Erblindung entgegen gingen, so wird man diese bemerkenswerten Unterschiede zum Teil wenigstens dadurch erklären können, daß hier psychogene Momente eine wichtige Rolle spielen. Dabei ist es nicht einmal notwendig, daß es sich immer um neurasthenische Individuen handelt, die vorhandene Beschwerden maßlos zu übertreiben gewohnt sind, sondern es gibt auch sonst sehr ruhige, verständige Menschen, die durch die Fremdkörperbeschwerden vorübergehend ängstlich werden.

Die von Schirmer aufgeworfene Frage, ob die Mitreizung des anderen Auges bei neûrasthenischen Individuen häufiger auftritt als bei anderen, ist aus dem Grunde schwer zu beantworten, weil man gerade bei diesen einfachen Fällen von Fremdkörperreizung wohl selten Veranlassung nimmt, eine eingehende neurologische Untersuchung vorzunehmen. A priori wird man sicherlich annehmen dürfen, daß die Reizung eines oder beider Augen in solchen Fällen durch eine nervöse Veranlagung intensiver gestaltet, unterhalten oder gar ausgelöst werden kann.

Eine Mitreizung des anderen Auges sehen wir ferner oft bei sog. rezidivierenden Hornhauterosionen auftreten. Während der nach der oft geringfügigen Verletzung auftretende Schmerz bald verschwindet, können bei der plötzlich erfolgenden Abreißung der gelockerten Epithelschicht außerordentlich heftige Schmerzen den Patienten quälen, wobei Kokain nur wenig Linderung schafft. Auch hier kommen bemerkenswerte individuelle Unterschiede vor und man kann oft konstatieren, daß bei den späteren Rezidiven der Reizzustand beider Augen weniger intensiv erscheint, vielleicht deshalb, weil die Patienten inzwischen über die Natur des Leidens aufgeklärt und daher nicht mehr so ängstlich sind und unzweckmäßige Manipulationen an den Augen vermeiden, wobei auch zu berücksichtigen ist, daß andauerndes Zukneifen der Augen an und für sich schon einen Reizzustand auslösen kann.

Weiterhin kommen als Reizquelle in Frage iridozyklitische Reizzustände und alle glaukomatösen Prozesse, die mit starken Schmerzen einhergehen, z. B. beim akuten Primärglaukom, beim Sekundärglaukom durch Staphylombildung, nach Linsenquellung und Linsenluxation und nach adhärierenden Leukomen. Auch in diesen Fällen ist der Grad der Mitreizung des anderen Auges individuell sehr verschieden und sie kann völlig fehlen.

Bei diesen bisher aufgeführten Affektionen, die zur Mitreizung des anderen Auges Veranlassung geben können, aber nicht müssen, wird, wie Schirmer mit Recht hervorhebt, diese meistens gar nicht beachtet, weil das schmerzhafte Leiden des ersten Auges im Vordergrunde des Interesses steht und man hat für diese Reizzustände des anderen Auges gar nicht den Ausdruck »sympathisch« gebraucht, was besonders für die Fremdkörperreizungen, die von der Bindehaut und von der Hornhaut ausgehen, sowie für die Hornhauterosionen gilt. Man hält eben eine geringe Mitreizung des anderen Auges für eine selbstverständliche Kleinigkeit, die keinen besonderen Namen verdient.

§ 5. Ganz anders liegt die Sache, wenn es sich um Schrumpfungen des Augapfels, sei es nach Verletzungen oder nach Entzündungen, handelt. Tritt hierbei im Bereiche des anderen Auges der geringste Grad der noch zu schildernden Reizsymptome auf, dann ist man mit der Diagnose immer rasch bei der Hand gewesen und es ist kein Zweifel darüber, daß man diese Form von jeher besser gewürdigt hat, weil die schwére Beteiligung des anderen Auges in Form der sympathischen Entzündung so oft handgreiflich zutage trat, die man früher von der Reizung nicht zu trennen wußte. So ist es wohl zu erklären, daß die Mehrzahl der in der Literatur niedergelegten Fälle von Mitreizung des anderen Auges geschrumpfte Augäpfel betreffen, die mit Erfolg entfernt wurden und nicht selten eine Knochenschale in sich beherbergten, die das anfangs reizfreie Auge zum Sitz mehr oder weniger heftiger Schmerzen werden ließen.

Voraussetzung für die Reizübertragung war auch bei den phthisisch gewordenen Augäpfeln ein Reizzustand, der noch nach Jahr und Tag auftreten kann.

§ 6. Daß es lediglich die Ziliarnerven sind, die man als Reizquelle im ersten Auge zu betrachten hat, darüber herrscht allgemeine Übereinstimmung. Der Beweis hierfür wird geliefert durch das klinische Bild, indem Schmerzen im Bereiche des Auges angegeben werden und hierzu gesellen sich noch Tränenträufeln, Lichtscheu und vermehrte Füllung der Bindehautgefäße, Erscheinungen, die, wie wir sehen werden, mit der sensiblen Innervation des Auges in Beziehung stehen.

Nach Schirmer liegt ein weiterer Beweis für die ursächliche Bedeutung der Ziliarnerven in den Erfahrungen, welche Ed. Meyer (145, 146), Secondi (189) und Lawrence (241) mit der Durchschneidung intraokularer Nerven erzielten, zu dem Zwecke, eine Mitreizung des anderen Auges zu beseitigen. Mir ist es nicht recht verständlich, wie diese Autoren gerade den schuldigen Nerven im Augeninnern erreichen konnten. Aus dem Umstande, daß diese Methode gänzlich verlassen ist, darf man wohl den Schluß ziehen, daß auch hier vielleicht bei den Erfolgen suggestive Momente mitgespielt haben.

Die Grundlage der Schmerzen im ersterkrankten Auge hat man in materiellen Veränderungen in den Ziliarnerven erblicken wollen, die in der Tat von Brailey (716) öfters in der Form der Perineuritis und von Alt (332) unter 43 Fällen 3 mal gefunden wurden. Der Umstand jedoch, daß diese Veränderungen in der Mehrzahl der Fälle fehlten und auch bei anderweitigen Neuralgien vermißt werden, berechtigt zu der Annahme, daß materielle Veränderungen keine Rolle spielen. Es würde auch schwer sein, sich vorzustellen, wie ein Fremdkörper der Hornhaut solche Veränderungen erzeugen sollte. Auch aszendierende Veränderungen in den Nervenstämmen sind auszuschließen, weil die Enukleation, die die Schmerzen prompt beseitigt, diese nicht beeinflussen könnte.

Wir können demgemäß feststellen, daß die sog. Mitreizung des anderen Auges einen Reizzustand des ersten Auges oder seiner Umgebung zur Voraussetzung hat, der durchaus nicht auf materiellen Veränderungen der Ziliarnerven zu beruhen braucht.

2. Die Symptome von Seiten des anderen Auges.

§ 7. Nach Schirmer (1147) besteht die Mitreizung des anderen Auges
in einem abnorm starken Reizzustand, häufig verbunden mit verminderter
Leistungsfähigkeit, die in sämtlichen zentrifugalen und zentripetalen Nerven
des Auges auftreten kann und durch Reizung der zentripetalen Nerven im
ersterkrankten Auge bedingt wird. Nur die äußeren Augenmuskeln seien
unbeteiligt.

In dieser Definition liegt eine weitgehende Analogie mit neurastheni-
schen und hysterischen Zuständen, und Schirmer, der dies auch gebührend
betont, fügt noch hinzu, daß die Beschwerden der sympathischen Neurose
oft höhere Grade erreichten, als sie bei jenen Erkrankungen vorkommen.
Ob neurasthenische Individuen häufiger befallen würden, darüber gebe die
Literatur keinen Aufschluß.

Diese Definition Schirmers kann meiner Auffassung nach insofern keine
Gültigkeit mehr beanspruchen, als auch im Bereiche des 2. Auges haupt-
sächlich ein Reizzustand im Gebiete des Trigeminus und speziell der Ziliar-
nerven in Betracht kommt, während die übrigen Innervationen, speziell des
Optikus, mit der Mitreizung des anderen Auges nichts zu tun haben. Diese
Auffassung werde ich im folgenden näher begründen.

a) Die neuralgischen Schmerzen.

§ 8. Im allgemeinen werden wir annehmen dürfen, daß die Mitreizung
des zweiten Auges ähnliche Schmerzen auslöst, wie die Erkrankung des
ersten Auges, d. h. daß die Schmerzen besonders im Augapfel oder in
seiner nächsten Umgebung, speziell im Supraorbitalisgebiet auftreten.

Diese Schmerzen sind nach Schirmer (1147) von denjenigen Ziliarneuralgien
zu unterscheiden, die vom einen Auge über die Stirne in das andere Auge ausstrahlen. Auch sollen Exazerbationen der Schmerzanfälle auf beiden Augen
konform vorkommen, und es soll auch gelegentlich die Berührung korrespon-
dierender Stellen in der Ziliarkörpergegend schmerzhaft sein. Über diese Dinge
fehlen mir eigene Erfahrungen. Ich kann mir aber nicht vorstellen, welcher
Unterschied zwischen einer Irradiation der Schmerzempfindung von einem ins
andere Auge und der Mitreizung des anderen Auges bestehen soll. Es wäre
vielmehr, wenn die Angaben Schirmers zutreffend wären, eher eine Anastomosen-
verbindung anzunehmen und damit der gesuchte Weg für die Reizübertragung
gefunden. Den Fall von Mooren (163), den Schirmer als Beweis dafür anführt,
daß die Mitreizung ein Gefühl verursachen könne, als ob der Kopf mit einem
eisernen Reifen eingeschnürt sei, kann ich nicht gelten lassen, weil ausdrücklich
angegeben wird, daß der geschrumpfte Augapfel weder injiziert, noch schmerzhaft gewesen sei, und daß der Erfolg erst einige Tage nach der Operation auftrat. Hier fehlen die Kriterien für eine Mitreizung vollständig.

Nach Schirmer ist die körperliche und geistige Ruhe im verdunkelten
Zimmer ein gutes Mittel, um die Beschwerden der Mitreizung zu lindern.

Sie sollen sich sofort steigern, wenn Licht ins Zimmer fällt, und Schirmer hält es nicht für bewiesen, daß die Neuralgien auch ohne Gelegenheitsursachen auftreten können, wie dies von Laqueur (162), Vigneaux (360) und von Mauthner (543) angenommen wird. Wie in § 14 ausgeführt wird, sind diese Fälle von hochgradiger Lichtscheu auch auf andere Weise zu erklären. Im allgemeinen kann man sagen, daß heftige Schmerzen als Ausdruck der Mitreizung des anderen Auges als Seltenheit gelten müssen und gerade darum Verdacht erwecken, daß eine komplizierte Allgemeinneurose vorliegt. Meistens handelt es sich nach den Berichten der früheren Autoren um geringfügige Schmerzempfindungen.

Jedenfalls muß die Forderung erhoben werden, daß kein Fall im Sinne einer Mitreizung gedeutet wird, in welchem eine allgemeine Neurose nicht auszuschließen ist. Hierbei sind sowohl neurasthenische Zustände, bei denen sonst geringfügige Schmerzen maßlos übertrieben werden, wie auch Hysterie zu berücksichtigen, bei der suggestive Einwirkungen eine Rolle spielen.

Nehmen wir an, daß ein derartig veranlagtes Individuum ein reizloses phthisisches Auge hat und über schmerzhafte Sensationen in der anderen Kopfhälfte klagt. Unter dem Banne der Anschauung, daß ein geschrumpfter Augapfel auch noch nach Jahren einen latenten Reizzustand aufweisen und sympathische Augenentzündung auslösen kann, braucht der Arzt nur auf diese Möglichkeit hinzuweisen und andererseits zu betonen, daß mit der Entfernung des Auges diese Gefahr und auch die Schmerzen beseitigt würden, um bei einem hysterisch veranlagten Patienten sofort eine Steigerung der Beschwerden hervorzurufen, die nach der Enukleation prompt verschwinden. Diese Möglichkeit müssen wir bei einschlägigen Fällen stets vor Augen haben, ehe wir eine Mitreizung annehmen, und ich stimme durchaus den Ausführungen von Pfalz bei, der den von Schirmer als besonders beweiskräftig angeführten Fall von Maats (107) nicht gelten lassen will, weil er in das Gebiet der traumatischen Neurose gehört, die im Jahre 1865, als Maats seine Mitteilung machte, noch nicht bekannt war.

Dieser Fall, der von Schirmer auf S. 17 seiner Arbeit ausführlich angeführt wird, ist in der Tat fast als ein Schulbeispiel einer derartigen Allgemeinneurose anzusehen, weil der Patient »meinte«, er könne nichts sehen und »meinte«, daß beide Augen verloren seien. Nachdem er dies alles 2 Jahre hindurch »gemeint« hatte, gelang es leicht, ihn bezüglich des 2. Auges vom Gegenteil zu überzeugen, als er aus der zum Zwecke der Entfernung des geschrumpften Auges vorgenommenen Narkose erwachte.

Mit Recht wird auch von Pfalz hervorgehoben, daß die klassischen Fälle der sympathischen Reizung meistens aus der Zeit der 60er Jahre stammen und die Publikationen sehr spärlich geworden sind, seit wir die funktionellen Neurosen, und speziell die traumatische, genauer kennen gelernt haben.

Eine zweite Fehlerquelle, die berücksichtigt werden muß, liegt im Auftreten doppelseitiger Trigeminusneuralgien, speziell in den Supraorbitalästen. Nach meinen Erfahrungen sind derartige Reizzustände, latenter oder ausgesprochener Art, im Trigeminusgebiet außerordentlich häufig vorhanden, sei es, daß sie spontan, ohne nachweisbare Ursache, oder, was viel häufiger der Fall ist, von Ursachen ausgelöst werden, die wir als Quelle asthenopischer Beschwerden kennen. Hier spielen unkorrigierte Refraktionsanomalien, speziell, wie Pfalz mit Recht betont, der Astigmatismus, chronische Konjunktivalerkrankungen und auch Nebenhöhleneiterungen die Hauptrolle. Es handelt sich um leichte Schmerzempfindungen, die sich beim Gebrauche der Augen steigern, verbunden mit Lichtscheu und Tränenträufeln, und wenn nun die Augen krampfhaft geschlossen gehalten werden, pflegen sich die Beschwerden nur noch zu steigern, um so mehr, wenn sich dies alles auf der Grundlage einer neuropathischen Konstitution abspielt.

Auf diese Weise kommen Reizzustände vor, die genau dem Bilde der Mitreizung des anderen Auges entsprechen. Sie sind meistens auf beiden Augen von ungleicher Stärke und verschwinden oft spontan, auf einer Seite rascher als auf der anderen. Sie strahlen meistens in die Stirngegend, oft aber auch in die Schläfen aus, und es werden die Schmerzen auch oft in oder hinter den Augapfel verlegt. Von besonderer Wichtigkeit ist dabei, daß, wie ich (1737a) es ebenso wie Pagenstecher vielfach, besonders während der Kriegszeit beobachten konnte, derartige Reizzustände sich im Anschluß an Traumen entwickeln, die den Augapfel oder seine Adnexe betreffen.

Daß man in solchen Fällen mit der Annahme einer Mitreizung des anderen Auges vorsichtig sein soll, lehrt eine aus meiner Klinik mitgeteilte Beobachtung von Haeffner (1271), wo eine derartige selbständige Neuralgie auf der anderen Seite vorlag, während das erste Auge geschrumpft war. Wird in solchen Fällen die Enukleation des Stumpfes vorgenommen, so bleiben die Schmerzen bestehen, wie dies früher öfter beobachtet wurde. In diesem Sinne sind sicherlich mehrere Fälle der Schirmerschen Tabelle (s. S. 4) zu deuten, bei denen gleichzeitig eine sog. Amblyopia sympathica bestand und die Schmerzen nach der Enukleation fortdauerten. Charakteristisch ist nach dieser Richtung hin auch ein Fall von Fano (422).

Diese beiden Fehlerquellen, das Vorliegen selbständiger Reizzustände und hystero-neurasthenischer Zustände, müssen unbedingt ausgeschlossen werden können, ehe man eine schmerzhafte Sensation im Bereiche des anderen Auges als den Ausdruck einer Mitreizung ansieht, und es muß abgewartet werden, ob Fälle von Mitreizung des anderen Auges unter Beobachtung dieser Vorsichtsmaßregeln überhaupt vorkommen.

b) Die Funktionsstörungen im Bereiche des Sehnerven und der Netzhaut.

§ 9. In erster Linie kommt hier die sympathische Amblyopie in Betracht, die früher als ein Hauptsymptom der Mitreizung des anderen Auges galt. Wie aus der von Schirmer gegebenen Zusammenstellung des einschlägigen Materials hervorgeht, waren bis zum Jahre 1899 48 Fälle veröffentlicht, von denen Schirmer 23 Fälle ausschaltete, weil organische Veränderungen am Sehnerven vorlagen, wie z. B. in mehreren Fällen von Nuél (1056), oder Simulation anzunehmen war, wie in 2 Fällen von Cohn (196, 219). Nur 25 Fälle sollen nach Schirmer einer strengen Kritik standhalten.

So sehr ich mich mit der Ausmerzung jener 23 Fälle einverstanden erkläre, so wenig kann ich die restierenden Fälle als beweisend gelten lassen. Auf Grund des genauen Studiums dieser Fälle kamen mir gewichtige Zweifel an der selbständigen Natur dieses Krankheitsbildes, die noch verstärkt wurden, als ich feststellen konnte, daß nach dem Erscheinen der Schirmerschen Arbeit die Literatur auffallend arm an einschlägigen Mitteilungen geworden ist, ferner durch den Umstand, daß ich selbst in 30jähriger augenärztlicher Tätigkeit trotz großen Verletzungsmaterials niemals einen solchen Fall beobachten konnte.

Ich veranlaßte daher meinen Schüler Keutel (1654a), die von Schirmer anerkannten Fälle und die seitdem erschienenen Mitteilungen einer kritischen Prüfung zu unterziehen. Auf Grund dieser Arbeit muß ich das Vorkommen einer sympathischen Amblyopie bestreiten, wie auch Pfalz, Elschnig (1562) und Weekers (1582) derartige Zweifel geäußert haben.

Zunächst muß festgestellt werden, daß die Amblyopie in einer Reihe von Fällen mit einer konzentrischen Gesichtsfeldeinengung einherging. Dies war der Fall in den Beobachtungen von Mooren (163, 271) (Nr. 4, 5, 6, 10, 11, 12 der Schirmerschen Tabelle), von Brecht, Landesberg und Greeff. Auf Grund unserer heutigen Anschauungen müssen wir das Bestehen einer konzentrischen Gesichtsfeldeinengung, ebenso wie eine begleitende Amblyopie auf Hysterie zurückführen, und es ist mehr als verwunderlich, daß Schirmer bei jenen Fällen mit keinem Worte der Möglichkeit einer solchen Komplikation gedacht hat. Er hebt die Intensitätsschwankungen der Störung hervor und glaubt, daß, wenn man auf den Wilbrandt-Försterschen Ermüdungstypus fahnden würde, dieser sicherlich neben anderen Zeichen der Ermüdung zu finden wäre; von sonstigen Allgemeinstörungen, speziell von Hysterie ist jedoch nicht die Rede.

Was für die Gesichtsfeldeinengung gilt, gilt auch für die Amblyopie, die ohne Gesichtsfeldeinengung beobachtet wurde. Sie kann ebenfalls auf Hysterie beruhen, und so habe ich schon oben den Fall von Maats als ein hierher gehöriges Beispiel bezeichnet.

Nicht weniger als 12 beweiskräftige Fälle soll nach Schirmer Vigneaux (360) veröffentlicht haben. Die genaue Prüfung der Fälle ergibt jedoch, daß sie zum Teil sehr ungenau beobachtet sind. Vor allem wird keine Rechenschaft gegeben, warum in der Mehrzahl der Fälle die stärker herabgesetzte Sehschärfe stieg, ohne das Maximum zu erreichen. Hier muß doch die Forderung erhoben werden, daß für die restierende Sehschärfenherabsetzung post enucleationem eine Ursache angegeben wird. Jedenfalls muß Hysterie ausdrücklich ausgeschlossen werden können. In einigen Fällen wird angegeben, daß Tränenträufeln neben der Amblyopie bestand und nach der Enukleation mit dieser verschwand. Das deutet doch auf eine andere Möglichkeit eines Abhängigkeitsverhältnisses hin insofern, als ein »unter Wasser stehendes« Auge immer eine Herabsetzung der Sehschärfe aufweist. Dabei ist auch zu berücksichtigen, daß anhaltendes Zukneifen der Lider an und für sich schon einen Reizzustand, vor allem Tränenträufeln herbeiführen kann. Weiterhin ist zu bedenken, daß eine schwere Asthenopie, die ebenfalls einige der von Schirmer anerkannten Fälle komplizierte, die Funktionsprüfung des Auges sehr erschweren und eine Sehstörung vortäuschen kann. Dazu kommt noch, wie ich (1737a) nachgewiesen habe, daß eine funktionelle, mit Plangläsern zu behebende Amblyopie gerade dann häufig zu beobachten ist, wenn ein lateraler oder ausgesprochener Reizzustand im Trigeminusgebiet vorliegt.

Nimmt man noch hinzu, daß bis zum Jahre 1899 außer Mooren und Vigneaux, die zusammen 19 Beobachtungen veröffentlichten, auf der ganzen Welt nur noch 6 Augenärzte waren, denen das Glück beschieden war, eine sympathische Amblyopie zu studieren, so muß auch dieser Umstand stutzig machen, und ich stehe nicht an, die 25 von Schirmer anerkannten Fälle sämtlich als nicht beweiskräftig anzusehen.

Auch die seitdem publizierten Fälle können an diesem Urteil nichts ändern.

Die 4 von Kirst (1181) publizierten Beobachtungen sind sämtlich auszuscheiden. Im 1. Falle bestanden Glaskörpertrübungen und ein Farbenskotom und es fehlte jegliche Reizung am ersten Auge; im 2. bestand neben Gesichtsfeldeinengung Blässe der Papille, im 3. ebenfalls Gesichtsfeldeinengung und im 4. Astigmatismus mixtus, der öfters an Sehschärfenschwankungen die Schuld trägt.

Wenn Kirst, der zwar die Ähnlichkeit hysterischer Symptome hervorhebt, eine zweite Form der sympathischen Reizung konstruieren will, bei der, wie in den Fällen von Nuël, die Amblyopie erst nach der Enukleation auftreten soll und die Reizung durch einen vom Trigeminus auf das Sehzentrum übertragenen Reizzustand erklären will, so sind das Annahmen, die völlig in der Luft schweben.

Aus den bereits schon erwähnten Gründen muß ein weiterer Fall von Nuël (1279) aus dem Jahre 1904 ausscheiden, ferner ein Fall von Consiglio (1304), wo Gesichtsfeldeinengung vorlag, sowie die Beobachtung von Fejer (1436), wo eine Hysterie im Spiele ist und aus demselben Grunde die Fälle von Fergus (1333). Ein Fall von Thiel (1290) war mir nicht zugänglich. Die kritische Würdigung hysterischer Symptome veranlaßte Weekers (1582) in 4 einschlägigen Fällen das Bestehen einer Mitreizung des anderen Auges zu leugnen. Er hebt hervor, daß man auf Grund der bisherigen Anschauungen seine Fälle sehr wohl hätte in diese Kategorie verweisen können, und wenn Nuél in der Diskussion anführt, daß bei derartigen Amblyopien sonstige Symptome einer allgemeinen Neurose völlig fehlen können, so ist dem entgegenzuhalten, daß es auch monosymptomatische Hysterien gibt.

Daß man mit der Annahme einer sympathischen Amblyopie sehr vorsichtig sein muß, beweist auch der Fall von Elschnig (1562), wo die Hebung der Sehschärfe durch suggestive Einflüsse gelang, und Elschnig betont mit Recht die Notwendigkeit, bezüglich der Reizbarkeit und Empfindlichkeit mit weitgehenden individuellen Verschiedenheiten zu rechnen.

Abgesehen von 2 Fällen von Speleers (1543a), die mit zentralen Skotomen einhergingen und deshalb nicht in Betracht kommen, bleibt noch der etwas komplizierte Fall von Perlmann (1619) übrig, bei dem nach der Enukleation eines verletzten Auges, welches zu Tränenträufeln und Lichtscheu des anderen Auges Veranlassung gegeben hatte, diese Symptome nicht plötzlich, sondern allmählich schwanden, während die Amblyopie noch stärker wurde. Simulation und Hysterie seien auszuschließen und mit Rücksicht auf die Akkommodationslähmung müsse daher eine besondere, maligne Form der Mitreizung angenommen werden. Mit Recht betont Sattler (1578a), daß der mit starker nervöser Depression behaftete Patient sehr wohl eine traumatische Neurose gehabt haben könne, und andererseits fällt der Fall aus dem Rahmen des sonst Beobachteten heraus, weil die Enukleation die Sehstörung nicht beseitigte, sondern nur die Reizerscheinungen. Auf die Bedeutung der Akkommodationslähmung werde ich bei den motorischen Störungen eingehen. Hier sei nur hervorgehoben, daß der Fall Perlmann für die Existenz einer sympathischen Amblyopie sicherlich nicht beweisend ist.

Wenn z. B. Fergus (1333) die mit Amblyopie verbundene Gesichtsfeldeinengung auch nach der Enukleation noch andauern und sich mit beiderseitiger Supraorbitalneuralgie kombinieren sah, dann liegt doch kein Grund vor, wie Fergus es tut, für diese Fälle den Namen der sympathischen Degeneration zu wählen, sondern es handelt sich doch nur um eine allgemeine Neurose, die auch die Grundlage der Neuralgien abgeben kann.

Unter diesen Umständen muß ich die Amblyopien, die unter dieser Rubrik veröffentlicht wurden, als Symptom einer allgemeinen Neurose und ihre Besserung durch die Enukleation teils durch Suggestivwirkung, teils durch den Fortfall der Reizerscheinungen erklären und damit fällt für mich die Selbständigkeit dieses Symptoms bei dem Krankheitsbilde der Mitreizung des anderen Auges fort, insofern, als es sich nicht um eine Teilerscheinung dieses Leidens, sondern um ein Symptom einer komplizierenden allgemeinen Neurose handelt.

Nach dieser Richtung hin sind auch die Erfahrungen von Interesse, die wir an der hiesigen Klinik bei Leuten machten, die an Supraorbital-neuralgien litten (Peters 1737a und Wolfring 1745). In mehr als 100 Fällen — diese Zahl hat sich inzwischen noch erheblich vergrößert — konnten wir bei Soldaten den Nachweis führen, daß die oft nicht unbeträchtliche Amblyopie sofort mit Plangläsern zum Verschwinden gebracht wurde.

Ein weiteres Symptom von Seiten der Netzhaut beschreibt neuerdings Jess (1754). Er fand in einem Falle vor Entfernung eines sympathisierenden Auges eine deutliche Herabsetzung der Adaptation, welche 17 Tage nach der Enukleation verschwunden war. Mit Recht wurden in der Diskussion gegen die Auffassung eines solchen Zusammenhanges Bedenken geltend gemacht. So weist Sattler jun. auf das Vorkommen von Adaptations-störungen auf psychogener Basis hin, während Igersheimer in einem ähnlichen Falle Aggravation nicht ausschließen konnte. Damit reiht sich diese Beobachtung von Jess den Fällen von sympathischer Amblyopie an.

§ 10. Als ein weiteres Symptom der Mitreizung des anderen Auges, welches vom sensorischen Apparat ausgehen soll, wird von Alters her die Lichtscheu angegeben, als Ausdruck einer erhöhten Reizbarkeit des Auges, die, wie Schirmer hervorhebt, häufig mit Asthenopie und Gesichts-feldeinengung einhergeht, wodurch ein Symptomenkomplex geschaffen würde, der an das Bild der sog. Anaesthesia retinae v. Graefes erinnert. Der als Beispiel angeführte Fall von Hirschberg (265), in welchem die hochgradige Lichtscheu konform mit einer rezidivierenden Entzündung des anderen Auges auftrat und durch die Enukleation sofort beseitigt wurde, weist in der Tat darauf hin, daß für solche exzessive Fälle die Erklärung in dem Vorhandensein einer allgemeinen Neurose im Sinne einer Neurasthenie oder Hysterie zu suchen ist. Diese Erklärung liegt jedenfalls viel näher als die Vermutung von Schirmer, daß die Photophobie auf eine Reizung der höch-sten Zentren zurückzuführen sei. Für eine solche spricht nach Schirmer in erster Linie der Umstand, daß Krankheiten des Optikus und der Retina ohne Lichtscheu einherzugehen pflegen und daß nach noch so langem Be-stehen der Lichtscheu organische Veränderungen im Sehnerven oder in der Netzhaut fehlen. Für eine derartige Hyperästhesie des Sehzentrums mit gesteigerter Empfindlichkeit für Licht, wie sie Schirmer vorschwebte, be-stehen keinerlei anatomische oder physiologische Grundlagen, ganz abgesehen davon, daß wir auch nicht einmal wissen, ob diese zerebrale Reizung von einem oder beiden Augen zusammen ausgelöst wird. Viel eher wird die Sache verständlich, wenn für solche exzessive Formen der Lichtscheu eine abnorm hohe psychische Bewertung an sich vorhandener leichter Beschwerden angenommen wird.

Für die in der Literatur niedergelegten Fälle läßt sich der Beweis einer komplizierenden Hysterie nicht mehr erbringen. Man muß aber an diese Möglichkeit denken, wenn man erfährt, daß ED. MEYER (145) durch die intraokulare Durchschneidung eines Ziliarnervenastes eine sehr heftige Lichtscheu des anderen Auges beseitigen konnte. Nach einer Durchschneidung der hinteren Ziliarnerven wird die Sensibilität doch oft wieder hergestellt. Warum blieb hier das Rezidiv aus? Diese und andere Erwägungen veranlassen mich, die Erfahrungen von MEYER mit großer Skepsis zu betrachten.

Daß bei der Lichtscheu des 2. Auges das Sehvermögen des anderen Auges keine Rolle spielt, beweisen die Fälle, wo die Störung durch die Enukleation eines phthisischen Augapfels beseitigt worden sein soll.

Untersuchen wir nun weiter, wie die Lichtscheu des 2. Auges zustande kommen kann, wenn Hysterie auszuschließen ist, so ist zunächst daran zu erinnern, daß die sog. Lichtscheu vielfach gar nicht durch Lichtwirkung bedingt ist. Es ist zuerst von FRIEDENBERG (1306a) und später von HESS (1603) darauf hingewiesen worden, daß die sog. Lichtscheu der skrofulösen Kinder, die in einem starken Blepharospasmus ihren Ausdruck findet, auch im Dunkeln vorhanden ist. Dasselbe gilt von Patienten, die von einer schmerzhaften Hornhauterosion betroffen werden. Wir müssen daher annehmen, daß der Lidschluß, den wir als Zeichen der Lichtscheu zu betrachten gewohnt sind, auch aus anderen Gründen erfolgt und diese Ursachen wird man in einer Reizung der Hornhautoberfläche durch die Bewegung des oberen Lides suchen müssen. Daraus erklärt sich die schmerzlindernde Wirkung eines Verbandes bei Hornhauterosionen und das Bestreben, die Augen geschlossen zu halten. Der Lidschluß auf dem 2. Auge geschieht wohl ganz unwillkürlich, besonders bei Patienten, die unter dem oberen Lide einen Fremdkörper sitzen haben, und hier erfolgt die Öffnung des 2. Auges sehr oft auf Zureden hin.

Man darf daher aus dem Symptom des Blepharospasmus nicht ohne weiteres auf vorhandene Lichtscheu schließen, und man muß auch mit der Tatsache rechnen, daß ein starkes Zusammenkneifen der Lider einen Reizzustand im Bereiche der Bindehaut erzeugt, der seinerseits wieder zu erneutem Lidschluß Veranlassung gibt.

Unter Berücksichtigung dieser Umstände sowie einer etwaigen Hysterie wird man zu prüfen haben, ob im gegebenen Falle Lichtscheu ein Symptom der Mitreizung des 2. Auges sein kann.

Die frühere Ansicht von MOOREN (163), daß der Reizzustand vom Trigeminus auf den Optikus und von diesem wieder auf den Optikus der

anderen Seite übertragen werde, ist ebensowenig bewiesen, wie die von
Bjerrum (1223), der ebenfalls zur Erklärung des sog. Blendungsschmerzes
eine Verbindung zwischen beiden Nervengebieten annimmt, 'und dasselbe
tut F. Krause (1338a), gestützt auf die Erfahrung, daß nach Resektion des
Ganglion Gasseri der Blendungsschmerz auf dem betreffenden Auge auf-
hörte. Hierfür fehlt jeder anatomische Beweis.

Es liegt vielmehr nahe, das nach Schirmer so oft bei der Mitreizung
beobachtete Zusammenvorkommen von Schmerzen, Lichtscheu und Tränenträufeln auf eine gemeinsame Ursache, auf eine Reizung lediglich des sen-
sibeln Apparates zurückzuführen ist, und wenn jene Verbindung zwischen
Optikus und Trigeminus bezüglich der am ersterkrankten Auge bestehenden Lichtscheu geleugnet wird, dann wird man das auch für die am
2. Auge ausgelöste Lichtscheu tun müssen.

§ 11. Eine derartige Reizung des sensiblen Apparates liegt unzweifelhaft vor, wenn es sich um den sog. Blendungsschmerz handelt, und
es muß zunächst festgestellt werden, daß die frühere Literatur gar keine
Anhaltspunkte dafür gibt, ob man unter Lichtscheu das Auftreten des
Blendungsschmerzes verstanden oder ob man sie lediglich aus dem Vorhandensein des Blepharospasmus und aus den subjektiven Angaben erschlossen hat, und doch wird man in Zukunft gerade auf diesen Punkt
besonders achten müssen, weil damit die Beteiligung des sensiblen Apparates bewiesen wird.

Dieser Blendungsschmerz ist in den letzten Jahren Gegenstand verschiedener Untersuchungen und Kontroversen gewesen, nachdem Nagel
(1182) und schon vorher v. Frey darauf aufmerksam gemacht hatten, daß
der plötzliche Einfall hellen Lichtes ein wirkliches Schmerzgefühl auslösen
kann. Dieses wird von Nagel, der es durch Einträufeln von Homatropin
bei sich selbst beseitigen konnte, auf lebhafte Kontraktionen des Sphincter
pupillae zurückgeführt, und Axenfeld weist im Anschluß an diese Beobachtung auf die Möglichkeit hin, die gute Wirkung der Mydriasis bei skrofulösen Ophthalmien durch den Fortfall des Blendungsschmerzes zu erklären. Demgegenüber betonte Römer (1209) — was allerdings Nagel gar
nicht behauptet hatte —, daß dieser physiologische Blendungsschmerz gar
nicht existiere, weil er bei einer Anzahl von Versuchspersonen nichts davon hätte finden können und bei stärkster Kontraktion des Sphinkter durch
Eserin kein Schmerz aufträte.

Bjerrum (1223) hält zwar an der Existenz eines physiologischen Blendungsschmerzes fest, erklärt ihn aber mit einer Verbindung zwischen Optikus und Trigeminus und weist darauf hin, daß auch bei akustischen Reizungen Schmerzempfindungen in anderen Körpergebieten auftreten können.
Den Haupteinwand gegen die Nagelsche Ansicht sieht Bjerrum in der Tat-

sache, daß bei Hornhautverletzungen durch Fremdkörper der Schmerz durch Mydriasis nicht beseitigt und durch konsensuelle Reaktion, auch wenn diese sehr ausgiebig erfolgte, nicht ausgelöst wird. Damit werde auch die Möglichkeit beseitigt, daß bei Hornhautreizungen eine gesteigerte Reizung im Irisgewebe einen Einfluß ausübe.

Am ausführlichsten beschäftigt sich mit dem Problem des Blendungsschmerzes eine größere Arbeit von FEILCHENFELD, nachdem er schon vorher in einer Arbeit über das Wesen des Schmerzes die Entstehung des Blendungsschmerzes erörtert hatte.

FEILCHENFELD hat durch Anwendung intensiver Beleuchtung und vorheriger Dunkeladaption Versuche angestellt, und er ist der Meinung, daß auf diesem Wege bei jedem Menschen eine Schmerzempfindung auszulösen ist und tritt demgemäß für die Existenz eines physiologischen Blendungsschmerzes ein. Von diesem sei zu unterscheiden der pathologische Blendungsschmerz, welcher in einer funktionellen, in einer retinalen und in einer peripheren Form aufträte. Unter dem funktionellen Blendungsschmerz wird die gesteigerte Empfindlichkeit gegen Licht bei hystero-neurasthenischen Individuen und Rekonvaleszenten verstanden, und der retinale Blendungsschmerz soll seinen Ausgangspunkt in der Netzhaut haben, während der periphere Blendungsschmerz auf direkte Einwirkung des Lichtes auf die entzündete Augapfeloberfläche zurückzuführen ist und nicht mit Tränenträufeln einhergeht, Erscheinungen, wie sie ja auch bei der Ophthalmia electrica beobachtet werden.

Mit Rücksicht auf die Untersuchungen von RÖMER und BJERRUM leugnet dagegen HESS neuerdings wieder das Vorkommen eines physiologischen Blendungsschmerzes und bestreitet auch das Vorkommen einer durch Hornhaut oder Iris vermittelten Lichtscheu überhaupt, gestützt auf seine Untersuchungen an skrofulösen Kindern.

So steht denn die Sache heute noch genau so wie im Jahre 1903, als NAGEL die Frage nach der Entstehung des Blendungsschmerzes für noch nicht spruchreif erklärte.

Für die uns hier interessierende Frage der Mitreizung des anderen Auges muß zunächst die Frage erörtert werden: Gibt es einen physiologischen Blendungsschmerz und wird derselbe von der einen auf die andere Seite übertragen? Nach den Erfahrungen von FEILCHENFELD, der umfangreiche Versuche angestellt hat, soll der physiologische Blendungsschmerz lediglich auf der belichteten Seite auftreten, so daß also für die als der Ausdruck der Mitreizung des anderen Auges auftretende Lichtscheu, bzw. für den Blendungsschmerz nur ein pathologischer Vorgang in Frage kommen kann.

Was den physiologischen Blendungsschmerz im Sinne von FEILCHENFELD selbst angeht, so möchte ich betonen, daß es sich bei der Versuchsanwendung von FEILCHENFELD um ganz abnorme Reizstärken gehandelt, und daß demgemäß m. E. Hess nicht unrecht hat, wenn er das Vorkommen eines physiologischen Blendungsschmerzes, d. h. eines solchen, der durch die gewöhnlich vorkommenden Reize geschaffen wird, bestreitet. Andererseits vermisse ich in den Ausführungen von Hess, der weder die Arbeit von Friedenberg noch von Feilchenfeld erwähnt, den Hinweis darauf, wie denn der bei gewissen Erkrankungen des Auges unleugbar vorhandene Blendungsschmerz erklärt werden soll, wenn die Hornhaut und die Irisnerven an dem Zustandekommen unbeteiligt sein sollen.

Es erschien mir daher notwendig, dieser Frage noch einmal vom klinischen Standpunkte aus näher zu treten, gestützt auf die Erwägung, daß bei vielen Menschen spontan, d. h. ohne Beeinflussung vom andern Auge aus, ein Symptomenkomplex auftritt, der sehr an die bei der Mitreizung des anderen Auges beschriebenen Symptome erinnert, indem nämlich sowohl eine gewisse Lichtscheu, als auch gelegentlich Blendungsschmerz mit Neigung zum Tränenträufeln vorhanden ist. Es ist das ein Symptomenkomplex, welcher geschaffen wird durch Reizzustände im Trigeminusgebiet, wie sie nach meinen Erfahrungen unendlich häufig vorkommen, ohne daß Refraktions- oder Muskelanomalien oder hysteroneurasthenische Zustände vorliegen. Wie in verschiedenen Arbeiten aus der Rostocker Klinik u. a., von Fischer (1228 a) ausführlicher dargelegt ist, wird diese Form der Asthenopie in fast sämtlichen Fällen unter Berücksichtigung der oben genannten ursächlichen Momente und unter Darreichung von Sec. cornut. mit Chinin oder Tinct. Eucalypti beseitigt.

Da dieser Zustand sehr häufig vorkommt, so interessiert in erster Linie die Frage, ob nicht vielleicht die bei der Mitreizung des anderen Auges gelegentlich beobachteten, durchaus gleichen Symptome etwa dadurch zu erklären sind, daß auf beiden Augen ein derartiger latenter Reizzustand im Trigeminusgebiet vorliegt.

Um nach dieser Richtung hin Klarheit zu schaffen, beauftragte ich meinen Schüler Hartmann (1673), dieser Frage noch einmal näher zu treten und es stellte sich nun heraus, wie ich (1720) schon an anderer Stelle ausgeführt habe, daß die meisten der untersuchten Personen keine Schmerzempfindung hatten, wenn ein vermehrter Lichteinfall in das Auge stattfand. Von mehreren Personen wurde die Angabe gemacht, daß bei fokaler Beleuchtung vermittelst einer starken Konvexlinse keine Schmerzempfindung auftrat. Eine solche trat jedoch mehr oder weniger ausgesprochen auf, wenn auf eine helle Wolke, die der Sonne gegenüberlag, hingeschaut wurde und die Versuchspersonen, bei denen diese Erscheinung auftrat, hatten eine gesteigerte Empfindlichkeit bei Wind und Kälte, verbunden mit leichter Ermüdbarkeit des Auges bei der Nahearbeit, und bei allen ließ sich durch die Palpation eine gesteigerte Empfindlichkeit im Supraorbitalis nachweisen.

Für diese Fälle gibt es m. E. keine andere Erklärung, als eine Irradiation der Schmerzempfindung in die Iris anzunehmen, genau so, wie eine längere Inanspruchnahme des Ziliarmuskels besonders dann Schmerzen auslöst, wenn eine leicht gesteigerte Empfindlichkeit im Trigeminusgebiet besteht.

Ich stimme darin BJERRUM vollständig bei, wenn er darauf hinweist, daß die Mydriasis bei Fremdkörpern in der Hornhaut den Schmerz nicht beseitigt, und daß die konsensuelle Reaktion in diesem Falle nicht schmerzhaft ist. Dies gilt aber nur für normale Augen. Besteht jedoch schon ein latenter Reizzustand im Trigeminusgebiet, so ist unter Umständen die plötzlich erfolgende Pupillenreaktion schmerzhaft.

Als Symptom einer Mitreizung des anderen Auges würde daher die auf Blendungsschmerz zurückzuführende Lichtscheu nur dann anzuerkennen sein, wenn derartige Reizzustände im Trigeminusgebiet auszuschließen sind, und auf diese ist in früherer Zeit zweifellos nicht genügend geachtet worden, wie man auch das Vorliegen hysterischer Erkrankungen nicht genügend berücksichtigt hat. In Zukunft wird man eine Lichtscheu oder gar einen Blendungsschmerz als Ausdruck einer Mitreizung des anderen Auges nur unter dieser Einschränkung anerkennen können, und dann wird vermutlich kaum mehr ein Fall beobachtet werden.

§ 12. Ein weiteres Symptom der Mitreizung des anderen Auges soll nach Schirmer die retinale Asthenopie sein, die ohne Beteiligung der Akkommodation zustande kommt und sich darin äußert, daß die Gegenstände plötzlich vorübergehend verschleiert oder verdunkelt werden, was nach LIEBREICH (86) sogar rhythmisch-periodisch geschehen kann.

Wenn alle hierhergehörigen Fälle so schlecht fundiert sind, wie der von LAQUEUR (162), der von SCHIRMER als typisch erklärt wird, dann ist es um dieses Symptom der Mitreizung schlecht bestellt. Das Hineinfliegen eines Stückchen glühenden Tabaks in das eine Auge wird hier für Erscheinungen im Bereiche des anderen verantwortlich gemacht, die doch sehr an hysterisch-neurasthenische Symptome erinnern. Auch für den LIEBREICHschen Fall, wo die intermittierenden Verdunklungen als Steigerung eines auch am normalen Auge vorkommenden Phaenomens aufgefaßt werden, liegt diese Annahme nahe, ganz abgesehen davon, daß, wenn solche Erscheinungen am sonst normalen Auge vorkommen, sie sicherlich schon auf Hysterie verdächtig sind.

§ 13. In gleicher Weise ist das Symptom der Photopsie zu bewerten, die manche Patienten außerordentlich gequält haben und mit Tränenträufeln einhergehen soll. Charakteristisch ist der von PEPPMÜLLER (207) aus der GRAEFEschen Klinik publizierte Fall, der von SCHWEIGGER (285) so erklärt wird, daß die starken subjektiven Lichterscheinungen zentralen Ursprungs seien. Schirmer lehnt diesen Fall als nicht zur Mitreizung des anderen Auges gehörig ab, weil die Photopsien nach der Enukleation nicht verschwanden, sondern sogar noch verstärkt wurden. Dagegen werden die Fälle von Schweigger und von Mooren (163) anerkannt, wo die Enukleation die subjektiven Lichterscheinungen in Form eines blauen Scheins, bzw. eines farbigen Hofes prompt beseitigte. Gleichfalls anerkannt werden die Beobachtungen von Cuignet (465), der auf eine besonders lange Dauer und starken Glanz der Phosphene hinweist und eine auffallend lange Persistenz der Nachbilder ebenfalls als hierhergehörig ansieht.

Wenn Schirmer für die zentrale Natur der Photopsien eintritt, so wird man ihm darin beistimmen können. Die von ihm gleichfalls angenommene Auslösung dieser zentralen Störung durch sensible Reizung steht jedoch auf sehr schwachen Füßen und es bedarf gar nicht des Hinweises auf die Fälle von Lindsay Johnson (905), wo die Photopsien bei erblindetem erstem Auge auf dem zweiten Auge auftraten, oder von Rondeau (122), wo die Photopsie mit Supraorbitalneuralgie zusammen traf. Diese supponierte Reizung der Zentren ist an sich nicht einmal bewiesen und ein Zusammenhang zwischen sensibler Reizung und optischem Zentralapparat noch viel weniger. Nichts steht vielmehr der Annahme entgegen, daß es sich um abnorme psychische Vorgänge im Sinne einer neurasthenisch-hysterischen Veranlagung handelt. Vor allem spricht der prompte Erfolg der Enukleation nicht dagegen, weil hierbei suggestive Momente mitspielen.

Dasselbe gilt für einen Fall von Limbourg (1412), der die Photopsie auf einen vom andern Auge fortgeleiteten Entzündungszustand beziehen will und den Sehnerv als die Leitungsbahn für die Neurose ansieht. Nach dieser durchaus unbewiesenen Anschauung müßten bei jeder Neuritis Photopsien auftreten, was bekanntlich nicht der Fall ist.

c) Die Störungen im Bereiche des motorischen Apparates.

§ 14. Betrachten wir weiterhin die Störungen im Bereiche des motorischen Apparates, die mit dem Krankheitsbilde der Mitreizung des anderen Auges in Verbindung gebracht worden sind, so ist am häufigsten und auffälligsten der Blepharospasmus. Erkennt man einen Blendungsschmerz unter gewissen Bedingungen an, dann wird man auch den begleitenden Blepharospasmus darauf zurückführen müssen, daß das Bestreben, diesen Schmerz zu vermeiden, die Veranlassung zum Schließen der Lider bildet, andererseits muß man sich auch der schon oben erwähnten Tatsache erinnern, daß bei vielen Menschen ein Reizzustand an einem Auge ein Zusammenkneifen der Lider auf beiden Augen zur Folge hat. Je ausgeprägter das Symptom ist, um so eher wird man geneigt sein, an allgemein-nervöse Störungen zu denken.

Bezüglich des Nystagmus, den Cuignet (465) bei Mitreizung des anderen Auges beobachtet haben will, muß man Schirmer zustimmen, der ihn damit erklärt, daß beim gewaltsamen Öffnen der Lider öfters derartige Zuckungen zu beobachten sind, die allerdings wohl nicht der Lichtscheu, sondern dem Reizzustand zur Last zu legen sind, der beim Öffnen der Augen ausgelöst wird. Es sind inkoordinierte Bewegungen, die nichts mit dem eigentlichen Nystagmus zu tun haben.

Auch der Ziliarmuskel soll bei der Mitreizung des anderen Auges in Mitleidenschaft gezogen werden und zwar in erster Linie in der Weise, daß das Symptomenbild der akkommodativen Asthenopie entsteht, d. h. die Patienten empfinden bei fortgesetzter Nahearbeit Beschwerden, die sich von unangenehmen Sensationen im Bereiche des Auges zu wirklichen Schmerzen in und über dem Auge steigern können. Am häufigsten wird sonst dieses Bild erzeugt durch unkorrigierte Refraktionsanomalien, speziell durch Astigmatismus und diese Störungen treten um so rascher und um so intensiver auf, wenn ein dauernder neuralgischer Reizzustand, der z. B. zu palpabler Empfindlichkeit an der Austrittsstelle des Supraorbitalis führen kann, sich allmählich als Folge der Refraktionsanomalie oder spontan herausgebildet hat. Die auf diese Weise erzeugte Asthenopie, d. h. ein Mangel an Ausdauer bei der Nahearbeit, geht vielfach einher mit der subjektiven Beschwerde der Lichtscheu und Reizzuständen an der Bindehaut, sowie mit Tränenträufeln. Ganz dasselbe Bild, dieselben Kombinationen werden nun auch bei der Mitreizung des anderen Auges beobachtet, und wenn man einen Reizzustand im Bereiche der Bindehaut, im Gebiete der Tränensekretion anerkennt, dann besteht kein Grund, die Reizung der intraokularen Ziliarnerven zu verneinen. Damit bringen wir die akkommodative Asthenopie des zweiten Auges in Abhängigkeit von sensiblen Störungen und wenn wir diese Möglichkeit für den Ziliarmuskel anerkennen, dann besteht wiederum kein Grund, sie für den Sphincter iridis zu leugnen. Kontraktionen beider Muskeln können ein schmerzhaftes Gefühl auslösen, wenn ein neuralgischer Reizzustand im Gebiete der Ziliarnerven besteht. Einen ursächlichen Einfluß der Reizung vom anderen Auge her darf man aber nur dann annehmen, wenn Neuralgien anderweitiger Herkunft und die Verschlimmerung durch nervöse Einflüsse im Sinne einer Asthenopia nervosa auszuschließen sind.

Erkennt man unter gewissen Bedingungen die Möglichkeit einer durch Irradiation bedingten Beteiligung der sensiblen Äste im Bereiche der Iris und des Ziliarmuskels an, so entsteht mit Rücksicht auf einige schon oben erwähnten Fälle die weitere Frage, ob die sensible Reizung im Bereiche dieser beiden muskulösen Apparate etwa Krampfzustände auslösen kann.

Für den Ziliarmuskel hat Lindsay Johnson (905) derartiges behauptet, und Schirmer erkennt diese allein dastehende Beobachtung als richtig an, im Sinne einer Mitreizung des anderen Auges. Ich kann mich dieser Auffassung nicht anschließen, weil in diesem Falle die intermittierenden Sehstörungen, die Photopsien und die konzentrische Gesichtsfeldeinengung sehr verdächtig auf Hysterie sind und dementsprechend der nach der Enukleation aufgetretene Mangel am Tiefenschätzungsvermögen auch auf abnorme psychische Vorgänge bezogen werden kann. Da dieser Fall zum mindesten sehr anfechtbar ist und andere Beobachtungen nicht existieren, so wird man die Krampfzustände des Ziliarmuskels aus dem Krankheitsbilde der Mitreizung des anderen Auges streichen müssen. Etwas besser fundiert ist die Annahme einer Mitbeteiligung des Sphincter iridis. Hierher gehört der Fall von PAGENSTECHER (77), bei welchem Lichtscheu, Tränenträufeln und Injektion bestand, und die durch Atropin nicht zu beeinflussende Pupillenverengerung erst durch die Enukleation mit Hilfe von Atropin in Mydriasis überführt werden konnte, ferner die Beobachtung von LAFON (1535), der bei einer Ophthalmia sympathica serosa unmittelbar nach der Enukleation des sympathisierenden Auges ein Weiterwerden der verengten Pupille beobachtete, eine Erscheinung, die der Autor durch eine Kombination der sympathischen Ophthalmie mit einer Mitreizung des anderen Auges erklären will. Wenn ich auch geneigt bin, solchen vereinzelten Beobachtungen keinen besonderen Wert zuzuerkennen, umso weniger, als in dem PAGENSTECHERschen Falle und in dem von LAFON nicht auf anderweitige Muskelspasmen gefahndet wurde, so scheint mir doch wenigstens die Möglichkeit eines solchen Sphinkterkrampfes diskutabel mit Rücksicht auf die Beobachtungen von BJERRUM (1223), der bei Hornhautfremdkörpern öfters eine Verkleinerung der gleichseitigen Pupille beobachtete. Was hier auf dem ersterkrankten Auge festgestellt wurde, — ich kann übrigens die Beobachtung von BJERRUM bestätigen — kann bei vorhandener Reizung des anderen Auges auch für dieses Geltung beanspruchen. Immerhin wird man weitere Beobachtungen abwarten müssen, ob die Miosis auf dem Wege der Mitreizung des anderen Auges wirklich zustande kommen kann.

d) Störungen des sekretorischen Apparates.

§. 15. Auch der sekretorische Apparat ist an dem Krankheitsbilde der Mitreizung beteiligt, insofern, als Tränenträufeln ein sehr häufiges Symptom ist, welches beim Gebrauche des Auges noch stärker hervorzutreten pflegt. Wenn auch ein leichtes Tränen durch andauerndes Zukneifen eines gereizten Auges hervorgerufen werden kann, so läßt sich doch wohl kaum das Symptom in allen Fällen auf diese Weise erklären, und wir müssen vielmehr annehmen, daß in der Tat ein Reizzustand im Bereiche der Ziliarnerven in die mit der Tränendrüse in Beziehung stehenden Äste des Trigeminus irradiieren kann. Auf der anderen Seite muß man

auch wieder anerkennen, daß die individuelle Reizbarkeit hierbei eine große
Rolle spielt. Es verdient jedoch hervorgehoben zu werden, daß diesem
Symptom des Tränenträufelns insofern eine Bedeutung zukommt, als es nicht
simuliert oder willkürlich zum Aufhören gebracht werden und demgemäß
unter Umständen als objektives Kennzeichen eines Reizzustandes gelten kann.

e) Das sympathische Nervensystem.

§ 16. Dasselbe gilt von der Beteiligung des sympathischen
Nervensystems an dem Krankheitsbilde der Mitreizung, welche neben
den geschilderten Symptomen auch eine Injektion der Bindehautgefäße von
wechselnder Stärke auslösen kann, aber auch hier ist zu bedenken, daß
vasomotorische Störungen bei allgemeiner Neurasthenie eine große Rolle
spielen und dementsprechend eine gesteigerte Reizbarkeit berücksichtigt
werden muß. Daß im übrigen sehr nahe Beziehungen zwischen sensiblen
Reizen und den Vasomotoren bestehen, ist eine ganz geläufige Tatsache.
Wir müssen daher die Möglichkeit anerkennen, daß, wenn ein Reizzustand
auf das andere Auge übertragen werden kann, die Reizung der Ziliarnerven
auch die Vasomotoren der Bindehaut und des Augeninnern in Tätigkeit setzt.

Anhang.

§ 17. Von diesem Gesichtspunkt aus betrachtet ist auch das von
Alters her konstruierte Bild des sogenannten Glaucoma sympathicum
zu erklären. Wie Schirmer nach Durchsicht des in der Literatur niedergelegten Materiales mit Recht hervorhebt, halten nur wenige Fälle einer
kritischen Prüfung stand, so daß von 29 derartigen Fällen nicht weniger
als 19 verworfen werden. Von den übrigbleibenden 10 Fällen ließ sich
nachweisen, daß neunmal auf dem ersten Auge ein Glaukom vorhanden gewesen war. Ein gesundes Auge wird daher, wie Schirmer mit Recht
hervorhebt, durch Reizübertragung nicht glaukomatös, sondern nur ein
zu Glaukom disponiertes Auge, oder es wird ein schon von Glaukom be-
fallenes Auge in ungünstiger Weise beeinflußt. Letzteres hebt auch Schmidt-
Rimpler (1419) hervor, der andererseits meint, daß zwar die Möglichkeit
bestehe, daß z. B. Iridozyklitis eines Auges auf dem anderen Auge ein
Glaukom »einleiten« könne, ein beweisender Fall sei jedoch nicht bekannt.
Wenn wir die Verschlechterung des Zustandes eines glaukomatösen Auges
auf dem Wege der Reizung anerkennen, müssen wir die Erklärung wiederum in vasomotorischen Störungen suchen, die durchaus nicht von einer
Reizung der Ziliarnerven abhängig zu sein braucht. Man wird nicht nur an
Gefäßerweiterungen zu denken haben, sondern auch an eine Hypersekretion
des Ziliarkörpers. Man wird nicht vergessen dürfen, daß diese vasomotorischen Störungen ohne Reizübertragung zustande kommen können, z. B.
durch Schreck oder Angstzustände, die eine das Glaukom ungünstig be-

einflussende Pupillenerweiterung hervorrufen. Man wird daher Fälle, wo
auf dem zweiten Auge nach der Operation des ersten ein Glaukomanfall aufgetreten ist, mit den Aufregungen in Verbindung bringen dürfen, denen
solche Patienten ausgesetzt sind, die noch dazu an einer erhöhten Reizbarkeit des Gefäßsystems leiden. Der Begriff eines Glaucoma sympathicum
erscheint daher durchaus entbehrlich.

Unter der Rubrik »trophische Störungen« führt Schirmer (1147) einige
Fälle an, wo gleichzeitig mit sympathischer Ophthalmie Weißfärbung der
Zilien beobachtet wurde. Sie gehören nicht hierher, weil die Mitreizung
des anderen Auges dabei keine Rolle spielt.

§ 18. Fassen wir das Gesagte kurz zusammen, so ergibt sich, daß
die früher auf eine Reizung des sensorischen Apparates zurückgeführten
Störungen im Bereiche des Optikus und der Retina, die sympathische
Amblyopie und die retinale Asthenopie Symptome einer allgemeinen Neurose
sind, ebenso wie die Photopsien und ähnliche Störungen. Die sogenannte
Lichtscheu läßt sich mit einer Reizung der sensiblen Äste des Trigeminus
im Bereiche der Iris erklären und im Bereiche des motorischen Apparates
kommt nur eine gelegentlich auftretende Miosis in Frage, die auch bei
anderen Reizzuständen beobachtet wird. Auch die muskuläre Asthenopie
läßt sich auf eine Reizung der sensiblen Äste des Ziliarmuskels zurückführen und auf reflektorischem Wege kommen Tränenträufeln und vasomotorische Störungen zustande. Es reduziert sich daher die Beteiligung des
zweiten Auges bei der Mitreizung auf einen Reizzustand lediglich der
sensiblen Nerven und erstreckt sich nicht, wie Schirmer meinte, auf sämtliche zentripetale und zentrifugale Nerven und dieser Reizzustand muß
stets darauf hin geprüft werden, ob er nicht präexistierte oder durch eine
Allgemeinneurose ausgelöst wird.

In dieser Hinsicht sind auch die Feststellungen von Dimmer sehr interessant, der unter 99 Fällen von sympathischer Reizung, die im Kriege
1870 im deutschen Heere nach Augenverletzungen beobachtet wurden, nicht
weniger als 39 mal ein zu asthenopischen Beschwerden führender Reizzustand
und 34 mal eine funktionelle Neurose fand, während in den restierenden
Fällen die sympathische Natur des Leidens mit guten Gründen bestritten wird.

3. Die Behandlung der Mitreizung des anderen Auges.

§ 19. Wenn ich im folgenden die Möglichkeiten erörtere, die uns zu
Gebote stehen, um die Mitreizung des anderen Auges zu beseitigen, so
wird damit gleichzeitig die Frage angeschnitten, ob man aus den Erfolgen
der Therapie Rückschlüsse auf das Wesen und die Art der Störung ziehen
darf. Aufgabe der Behandlung muß die Ausschaltung der Reizquelle sein
und dazu stehen uns sehr verschiedenartige Mittel zu Gebote.

Die Entfernung eines auf der Hornhaut, oder unter dem oberen Lide sitzenden Fremdkörpers beseitigt auch die Störung auf dem anderen Auge, wie dies auch bei der Heilung von Epitheldefekten der Fall ist. Ebenso wird die Mitreizung abklingen, je mehr eine akute Iritis oder Iridozyklitis zurückgeht. Wenn Mooren eine solche Mitreizung bei Linsenluxation durch Extraktion der Linse beseitigt haben will, so möchte ich demgegenüber bemerken, daß ich selbst bei den vielen Linsenluxationen, die ich beobachten konnte, niemals eine Reizung des anderen Auges gesehen habe und deshalb die Vermutung nicht unterdrücken kann, daß dieser Fall von Mooren wie mancher andere desselben Autors in die Kategorie der hysterischen Affektionen zu verweisen ist.

Vermutlich gilt dasselbe für die Fälle von Hornhautektasien und partiellen hinteren Synechien, die durch eine Iridektomie zur Heilung gebracht worden sein sollen. Derartige Störungen sieht man doch unendlich·häufig ohne jede Reizung des anderen Auges. Man soll daher, wenn eine solche vorliegt, auch an eine Allgemeinneurose denken, ebenso, wie bei den Fällen, wo ein künstliches Auge schadhaft geworden ist, oder nicht vertragen wird und derartige Reizerscheinungen auslöst.

Vor allem hat man sich bei dieser sogenannten Mitreizung immer der Tatsache zu erinnern, daß auch selbständige neuralgische Zustände präexistieren und eine Mitreizung vortäuschen können.

Ich habe mir seit langen Jahren zur Regel gemacht, gegen solche Reizzustände im Bereiche des zweiten Auges, die man in Abhängigkeit von einem solchen des ersten Auges zu bringen geneigt sein könnte, eine medikamentöse Behandlung einzuleiten. Diese besteht in der Darreichung von Secale cornutum, Chinin muriat. und Ferrum sulfuric. in Pillenform oder von Eukalyptustinktur, wozu sich noch die Massage des Nervengebietes hinzugesellen kann. Mit Hilfe dieser Mittel lassen sich die meisten Reizzustände, die solchen asthenopischen Beschwerden zugrunde liegen, außerordentlich günstig beeinflussen. Eine von mir gern verordnete Form ist die folgende: Secale cornut. 1,0, Chin. mur. 2,0, Ferr. sulf. 3,0, Extr. Gent., Succ. Liqu. qu. s. Z. pil. Nr. 100. Bleibt nach 2—3 wöchentlicher Behandlung der Erfolg aus, dann fahnde ich erst nach anderen Reizquellen, z. B. im Bereiche der Nasenmuscheln oder der Nebenhöhlen, ehe ich eine Mitreizung des anderen Auges annehme. Seitdem ich in dieser Weise verfahre, bin ich auch bei phthisischen Augäpfeln nicht mehr in Versuchung gekommen, diese Diagnose zu stellen. Besonders lehrreich war mir in dieser Hinsicht der bereits oben erwähnte Fall von Haeffner.

Groß ist die Zahl der Fälle in der Literatur, wo die von einem Augenstumpfe ausgelösten Reizerscheinungen prompt durch die Enukleation beseitigt wurden. Meistens wurde der gewünschte Erfolg sofort erreicht, und schon beim Erwachen aus der Narkose waren die Beschwerden gelegentlich verschwunden, oder aber es dauert, wie Schirmer betont, öfters bis zu 2 Wochen, bis alles zur Norm zurückgekehrt ist. Belege hierfür finden sich in der tabellarischen Übersicht, welche Schirmer über die Fälle von sympathischer Amblyopie gibt.

Erklärt wird die günstige Wirkung der Enukleation mit der Ausschaltung der Reizquelle, und es ist diese Operation gerade bei phthisischen Augäpfeln so unendlich häufig gemacht worden, weil man damit gleichzeitig die Gefahr der sympathischen Ophthalmie ausschaltet.

Es ist jedoch klar, daß, wenn diese Gefahr nicht vorliegt, sondern lediglich der Reizzustand des anderen Auges beseitigt werden soll, man nicht notwendigerweise das Auge opfern muß, sondern sich darauf beschränken kann, die sensible Leitung zu unterbrechen.

§ 20. Aus diesen Erwägungen heraus ist die Neurotomia optico-ciliaris zur Behandlung der sympathischen Neurose herangezogen worden und es soll durch diesen Eingriff nicht nur die Leitung nach dem zweiten Auge hin unterbrochen, sondern auch der Reizzustand des ersten Auges in vielen Fällen dauernd beseitigt worden sein.

Wie Schirmer ausführt, auf dessen geschichtliche Darstellung ich hiermit verweise, ist, nachdem die von Ed. Meyer (145) empfohlene und auch von Secondi (189) und von Lawrence (241) wiederholte intraokulare Durchschneidung der Ziliarnerven sich nicht hatte einbürgern können, die erste extraokulare Durchschneidung der Ziliarnerven 1876 von Boucheron (309) am Menschen gemacht worden. 1877 machte Dianoux (419) dieselbe Operation und ebenso unabhängig von diesen beiden Autoren Schöler (356), der diese Methode auf das Wärmste empfahl. Auch Schirmer steht auf dem Standpunkt, daß bei der Mitreizung des anderen Auges die Durchschneidung des Sehnerven hinter dem Augapfel als die Normaloperation anzusehen sei. Dabei verkennt dieser Autor keineswegs die Nachteile, welche dieser Methode anhaften und darin bestehen, daß aus den zentralen Nervenstümpfen feine Nervenäste in die Sklera hineinwachsen, wodurch die Sensibilität ganz oder teilweise wieder hergestellt werden kann, und der Erfolg illusorisch wird. Obwohl dieses Ergebnis in 10 von 31 Fällen, über welche Peppmüller aus der Klinik von Hippels (981) berichtete, eintrat und Schirmer das gleiche öfters erlebte, hält er dennoch an dieser Operation fest, welche seiner Ansicht nach immer versucht werden sollte, um die Enukleation zu umgehen.

Bezüglich der Technik weist Schirmer darauf hin, daß das Ziel, die sämtlichen Ziliarnerven zu durchschneiden, durch die Neurotomie erreicht werde. Da aber viele erblindete Augen die Gefahr der sympathischen Entzündung des anderen Auges in sich bergen, so wird von vielen Operateuren der Neurektomie der Vorzug gegeben, die Schirmer ohne Durchtrennung des Rectus internus ausführt, indem er zwischen dem M. internus und inferior eingeht, wodurch man den Augapfel ganz leicht aus der Augenhöhle herauswälzen kann. Die intraokulare Durchschneidung nach Meyer (145) könne bei umschriebener Schmerzhaftigkeit und bei erhaltenem Sehvermögen in Frage kommen. Bei einem Versuche, lediglich die Ziliarnerven zu durchtrennen, erlebte Schirmer die Erblindung des noch mit geringem Sehvermögen ausgestatteten Auges, augenscheinlich, weil die hinteren Ziliargefäße durchschnitten wurden.

Leider bin ich nicht in der Lage, auf Grund eigener Erfahrung zu dieser therapeutischen Frage Stellung zu nehmen. Nichtsdestoweniger möchte ich auf einige nicht unwichtige Punkte hinweisen. Zunächst muß festgestellt werden, daß, wenn man alle Augen, die das andere mit sympathischer Entzündung bedrohen, ausschaltet, meines Erachtens wenige Augen übrig bleiben, bei denen die Neurektomie in Frage kommen könnte, während Schirmer hervorhebt, daß ihm die Neurektomie zur Beseitigung sympathischer Reizung bei sehr häufiger Anwendung nie versagt habe.

Es besteht hier ein großer Unterschied zwischen dem von Schirmer zugrunde gelegten Greifswalder und dem Rostocker Material, insofern, als ich noch nicht ein einziges Mal in Versuchung gekommen bin, eine Neurektomie zu machen. Sollte der Unterschied nicht lediglich in den Anschauungen des Operateurs begründet sein? Ich stehe auf dem Standpunkt, daß jedes erblindete Auge oder jeder Stumpf, die das zweite Auge mit Entzündung bedrohen, enukleiert werden muß, und daß, wenn auf diese Weise einmal ein nicht sympathiefähiges Auge entfernt wird, es keinen großen Schaden bedeutet. Das Gros der enukleierten Augen gehört in diese Kategorie und ein weiteres Kontingent stellen die Augäpfel, die für den Träger eine Entstellung bedeuten, weil sie Staphylome und Leukome zur Schau tragen und diese Entstellung spielt meistens auch eine Rolle bei den mit Sekundärglaukom behafteten Augen. Nur ausnahmsweise fallen diese Momente fort und gerade in solchen Fällen, beim absoluten primären Glaukom, lassen sich oft die Schmerzen, besonders mit Hilfe von Medikamenten weitgehend beeinflussen und sie hören auch gelegentlich spontan auf.

Die einzigen Enukleationen, die ich wegen bestehender Reizung des anderen Auges ausgeführt habe, betreffen phthisische Augen mit Knochenschalen, und gerade bei diesen Augen kann man nie wissen, ob nicht eine sympathisierende Entzündung wieder aufgeflackert ist.

Meine abweichenden Auffassungen gründen sich auf die weitgehende Berücksichtigung des Allgemeinzustandes in bezug auf nervöse, speziell hysterische Erkrankungen und auf die Erfahrungen bezüglich des Vorkommens und der Behandlung von Neuralgien im Trigeminusgebiete, die sehr oft einen Symptomkomplex erzeugen, der der Mitreizung des anderen Auges täuschend ähnlich sieht und deshalb glaube ich annehmen zu dürfen, daß Schirmer in manchen Fällen die Neurectomia optico-ciliaris gemacht hat, wo sie entbehrlich gewesen wäre.

Andererseits kann ich auch die Auffassung von Schirmer nicht teilen, daß man die Enukleation im Interesse der arbeitenden Bevölkerung, denen die Prothese oft Unannehmlichkeiten und Kosten verursachten, einschränken und durch die Neurektomie ersetzen soll. Ebensowenig bin ich der Meinung Schirmers, daß die Enukleation für das Empfinden vieler Menschen eine unangenehme Operation sei. Es gibt, wie gesagt, sehr viele Fälle bei denen Entstellungen in Frage kommen, und gerade die Entstellungen sind es, die den Träger auf dem allgemeinen Arbeitsmarkte Nachteile bringen. Die Beschwerden, die durch die Prothese entstehen, sind doch meistens leicht zu beseitigen, und die Kostenfrage spielt bei der heutigen Ausdehnung der Krankenversicherung keine Rolle mehr.

Einen Vorzug der Neurektomie vor der Enukleation vermag ich daher nicht anzuerkennen.

§ 21. Die Erfahrungen anderer Autoren, welche mit der Enukleation und mit der Neurektomie diese Mitreizungen beseitigen konnten, sind nun dadurch erklärt worden, daß die Leitung in den sensiblen Nervenbahnen unterbrochen wurde. Ist nun diese Erklärung die einzig mögliche? Diese Frage kann ich nicht ohne weiteres bejahen, weil für manche der in der Literatur niedergelegten Fälle anzunehmen ist, daß hierbei hysterische Erkankungen eine Rolle spielten. Dies trifft vor allem zu für die Fälle von sogenannter sympathischer Amblyopie, die ohne Reizerscheinungen einhergingen und durch die Enukleation sofort geheilt wurden, z. B. für die Fälle der Schirmerschen Tabelle von Mooren (Nr. 5, 6, 11, 12, 13.) Was hier die Enukleation bezüglich sensorischer Störungen leistete, wird sie auch gelegentlich bei Störungen in der sensiblen Sphäre leisten können, umsomehr, wenn einem solchen Individuum suggeriert wird, daß nach der Operation jede Gefahr und jede Belästigung des zweiten Auges aufhören werde. Auch hier besteht wieder der bemerkenswerte Unterschied zwischen einst und jetzt, insofern, als in den letzten beiden Jahrzehnten derartige Fälle nicht mehr publiziert worden sind, seitdem wir die psychogenen Störungen besser zu bewerten gelernt haben.

Andererseits kann auch trotz der Enukleation ein Symptomenbild bestehen bleiben, welches der Mitreizung durchaus gleicht. So konnte ich in zwei Fällen bei anscheinend ganz gesunden Arbeitern ein Fortdauern asthenopischer Beschwerden konstatieren, die lediglich psychogener Natur waren, indem suggestive Behandlung zum Ziele führte. Auch Weekers (1582) ist der Meinung, daß sowohl die Enukleation, wie die Resectio optico-ciliaris sehr häufig suggestiv gewirkt haben.

Wenn Ziem (1428) durch Behandlung der Nase vermittelst der Ätzung der Muscheln Fälle von sympathischer Augenentzündung geheilt haben will, so kann dies wohl nur auf Reizungen des Auges bezogen werden, die in der Tat gelegentlich auf diese Weise zu vermindern oder zu beseitigen sind. Ob aber wirklich in den von ZIEM gemeinten Fällen eine Mitreizung des anderen Auges vorgelegen hat, ist mir mehr als fraglich.

4. Die Reizübertragung.

§ 22. Die ersten Autoren, die sich eingehender mit der Frage beschäftigten, auf welchem Wege die Reizübertragung stattfinden könnte, standen alle unter dem Banne der Anschauung, daß Reizung und sympathische Entzündung wesensgleich und nur graduell verschieden seien. Zuerst nahm man an, daß der Sehnerv für die Überleitung in Frage komme und so empfahl v. GRAEFE (41) die Durchschneidung des Optikus zur Beseitigung der sympathischen Amblyopie. Erst durch den Nachweis von MÜLLER (47), daß bei sympathisierender Iridochorioiditis der Optikus ganz atrophisch war, gelangte die Anschauung zum Siege, daß die Ziliarnerven die sympathischen Erkrankungen vermittelten, jedoch nicht ohne den Widerspruch MOORENS (163), der sich mit der Frage der Reizübertragung eingehender beschäftigte. Indem er die verschiedenen Möglichkeiten diskutiert, die hierbei in Frage kommen, schließt er die Mitwirkung des Okulomotorius aus, weil dieser Nerv nur reflektorisch durch Reizung des Optikus in Tätigkeit gesetzt werde. Bezüglich des Trigeminus wird die Möglichkeit einer Übertragung vermittelst der Portio major an der Ursprungsstelle im Corpus restiforme und olivare zugegeben. Ein wirklich beweiskräftiges Experiment physiologischer Art existiere jedoch nicht, welches die Einwirkung dokumentiere. Im Gegenteil, sämtliche pathologische Daten sprächen dagegen, z. B. würde niemals ein Ausstrahlen einer peripher bedingten Trigeminusneuralgie auf die andere Gesichtshälfte beobachtet, auch wenn sie noch lange bestände. Doppelseitige Trigeminusneuralgie sei auf gemeinsame zentrale Ursache oder doppelseitigen peripheren Reiz zu beziehen. Es sei vielmehr der Optikus an der Leitung sympathischer Störungen beteiligt, was vor allem daraus hervorgehe, daß die quälenden Lichtempfindungen aufhörten, sobald der Optikusstamm durchschnitten werde, auch wenn dieser atrophisch sei.

Diese Anschauungen von MOOREN, nach welchen der Trigeminus auf beiden Seiten mit dem Optikus in Faseraustausch stehe und die Übertragung vermittele, haben keine anatomische Begründung gefunden und es ist auch von vornherein unwahrscheinlich, daß ein sensorischer Nerv sensible Eindrücke weiter leiten soll.

Nichtsdestoweniger wurde diese Ansicht noch in neuerer Zeit von BJERRUM (1223) vertreten, der bei Gelegenheit seiner Untersuchungen über den Blendungsschmerz zu dem Resultate gelangt, daß die sensible Innervation der Iris nicht in Frage komme, sondern ein Faseraustausch zwischen Trigeminus und Optikus stattfinden müsse. Wenn BJERRUM sich zur Stütze dieser Anschauung auf die Tatsache beruft, daß manche Menschen beim Hören von unangenehmen Geräuschen Schmerzen an anderen Körperstellen empfinden, so erscheint mir dieses Argument nicht ganz stichhaltig, weil es sich um eine rasche und fühlbare Einwirkung auf die Vasomotoren handelt.

Auch F. KRAUSE (1338a) spricht sich für einen derartigen Zusammenhang zwischen Optikus und Trigeminus aus, weil er die Beobachtung machte, daß durch Resektion des Ganglion Gasseri der Blendungsschmerz auf dem operierten Auge fehlte. Ich bin der Ansicht, daß für eine derartige Verbindung jeglicher Beweis fehlt, und HESS (1603) spricht sich dahin aus, daß eine derartige Annahme keiner Widerlegung bedürfe. Von diesem Standpunkte aus muß man auch die Angaben von JESS, der als Ausdruck der sympathischen Reizung Adaptationsstörungen beobachtet haben will, mit großer Skepsis aufnehmen (s. S. 13).

Es ist gleichfalls unrichtig, wenn MOOREN behauptet, daß eine Trigeminusneuralgie nicht in die andere Gesichtshälfte ausstrahlen könne. Wenigstens finde ich in der zahnärztlichen Literatur einige Angaben, welche das Gegenteil dartun. So finde ich bei ARKÖVY (684), ferner bei FISCHER und MORAL (1644) die Bemerkung, daß bei Pulpitis die Schmerzen gar nicht selten in die andere Kieferhälfte verlegt werden, und auch SCHIRMER gibt an, daß Schmerzen von einem Auge über die Stirne in das Gebiet des anderen Auges irradiieren können, wobei dieser Autor zwischen diesen irradiierenden Schmerzen und der Mitreizung des anderen Auges prinzipiell unterscheidet.

Gewiß sind diese Daten nicht sehr zahlreich, und man wird sich auch der Tatsache erinnern müssen, daß besonders Neurastheniker in der Lokalisation von Schmerzen sehr unzuverlässig sind, und da bei der Mitreizung des anderen Auges mit Ausnahme des Tränenträufelns und einer vermehrten Gefäßinjektion nur subjektive Angaben maßgebend sind, so wird man mit der Bewertung solcher Angaben vorsichtig sein müssen.

Immerhin stehen der Annahme der Möglichkeit einer Reizübertragung durch den Trigeminus keine prinzipiellen Bedenken vom klinischen Standpunkt entgegen.

§ 23. Wir müssen nun weiterhin die Frage erörtern, ob und inwieweit diese Reizübertragung in experimentellen Erfahrungen eine Stütze findet. Die ersten Versuche dieser Art rühren her von MOOREN und RUMPF (501).

Es wurde bei Kaninchen die freiliegende Iris mit Senfspiritus besprüht und eine Hyperämie des betroffenen Auges erzeugt, während auf dem anderen Auge zuerst eine deutliche Anämie betrachtet wurde, die nach Aufhören der Reizung in Hyperämie überging; bei Wiederholung der Versuche zeigte sich Verfärbung und Injektion der Iris. Bei Anwendung von Äther trat auf dem zweiten Auge erst Hyperämie und dann Anämie auf. Bei Wiederholung der Reizung trat dann wieder Hyperämie auf und Verfärbung der Iris, mit der Hyperämie zusammen wurde auch eine Verengerung der Pupillen beobachtet. Gedeutet werden diese Beobachtungen als Beweis für den engen antagonistischen Zusammenhang der Gefäße beider Augen, der durch die Ziliarnerven vermittelt wird. Demnach scheint MOOREN schon damals seine frühere Ansicht von der Bedeutung des Optikus für die Reizleitung verlassen zu haben.

Aus demselben Jahre stammen die Untersuchungen von JESSNER (482), deren Resultate schon vorher in einer Mitteilung von GRÜNHAGEN und JESSNER (476) bekannt gegeben worden waren. Nach Ätzung des Hornhautrandes mit Höllenstein wurde auf beiden Augen eine Zunahme des Eiweißgehaltes und Fibrinausscheidung im Kammerwasser beobachtet, und nach intrakranieller Durchschneidung oder Reizung eines Ramus ophthalmicus trigemini oder der hinteren Wurzel desselben in der Medulla oblongata trat nach etwa einer Stunde, auf der operierten Seite stärker, eine Vermehrung des Eiweißgehaltes der vorderen Kammer auf, welche im anderen Auge ausblieb, wenn der Trigeminus auf einer Seite durchschnitten war. Daraus wird der Schluß gezogen, daß der Trigeminus dem Auge vasodilatatorische Fasern zuführt, deren Reizung gesteigerten Blutzufluß zum Auge mit konsekutiver Steigerung des Eiweißgehaltes hervorruft. Reize, welche die Nervi ciliares bzw. den Trigeminus der einen Seite treffen, rufen zu gleicher Zeit Erweiterung der Gefäße auf dem Auge der anderen Seite mit allen ihren Folgen hervor.

Zu ähnlichen Ergebnissen gelangte BACH (960), der die Zunahme des Eiweißgehaltes und Fibrinausscheidung auch am anderen Auge bei Kaninchen, Katzen und Tauben durch Reizung des ersten Auges mit dem faradischen Pinsel, mit Sublimat oder durch Höllenstein erzielte. Die Überleitung des Reizes müsse durch die Ziliarnerven erfolgen und zwar direkt durch die Gefäßnerven im Circulus arteriosus Willisii indirekt durch Irradiation in der Medulla oblongata. Diese Versuche von BACH wurden in der Absicht unternommen, die neurotische Natur der sympathischen Ophtalmie zu beweisen und der SCHMIDT-RIMPLERschen modifizierten Ziliarnerventheorie eine Stütze zu verleihen. Von derselben Absicht wurde PANAS (1057) geleitet, der die Reizung des Kaninchenauges mit Nikotin zu bewirken suchte und durch Bakterienimpfung eine Allgemeininfektion erzeugte, ferner MOLL (1078, 1079), der den Bacillus pyocyaneus aus dem Kammerwasser beider Augen züchtete, wenn vorher eine Reizung eines Kaninchenauges mit eingeführtem Kupferstückchen stattgefunden hatte. Das Kammerwasser beider Augen blieb meistens steril, wenn vorher keine Reizung stattgefunden hatte.

Auch diese Versuche basieren auf der Voraussetzung einer Reizübertragung durch die Ziliarnerven.

In ähnlicher Richtung bewegen sich die Untersuchungen von SHAW (1082) und es galten die von diesen Autoren angestellten Untersuchungen als eine brauchbare Grundlage für die Schmidt-Rimplersche Ziliarnerventheorie, weil die Reizübertragung einwandsfrei bewiesen schien.

Gegen diese Annahme wandte sich zunächst Wessely (1156), der den Versuchen von Mooren und Rumpf die Beweiskraft insofern abspricht, als sie nicht die Übertragung eines Reizzustandes, sondern nur einen völlig unerklärlichen Zusammenhang zwischen der Gefäßfüllung beider Augen beweisen. Auf Grund exakter Untersuchungen an Kaninchenaugen, die mit Höllenstein oder auf andere Weise gereizt wurden, konnte weder mikroskopisch noch durch Eiweißfällung eine Vermehrung des Eiweißgehaltes im Kammerwasser nachgewiesen werden. Die abweichenden Resultate von Jesner und von Bach vermag Wessely nicht zu erklären, und die Ergänzung der Versuchsanordnung durch intravenöse Fluoreszineinspritzung ergab bezüglich der Reizleitung dasselbe negative Resultat. Die Resultate der Untersuchungen von Wessely wurden später von Tornabene (1188) bestätigt. Ebenso konnte Stock (1254) keine Zunahme des Eiweißgehaltes im anderen Auge feststellen. Demgegenüber betonte Maurizi (1244) wieder auf Grund von neuen Experimenten, daß nach künstlicher Reizung eines Auges die organischen Substanzen des Kammerwassers auch im zweiten Auge eine geringe Zunahme erführen, und Parisotti (1415) will ebenfalls nach Verletzung eines Auges bei zwölf Kaninchen eine konsensuelle Reizung des anderen beobachtet haben, die sich in einer Vermehrung der Eiweißstoffe im Kammerwasser dokumentiere. Es sei dies nach Verletzungen des Ziliarkörpers ein ganz konstanter Befund, auch wenn keine Reizung nachzuweisen sei.

Damit stellen sich diese beiden Autoren wieder in Gegensatz zu Wessely, vor allem auch zu den Arbeiten von Römer (1249), der die Ergebnisse der Immunitätsforschung für diese Frage nutzbar zu machen suchte. Es wurden Kaninchen mit Rinderblut vorbehandelt, nachdem vorher schon von Wessely festgestellt war, daß die Hämolysine nicht ins Kammerwasser gelangten. Wohl war dies nach Punktion der Fall. Dagegen gelang es niemals, durch Ziliarreizung ein Auftreten von Hämolysinen im Kammerwasser des zweiten Auges nachzuweisen, während dies bei jeder Iritis im ersterkrankten Auge mit Leichtigkeit gelingt. Römer ist daher der Ansicht, daß die stärkste Ziliarreizung am anderen Auge keine Zirkulations- oder gar Ernährungsstörungen auslösen können. Versuche an Affen ergaben das gleiche Resultat. Die bei Fremdkörpern auf der Hornhaut an Bindehaut und Tränenapparat des anderen Auges zu beobachtenden Reizerscheinungen seien selten und hätten nichts mit den Füllungsverhältnissen der intraokularen Gefäße zu tun, wie ja auch ein sympathisches Glaukom nicht existiere. Auch die Vervollständigung der Versuche durch Eiweißbestimmungen lieferten kein anderes Resultat, ebenso die intrakranielle Trigeminusdurchschneidung.

Diese Versuche von Römer wurden neuerdings von Mijashita (1454) mit Hilfe einer verbesserten Methodik nachgeprüft, nachdem dieser Autor schon vorher nachgewiesen hatte, daß die Angabe Römers, das erste Kammerwasser aktiv immunisierter Kaninchen enthielte keine Spur von Hämolysinen, unzutreffend sei, und in der Tat hatte auch Römer selbst die Eiweißbestimmungsmethode von Wessely als in manchen Fällen überlegen bezeichnet.

Durch subkonjunktivale Einspritzung einer 10 % igen Kochsalzlösung nach Punktion wurde eine starke Hyperämie der vorderen Ziliararterien erzeugt und mit Hilfe einer Steigerung des hämolytischen Titres durch reichliche Mengen von Meerschweinchenkomplement nachgewiesen, daß 10 positiven Resultaten 18 negative gegenüberstanden, und wenn man dann noch 7 Fälle abrechnet, die durch Fehlerquellen positiv wurden, so blieben immerhin 3 Fälle übrig, in denen der Übertritt von Hämolysinen ins Kammerwasser des zweiten Auges erfolgte. Trotzdem hält Mijashita die Sache noch nicht für spruchreif.

Neuere Untersuchungen dieser Art, auf die wir bei der Frage der anaphylaktischen Entstehung der sympathischen Ophthalmie noch näher eingehen müssen, haben diese Angelegenheit von neuem aufgerollt. So haben Dold und Rados (1592) auf Grund experimenteller Untersuchungen eine sympathische unspezifische Umstimmung angenommen der Art, daß eine nicht durch Eiweiß hervorgerufene Entzündung, z. B. mit Krotonöl, das andere Auge so umstimmt, daß es auf sonst nicht entzündungserregende Substanzen mit starker Reizwirkung reagiert. Diese Resultate wurden von Arisawa (1634) nachgeprüft, aber nicht bestätgt, so daß die rein spezifische Natur der Anaphylaxie am Auge nicht, wie es anfangs schien, in Frage gestellt und eine Reizübertragung auch auf diesem Wege nicht bewiesen ist.

Die neueste Untersuchung über die Reizübertragung verdanken wir Elschnig (1643), der denselben Weg beschritt, wie Tornabene (1188), der mit Hilfe des Abbéschen Refraktometers den refraktometrischen Wert des Kammerwassers bestimmte. Der neue Pulfrichsche Apparat erwies sich als erheblich zuverlässiger, und es zeigte sich, daß nach Reizung eines Auges das Kammerwasser des anderen unverändert bleibt, und daß eine schwere Entzündung des einen Auges auf das Kammerwasser des zweiten keinen Einfluß hat. Auch das eine Stunde nach der Punktion untersuchte Kammerwasser zeigte, unter diesen Verhältnissen normale Beschaffenheit, und es wurde dieses Verhalten gleichmäßig beim Kaninchen, beim Affen und beim Hund festgestellt.

Das Ergebnis sämtlicher experimenteller Untersuchungen gipfelt darin, daß es bisher nicht in einwandfreier Weise gelungen ist, bei Tieren auf dem zweiten Auge einen Reizzustand vom ersten aus zu erzeugen. Mit Recht betont Axenfeld (1432) demgegenüber, daß diese negativen Resultate bei Tieren keineswegs die Möglichkeit einer solchen Reizübertragung beim Menschen ausschließe.

Immerhin fehlt bisher für diese Annahme jede anatomische und experimentelle Grundlage.

5. Ist die Mitreizung des anderen Auges eine selbständige Krankheitsform?

§ 24. Überblicken wir das in den vorausgegangenen Kapiteln Gesagte, so müssen wir zunächst feststellen, daß die Annahme einer Reizübertragung von einem Auge zum anderen eine anatomische Begründung bisher nicht gefunden hat, und dieses trifft nicht nur zu für den von verschiedenen Autoren vermuteten Zusammenhang zwischen Optikus und Retina einerseits und dem Trigeminus andererseits, sondern auch für die nach meiner Ansicht allein in Frage kommende Reizübertragung auf dem Wege von den Ziliarnerven der einen in das Gebiet der Ziliarnerven der anderen Seite. Mit Recht betont auch Schirmer (1146), daß die Überleitung direkt durch die Gefäßnerven im Circulus arteriosus Willisii indirekt durch Irradiation in der Medulla oblongata, wie sie Bach annimmt, durch nichts bewiesen ist und es ist durchaus überflüssig, sich bezüglich dieses Weges, den der Reiz nimmt, in Spekulationen zu ergehen. Wir wissen nur, daß die zentrale Innervation vorhanden ist, nicht aber, ob die Reizung peripheren oder zentralen Ursprungs ist.

Nimmt man das letztere an, dann gerät man unmittelbar auf das Gebiet der Neurasthenie und Hysterie, und diese Erkrankungen oder Anomalien sind sicherlich in vielen der früher in der Literatur niedergelegten Fällen von sympathischer Reizung vorhanden gewesen. Nimmt man dagegen einen peripheren Ursprung der Reizung des anderen Auges an, so betritt man ein durchaus theoretisches Gebiet, denn hier fehlt neben der anatomischen Begründung auch jeder experimentelle Nachweis einer solchen Verbindung beider Augen, so daß wir lediglich auf klinische Beobachtungen angewiesen sind.

Sind diese nun wirklich völlig eindeutig? Diese Frage stellen, heißt sie verneinen. Wenn wir aus dem Rahmen des uns beschäftigenden Krankheitsbildes die Amblyopie, die Gesichtsfeldeinengung und die retinale Asthenopie als Symptome einer allgemeinen Neurose ausschalten, dann bleiben nur Störungen übrig, die lediglich in der sensiblen Sphäre liegen. Das sind der durch sensible Reize ausgelöste Blepharospasmus, der eine Lichtscheu vortäuschen kann, die Schmerzen im Bereiche des Augapfels und seiner Adnexe, das Tränenträufeln und die vermehrte Injektion der Bindehautgefäße, außerdem noch die Schmerzempfindung, die bei Anstrengung der Akkommodation oder bei rascher und ausgiebiger Pupillenkontraktion eintreten kann.

Auch auf diese, lediglich in der sensiblen Innervation begründeten Symptome dürfen wir das selbständige Krankheitsbild der Mitreizung nur dann aufbauen, wenn anderweitige Ursachen einer gesteigerten Sensibilität auszuschließen sind, denn diese letztere kann sehr wohl auf der Basis einer allgemeinen Neurose oder einer präexistierenden Neuralgie im Trigeminusgebiet entstehen.

Damit kämen wir auf die Bewertung des individuellen Faktors. Wir sehen Leute mit Fremdkörpern auf der Hornhaut das andere Auge frei öffnen; andere mit Iritis eines Auges behaftete Patienten, die unter lebhaften Schmerzen zu leiden haben, tun dasselbe, und manches schmerzhafte erblindete Auge wird zugekniffen, ohne daß das andere im geringsten seine Funktion ändert. Gerade dieser Umstand hat dazu geführt, die Mitreizung des anderen Auges bei derartigen Fällen als eine quantité négligeable anzusehen, insofern, als man die Reizung nicht beachtete, und jedenfalls nicht mit einem besonderen Namen belegte. Das Gros der Fälle wurde vielmehr gestellt von schmerzhaften geschrumpften Augäpfeln, welche gleichzeitig die Gefahr der sympathischen Entzündung in sich bargen. Angesichts dieses furchtbaren Leidens ist es verständlich, wenn Ärzte und Patienten nervös wurden, wenn schleunigst enukleiert wurde und nachher Symptome zum Verschwinden gebracht wurden, die von ärztlicher Seite als sehr bedenklich bezeichnet werden mußten. Für mich ist und bleibt es eine auffallende Tatsache, daß seit etwa 15 Jahren kaum mehr Fälle von Mitreizung des anderen Auges beschrieben werden, nachdem wir in das Wesen psychogener Störungen einen tieferen Einblick getan haben und ich stehe allen früheren Fällen, in denen die Symptome der Mitreizung, vor allem Lichtscheu und Sehstörungen, sehr exzessiv vorhanden waren, sehr skeptisch gegenüber und das Gleiche gilt für Einzelbeobachtungen, die neue Symptome herbeischaffen wollen.

Damit will ich keineswegs leugnen, daß bei Reizungen des einen Auges eine solche des anderen beobachtet werden kann. Das verbietet schon die Beobachtung, daß bei Fremdkörpern im Bereiche der Bindehaut und Hornhaut das andere Auge zugekniffen wird und tränt. Aber liegt denn darin ein Beweis für eine Übertragung des Reizes auf dem Wege des Trigeminus der einen zu dem der anderen Seite? Spielt hier nicht der individuelle Faktor eine Rolle? Nicht jeder trägt die Reizsymptome des anderen Auges zur Schau, und wo sie vorhanden sind, müssen wir doch mit der individuellen Empfindlichkeit und krankhafter Steigerung der Sensibilität rechnen, die schon präexistierte. Damit braucht man durchaus nicht jeden, der unter solchen Reizungen leidet, zum Neurastheniker zu stempeln, aber andererseits muß man unter allen Umständen die Frage nach dem Vorhandensein solcher komplizierenden Momente prüfen. Was uns fehlt, sind einwandsfreie Beobachtungen, die mit allen Hilfsmitteln moderner Nervendiagnostik angestellt wurden und erst wenn diese vorliegen, dann können wir die Reizübertragung auf dem Wege der Ziliarnerven anerkennen. Vorläufig ist diese Art der Reizübertragung keineswegs bewiesen imt damit ist die Selbständigkeit des ganzen Krankheitsbildes in Frage gestellt, die z. B. auch von Jensen (1272) bezweifelt wird, und es ist das plötzliche Aufhören der Symptome nach Enukleation oder Neurektomia optico-ciliaris keineswegs beweisend, weil hier suggestive Momente mitspielen können und zahlreiche Fälle bekannt sind, in denen die Symptome noch eine Zeit lang andauerten. Die Untersuchungen über den Blendungsschmerz zeigen vielmehr, daß dem Hauptsymptom der Mitreizung, der Lichtscheu, fast regelmäßig eine präexistierende, durch allgemeine Ursachen bedingte Steigerung der Sensibilität vorliegt, und dieser Umstand muß mehr wie alle anderen Zweifel an der selbständigen Natur des Krankheitsbildes des anderen Auges erwecken.

Anmerkung. Wenn neuerdings Cousin (1710) über 16 Fälle von sympathischer Reizung bei frisch verletzten Soldaten berichtet, so können mich diese Zahlen in meiner Auffassung um so weniger beirren, als auch hier augenscheinlich nicht mit dem nervösen Allgemeinzustand gerechnet wurde, der doch wohl in den ersten Tagen nach der Verletzung alteriert zu sein pflegt. Und wenn Schieck (1761) behauptet, daß das perforierende Trauma zur Implantation der Erreger in den Uyealtraktus führe und durch Reizübertragung eine Zeitlang die Möglichkeit steigere, daß etwa ins Blut geratene Erreger sich auch im Uvealtraktus der anderen Seite fangen, so ist dies eine Anschauung, die ebenso wie die Schmidt-Rimplersche Ciliarnerventheorie so lange auf durchaus schwankendem Boden steht, bis die Reizübertragung bewiesen ist. Schieck meint, es bedürfe keiner Auseinandersetzung, daß durch Übertragung des Reizzustandes im Bereiche des zweiten Auges Tränen, Lichtscheu und vermehrte Gefäßfüllung erzeugt würden. Ich bedauere, diese Anschauung nicht teilen zu können, ebensowenig wie ich Schieck recht geben kann, wenn er meint, daß bei Operationen an der Bindehaut der Einfluß des Bindehautreizes fehle und darum nach solchen Eingriffen eine sympathische Ophthalmie nicht zustande käme. Bei Hornhauterosionen pflegt ein starker Reizzustand auch auf dem anderen Auge vorhanden zu sein, ebenso bei Fremdkörpern, und dennoch erkrankt dieses niemals an sympathischer Ophthalmie.

II. Die sympathische Augenentzündung
(Ophthalmia sympathica).

Seit der zusammenfassenden Arbeit von Schirmer in der zweiten Auflage dieses Handbuches sind zahlreiche Aufsätze und Referate erschienen, die sich zur Aufgabe machten, einen Überblick über die Pathologie und Therapie, besonders aber auch über die Ätiologie und über die experimentellen Forschungen zu geben. Von derartigen Arbeiten seien hier genannt

die Bearbeitung von DA GAMA PINTO (1345) in der Encyclopédie française
d'ophthalmologie, aus dem Jahre 1906 von RANDOLPH (1153) im Handbuche
von NORRIS-OLIVER, aus dem Jahre 1900 von STOCK (1461) in den Berichten
von LUBARSCH-OSTERTAG über die Jahre 1906—1909. Wir finden kurze
Darstellungen in den Werken von PRAUN (1108) »die Verletzungen des
Auges«, in dem »Abriß der Unfall- und Invaliditätskunde von CRAMER«
(1558), und die umfangreiche Bearbeitung »der Verletzungen des Auges«
in diesem Handbuch von WAGENMANN ist für jeden von Wert, der sich
für die Art und die Entstehung der in Betracht kommenden Verletzungen
orientieren will.

Dazu kommen noch Vorträge, Referate und Dissertationen von KATZEN-
STEIN (1180), GRULLON (1234), SCHNABEL (1212), HIDEUX (1236), JUNIUS (1337),
LENZ (1411), HURFORDT (1407), HORSTMANN (1444), v. GRÓSZ (1486), PETERS
(1574), JESS (1654), PYLE (1661a), BLANCO (1636a). Aus allen diesen Arbeiten geht hervor, daß wir das Ziel, die Aufklärung der Ätiologie dieser
rätselhaften Erkrankung, noch nicht erreicht haben, wenn auch in dieser
Hinsicht wichtige Fortschritte zu verzeichnen sind.

Anmerkung. Von Interesse ist auch die Umfrage, welche die Re-
daktion der »Medizinischen Klinik« (1682) bei einer Reihe von Ophthal-
mologen kürzlich veranstaltete.

1. Geschichtliche Vorbemerkungen.

§ 25. Seitdem SCHIRMER in der zweiten Auflage dieses Handbuches
eine zusammenhängende Schilderung der Geschichte der sympathischen
Augenentzündung gegeben hat, haben die nachfolgenden Autoren sich bei
ihren geschichtlichen Deduktionen dieser Quelle bedient und es ist nichts
Wesentliches zu dem früheren Material hinzugekommen. Erst den gründlichen Forschungen des Altmeisters in der Darstellung der Geschichte der
Augenheilkunde, HIRSCHBERG (1651) blieb es vorbehalten, wichtige Ergänzungen und Korrekturen des bisherigen Materials zu liefern. Indem ich
auf die vortreffliche Darstellung in § 683 der Geschichte der Augenheilkunde verweise, möchte ich hier nur einige Daten anführen.

Die Erkenntnis, daß das zweite Auge durch Veränderungen des anderen
Auges schwer geschädigt werden kann, ist erst spät Allgemeingut der Ärzte
geworden. Es lag das wohl, wie SCHIRMER meint, darin begründet, daß die
Erkrankung des zweiten Auges oft sehr spät und noch dazu in sehr variabler
Form auftritt, vor allem auch daran, daß den meisten Ärzten kein größeres
Material an Augenkrankheiten zu Gesicht kam. Charakteristisch für die
Auffassung der damaligen Zeit ist auch die Äußerung von MOOREN (163),
daß die unzweifelhaft sympathische Entzündung, welche das Sehvermögen
seines auf der Jagd verletzten Großvaters vernichtete, auf das Übermaß der
erlittenen Schmerzen zurückgeführt wurde.

Nach Hirschberg sind es andere Gründe, die es erklären, daß wir aus dem Altertum so spärlich Nachrichten über die sympathische Augenentzündung besitzen, nämlich erstens der Umstand, daß gemäß der altgriechischen Auffassung die sympathische Augenentzündung von anderen »Sympathien« nicht zu trennen war, wie auch noch im Beginn des 19. Jahrhunderts die idiopathischen, d. h. vom Auge selbst ausgegangenen Augenentzündungen, den sympathischen gegenübergestellt wurden, welche von einer anderen, im Körper vorhandenen Krankheit erzeugt und unterhalten wurden; weiterhin die Tatsache, daß von den griechischen Sonderschriften über Augenheilkunde keine auf unsere Tage gekommen ist.

Nach Hirschberg findet sich schon bei Jbn Sina der Hinweis, daß man den Vorfall der Regenbogenhaut bei Hornhautzerreißungen in Ruhe lassen soll, weil mitunter »die Materie sich ergießt und dem anderen Auge zuwendet«, was Hirschberg dahin erklärt, daß das operierte Auge sich entzündet und schrumpft und das zweite Auge sympathisch erkrankt.

Interessant ist auch der Hinweis, daß Gentille da Fuligno schon bemerkt hat, daß »oculi sunt alligati in cruciatu nervorum.«

Erst im Beginne der Neuzeit finden wir eine Bemerkung bei Georg Bartisch von Königsbrück (1), in seiner »$O\psi\vartheta\alpha\lambda\mu o\delta ov\lambda\varepsilon\iota\alpha$« aus dem Jahre 1583, welche besagt, daß bei Phthisis bulbi dolorosa das andere Auge in Gefahr geraten kann, und diese Notiz ist merkwürdigerweise den späteren Ärzten unbekannt geblieben.

Auch Fabricius de Aquapendente hat nach Hirschberg bereits im Jahre 1513 darauf hingewiesen, daß nach Staroperation das andere Auge sich entzünden kann »per consensum«, während Duddel (13) im Jahre 1729 von der sympathischen Erblindung spricht, wenn er sagt, daß nach Verletzungen gelegentlich beide Augen verloren gingen, obwohl nur eins verletzt war.

Die von Brondeau (46) erwähnten Stellen aus den Werken des Thomas Bartholinus (2) von Bidloo zitiert, von Jobert (17), sowie von Tissot erscheinen für unsere Sache belanglos, nur die von Kern (740) ermittelte Stelle aus le Dran aus dem Jahre 1741 deutet auf eine Bekanntschaft mit der sympathischen Entzündung hin, weil geraten wird, bei Augenentzündungen den Augapfel zu spalten, um die längs des Sehnerven zum anderen Auge eventuell fortschreitende Entzündung zu verhüten.

Auch bei Heister findet sich nach Hirschberg eine hierhergehörige Bemerkung, indem gesagt. wird, nach einer Schrotschußverletzung, daß Kunstaugen das gute verderben können.

Erst das Jahr 1818 brachte zwei neue wichtige Mitteilungen. Zunächst wird von Demours (9) ein Fall von Erblindung beider Augen nach Verletzung des ersten mitgeteilt, während zwei andere Fälle nach Hirschberg und nach da Gama Pinto zweifelhaft sind, und dann findet sich die

Bemerkung, daß nach Verletzungen das zweite Auge nach dem Verlust des ersten sympathisch erkranken kann. Ferner lieferte in demselben Jahre WARDROP (10) eine Abhandlung über Sympathie der Augen, worin sich nach einem Hinweis auf andere Sympathien die Bemerkung findet, daß nach einer traumatischen Iritis 3 Wochen später eine Iritis des anderen Auges folgte. Die Äußerung von DEMOURS fand in Frankreich keine Beachtung, denn in dem Lehrbuche von DESMARRES aus dem Jahre 1847 fehlt jeglicher Hinweis, und auch in England dauerte es noch einige Zeit, bis das Leiden besser erkannt wurde.

Nach HIRSCHBERG verdient auch eine Bemerkung von GUTHRIE Beachtung, nach welcher es ein sehr gewöhnliches Ereignis ist, daß das zweite Auge zugrunde geht, wenn das erste durch äußere Gewalt zerstört wurde. Ebenso wies LAWRENCE darauf hin, daß er 6 Fälle von innerer Entzündung des zweiten Auges nach schwerer Verletzung des ersten gesehen habe.

Aus dem Jahre 1838 stammt eine Arbeit von V. AMMON »de iritide«, die der Autor 1835 nach Paris geschickt hatte (cfr. HIRSCHBERG), in welcher sich ein deutlicher Hinweis auf die sympathische Entzündung befindet.

Die erste genaue Beschreibung des Leidens verdanken wir MACKENZIE (14, 16, 20, 23, 25, 31, 42), der allerdings, wie HIRSCHBERG ausführt, den Ruhm der Entdeckung der sympathischen Iritis mit seinen Kollegen an der Glasgower Augenheilanstalt zu teilen hat. Nicht in der zweiten, aus dem Jahre 1835 stammenden Auflage, wie SCHIRMER fälschlicherweise anführt, sondern in der dritten aus dem Jahre 1840, wird an der Hand von 6 Fällen eine Schilderung des Krankheitsbildes gegeben, und es wird auf mehrere wichtige Punkte hingewiesen, die für die Diagnostik in Betracht kommen, u. a. auf vorausgegangene Verletzungen, während nach Staroperation kein Fall von sympathischer Ophthalmie beobachtet wurde. Auch über das sogen. Intervall werden Angaben gemacht, und schließlich wird darauf hingewiesen, daß für die Übertragung mehrere Möglichkeiten in Frage kommen. Zunächst könne durch die Blutgefäße der einen Seite denen der anderen eine zur Entzündung führende Reizung übermittelt werden oder es geschieht die Übertragung durch die Ziliarnerven oder durch die Sehnervenbahn.

In der Folgezeit wurde die Kenntnis der sympathischen Ophthalmie Gemeingut der Ärzte, wenn es auch noch einige Zeit dauerte, bis sie überall durchdrang. Charakteristisch ist in dieser Beziehung die von SCHIRMER angeführte Tatsache, daß in dem Werke von CAPALETTI aus den Jahren 1845 bis 1850 und in der zweiten Auflage des Lehrbuches von DESMARRES aus dem Jahre 1854 die Erkrankung ebensowenig erwähnt wird, wie dies bei CHELIUS (1843) der Fall war.

In Deutschland, wo von AMMON zuerst auf die Erkrankung aufmerksam gemacht worden war, finden wir die erste weitere Mitteilung von HIMLY (24), der von einer fortgepflanzten Neuritis spricht. Von der Mitte des vorigen Jahrhunderts ab datiert demnach erst die allgemein verbreitete Kenntnis von der Existenz und Bösartigkeit des Leidens, welches von nun ab in vielen Lehrbüchern zutreffend beschrieben wurde und heute in seiner Gefährlichkeit von jedem Arzte gekannt ist.

An dieser Stelle auf die Hauptarbeiten und Verdienste einzelner Autoren der jüngsten Dezennien näher einzugehen, erübrigt sich aus dem Grunde, weil bei der Besprechung der Pathogenese und auch in den übrigen Kapiteln diese Autoren zu ihrem Rechte kommen.

2. Häufigkeit und Vorkommen der sympathischen Entzündung.

§ 26. Brauchbare Angaben über die Häufigkeit der sympathischen Ophthalmie sind selten, weil die aus prophylaktischen Gründen vorgenommene Enukleation den Ausbruch der Erkrankung meistens verhindert. Die früheren Statistiken litten außerdem an dem Mangel, daß die Abgrenzung der sympathischen Entzündung von der Mitreizung nicht scharf genug durchgeführt, und daß die Diagnose gelegentlich nicht genügend begründet war. Will man Aufschluß gewinnen über die Häufigkeit des Vorkommens unter den Augenkranken überhaupt, so stehen uns nur wenige und durchaus nicht einwandsfreie Statistiken zu Gebote. Die Zusammenstellung von Mooren ergibt 205 Fälle auf 108 416 Augenkranke. Ziehen wir hiervon 59 Fälle von sympathischer Reizung ab, so bleiben 146 Fälle = 0,13 %. Hermann Cohn (1044) findet unter 58 481 Augenkranken 79 Fälle = 0,135 % und Otto Becker (782), der nur das stationäre Material berücksichtigte, sah 18 Fälle unter 12 365 Kranken = 0,15 %.

Will man sich über die Häufigkeit des Leidens bei den am häufigsten den Ausgangspunkt bildenden perforierenden Verletzungen einen Überblick verschaffen, so leidet, wie gesagt, jede derartige Statistik an dem Mangel, daß die Enukleation, aus therapeutischen oder prophylaktischen Gründen vorgenommen, unendlich viele Fälle ausschaltet. Es ist daher, wie Schirmer selbst empfindet, keine zuverlässige Statistik, die er aus dem Verletzungsmateriale Ohlemanns (857) zusammenstellte, wonach auf 157 infizierte perforierende Verletzungen drei sympathische Ophthalmien = 1,9 % kamen, während Ohlemann selbst 5 % berechnete. Von Szily (674) sah bei 150 Fällen, in denen sympathische Ophthalmie vom klinischen Standpunkt aus befürchtet werden konnte, nur einmal den Ausbruch der Erkrankung, und Krebs (485) führt an, daß auf 181 Fälle von intraokularen Fremdkörpern 11 von sympathischer Ophthalmie entfielen. Die Statistik von Fuchs (1307) ergibt 13 %. Bei Knies (Grundriß der Augenheilkunde) findet sich die Bemerkung, daß in 3 % der Fälle von schweren Verletzungen die Erkrankung ausbreche, während Hobby (766) auf Grund einer wenig durchsichtigen Statistik auf 11 % kommt. Steindorff (1322) ermittelte aus dem Materiale der Hirschbergschen Augenklinik bei 12500 stationär behandelten Kranken 42 Fälle von sympathischer Ophthalmie = 0,33 %. Davon waren 30 Fälle, also 0,24 %, nach schweren perforierenden Verletzungen entstanden, und Kitamura (1367) fand unter 577 Fällen von perforierenden Verletzungen in Breslau 17 Fälle = 2,94 %. Dagegen weist die Statistik von Weigelin (1507) aus der Tübinger Klinik unter 1150 Fällen nur 12 = 1 % auf.

Die Anzahl der Fälle nach perforierender Verletzung berechnet Domann (1561) an der Hand des Materials der Leipziger Universitäts-Augenklinik auf 3,1 %. Unter den 387 Verletzungen betrafen nicht weniger als 103 Kinder, so daß für diese 3,8 %, für Erwachsene dagegen nur 2,1 % herausgerechnet werden.

Die Statistik von Fuchs (1307) umfaßte 180 Augen, die wegen der Gefahr der sympathischen Ophthalmie enukleïert worden waren. In 24 Fällen fanden sich die Kennzeichen der sympathisierenden Entzündung. Für die Frage nach der Häufigkeit der sympathischen Ophthalmie ist diese Statistik nicht brauchbar, weil hier nur solche Fälle berücksichtigt wurden, die nach der zweiten Woche zur Enukleation kamen.

Reis (1576), der das Material der Bonner Klinik bearbeitete, fand auf 500 Fälle von perforierenden Verletzungen 6 sympathische Ophthalmien, also 1,2 %.

Von Interesse ist auch die Mitteilung von Bull (1471), der nach 17 Magnetextraktionen nicht weniger als 8 mal die gefürchtete Erkrankung ausbrechen sah, was mit Recht als »Pech« bezeichnet wurde, so daß man in diesen Zahlen sicherlich keine Gesetzmäßigkeit erblicken darf.

Weiteres Material zu dieser Frage liefert eine Arbeit von Dutoit (1518), der auf Grund der weitgehenden Übereinstimmung des mikroskopischen und klinischen Bildes des sympathisierenden und des sympathisch erkrankten Auges dafür eintritt, beide Kategorien in der Statistik zu berücksichtigen, oder die Duplizität in der Weise zur Geltung zu bringen, daß man jeden Fall von sympathischer Ophthalmie doppelt zählt, d. h. nach Augen. Unter Berücksichtigung dieser Duplizität kommt eine statistische Arbeit von Paly (1141) zu dem Resultat, daß bei der Blindenzählung in der Schweiz auf 450 Erkrankungen des Uvealtraktus 86 Fälle von sympathischer Ophthalmie, also 19 %, beobachtet wurden.

Die auf die einzelnen Lebensdekaden entfallenden Prozentsätze schwanken zwischen 16 und 21 %, und deshalb scheint es mir gewagt, wenn Dutoit aus dieser Statistik Palys als besonders wichtig die Tatsache anführen will, daß das Maximum der Frequenz der Uveitis mit dem Maximum der Ophthalmie in der dritten Dekade zusammenfällt. Die Zahlen sind zu klein, um darauf weitgehende Schlüsse aufzubauen.

Auffallend ist auch in der Statistik von Paly die größere Häufigkeit der sympathischen Ophthalmie bei Kindern unter 15 Jahren, indem auf 41 perforierende Verletzungen 16 Fälle, also 38 %, gegenüber 78 und 22 Fällen = 28 % bei Erwachsenen beobachtet wurden.

Diese größere Häufigkeit der sympathischen Ophthalmie bei Kindern erklärt sich zum Teil aus der Häufigkeit der perforierenden Verletzungen im Kindesalter, die nach einer Statistik Römers in der Hallenser Augenklinik ein Viertel aller beobachteten Fälle ausmachten. Nach der Statistik Dutoits bzw. Palys würde eine Disposition des Kindesalters für die Erkrankung nicht anzunehmen sein.

Zukünftige Statistiken werden das Lebensalter berücksichtigen müssen. Die alte Annahme, daß Frauen weniger betroffen werden als Männer, findet in der Statistik Palys keine Stütze, indem unter 86 Fällen 36 Frauen gefunden wurden, also mehr als 40 %, während die Frauen doch Verletzungen erheblich weniger ausgesetzt sind als Männer.

Bezüglich des Vorkommens der Erkrankung sei noch erwähnt, daß Brailey (716a) 39 Fälle im Sommer und 19 im Winter sah und auch Weber (994) doppelt so viel Fälle im Frühjahr und Sommer beobachtete, während Domann 6 Fälle im Winter und je 2 im Frühjahr und im Herbst auftreten sah. Es erübrigt sich daher vorläufig, angesichts so geringer Zahlenreihen die größere Häufigkeit im Sommer auf die in dieser Jahreszeit geänderte Beschäftigungsart der Menschen zurückzuführen, und auch Steindorf erkennt einen Einfluß des Alters, des Geschlechts und der Jahreszeit nicht an.

Schließlich sei noch erwähnt, daß die Häufigkeit der sympathischen Ophthalmie abgenommen hat. In der schon erwähnten Arbeit sagt Steindorff, daß vor 35 Jahren die Erkrankung 3 mal so häufig gewesen sei. Auch Oliver (1374) erwähnt diese Erscheinung, die Schirmer darauf zurückführt, daß hier die Wirksamkeit der modernen Therapie und Prophylaxe zum Ausbruch komme.

Damit stimmen auch die neueren Beobachtungen aus der Kriegszeit überein. Dagegen sind die früheren Kriegsstatistiken aus dem Grunde nicht einwandfrei, weil sie nicht genügend zwischen der Mitreizung des anderen Auges und echter sympathischer Ophthalmie unterscheiden. So gibt Masugi (1342) an, daß im russisch-japanischen Krieg in 5,5 % der Augenverletzungen sympathische Ophthalmie nachfolgte, wobei nicht besonders gesagt ist, ob die Verletzungen sämtlich perforierende waren. Mit diesen Zahlen kontrastiert sehr wesentlich die Angabe von Wagenmann, daß im amerikanischen Bürgerkriege unter 254 Fällen von Zerstörung eines Auges 41 mal sympathische Erkrankung des zweiten Auges vorgekommen sei, welches nur in 4 Fällen zugrunde ging.

Dieser geringen Frequenz stehen die Zahlen gegenüber, die sich auf den deutsch-französischen Krieg beziehen. Nach Jessop (1678) sollen in

55% der Augenverletzungen sympathische Ophthalmie im deutschen Heere aufgetreten sein. Die im deutschen Heeresbericht aufgeführten 99 Fälle von sympathischer Ophthalmie wurden neuerdings von DIMMER (1711) einer kritischen Durchsicht unterzogen, mit dem Resultate, daß auch nicht ein einziger Fall von sicherer sympathischer Ophthalmie gefunden wurde.

So scheint in der Tat schon früher die echte Entzündung viel seltener gewesen zu sein und damit stimmt auch die Tatsache überein, daß im gegenwärtigen Kriege bis dahin, wie SCHIECK (1722) mitteilt, im ganzen nur 10 Fälle von sympathischer Ophthalmie im deutschen Heere beobachtet worden sind, von denen ein Fall noch durch v. HIPPEL ausgeschieden wurde, weil im verletzten Auge keine Spur einer sympathisierenden Entzündung gefunden wurde. Es ist dies in Anbetracht der unzähligen Augenverletzungen eine erstaunlich geringe Zahl, worauf auch BLEISCH (1708) neuerdings wieder hinweist.

Dadurch erklärt es sich, daß in manchen großen Kliniken, bzw. Lazaretten überhaupt keine einschlägigen Fälle beobachtet wurden, wie aus den Berichten von SALZMANN, UHTHOFF und OLEYNICK (1687a) hervorgeht. Von ausländischen Stimmen seien die Äußerungen von JESSOP (1678) und von DE LAPERSONNE (1679) erwähnt. JESSOP gibt an, daß in diesem Kriege kaum ein Fall von sympathischer Ophthalmie bekannt geworden sei, und der zweite Autor meint, daß die schwere Form der sympathischen Ophthalmie heute seltener geworden sei, während ORMOND (1689) glaubt, daß noch viele Fälle vorkommen würden.

Den Grund für die geringe Zahl der sympathischen Ophthalmie im letzten Kriege sieht v. GROSZ (1674a) in der zweckmäßigen Wundbehandlung, im Vermeiden kleinerer Eingriffe und in der rechtzeitigen Entfernung der verletzten Augen, und auch JESSOP ist im wesentlichen dieser Ansicht, ebenso WEEKERS (1743), der der SCHIRMERschen Auffassung entsprechend der besseren Wundbehandlung einen Teil dieses Erfolges zuschreibt, während MORAX (1736) der Meinung Ausdruck gibt, daß die Kriegsverletzungen nicht besonders zu sympathischer Erkrankung disponieren. Eine Rundfrage in Frankreich ergab, daß bis Obtober 1917 39 Fälle, davon 3 nach operativen Eingriffen beobachtet wurden, eine Zahl, die mit der deutschen kontrastiert. Allerdings kennt man noch nicht die Gesamtzahl der Verletzungen und die näheren Umstände. VAN SCHEVENSTEEN (1740) gibt an, daß in der belgischen Armee bis Mitte 1917 nur ein Fall von sympathischer Ophthalmie beobachtet worden sei.

POULARD (1738) hält die sympathische Ophthalmie für so selten, daß er sie für eine »curiosité pathologique« erklärt, welche die zahlreichen prophylaktischen Enukleationen nicht rechtfertigt, eine Auffassung, welcher von LAGRANGE (Bericht der Pariser Ophth. Gesellschaft, annales d'oculistique 1917, Seite 445) lebhaft widersprochen wird. Aus demselben Bericht geht hervor, daß beschäftigte Augenärzte wie KALT, DUPUY-DUTEMPS und MAGITOT keinen Fall von sympathischer Ophthalmie bei Soldaten gesehen haben. Dagegen berichtet STOCKER (1763), der zahlreiche, in der Schweiz internierte Verwundete untersuchen konnte, daß er mehrere geschrumpfte Augäpfel mit den typischen Merkmalen der bösartigen Uvealerkrankung entfernt habe, und schildert einen schweren Fall von sympathischer Ophthalmie. Aus dem mir zur Verfügung stehenden Referate geht jedoch nicht hervor, ob in jenen Fällen das zweite Auge wirklich erkrankte.

3. Die Symptome der sympathischen Entzündung.

a) Verhältnis zwischen Reizung und Entzündung.

§ 27. Das Krankheitsbild der sympathischen Entzündung ist kein einheitliches insofern, als die einzelnen Symptome vielfach variieren und die verschiedensten Kombinationen entstehen können, und dazu kommt noch, daß die Gesamtheit der Symptome kein Bild ergibt, welches einzig und allein für die sympathische Entzündung charakteristisch wäre, so daß die Diagnose niemals allein aus dem klinischen Bilde gestellt werden kann. Beispielsweise können spontane Erkrankungen des Uvealtraktus auftreten, die mit sympathischer Entzündung nichts zu tun haben. Speziell die Tuberkulose kann ganz ähnliche Bilder schaffen. Man ist daher genötigt, eine Reihe von anderen Momenten zu berücksichtigen, ehe man die Diagnose stellt, und dazu gehören in erster Linie die verschiedenen Affektionen des ersten Auges und das Intervall zwischen der Erkrankung des ersten und des zweiten Auges. Erst wenn die Möglichkeit der Beeinflussung seitens des ersterkrankten Auges vorliegt, kann man an die Diagnose herantreten und dieses wiederum nur dann, wenn man spontane Erkrankungen des zweiten Auges anschließen kann.

Es handelt sich demnach um eine organische Veränderung des zweiten, welche von dem ersten Auge auf inneren Wegen, d. h. nicht durch äußere Übertragung, hervorgerufen wird, im Gegensatz zu der Mitreizung des anderen Auges, welche sich lediglich auf funktionellem Gebiete bewegt und bei noch so langem Bestande keine organischen Veränderungen erzeugt.

Wären die beiden Affektionen etwa in der Weise miteinander verwandt, daß die Reizung die Vorstufe oder eine abgeschwächte Form der Entzündung wäre, dann müßte man erwarten, daß bei längerer Dauer der Reizung allmählich Entzündungserscheinungen aufträten. Das ist aber, wie zahlreiche Beobachtungen aus früherer Zeit beweisen, nicht der Fall und auch von vornherein nicht zu erwarten, wenn z. B. psychogene Momente mitspielen, und die Zeiten sind vorüber, wo man glaubte, daß Schmerzen Entzündungen erzeugen können. Die Ursachen der Reizung sind durchaus verschiedene, die Ursache der Entzündung ist dagegen nur eine einzige, einheitliche, nämlich eine Entzündung im ersten Auge.

Ich kann mich daher der Ansicht von MAUTHNER, ROLLAND (862), BACH (1004), BURNTAM (1360), OLIVER (1375) u. a. nicht anschließen, welche die Reizung als Vorstufe der Entzündung betrachten.

Wenn ich also Entzündung und Reizung als durchaus wesensverschieden auffasse, so schließt das natürlich nicht aus, daß beide Erscheinungen zusammen auftreten können. Es ist jedoch sehr schwierig, bei ausgesprochener Entzündung die durchaus gleichartigen Symptome der Konjunktivalreizung, der sogenannten Lichtscheu und der Asthenopie einer Mitreizung vom ersten Auge aus zur Last zu legen, und wenn man dieser Affektion gegenüber einen skeptischen Standpunkt einnimmt, dann wird man um so mehr geneigt sein, vorkommenden Falles die Reizsymptome als frühzeitige Entzündungssymptome aufzufassen. Schwer erklärbar ist der Fall von LAFON (1536), der nach Ausbruch der sympathischen Entzündung das ersterkrankte Auge enukleierte und dann sofort eine vorher fehlende Einwirkung des Atropin auf die Pupille konstatieren konnte.

Andererseits kann kein Zweifel darüber bestehen, daß die sympathische Entzündung ohne jegliche Prodromalerscheinungen in Form von Reizsymptomen auftreten kann. Derartige gut beobachtete Fälle sind von LÜDERS (227), HIRSCHBERG (427), SCHMIDT-RIMPLER (279), STEINHEIM (513), CRITCHETT (574), TORNATOLA (893), FUCHS (1307) und besonders von SCHIRMER (912a) beschrieben. Auch MELLINGHOFF (1491) fügte eine derartige Beobachtung den früheren hinzu und ich selbst kann Ähnliches aus eigener Erfahrung berichten.

Schon allein aus diesem Grunde müssen wir es ablehnen, in einer Reizung des ersterkrankten Auges eine Vorstufe der sympathischen Entzündung zu erblicken.

Die Ansicht von KLEIN (1314), daß Kopfschmerzen ein viel sichereres Zeichen der beginnenden sympathischen Ophthalmie seien, als alle Symptome am Bulbus, wird wohl von wenigen geteilt werden.

b) Die Iritis sympathica.

§ 28. Das Wesentliche der sympathischen Ophthalmie ist der entzündliche Charakter des Leidens, welches hauptsächlich den Uvealtraktus befällt, vor allem in diesem beginnt und durch die schweren sekundären Veränderungen in diesem Gewebe die Schrumpfung des Auges herbeiführen kann.

Die Form der sympathischen Ophthalmie ist keine einheitliche und man hat schon seit langer Zeit eine seröse von einer plastischen Form unterschieden. Mir scheint eine solche Einteilung nicht zweckmäßig zu sein. Man spricht doch auch nicht von einer serösen und plastischen Form der intraokularen Tuberkulose, die genau wie die sympathische

Entzündung am häufigsten Mischformen erzeugt, und die pathologische Anatomie lehrt uns, daß auch bei anscheinend rein seröser Iritis die Aderhaut miterkrankt. Wir haben in der serösen Abart vielmehr die mildeste Erkrankungsform vor uns, die in seltenen Fällen auch weiterhin milde verläuft, meistens aber in die andere Form übergeht.

Ich werde im folgenden diese milde Form zum Ausgangspunkt der Schilderung des Krankheitsbildes machen, um daran die Änderungen anzuschließen, die sich vollziehen, wenn die Exsudation eine mehr plastische wird.

Die weitaus größte Zahl der Erkrankungen beginnt mit feinen Beschlägen auf der Descemetschen Membran. Nimmt man eine Binokularlupe zu Hilfe, so· sieht man besonders in der unteren Hälfte die Hornhauthinterfläche besetzt mit feinen grauen Pünktchen, die gelegentlich in der Form eines Dreiecks mit der Spitze nach dem Zentrum zu angeordnet sind. Sie bestehen, wie die anatomische Untersuchung lehrt, aus einem feinen Fibrinnetz, in welches zellige Elemente eingelagert sind. Im durchfallenden Lichte erscheint die untere Hornhauthälfte öfters dunkler.

Mit der Nernstspaltlampe betrachtet finden sich nach Kappel (1755) kleine weiße Blutzellen und daneben Beschläge von Tropfen — Faser — Sternchen und Klümpchenform, von denen die beiden letzteren oft schon im Anfange, regelmäßig aber später, das Bild beherrschen.

Man wird in Zukunft bei der Diagnostik der Anfangsstadien die Nernstspaltlampe nicht entbehren können, seitdem Koeppe die hervorragende Brauchbarkeit dieses Instrumentes zur Erkennung von sogenannten Exsudationsprozessen und Pigmentverstreuungen dargetan hat. So konnte in einem von Schieck (1761) neuerdings mitgeteilten Falle neben feinsten Beschlägen auf der Hornhauthinterfläche kleine Exsudatwölkchen am Pupillarsaume nachgewiesen werden, zu einer Zeit, als das Hornhautmikroskop völlig versagte. Dieses deckte die Entzündung erst nach der Enukleation des anderen Auges auf.

Aus den Untersuchungen von Bihler (1043), der die Fluoreszeinfärbung zur Diagnostik frischer Fälle von Cyclitis heranzog, wissen wir, daß auch bei der sympathischen Ophthalmie schon frühzeitig eine Grünfärbung der Hornhauthinterfläche erzielt wird, was auf eine Beteiligung des Hornhautendothels schließen läßt. Es ist überhaupt ein Irrtum, anzunehmen, daß die fibrinarme Exsudation, welche zu einer Vertiefung der vorderen Kammer führen kann, lediglich aus der Iris stammt. Wie Fuchs schon früher betont hat, ist in den Fällen von Iritis serosa, gleichgültig welcher Herkunft, der Ziliarkörper stets mitbeteiligt, so daß er die Präzipitate direkt als Symptom der Cyclitis auffaßt und speziell für die Iritis sympathica ist, speziell durch die anatomischen Untersuchungen von Knies (431), Brailey (522) und von Grunert (1136) nachgewiesen, daß sie nicht isoliert

auftritt, sondern mit entzündlichen Veränderungen in Ziliarkörper und
Aderhaut einhergeht.

Dem Erscheinen der Präzipitate können leichte Beschwerden in Form
von geringen, ziehenden Schmerzen und Akkommodationsermüdung vorausgehen; sie können der erste Ausdruck der bereits im Gange befindlichen
Entzündung sein.

Eine häufige, aber auch gelegentlich sehr gering ausgeprägte Begleiterscheinung ist die Injektion der perikornealen tiefer liegenden Gefäße.
Sie tritt in manchen Fällen erst hervor, wenn das Auge beleuchtet wird,
und ist schon sehr frühzeitig zu bemerken. Daß der Ziliarkörper auf
Druck leicht empfindlich ist, kommt gelegentlich vor. Da die subjektiven
Beschwerden und andere objektive Symptome völlig fehlen können, so
werden manche Patienten erst durch die Sehstörung veranlaßt, den Arzt
aufzusuchen. Sie besteht in einer leichten Verschleierung der Gegenstände
und nachweisbarer Abnahme der Sehschärfe, aber dieses Symptom kann
sehr wenig ausgeprägt sein. Sobald die Präzipitate deutlich erkennbar
sind, weist die Lupenuntersuchung auch eine leichte Trübung des Kammerwassers, sowie eine leichte Veränderung der Deutlichkeit der Iriszeichnung
nach und es kann die Iris leicht verfärbt sein. Die Pupille ist gelegentlich leicht erweitert und reagiert auf Mydriatika sehr prompt und ausgiebig. Wie bei anderweitig bedingter Iritis serosa kommt es, meistens
zu Beginn der Erkrankung, zu einer mitunter deutlich ausgesprochenen
Drucksteigerung, die nach einigen Tagen sogar einer Druckherabsetzung
Platz machen kann. Daß sie höhere Grade erreicht, ist eine Ausnahme,
so z. B. der Fall von Bach (1004), wo bei einem 18jährigen jungen Manne
im Verlaufe einer Iritis sympathica serosa ein richtiger Glaukomanfall beobachtet wurde. (Von dem endgültigen Ausgang des Falles wird nichts
gesagt, vielmehr hinzugefügt, daß die Neigung zu der Drucksteigerung
immer bestehe. Danach scheint beim Abschluß der Beobachtung der Fall
keineswegs geheilt gewesen zu sein.)

Der Verlauf dieser rein serösen Abart ist auch in der mildesten, ohne
Reizerscheinungen einhergehenden Form ein langsamer, indem nach an-
fänglicher Zunahme der Beschläge eine allmähliche Rückbildung erfolgt.
Dazu gehören meistens Wochen und Monate, wobei der Prozeß auch
wieder aufflackern kann. Derartige Rezidive beweisen, daß der Prozeß
nicht völlig ausgeheilt war.

Diese soeben geschilderte Form einer reinen Iritis serosa sympathica ist durch einen so milden Verlauf gekennzeichnet, wie er bei Iritiden anderweitiger Herkunft kaum vorkommt. Solche Fälle sind aber
recht selten. Nach Schirmer entfielen auf 215 sympathische Entzündungen
nur 4 derartige seröse Erkrankungen (116 Fälle von Mooren, 30 von Laqueur,
47 von Gunn, 22 von Schirmer mit je einem derartigen Fall), während

Gumpper (1074) aus der Straßburger Universitäts-Augenklinik über 3 Fälle berichtet, die dort innerhalb zweier Jahre beobachtet wurden. Ein neuer Fall stammt her von Kitamura (1367) und von Watanabe (1506). Die 5 selbstbeobachteten Fälle von Milles (624) betreffen nicht die rein seröse Form, weil eine Synechie vorlag. Sicher ist, daß Mauthner (543) Unrecht hat, wenn er die seröse Form als eine häufige bezeichnet.

Bleibt die Erkrankung auf die rein seröse Exsudation beschränkt, so ist ihre Prognose eine sehr günstige. Es liegt dies aber wohl nicht an der Art der Exsudation, sondern daran, daß diese Entzündungsform die quantitativ geringste Schädigung im Bereiche des Uvealtraktus darstellt, und wie eine jede andere Form der sympathischen Ophthalmie in jedem Stadium zur Ausheilung gelangen kann, so ist es auch bei dieser.

Hin und wieder kompliziert sich die gutartige Form der Iritis auch mit feinen staubförmigen oder flockigen Glaskörpertrübungen. Solche Fälle bilden wohl schon den Übergang zu den schwereren, plastischen Formen. Dasselbe gilt für die Fälle, in denen eine Papillo-Retinitis zu der Iritis serosa hinzutritt.

Keinem der oben beschriebenen gutartigen Fälle von Uveitis serosa kann man es ansehen, ob die Prognose eine günstige sein wird, d. h. die Entzündung auf die Dauer auf die rein seröse Exsudation sich beschränkt. Ist der Verlauf lange Zeit hindurch noch so gutartig, es kann doch eines Tages ein Rezidiv in anderer, schwerer Form auftreten. So berichtet Schirmer (1146) über einen Fall, der $3^1/_2$ Monate zum Ablauf brauchte und dann ein volles Jahr geheilt blieb, bis eine ganz andersartige fibrinöse Entzündung einsetzte.

Diese Fälle beweisen ganz besonders, daß zwischen den serösen und den anderen Formen der sympathischen Ophthalmie ein ätiologischer Unterschied nicht besteht. Ein solcher ist nur in quantitativer Hinsicht vorhanden.

c) Die Iridocyclitis sympathica.

§ 29. Während man nun bei einer serösen Exsudation nur von einer sympathischen Iritis zu sprechen pflegt, so erzeugt die plastische Form die eigentliche Iridocyclitis und Iridochorioiditis sympathica, welche in jedem Stadium zur Ausheilung gelangen, aber auch das Sehvermögen und die Form des Augapfels in weitgehender Weise schädigen kann.

Auch diese fibrinöse Form der Entzündung kann ohne jede Prodromalerscheinungen beginnen. In einem kürzlich veröffentlichten Falle von Rothholz (1760a) wurde vor Ausbruch der Entzündungserscheinungen an dem vorher normalen Auge eine Myopie von 4,5 D, wohl infolge von Akkommodationsspasmus beobachtet. Über den anatomischen Befund am enukleierten verletzten Auge wird leider nichts gesagt. In anderen Fällen werden die

Patienten durch leichte Schmerzen behelligt, die sich bei der Nahearbeit zu
steigern pflegen. Aus diesem Symptom jedoch eine Verringerung der Akkom-
modationsbreite zu erschließen, wie man es früher zu tun pflegte, ist nicht angebracht, weil je nach der Intensität der Erkrankung und der Empfindlichkeit
des Einzelnen die Behinderung bei der Nahearbeit weniger oder stärker
hervortreten wird. Diese leichten Schmerzen können schon der erste Ausdruck der im Gange befindlichen, aber mit bloßem Auge kaum erkennbaren
Entzündung sein. Jedenfalls muß uns eine derartige Schmerzäußerung sofort Veranlassung geben, die Hornhaut mit der Lupe genau zu untersuchen.
Man findet dann, auch ohne daß schon Injektion der perikornealen Gefäße
vorhanden ist, feine Beschläge, die anfangs das Sehvermögen kaum stören.
Der Beginn der schwereren Formen unterscheidet sich demnach in nichts
von der rein serösen Form. Meistens jedoch treten sehr bald hintere
Synechien neben leichter Verengerung der Pupille auf, die Injektion wird
deutlicher und das Kammerwasser trübt sich. Dabei verfärbt sich die
Iris und ihre Zeichnung wird weniger deutlich. Nach Einwirkung von
pupillenerweiternden Mitteln kommt es zur Ausziehung der Synechien, genau wie bei jeder anderen plastischen Iritis. Dieses Stadium dauert aber
gewöhnlich nicht lange, weil die Exsudation stärker und die Pupille wieder
enger wird. Gelingt die Erweiterung durch Mydriatica noch, so kann es
bei weiter Pupille von neuem zur Synechienbildung kommen. Das charakteristische Symptom einer ausgeprägten sympathischen Ophthalmie ist die
ausgedehnte flächenhafte Exsudation zwischen Iris und Linse, weshalb auch
die Bildung einer sogenannten Napfkucheniris meistens unterbleibt, denn diese
setzt voraus, daß nur der Pupillarrand verlötet ist. Die Exsudation kann
sehr hohe Grade erreichen, so daß die vordere Kammer etwas seichter
erscheint und auch der zirkumlentale Raum, die hintere Kammer kann
von Exsudatmassen erfüllt sein. Eine Ausnahme stellt der Fall von AXEN-
FELD (1327) dar, in welchem eine deutliche Knötchenbildung im Bereiche
des circulus arteriosus minor beobachtet wurde neben Synechienbildung.

Hand in Hand mit dieser Exsudation geht einher die langsame
Bildung eines Pupillarexsudates, welches das Sehvermögen erheblich schädigt.
In seltenen Fällen können auch, wie ALBERTI (1159) hervorhebt, ähnliche
rundliche Präzipitate wie auf der Hornhaut sich im Pupillargebiet nieder-
schlagen, wofür wohl eine, durch die Entzündung geschaffene Rauhigkeit
der Linsenkapsel Voraussetzung ist. Derartiges konnte auch in dem
Falle von BRÄUTIGAM (1553) beobachtet werden. Die Zeichnung der Iris
ist sehr stark verwaschen, ihr Parenchym stark verdickt und mit starken
Gefäßstämmen durchsetzt, die auf erhebliche Stauungserscheinungen hindeuten. Kommt es nun zur Schrumpfung des Exsudates, so wird die
vordere Kammer besonders in ihrer Peripherie tiefer und die Oberfläche
der Iris wird durch die ungleichmäßige Schrumpfung der Exsudatschwarten

in radiäre Falten gelegt. Die anfangs weiche und elastische Iris wird, wie man bei operativen Eingriffen feststellen konnte, in eine unelastische starre Masse verwandelt.

Eine selten vorkommende Variation dieser starken fibrinösen Entzündung stellen die Fälle dar, in denen gelblich graue Flocken sich auf den Boden der vorderen Kammer senken. Eine derartige Beobachtung machte Deutschmann (811), der darauf hinweist, daß die sympathische Ophthalmie auch unter dem Bilde einer eitrigen Entzündung auftreten könne. Mit Recht weist Schirmer (1146) darauf hin, daß es sich hier nur um einen Exzeß der fibrinösen Exsudation handelt, und es geht dies besonders deutlich aus den Beobachtungen von Deutschmann (811) und von Gunn (735) hervor, in denen Exsudatklumpen gefunden wurden, die sich erst später auf den Boden der vorderen Kammer senkten. Außer diesen beiden Beobachtungen liegen noch solche vor von Mooren (163 S. 87) und von Webster Fox (712). Daß es sich hierbei nicht durchweg um die schwerste Form handelt, beweist ein geheilter Fall von Schmidt-Rimpler (279). Übrigens werden derartige Exsudatklumpen auch bei intraokularer Tuberkulose beobachtet.

Je stärker die Exsudation entwickelt ist, um so sicherer kann man darauf rechnen, daß bei der Schrumpfung des Exsudates die Linse geschädigt wird. Dies beruht wohl neben der Abschneidung der Ernährungszufuhr öfters auf einer Ruptur der Linsenkapsel, wodurch eine Katarakt erzeugt wird, die wegen des dichten Pupillarexsudates sich dem Nachweise entzieht.

Bei längerem Bestehen des Leidens leidet auch die Durchsichtigkeit der Hornhaut durch Trübung der hintersten Schichten infolge der Beteiligung des Hornhautendothels an dem zyklitischen Prozeß, worauf ja auch die Möglichkeit der Färbung mit Fluoreszin hindeutet. Dabei erscheint die Oberfläche der Hornhaut leicht gestippt.

d) Glaukomatöse Zustände.

§ 30. Das Letztere ist besonders dann der Fall, wenn der Entzündungsprozeß zu glaukomatösen Zuständen führt, wie z. B. in den Fällen von Krause (536), Merz (978), Uhr (1085), Oliver (1185), Fromaget (1365), Alexander (1118) und Hansen Grut (1270), sowie in den anatomisch untersuchten Fällen von Milles (743), Treacher Collins (1146, S. 119), Grunert (1170), Lenz (1371), Weigelin (1507), Pöllot (1575), Bräutigam (1553) und Krailsheimer (1656). Das Auftreten des Glaukoms ist eine Ausnahme; die Regel ist in späteren Stadien eine Druckverminderung infolge von Atrophie der Ziliarfortsätze. Die Ursache dieser Glaukome ist wohl in einer Verstopfung der Abflußwege im Kammerwinkel oder in einer Beteiligung der perivaskulären Lymphräume besonders in der Äquatorialgegend zu suchen. Es handelt sich dabei um eine sehr bedenkliche Komplikation, weil die operative Therapie, speziell die Iridektomie, auf große

Schwierigkeiten stößt, indem es infolge der Verwachsungen der Iris nur selten gelingt, ein größeres Stück der Iris auszuschneiden. Wird bei der Operation eine starke Zerrung ausgeübt, so kann die Linsenkapsel zerreißen, und in der Regel folgt auf operative Eingriffe eine erneute Exsudation. Aus diesem Grunde ist der Erfolg der Iridektomie in Frage gestellt, die man jedoch gelegentlich versuchen muß, wenn man das Auge nicht an dem Glaukom zugrunde gehen lassen will.

Der Fall von Bräutigam (1563) ist dadurch bemerkenswert, daß ein schweres Glaukom nach 4 Jahre hindurch aufgetretenen Rezidiven der sympathischen Ophthalmie schließlich zur Enukleation führte. In dem Falle von Fromaget (1365) handelte es sich um ein schweres Glaukom des sympathisch erkrankten Auges bei einem 11jährigen Knaben. Hier heilte die Erkrankung aus, weil es sich um die milder verlaufende seröse Form handelte und in dem Falle von Alexander (1118) war das sympathisch erkrankte Auge zu Glaukom disponiert, weil auch das andere Auge glaukomatös war. Ein Pupillarabschluß bestand in diesem Falle nicht.

Eine sehr auffallende Folgeerscheinung derartiger, durch sympathische Ophthalmie bedingter Sekundärglaukome ist das Auftreten einer Myopie. So konnte in dem Falle von Waldhauer (634, 677) ein aphakisches Auge mit — 13 D korrigiert werden, und in einem Falle von Hirschberg betrug die Refraktionserhöhung 5 Dioptrien, während von Alberti (1159) 7—8 Dioptrien festgestellt wurden, von Fromaget (1365) 6 Dioptrien, von Schirmer (S. 77) 8 Dioptrien. Es sind diese Fälle im Prinzip wohl gleichwertig und mit den partiellen und totalen staphylomatösen Vergrößerungen des Augapfels, wie sie z. B. Schirmer (S. 79) beschreibt.

e) Chorioiditis sympathica.

§ 31. Nachdem wir nunmehr das Krankheitsbild der Iritis und Iridozyklitis in allen seinen Variationen und Folgezuständen kennen gelernt haben, müssen wir der Frage näher treten, welche anderen Teile des Auges von einer sympathischen Entzündung befallen werden können. Es wurde schon hervorgehoben, daß auch in den Fällen von anscheinend isolierter Iritis serosa die Aderhaut mitbeteiligt sein kann. In einem Falle, den Krailsheimer (1656) neuerdings beschreibt, handelte es sich um eine schwere Iridozyklitis mit Glaukom, die zur Heilung kam. Wenn in diesem Falle im Augenhintergrund keine Veränderungen gefunden werden konnten, so muß doch mit der Möglichkeit einer spontanen Rückbildung kleiner Herde gerechnet werden. Derartiges ist bisher nur von Eversbusch (1051) beobachtet worden und dieser Beobachtung kann ich eine weitere hinzufügen, die ich kürzlich machen konnte.

Bei einem 11jährigen Knaben, dem am 18. Mai 1912, 12 Tage nach einer perforierenden Verletzung das rechte Auge enukleiert worden war, wurde am 15. Juni, also 4 Wochen später, eine serös-plastische Iritis konstatiert, bei der nach Aufhellung in der Aderhaut feinste kleine periphere Herde wahrgenommen wurden. Bei der am 3. Juni 1914 erfolgten Vorstellung war von diesen feinen Herden nicht mehr die Spur zu sehen.

Als die Regel haben wir jedenfalls zu betrachten, daß die Aderhaut neben Iris und Ziliarkörper befallen wird, nur variiert der Grad der Entzündung ganz außerordentlich. Wenn bisher relativ wenige Fälle von Chorioiditis sympathica klinisch beobachtet wurden, so liegt das wohl in erster Linie daran, daß die Erscheinungen von Seiten der Iris die Beobachtung mit dem Augenspiegel unmöglich machten. War dieses nachträglich möglich, so ist die Erkrankung der Aderhaut selten vermißt worden, und nach den anatomischen Untersuchungen sympathisch erkrankter Augen kann, wie wir sehen werden, an der Ausdehnung des Prozesses auf die Aderhaut nicht gezweifelt werden, die natürlich in erster Linie dann erkrankt ist, wenn die Uveitis die Schrumpfung des Augapfels herbeigeführt hat.

Die Beteiligung der Aderhaut wird außerdem noch bewiesen durch die so häufigen Glaskörpertrübungen im hinteren Bulbusabschnitt. Sie treten auf in der Form feinster Flocken oder auch als größere Schollen, und in seltenen Fällen kann der Glaskörper von graugelblichen Massen durchsetzt sein.

Während somit die Iritis kaum ohne Beteiligung der Aderhaut vorkommt, scheint letztere gelegentlich zu erkranken, ohne daß die Iris in Mitleidenschaft gezogen wird. Es beteiligt sich vielmehr die Papille und ihre Nachbarschaft. Derartige Fälle sind von Rothmund (590, 591), Dolschenko (648), Leplat (794), Schirmer (912a), Lauber (1489) und Alt (1550) beschrieben worden.

Im allgemeinen wird es sich dabei um leichte Fälle handeln, bei denen man immer gewärtigen muß, daß bei einem Rezidiv auch die Iris erkrankt. Eine schwere Erkrankung der Aderhaut bei geringfügiger Iritis schildert neuerdings Krailsheimer (1656), indem neben schwerster Aderhautentzündung präretinale Blutungen das Bild komplizierten.

Weitaus häufiger ist die Iris mehr oder weniger erheblich beteiligt, und man hatte nun Gelegenheit, das Krankheitsbild zu verfolgen, wenn die Iritis ausheilte oder nachträglich eine Iridektomie gemacht wurde. So konnte z. B. Krailsheimer den Prozeß $^3/_4$ Jahre lang verfolgen. Im großen und ganzen darf man wohl sagen, daß gerade die Möglichkeit der Beobachtung einer Chorioiditis von vornherein darauf hinweist, daß es sich um einen gutartigen, zur Spontanheilung neigenden Fall handelt.

Sehen wir von dem Falle von Barbar (234) ab, in welchem die makularen Veränderungen möglicherweise myopischen Ursprungs waren, ferner von den sehr zweifelhaften Fällen von Krückow (486), Vigneaux (360) und von Galezowsky (470), so folgten der ersten Beobachtung durch v. Graefe

(116) außer den oben erwähnten die weiteren Fälle von Mooren (163) (doppelseitig), Jacobi (266), Gosselin (221), Dolschenko (648), Müller (245), Steinheim (513), Hirschberg-Krause (535), Caspar (962), Dujardin (788), Schmidt-Rimpler (888), Hirschberg-Latte (974), Weber (994), Schirmer (912a), Laqueur (973), Haab (1051), von Hippel (1052), Blumenfeld (1065), Randolph (1080), Coppez (1067), Eisenlohr (1098), Alberti (1159), Henke (1173), Fischer (1198), Osaki (1205, 1206), Komoto (1238), Becker (1301), Brückner (1302), Liehr (1340), Schiek (1579), Brown (1434), Delbès (1227), Pihl (1318), Hussels (1652). Relativ häufig war die Papille und die angrenzende Retina an dem Prozeß beteiligt, z. B. in den Fällen von Becker, Leplat (794), Schmidt-Rimpler, Rothmund, Haab, Komoto, Alberti, Pihl, Schirmer, Fuchs (6 Fälle), Schieck und Alt. Schieck konnte direkt die Entwicklung der choroidalen Herde nach Abklingen der ausgeprägten Neuroretinitis verfolgen.

Was nun das Bild der Erkrankung angeht, so handelt es sich hauptsächlich um weißliche oder gelbliche kleinere und etwas größere, meist rundliche Herde, die sich mit Vorliebe in den peripheren Teilen des Augenhintergrundes etablieren. Die Herde konfluieren nicht und sind nicht von Pigment eingesäumt. Dagegen enthalten sie in ihrem Zentrum gelegentlich schwarze Fleckchen, wie das besonders in dem Falle von Caspar (962) beobachtet wurde. Fuchs beobachtete in einem Falle sehr kleine Herde und bemerkt gegenüber Hirschberg, daß man diese Chorioiditis nicht in jedem sympathisch erkrankten Auge finde, dessen Medien klar blieben. In den Fällen von Mooren und von Hirschberg konnten ähnliche Veränderungen im sympathisierenden Auge nachgewiesen werden, ebenso anatomisch in den Fällen von Becker und von Alt. Nur in wenigen Fällen war die Makulagegend beteiligt und eigentümlicherweise wurde dadurch eine merkbare Sehstörung nicht hervorgerufen, was besonders deutlich in dem Falle von Brückner hervortrat, wo Pigmentfleckchen beobachtet wurden. Derartige Fälle beschrieben außer Brückner noch Jacobi (266), der ebenso wie Schirmer schwarze Pigmentfleckchen beobachtete, ferner Haab (1051), der neben den feinen Pigmentierungen ein rötliches Netzwerk beschreibt, welches Alberti in seinem Falle ebenso wie Osaki (1506) vermißte. In dem Falle von Schieck war die Makulagegend zeitweise bräunlich-rot verfärbt.

Auch in den Fällen von Randolph (1080) und von Blumenfeld (1065) fanden sich makulare Veränderungen, ebenso bei Hussels (1652). Schließlich ist zu erwähnen, daß in dem Falle von Caspar neben den feinen Herden größere gelblich-rötliche verwaschene Streifen beobachtet wurden, die konzentrisch zum hinteren Pole verliefen. In dem Falle von Stargardt (1762) konnten zu Beginn der Erkrankung 2 isolierte Aderhautheerde am hinteren Augenpole festgestellt werden.

Der Fall von Deutschmann (811), der bei einem Kaninchen durch Einspritzung von Staphylokokken in den Glaskörper eine ähnliche Chorioidalaffektion, wie sie oben beschrieben wurde, erzeugt haben will, ist wohl nicht ganz einwandsfrei, weil nichts darüber gesagt wird, daß das Auge früher intakt war. Beim Kaninchen kommen ähnliche Erkrankungen spontan vor.

Differentialdiagnostisch kommen nach Haab vor allem die Drusen der Glaslamelle der Aderhaut und kongenital-luetische Veränderungen in Frage, und in der Tat wirft Komoto für seinen Fall die Frage auf, ob hier nicht eine Drusenbildung vorgelegen habe. Ausschlaggebend ist für die Diagnose der sympathischen Chorioiditis wohl in erster Linie die scharfe Begrenzung der Herde und die normale Färbung der dazwischen liegenden Teile. Ebenso spricht die Pigmentierung der Herde gegen Drusenbildung und für Chorioiditis, die auch durch die Farbenänderung der Herde wahrscheinlich wird, indem der gelbliche Farbenton allmählich in weiß übergeht.

f) Netzhautablösung.

§ 32. Nur in wenigen Fällen von sympathischer Ophthalmie ist bisher eine Netzhautablösung mit dem Augenspiegel deutlich nachgewiesen worden, während sie an schwer erkrankten Augen, die vor der Schrumpfung stehen, durch die schlechte Lokalisation öfters zu konstatieren ist, was ja durch die Schrumpfung der zyklitischen Schwarten ohne weiteres verständlich ist. Der eine der beiden Fälle rührt her von Pagenstecher (77), und der andere, den Alberti (1159, S. 40) fand, soll von englischer Seite publiziert worden sein. Hier fehlte eine Uveïtis. Noch seltener aber ist es, daß eine Ablösung sich vollständig zurückbildet. Im Anschluß an den Vortrag von Haab über sympathische Chorioretinitis erwähnt v. Hippel (s. 1051) einen Fall, in welchem 5 Wochen nach einer Verletzung auf dem anderen Auge neben Beschlägen auf der Hornhaut, Glaskörpertrübungen und Netzhauttrübungen eine Netzhautablösung auftrat, nach deren Heilung chorioiditische Herde sichtbar wurden, und Schirmer beschreibt aus der Leberschen Klinik einen Fall, wo sich die Netzhaut ebenfalls vollkommen anlegte, und auch hier wurden später chorioidale Veränderungen beobachtet. Ganz ähnlich ist der Fall von Alberti, wo ebenfalls vorher starke Veränderungen im Bereiche des Optikus und der Retina festgestellt wurden, und schließlich beschreibt Axenfeld einen Fall [s. Graf] (1335), in welchem die Erkrankung des zweiten Auges mit einer Netzhautablösung begann, die 14 Tage isoliert blieb, bis Präzipitate und Glaskörpertrübungen sich hinzugesellten. Auch in diesem Falle legte sich die Netzhaut wieder an. In einem Falle von Stargardt (1762) trat die Ablösung schon am 15. Tage auf, bildete sich zurück, trat wieder auf und heilte dann endgültig.

Auch in dem Falle von Quint wurde die Wiederanlegung beobachtet und auf Salvarsanwirkung bezogen. (Der Fall ist erwähnt in der Arbeit von Siegrist (1625) über Salvarsanbehandlung der sympathischen Ophthalmie.)

Die Ursache der Ablösung wird man in diesen Fällen in der begleitenden Chorioiditis erblicken müssen, die wohl hier in seröser Form zutage tritt. Nach Resorption des Exsudates wird genügendes plastisches Material vorhanden sein, wodurch die auffällige Tatsache der Heilung sämtlicher Fälle ihre Erklärung findet, wie wir das ja auch von anderen Formen der Ablösung infolge von exsudativen Prozessen kennen. Aus diesem Grunde liegt auch kein Bedürfnis vor, von einer besonderen sympathischen Netzhautablösung zu sprechen, sondern es handelt sich eben um eine Folgeerscheinung der fast nie fehlenden Chorioiditis.

g) Optikus-Veränderungen.

§ 33. Die Erscheinungen von Seiten des Sehnerven sind bei den chorioidalen Veränderungen bereits erwähnt worden. Es handelt sich um Trübungen der Netzhaut in der Nachbarschaft der Papille, die ihrerseits verwaschen und hyperämisch erscheint. Diesen Veränderungen können, wie z. B. in dem Falle von Colsmann (337) und von Rothmund (591), dem Auftreten chorioidaler Herde vorausgehen, genau wie bei der Netzhautablösung sympathisch erkrankter Augen. In anderen Fällen beteiligt sich der Sehnerv schon recht frühzeitig zugleich mit der Aderhaut und der Iris, was Coppez sogar für eine regelmäßige Erscheinung hält, und es gesellen sich meistens feine Glaskörpertrübungen hinzu, die gelegentlich das Bild einer Neuroretinitis vortäuschen können. Diese mit Papilloretinitis einhergehenden Fälle sind mittlerweile als sehr häufig erkannt worden, nachdem schon Deutschmann (811) in seiner bekannten Monographie über die Ophthalmia migratoria im Jahre 1889 27 derartige Fälle zusammenstellen konnte, und es kann keinem Zweifel unterliegen, daß der Sehnerv von der Aderhaut aus in Mitleidenschaft gezogen wird. Es wird von dem Grade und der Dauer der Entzündung abhängen, ob der Sehnerv mehr oder weniger dauernd geschädigt wird.

Nun gibt es aber zweifellos Fälle, in denen die Papilloretinitis das einzige Krankheitssymptom darstellt, — konnte doch v. Imre (1606) unter 109 Fällen sympathischer Ophthalmie aus der Budapester Augenklinik nicht weniger als 11 solcher Fälle feststellen, — und es entsteht nun die Frage, ob wir sie unter diesen Umständen in der gleichen Weise erklären können. Daß in der Tat die Aderhaut beteiligt sein kann, ohne daß mit dem Augenspiegel etwas anderes als Papillenveränderungen sichtbar sind, beweist der Fall von Becker (1301), der zur anatomischen Untersuchung gelangte, und die Erfahrungen bezüglich der sogen. reinen Uveitis serosa, wo die Aderhaut in latenter Weise mitbeteiligt sein kann, bilden eine weitgehende Analogie, so daß man in der Tat durchaus berechtigt ist, für die sogen.

reinen Fälle von Papilloretinitis sympathica anzunehmen, daß hier nur der gelindeste Grad einer sympathischen Uveitis vorliegt. Damit stimmt auch die Tatsache überein, daß diese Fälle ebenso wie die Iritis serosa eine durchaus günstige Prognose darbieten. Nun hat aber SCHIRMER schon im Jahre 1892 für diese Form eine Sonderstellung beansprucht, weil durch die Enukleation des verletzten Auges sofort die Heilung eingeleitet würde. Die Erklärung SCHIRMERS geht dahin, daß die Sehnervenerkrankung nich wie die Uveitis bakteriellen Ursprungs sei, sondern durch Toxine hervorgerufen werde, welche aus dem mikrobisch durchseuchten ersten Auge kommen sollen. Das Material, auf welches sich die SCHIRMERsche Anschauung stützt, ist in der Monographie aus dem Jahre 1900 tabellarisch zusammengestellt und belief sich auf 17 Fälle.

HIRSCHBERG (265), PFLÜGER (297), VIGNEAUX (360), HARLAN (426), SPALDING (630), EVERSBUSCH und PEMERL (649), POOLEY (668), BRAILEY (642), CAUDRON (687), GEPNER (731), GALEZOWSKI (729), AYRES und ALT (751), HOTZ (767) (2 Fälle), BJERRUM (940), MULDER (1022) und KÖHLER (1053).

Zu diesem sind seitdem noch die Fälle von VENNEMANN (1116), PIHL (1318), CHEVALIER (1094), DELBÈS (1227), WINGENROTH (1256), RISLEY (1623a), DUHERD (1640), PECHIN (1496), ROWAN and SUTHERLAND (1499) hinzugekommen, und mehrere dieser Autoren schließen sich ausdrücklich der Anschauung SCHIRMERS an.

In den 17 von SCHIRMER zusammengestellten Fällen war die sympathisierende Uveitis 2mal durch Metallsplitter und 15mal durch schwere traumatische Schädigungen entstanden und der Ausbruch der Erkrankung folgte meistens einige Wochen nach der Verletzung oder korrespondierend mit einem Rezidiv der Entzündung noch nach Jahren. Das ophthalmoskopische Bild entsprach einer leichten Neuritis mit Trübungen der umgebenden Retina, gelegentlich mit Blutungen. Die Sehschärfe war meistens nur mäßig herabgesetzt.

Alle diese Symptome und Erscheinungen werden auch zusammen mit der sympathischen Chorioiditis beobachtet. Die Sonderstellung dieser Fälle wird jedoch nach SCHIRMER dadurch bedingt, daß die Erkrankung spontan nicht zurückgeht und durch Medikamente nicht beeinflußt wird, während die Enukleation des ersterkrankten Auges sofort einen Umschwung herbeiführt, so daß in kurzer Zeit die Heilung erfolgt.

Diese letztere Erscheinung könne nicht mit einer bakteriell bedingten Entzündung in Einklang gebracht werden, weil diese von der Enukleation nicht beeinflußt wird. Das Beispiel des Ulcus serpens beweise, daß, wenn die Hornhaut entsprechend behandelt wird, auch die Toxinwirkung auf die Iris in Fortfall kommt. Solche Toxine seien auch bei der Papilloretinitis sympathica wirksam, und damit sei auch erklärt, warum Rezidive ausblieben. Diese Toxinwirkung sei möglich, denn DEUTSCHMANN hätte bei

Kaninchen eine Papillitis des anderen Auges mit Krotonöl und ALT mit Jequirity erzeugt, und daß der Optikus der Weg für die Überwanderung der Toxine sei, werde durch die Injektionsversuche von HORNER und von KNIES und durch Fluoreszinversuche wahrscheinlich gemacht.

Erst in neuerer Zeit ist gegen diese SCHIRMERsche Anschauung Front gemacht worden und zwar von ELSCHNIG (1562). An der Hand eines Falles, bei welchem das verletzte Auge reizlos war und das andere Auge eine Neuroretinitis aufwies, welche durch die Enukleation nicht beeinflußt wurde, wird betont, daß man nicht versäumen dürfe, auf Nebenhöhleneiterungen zu fahnden. Eine solche hatte im vorliegenden Falle die schließlich festgestellte neuritische Atrophie veranlaßt. Weiterhin unterzieht ELSCHNIG die 17 Fälle von SCHIRMER einer genauen Kritik und kommt zu dem Resultate, daß die Mehrzahl derselben für die Existenz einer selbständigen Papilloretinitis nicht beweisend ist, weil weder Nebenhöhlenerkrankungen noch Lues berücksichtigt seien. An sich bestehe wohl die Möglichkeit, daß Eiweißabbauprodukte oder Toxine von Mikroorganismen über das Chiasma zum zweiten Auge vordringen könnten. Aber weder die 17 Fälle von SCHIRMER noch die späteren Fälle von CHEVALIER, VENNEMANN, CONSIGLIO und PÉCHIN seien beweisend. Ebensowenig sei der angebliche Einfluß der Enukleation anzunehmen, weil nicht einzusehen sei, warum die im Sehnervenstamme befindlichen Toxine durch die Enukleation in ihrer Wirksamkeit gehemmt werden sollten. Mit anaphylaktischen Vorgängen habe die Papilloretinitis sicherlich nichts zu tun.

Ich kann mich nach genauer Durchsicht der 17 Fälle von SCHIRMER und der später publizierten Fälle den Bedenken ELSCHNIGS nur anschließen und hinzufügen, daß auch der von ELSCHNIG noch nicht erwähnte Fall von THOMSON (1581) nicht einwandsfrei ist, weil das enukleierte Auge reizlos war und bei der anatomischen Untersuchung die Merkmale der sympathisierenden Entzündung vermissen ließ, und in dem Falle von ROWAN und SUTHERLAND (1499) hatte die Enukleation keinen Einfluß, denn nach einigen Monaten trat ein schweres Rezidiv der Papilloretinitis auf.

Auch der Fall II von WINGENROTH (125b) zeigt ein Rezidivieren einer isolierten Papilloretinitis nach der Enukleation, und in dem Falle I konnte die Enukleation die langsame Entwicklung einer neuritischen Atrophie nicht verhüten, und in dem Falle IV trat eine Neuritis $1\frac{1}{2}$ Jahre nach der Enukleation auf dem anderen Auge auf. Es ist daher unerfindlich, wie WINGENROTH in seinen Fällen eine Stütze der SCHIRMERschen Anschauungen erblicken kann. Sie zeigen vielmehr, daß hier doch wohl keine harmlosen Toxine wirksam gewesen sind, und da eine genaue Untersuchung auf anderweitige Ursachen einer Neuritis nicht vorgenommen wurde, so können die Fälle von WINGENROTH nicht als beweiskräftig angesehen werden. In einem Falle von ABADIE (804) ist die sympathische Natur der Neuritis zweifelhaft, weil auf dem verletzten Auge jegliche Reizerscheinungen dauernd gefehlt hatten. Ebenso sind Zweifel in dem Falle von Duherd (1640) gerechtfertigt, wo eine hochgradige doppelseitige Papillitis bei geringer Beteiligung des Uvealtraktus vorlag.

Dasselbe gilt für einen Fall von Kitamura (1367), wo wohl ein zufälliges Zusammentreffen mit einer Optikusaffektion vorlag. Dagegen konnte Gilbert (1483) den Nachweis führen, daß in einem seiner Fälle der Papilloretinitis eine echte sympathisierende Uveitis des anderen Auges vorausging. Es ist daher das Tatsachenmaterial nicht hinreichend, um die selbständige Natur der Papilloretinitis zu beweisen, und sie ist vermutlich weiter nichts, als eine milde Form der sympathischen Chorioiditis. Ähnliche Anschauungen vertritt da Gama Pinto (1345), und auch Meller hält die Schirmersche Lehre von der Papillo-Retinitis sympathica für revisionsbedürftig.

In sehr ausführlicher Weise behandelte Leber (1673) neuerdings dieses Thema. Er weist auf die Ähnlichkeit mit der syphilitischen Papilloretinitis hin und hebt hervor, daß neben dieser Papilloretinitis eine Chorioiditis latent verlaufen kann, die völlig ausheilt. Ein günstiger Ausgang einer solchen mit Chorioiditis einhergehenden Optikuserkrankung sei von Haab, Eversbusch und Dalen beobachtet worden, und selbst eine komplizierende Iridozyklitis sahen v. Graefe und Worrel (1087) heilen, ohne daß das sympathisierende Auge entfernt wurde. Eine günstige Wendung nach Enukleation werde auch sonst beobachtet, weshalb eine verschiedene Entstehungsweise der Uveitis und der Papillitis nicht anzunehmen sei.

In einigen Fällen verlief die Optikuserkrankung mit zentralen Skotomen, die auf eine retrobulbäre Neuritis hindeuteten. In dem Falle von Zuhöne (1190) wurde ein solches nur auf Grund der subjektiven Angaben angenommen. Die Papille und die Netzhaut waren infolge von Trübungen nicht deutlich zu sehen. Es kann demnach die Sehstörung auch durch Beteiligung der Makulagegend erklärt werden. In dem schon erwähnten Falle von Consiglio war das mit einem Skotom behaftete sympathisierte Auge ebenfalls schwer verletzt worden, und mit Recht betont Elschnig, daß hier umsoweniger der Beweis für das Vorliegen einer sympathischen Affektion vorläge, als die charakteristischen Merkmale der sympathisieren den Entzündung bei der anatomischen Untersuchung vermißt wurden.

In einem Falle von Fuchs war zwar ein Skotom, aber nebenher auch Iridozyklitis vorhanden, so daß dieser Fall keine reine Sehnervenerkrankung darstellt. Dieses traf jedoch zu in einem Falle, den Pagenstecher (1376) aus der Leberschen Klinik mitteilte, jedoch entpuppte sich hier die atrophische Verfärbung des Sehnerven als die Folge einer hereditären Optikusatrophie.

Als das einzige Beispiel für eine Neuritis retrobulbaris sympathica figurierte früher der Fall von ROSENMEYER (935), den ELSCHNIG ebenfalls anzweifelt, nachdem ihn SCHIRMER als den einzigen beweiskräftigen Fall hingestellt hatte.

ELSCHNIG hat augenscheinlich die Publikation von PAGENSTECHER (1876) nicht gekannt; er hätte sich die Mühe sparen können, den Fall zu analysieren, denn PAGENSTECHER hat diesen Fall seiner Beweiskraft schon vorher völlig entkleidet; es stellte sich nämlich heraus, daß der früher von ROSENMEYER behandelte Patient nach langen Jahren weder ein Skotom zeigte, noch auch irgend eine atrophische Verfärbung der Papille aufwies, vielmehr der Simulation dringend verdächtig war. Wenn dieser Fall, der so lange als Paradigma gegolten hat, ausscheidet, dann bleibt von der sogen. Atrophia optica simplex sympathica, deren Existenz SCHIRMER noch für möglich hielt, nichts mehr übrig, denn SCHIRMER hat schon darauf hingewiesen, daß die Fälle von KRENCKEL (381), ROOSA (390) und YVERT (519) keine Beweiskraft besitzen, weil das Intervall zwischen Verletzung und Erkrankung des zweiten Auges so groß war, daß eine spontane Entstehung nicht ausgeschlossen werden konnte und in dem Falle von MOOREN (133) das Auge bereits 2 Tage nach der Verletzung entfernt worden war. Auch die beiden Fälle von PÉCHIN (1496) halten der Kritik nicht stand, wie bereits ELSCHNIG ausführte, und so bleibt kein Fall übrig, der jenem Krankheitsbilde als Folie dienen könnte.

Daß die 16 Fälle von NUËL (1056), der nach erfolgter Enukleation und bei reizlosem Auge Sehstörungen und atrophische Verfärbungen des Optikus als Ausdruck einer sympathischen Erkrankung gesehen haben will, weder mit der Reizung noch mit der Entzündung etwas zu tun haben, hat SCHIRMER überzeugend dargetan. Es handelt sich um zufällige Komplikationen, und dazu kommt noch die ungenügende Beobachtung verschiedener Fälle. Auch die Erklärung NUËLS, nach welcher die in Mitleidenschaft gezogenen Sehnervenfasern des verletzten Auges im Chiasma die des anderen Auges strangulieren sollen, entbehrt jeder tatsächlichen Unterlage.

Es ist daher auch das Gutachten, in welchem GRAVESTEIN (1767) den Zusammenhang einer $1\frac{1}{2}$ Jahre nach Enukleation aufgetretener Optikusatrophie mit der vorausgegangenen perforierenden Verletzung bejaht, schon aus dem Grunde falsch, weil er sich auf diese Fälle von NUËL beruft, ganz abgesehen davon, daß es doch nicht angängig ist, eine sympathische Erkrankung des Sehnerven lediglich aus dem Grunde anzunehmen, weil keine andere Ursache zu finden ist.

Eine sympathische Sehnervenatrophie existiert demnach nicht. Schließlich sei noch erwähnt, daß RAMSAY und SUTHERLAND (1346) der Vergrößerung des blinden Fleckes in Spindelform eine gewisse Bedeutung beimessen, insofern, als diese Erscheinung der Vorläufer einer sympath. Ophthalmie sein könne, und auch Mosso (1493) konstatierte dieses Symptom, wie es Bjerrum besonders bei Glaukom fand, bei sympathischer Neuritis, ebenso fand Berger (1005) neben Neuritis optica eine Vergrößerung des blinden. Fleckes und konzentr. Gesichtsfeldeinengung.

Ramsay und Sutherland legen ebenso wie F. Deutschmann (1514) diesem Symptome eine große Bedeutung bei, weil es das erste Zeichen einer drohenden sympathischen Ophthalmie sein könne, eine Anschauung, die wohl in dieser allgemeinen Fassung nicht zutrifft, weil auch Neuritiden anderweitigen Ursprungs dasselbe Symptom hervorrufen können, wie dies speziell bei Nebenhöhleneiterungen bekannt geworden ist.

h) Katarakt, Konjunktivitis, Keratitis.

§ 34. Außer diesen Atrophien hat man auch eine Kataraktbildung als Symptom der sympathischen Entzündung betrachtet. Abgesehen von der Möglichkeit der Koinzidenz mit beginnenden Altersstaren kommt hierbei die Abhängigkeit der Kataraktentwicklung von der Chorioiditis in Frage und deshalb entbehren die Fälle von Krückow (486) jeglicher Beweiskraft und in dem Falle von Brière (286) ist sogar, wie Schirmer hervorhebt, die sympathische Natur der Chorioiditis zweifelhaft. Damit erledigt sich auch die Beobachtung von Thomas Bartholinus (2) aus dem Jahre 1696, die von Brondeau (46) angeführt wird, um zu beweisen, daß die sympathische Ophthalmie schon früher als im 19. Jahrhundert bekannt gewesen sei.

Netzhautablösung und Katarakt sind somit keine Symptome einer sympathischen Ophthalmie, sondern Folgeerscheinungen einer sympathischen Chorioiditis.

Auch Konjunktivitis soll gelegentlich als Ausdruck einer sympathischen Entzündung vorkommen. Außer Warlomont (232) nimmt Galezowski (470) eine derartige Äußerung des Leidens an. In seinem ersten Falle wurde nach der Enukleation des auf der Jagd verletzten Auges eine Prothese getragen, und kurze Zeit nach dem Einsetzen der Prothese trat auf der anderen Seite eine Bindehautentzündung wie am ersten Auge auf. Durch das Fortlassen der Prothese und entsprechende Behandlung wurde die Konjunktivitis beiderseits geheilt. In einem zweiten Fall verschwand die Konjunktivitis des zweiten Auges, die lange Jahre bestanden hatte, nach Enukleation des geschrumpften Auges der anderen Seite. Hätte Galezowski sich darauf beschränkt, die Unterhaltung einer Konjunktivitis auf dem Wege einer Mitreizung des anderen Auges anzunehmen, dann würde er sich nicht allzu weit von dem. Boden der damaligen Anschauungen entfernt haben. Die Annahme einer auf sympathischem Wege entstandenen materiellen Veränderung an der Bindehaut mußte jedoch auf entschiedene Ablehnung stoßen, und Deutschmann hat sie mit Recht zurückgewiesen. Auch WEBSTER (517) hält eine Konjunktivitis für sympathischer Natur, die nach der Enukleation eines phthisischen Bulbus ohne weitere Behandlung ausheilte, und auch dieser Fall wird von DEUTSCHMANN damit erklärt, daß die Prothese einen Reizzustand erzeugte, der seinerseits auf eine bestehende Konjunktivitis ungünstig einwirkte, weil er zum Reiben und Wischen an beiden Augen Veranlassung gab, und in einem Falle von BRAILEY (642) wurde sogar eine Konjunktivitis nach Enukleation des ersten auf dem anderen Auge gesteigert.

Mit Recht hebt auch SCHIRMER hervor, daß in diesen Fällen eine Infektion des anderen Auges wahrscheinlich sei, die von außen übertragen werde. Nach dieser Ablehnung weist die Literatur keine neuen Beobachtungen auf, so daß man mit gutem Recht sagen kann, daß die Konjunktiva durch den der sympathischen Entzündung zugrunde liegenden Prozeß nicht in Mitleidenschaft gezogen wird und vor allem eine Konjunktivitis nicht als das Äquivalent einer Uveitis gelten kann.

Das Gleiche gilt für die Skleritis, die nach ROSSANDER (323) in 2 Fällen auf sympathischem Wege entstanden sein soll.

Auch die Existenz einer Keratitis sympathica muß geleugnet werden. In der Zusammenstellung von DEUTSCHMANN aus dem Jahre 1899 finden sich 10 Fälle, von denen allein 8 auf französische Autoren entfallen, und nach SCHIRMER waren bis 1899 etwa 30 Fälle fast ausschließlich von französischer Seite publiziert worden, während die neuere Literatur nur noch die Arbeit von CHEVALIER (1263) aufweist, der die Keratitis sympathica für die häufigste der anormalen Erscheinungsformen der Ophthalmie erklärt. Wenn man unter den von DEUTSCHMANN analysierten Fällen allein 5 mal phlyktänuläre Prozesse als Ausdruck einer sympathischen Entzündung findet, so kann das doch höchstens in der Weise mit einer Affektion des anderen Auges in Verbindung gebracht werden, daß ein Reizzustand unterhalten wird, der auf die schon bestehende Entzündung des anderen Auges ungünstig einwirkt, während die Enukleation den Reizzustand beseitigt und damit den Prozeß günstig beeinflußt. Es bedarf jedoch nicht einmal dieser Annahme, weil man, wie SCHIRMER mit Recht hervorhebt, erwarten müßte, daß das Bild der sympathischen Keratitis ein einheitliches ist. Es ist dies aber nicht der Fall, weil nicht nur phlyktänuläre Prozesse, sondern eine Reihe ganz verschiedenartiger Krankheitsbilder am zweiten Auge beobachtet wurden, z. B. Herpes und auch Rosacea-Keratitis, wie in dem Falle 6 von VIGNEAUX, den DEUTSCHMANN anführt.

Des weiteren macht SCHIRMER geltend, daß die Enukleation in ihrem Einfluß auf das andere Auge erheblich überschätzt werde, denn auch der klinische Aufenthalt wirke günstig auf den Verlauf einer Keratitis ein.

Auch DA GAMA PINTO nimmt der Keratitis sympathica gegenüber einen völlig ablehnenden Standpunkt ein.

Das Krankheitsbild der sympathischen Ophthalmie beschränkt sich daher, nachdem Konjunktivitis und Keratitis als Symptome abzulehnen, Katarakt und Netzhautablösung als Folgezustände anderweitiger Symptome anzusehen sind, auf eine Erkrankung des Uvealtraktus, die den Sehnerven und die angrenzende Netzhaut in Mitleidenschaft ziehen kann. Die Existenz einer selbständigen Papilloretinitis sympathica im Sinne von Schirmer ist dagegen abzulehnen.

Charakteristisch für die Erkrankung ist, daß sie in der Mehrzahl der Fälle alle Teile des Uvealtraktus befällt. Welcher Teil jedoch zuerst ergriffen wird, läßt sich nicht mit Sicherheit sagen. Eine Reihe von Autoren nimmt an, daß im Sinne der Leber-Deutschmannschen Theorie die ersten Erscheinungen mit Vorliebe an der Papille und in der angrenzenden Aderhaut aufträten, und man kann zugunsten dieser Anschauung die Tatsache anführen, daß sicherlich die Veränderungen in der Iris eher zu erkennen sind, als solche des Augenhintergrundes, und aus diesem Grunde muß man stets damit rechnen, daß, wenn wir zum ersten Male als ausschließliches Symptom Beschläge an der Hornhauthinterwand mit der Binokularlupe feststellen, der Augenhintergrund schon gleichzeitig erkrankt sein kann, und in der Tat findet man ja oft genug schon am nächsten Tage Glaskörpertrübungen als Ausdruck der Erkrankung der hinteren Teile des Auges. Daß diese zuerst erkranken können, beweisen die Fälle, wo die Erkrankung der Iris erst später hinzutritt.

Als Beleg hierfür führt Schirmer die Fälle von Clausen (723), Ayres (568), Benson (604) und Abadie (637) an. Am wahrscheinlichsten ist für die Mehrzahl der Fälle, daß alle 3 Teile des Uvealtraktus auf einmal von dem schädlichen Agens betroffen werden, und daß nur in Ausnahmefällen eine allmähliche Weiterverbreitung per continuitatem stattfindet, soweit nicht eine frühzeitige Heilung die Erkrankungsherde eliminiert.

i) Extraokulare Symptome der sympathischen Ophthalmie.

§ 35. Untersucht man Patienten, die an sympathischer Ophthalmie leiden, in bezug auf sonstige Störungen oder Allgemeinleiden, so findet man für gewöhnlich nichts Derartiges, und wenn man etwa eine Tuberkulose oder Lues konstatiert, so bedeutet das nur eine Koinzidenz, die uns Veranlassung geben muß, neben der Augenerkrankung auch das Allgemeinleiden zu behandeln.

Auf die bakteriologischen Blutuntersuchungen gehe ich an dieser Stelle nicht ein; sie sollen nach Erörterung der pathologisch-anatomischen Verhältnisse ihre besondere Besprechung finden. Hier sei nur so viel gesagt, daß irgend ein besonderes Bakterium, welches auf metastatischem Wege die Uveitis hervorrufen könnte, bisher nicht gefunden ist.

Auch die neueren Untersuchungen über das Vorkommen einer Lymphozytose bei sympathischer Ophthalmie haben eine spezifische Veränderung des Blutes nicht ergeben. Nachdem zuerst Ormond (1495) bei 3 Fällen eine Vermehrung der großen mononukleären Zellen festgestellt hatte, berichtete Gradle (1484) über 30 Fälle von traumatischer Iridozyklitis nach perforierenden Verletzungen. Die besonders bei den chronischen, schleichenden Formen zu findende Lymphozytose soll mit der Disposition zum Auftreten der sympathischen Ophthalmie in Verbindung stehen, und in der Tat konnte Wolfrum (1670) in der Diskussion zu diesem Vortrage über 2 Fälle von frischer sympathischer Iridozyklitis mit positivem, dagegen über negativen Befund bei zwei älteren Fällen berichten, und Wissmann (1548) fand in einem Falle sogar Verminderung der Leukozyten. Gilbert (1488) sah dagegen keinen Unterschied bei den verschiedenen Formen der Uveitis und der sympathischen, während Jones (1532) und Browning (1555) bei 9 Fällen von sympathischer Erkrankung konstant eine Vermehrung der Lymphozyten fanden und diese Lymphozytose als beweisend für die Protozoennatur der Erkrankung und nicht für bazillare Infektion ansahen. Ebenso legt Barri-Brownlie (1706) auf die Blutuntersuchung großen Wert, während Zentmayer (1703) keine Blutveränderungen finden konnte. Ähnlich wie Gilbert glaubt Elschnig (1642) in der Lymphozytose nicht eine spezifische Reaktion auf einen bestimmten Krankheitserreger erblicken zu dürfen, dagegen geben Purtscher und Koller (1620) auf Grund eingehender Untersuchungen an, daß die Lymphozytose bei Uveitis nicht sympathischer Natur vermißt würde. Auch Gradle (1599) betonte in einem Vortrage neuerdings wieder die diagnostische Bedeutung der Lymphozytose. Er konnte bei seinen Fällen andere Erkrankungen ausschließen und glaubt, daß man unter Berücksichtigung des Blutbefundes manches Auge vor der Enukleation bewahren könne, welches sonst aus prophylaktischen Gründen entfernt worden wäre.

Im Gegensatz zu diesen Anschauungen bewegen sich die Ergebnisse der Arbeiten von Franke (1564, 1595) und seiner Schüler Neumann (1617) und Hack (1713) nach der Richtung, daß das Vorhandensein oder Fehlen der Lymphozytose bei schweren perforierenden Augenverletzungen keinen diagnostischen oder prognostischen Wert bezüglich des Entstehens der sympathischen Augenentzündung besitzt. Dagegen seien Beziehungen zwischen Lymphozytose und Neurasthenie vorhanden. Immerhin ist das Auftreten der Lymphozytose bei perforierenden Verletzungen bemerkenswert, und Bayer (1635), der bei perforierenden Verletzungen ebenfalls eine Vermehrung der Lymphozyten konstatieren konnte, glaubt, daß man angesichts solcher Befunde doch Vorsicht walten lassen müsse, wie auch Pyle (1661a) das Fehlen der Lymphozytose als ein prognostisch günstiges Moment ansieht.

In einem Falle von STARGARDT (1762) bestand außer der Lymphozytose auch eine Milzschwellung, deren Zusammenhang mit dem Augenleiden als zweifelhaft bezeichnet wird.

Durch eine neuere Arbeit von GIESE und BRÜCKNER (1766), welche sich in ausführlicher Weise mit der Beeinflussung des Blutbildes durch Augenerkrankungen befaßt, kann bezüglich der sympathischen Entzündung die Sache als dahin entschieden gelten, daß die bei dieser beobachtete Lymphozytose als reaktive toxische Erscheinung angesehen werden muß, wie sie auch bei solchen infizierten perforierenden Verletzungen beobachtet wird, die nicht zur sympathischen Entzündung führen.

Nur 6 mal wird in der Literatur angegeben, daß bei sympathischer Iridozyklitis Temperatursteigerung aufgetreten sei. Derartiges berichtet PFLÜGER (s. 1012) von einem Falle, ebenso SÉRÉGI (890), BLASCHEK (1224), KOMOTO (1607), ZUNTZ (1705) und WIDMARK (1427), während GUTMANN (1599) in der Diskussion zu dem oben erwähnten Vortrage von GRADLE diese Steigerung als eine ganz bekannte Erscheinung hinstellt. Worauf GUTMANN seine Ausführungen stützt, habe ich in der Literatur nicht ausfindig machen können.

Man hat mit Rücksicht auf das Fehlen von Allgemeinerscheinungen geradezu in diesem Faktor eine Stütze für die Diagnose der sympathischen Ophthalmie erblicken wollen. Andererseits darf daran erinnert werden, daß vorhandene Diathesen, z. B. Rheumatismus, Gicht und Schwächezustände des Organismus den Ausbruch der sympathischen Ophthalmie begünstigen sollen.

Vor allem aber legt ELSCHNIG großes Gewicht auf die Berücksichtigung der Allgemeinsymptome. Er nimmt an (§ 78) daß besonders Autointoxikationen vom Darme her, die an einer vermehrten Indikanausscheidung zu erkennen sind, bei der Entstehung der auf anaphylaktischen Vorgängen beruhenden sympathischen Ophthalmie wirksam seien. Daß die Ansichten ELSCHNIGS mehrfachen Widerspruch erfahren haben, ist in § 79 ausgeführt und es muß die Frage, ob und in wieweit der Gesamtorganismus bei der sympathischen Ophthalmie erkrankt ist, vorläufig noch als eine offene betrachtet werden. Bemerkenswert ist noch, daß STARGARDT (1762) vorübergehend leichte Albuminurie in 2 Fällen auftreten sah. Daß sie nicht auf die Quecksilberbehandlung bezogen werden mußte, geht nach STARGARDT daraus hervor, daß im ersten Falle die Albuminurie sich bei einem Rezidiv von Neuem zeigte.

Von lokalen Symptomen, die man mit der sympathischen Entzündung in Verbindung bringen kann, seien hier zunächst die Kopfschmerzen genannt, die gelegentlich im Hinterkopfe vor dem Ausbruch der Entzündung bestanden haben sollen. HAAB schreibt ihnen, wie aus der Dissertation seines Schülers WEBER (994) hervorgeht, eine große Bedeutung zu und betrachtet sie als Aufforderung zur Enukleation eines verletzten Auges. Es scheint mir sehr gewagt, derartige Kopfschmerzen als Symptom der Augenentzündung hinzustellen, weil zu viele Ursachen erst ausgeschlossen werden müssen, die sonst zu Kopfschmerzen führen können.

Jedenfalls dürfen wir sie nicht als ein Symptom einer Meningitis betrachten, die verschiedene Autoren im Verlaufe einer sympathischen Ophthalmie beobachtet haben wollen. Abgesehen von einem Falle von Risley (707), der das Auftreten von Krämpfen erlebte, und den Beobachtungen von Mooren und von Galezowski (729) über das Auftreten von epileptiformen Zuckungen findet sich nur noch eine Mitteilung von Deutschmann (811) über Schwäche in den Beinen und Zuckungen im Schlaf und Kopfschmerzen in einem Falle, wo sie die Iridozyklitis überdauerten. Diese Beobachtungen sind so wenig zahlreich, daß man sie als Spiel des Zufalls ansehen muß.

Einige weitere Fälle sind dahin gedeutet worden, daß eine Meningitis zu Hörstörungen führte.

Der erste Fall wurde von Snellen (560) beschrieben. Es traten nach der Enukleation des verletzten Auges neben der sympathischen Ophthalmie Delirien und Kopfschmerzen, sowie völliger Verlust des Hörvermögens auf, und in dem Falle von Sérégi (890), der auch von de Wecker besprochen wird, traten außer der Gehörstörung Fiebererscheinungen auf. Die anfängliche Hyperästhesie der Hörnerven ging später in vollständige Taubheit über. Dabei traten vorübergehend Schwindel und Gleichgewichtsstörungen auf. Auch in dem Falle von Rogmann (446), wo die sympathische Ophthalmie von doppelseitiger Taubheit gefolgt war, war das innere Ohr betroffen, und in dem Falle von Blaschke (1234) ging die Schwerhörigkeit in völlige Taubheit über, nachdem sich Fieber und Delirien hinzugesellt hatten und vorher eine Hyperästhesie der Hörnerven bestanden hatte. Sämmtliche übrigen Hirnnerven waren frei.

Nur in dem 5., ebenfalls von Blaschek mitgeteilten Falle verschwand die an Taubheit grenzende Schwerhörigkeit nach Verlauf von einigen Wochen gänzlich wieder, während in dem Falle von Komoto (1607), wo schon am 3. Tage der mit Fieber einhergehenden sympathischen Ophthalmie eine fast völlige Taubheit eintrat, die später einer leichten Störung des Hörvermögens Platz machte. Weiterhin ist noch von Péchin (1496) ein Fall beschrieben, bei welchem die Taubheit einseitig war. In diesem Falle ist aber die sympathische Natur der Sehnervenerkrankung zweifelhaft.

In dem von mir beschriebenen Falle (1573) bestand noch 11 Jahre nach dem Beginn einer sympathischen Ophthalmie eine beiderseitige Schwerhörigkeit, deren Ursache ins Labyrinth verlegt werden mußte, und Cramer (1558) konnte in einem Falle von sympathischer Ophthalmie beobachten, daß eine Schwerhörigkeit in Taubheit überging, die von Schwindelerscheinungen begleitet war, also auch wohl labyrinthären Ursprungs war. Über einen neueren Fall von Seto (1695) fehlen mir genauere Notizen.

Schalten wir den Fall von Péchin als nicht hierhergehörig aus, so ergibt sich, daß in der überwiegenden Mehrzahl der 8 Fälle die Hörstörungen auf eine Erkrankung des Labyrinths zurückgeführt werden mußten, die sich in Schwindel, Fieber, Gleichgewichtsstörungen in einigen Fällen äußerte. Damit entfällt die Notwendigkeit, diese Fälle auf eine Meningitis zurückzuführen, die auch aus dem Grunde unwahrscheinlich ist, weil alle 8 Personen am Leben blieben und nirgendwo eine andere Störung von Seiten des Gehirns auftrat. Unter diesen Umständen konnte ich darauf hinweisen, daß die Ohrerkrankung eine ganz isoliert auftretende Begleiterscheinung der sympathischen Ophthalmie sein kann, und es ist diese Koinzidenz doch wohl kein Zufall. Zur Erklärung dieser Erscheinung bemerkte ich, daß im Labyrinth normalerweise Pigment vorkommt und daher die Möglichkeit besteht, daß im Sinne der später zu erörternden Elschnigschen Theorie nicht nur das Augenpigment, sondern auch das des inneren Ohres an dem Prozeß der sympathischen Ophthalmie Anteil hat.

Wenn Hollinger (1605) dieser Erklärung gegenüber Vorsicht empfehlen zu müssen glaubt, weil Leute, die ihre Augen verlieren, auch den Verlust anderer Sinnesorgane befürchten, so muß ausdrücklich betont werden, daß in sämtlichen 8 Fällen keine Anzeichen von Hysterie, wohl aber einer organischen Gehörerkrankung vorlagen.

Auf eine Beteiligung des Pigmentes weisen auch die Fälle hin, in denen im Verlaufe einer sympathischen Ophthalmie Weißfärbung der Zilien eintritt, die Schirmer bei den Symptomen der sympathischen Reizung als Ausdruck einer trophischen Störung erwähnt. Ein derartiger Fall ist von Schenkel (251) beschrieben worden, wo auf beiden Seiten die Wimpern ziemlich rasch ergrauten, und in dem Falle von Jacobi (266) war dieses nur auf einer Seite zu bemerken und zwar auf der sympathisch affizierten Seite. Dasselbe war der Fall bei Bock (832) und bei Nettleship (666), und Warren Tay (919) beobachtete das partielle Ergrauen der Wimpern an symmetrischen Stellen beider Seiten. Hier erstreckte sich die Anomalie auch auf die Augenbrauen.

In einem Fall wurde anatomisch festgestellt, daß es sich um Pigmentschwund handelte. In dem Falle von Cramer (1558) waren nicht nur die Wimpern und die Augenbrauen ergraut, sondern auch der spärliche Rest des Kopfhaares, welches im Verlaufe der Krankheit fast völlig ausgefallen war. Dabei bestand die oben erwähnte Hörstörung. Cramer macht darauf aufmerksam, daß auch bei Anaphylaxie Haarausfall vorkommt. Kraemer (1717) berichtet neuerdings über einen ganz ähnlichen Fall. Schließlich sei noch erwähnt, daß Schirmer (1147, S. 78) im Verlaufe einer schweren sympathischen Ophthalmie eine Alopecia areata beobachtete.

Man wird diesen Hörstörungen und Pigmentanomalien in Zukunft mehr Aufmerksamkeit schenken müssen.

k) Verlauf.

§ 36. Der Verlauf des Leidens ist ein sehr wechselnder. Was zunächst die Dauer betrifft, so gibt Schirmer an, daß Besserung und Verschlimmerung monate- und selbst vierteljahrelang abwechseln können, bis die Tendenz zur Heilung oder zur Vernichtung des Auges deutlich hervortritt. Nach da Gama Pinto soll die Gesamtdauer des Leidens 10 Jahre und darüber betragen können, was jedoch sicherlich Ausnahmen betrifft, wie auch der Fall von Bräutigam mit 4 jähriger Krankheitsdauer eine solche darstellt.

Charakteristisch ist nicht nur der chronische Verlauf, sondern auch das Auftreten von neuen Krankheitsschüben, und nur in Ausnahmefällen ist das Schicksal des Auges rasch besiegelt. So trat die Erblindung in einem Falle von Laqueur (162) durch schmerzhafte Iridocyclitis mit Chemosis schon nach 16 Tagen auf, und in einem Falle von Steffan (281) dauerte das akute Stadium 3 Tage.

Die Anzahl der Exazerbationen des Leidens ist unberechenbar, und wir wissen nur, daß wir sie durch zu frühzeitige operative Eingriffe herbeiführen können, die deshalb möglichst lange hinauszuschieben sind. Je häufiger die Exazerbationen auftreten, umso unsicherer ist das Schicksal des Auges. Ihr Auftreten setzt auch keineswegs voraus, daß in der Zwischenzeit leichte sichtbare Entzündungserscheinungen fortbestanden haben. Oft genug ist beobachtet worden, daß ein Auge schon völlig reizfrei war und als geheilt gelten konnte, bis neue Schübe das Auge zugrunde richteten, auch in solchen Fällen, wo die größte Schonung der Augen stattgefunden hatte. Man darf daher, wie Schirmer angibt, ein Auge erst dann als gerettet ansehen, wenn es 1 Jahr hindurch völlig entzündungsfrei gewesen ist.

Ein instruktiver Fall, der das wechselvolle Schicksal derartiger Augen erkennen läßt, wird neuerdings von Hirschberg (1753) mitgeteilt. Der Patient, bei welchem später eine Katarakt operiert wurde, hatte anfangs mehrere Rückfälle. Nachdem er jahrelang leidlich gesehen hatte, führte eine geringfügige Kontusion den Untergang des Auges herbei.

Die bisher geschilderten Erscheinungen im Bereiche des vorderen Augapfelabschnittes können nun in der vielfachsten Weise variieren. So kann die fibrinöse Exsudation auf den Irisrand beschränkt bleiben, so daß die gebildeten Synechien unter der Einwirkung eines Mydriaticums leicht zerreißen. Es würde aber falsch sein, daraus den Schluß zu ziehen, daß die Erkrankung nur die Iris in Mitleidenschaft gezogen habe, denn die noch milder verlaufenden Fälle von Iritis serosa lehren uns, daß der ganze Uvealtraktus beteiligt sein kann.

In anderen Fällen kommt es zur Bildung flächenhafter Verwachsungen und von Pupillarexsudaten, ohne daß Drucksteigerung erheblicher Art auftritt. Hier kann durch operative Eingriffe noch Sehvermögen gerettet werden, wenn alle Entzündungserscheinungen lange Monate hindurch ausgeblieben sind.

Häufen sich die Entzündungsschübe, dann rückt die Gefahr immer näher, daß durch schrumpfende Exsudatmassen die Netzhaut abgelöst wird. Vor allem wird die Funktion des ganzen Ziliarkörpers schwer geschädigt, so daß die anfangs vorhandene geringe Drucksteigerung einer immer deutlicher werdenden Hypotonie Platz macht. In ganz schweren Fällen wird dadurch die Form des Auges verändert; es kommt zur Schrumpfung des Augapfels und Verkleinerung der Hornhaut, und der geschrumpfte Augapfel bleibt anfangs weich.

Im allgemeinen pflegen in diesem Stadium die Schmerzen zu fehlen, ausnahmsweise können sie die Entfernung des Stumpfes notwendig machen. Stärkere Schmerzen kommen sonst nur bei glaukomatösen Zuständen vor. Sie sind sonst nicht sehr erheblich, wenn das Auge geschont wird, und zu Beginn der Entzündung können sie fast völlig fehlen. Manches Auge ist dem Arzte erst im Zustande fast völliger Erblindung präsentiert worden, weil die Schmerzen fehlten, die die Kranken sonst zum Arzte treiben.

Es entsteht nun die Frage, ob es außer den Reizungen örtlicher Art, wie sie z. B. durch zu frühzeitig ausgeführte operative Eingriffe geschaffen werden, noch andere Momente gibt, die den Verlauf der sympathischen Ophthalmie in ungünstigem Sinne beeinflussen oder ihren Ausbruch begünstigen.

Einen derartigen Gedanken wird man hegen können, wenn man den Fall von Schirmer (S. 77) vor Augen hat, wo ein 8jähriger, blaß und schwächlich aussehender Knabe innerhalb weniger Wochen erblindet, nachdem sich große Skleralstaphylome gebildet hatten, und in der Tat betonen neuerdings mehrere Autoren den Einfluß des Allgemeinzustandes. So berichtet Guibert (1171), daß die Entzündung im Verlaufe eines Typhus bzw. einer Influenza beobachtet wurde. Es kann dies natürlich auch eine zufällige Koinzidenz sein, wie man dies auch für die Fälle von Schulin (1353) annehmen muß, der einen guten Verlauf bei einem kräftigen Knaben und eine schwere Krankheitsform bei einem anämischen, skrofulösen Knaben beobachtete. Reynold (1144) weist in der Diskussion zu einem Vortrage von Gifford (1131) darauf hin, daß Personen, die zu Rheumatismus und Gicht disponiert sind, besonders der Gefahr ausgesetzt sind, von sympathischer Ophthalmie befallen zu werden. Hauenschildt (1172) beobachtete das Auftreten der Ophthalmie im Gefolge einer Parotitis und Bach (1091) ein Rezidiv im Gefolge einer Angina phlegmonosa.

Auch bei der Behandlung soll der Allgemeinzustand berücksichtigt werden, wie Baudry (1300) hervorhebt.

1) Differentialdiagnose.

§ 37. Weiterhin bedarf die Frage der Erörterung, ob und inwieweit eine Uveïtis anderweitiger Herkunft ausgeschlossen werden muß, ehe man eine sympathische Iritis annimmt. In dieser Beziehung ist z. B. ein Fall von Zuhöne (1190) sehr lehrreich, wo bei einem Diabetiker einige Wochen nach der Enucleation eines sympathiefähigen Auges eine Iritis serosa mit Netzhautblutungen auftrat. Auch kommen spontane Iridozyklitisfälle vor, bei denen man einen ätiologischen Grund nicht finden kann. Derartige Fälle, die nach Meller (1614) alle anatomischen Merkmale der sympathisierenden Entzündung an sich tragen, können unter demselben Bilde wie die sympathische Entzündung zur völligen Erblindung und zur Schrumpfung des Auges führen. Auch Botteri (1391) beschreibt einen derartigen Fall, ebenso verlief der Fall von Suker (1354), wo keine Verletzung vorausgegangen war, unter dem Bilde der sympathischen Iridocyclitis.

Die Schwierigkeiten, im gegebenen Falle eine Uveïtis mit Sicherheit als eine sympathische zu diagnostizieren, kennzeichnet Schweigger (Sitzungsbericht, Heidelberg 1891), wenn er erklärt, daß er irgend welche typische Form der sympathischen Entzündung nicht anerkennen könnte. Die Diagnose bliebe daher lediglich eine Wahrscheinlichkeitsdiagnose und auch Fuchs betont diese Schwierigkeiten, indem er sich außerstande erklärt, ein Auge nach dem klinischen Befunde als ein sympathisierendes, d. h. die histologischen Merkmale der Entzündung an sich bergendes anzusehen.

Da die anatomischen Untersuchungen der neuesten Zeit (s. § 58) bei spontaner Iridozyklitis wiederholt die Merkmale der Tuberkulose festgestellt haben, so wird man bei spontanem Auftreten, besonders ohne voraufgegangene Verletzung, in erster Linie an das vielgestaltige Bild der Tuberkulose denken müssen, weil sie in differentialdiagnostischer Hinsicht am meisten mit der sympathischen Entzündung konkurriert. Schon aus dem klinischen Bilde resp. dem Verlaufe geht dies deutlich hervor.

So erinnert Eisenbach (1099) daran, daß zwischen Trauma und Tuberkulose sehr enge Beziehungen bestehen, und in einem von ihm beschriebenen Fall trat die sympathische Ophthalmie unter dem Bilde einer tuberkulösen Iridozyklitis mit Knötchenbildung, in der Iris und im Ligamentum pectinatum auf, und v. Grosz (1134) beschreibt einen Fall, wo eine Tuberkulose der Uvea unter dem Bilde einer sympathischen Ophthalmie verlief.

Ohne diese beiden Fälle zu kennen, machte Verf. (1143) in einer kleinen Arbeit darauf aufmerksam, daß die Differentialdiagnose gegenüber der Tuberkulose oft sehr schwierig ist, weil diese Erkrankung genau dieselben Iritisformen hervorrufen kann, und da eine Beteiligung der Aderhaut und des Sehnerven auch bei Tuberkulose häufig ist, und ferner der Prozeß jeden Augenblick ausheilen oder das Auge unter dem Bilde der Phthisis bulbi zugrunde richten kann, und operative Eingriffe ein Wiederaufflackern der Entzündung herbeiführen können, so liegen genügende Analogien zwischen beiden Erkrankungen vor. Dazu kommt noch, daß die posttraumatische Tuberkulose, wie ich an der Hand des chirurgischen Materiales von WITZEL in Bonn feststellen konnte, in 5 % aller Verletzungen nachträglich auftritt, so daß Grund genug vorliegt, im Einzelfalle mit der Möglichkeit einer doppelseitigen Uvealtuberkulose zu rechnen. Den Einwand von AXENFELD (1119), daß bei dieser Annahme mehr Fälle beobachtet werden müßten, bei denen nach Verletzungen des Auges im Körper anderweitige Tuberkulose auftrete, konnte ich mit dem Hinweise entkräften, daß die Nichtbeteiligung des übrigen Körpers bei der Uvealtuberkulose die Regel ist.

AXENFELD, der sich mit meiner Arbeit in jenem Aufsatze eingehend beschäftigte, erkennt an, daß das klinische Bild der sympathischen Ophthalmie kein einheitliches ist, weist aber darauf hin, daß bei dieser Erkrankung die bei Tuberkulose im Kammerwinkel so oft zu findende Knötchenbildung fehlt; ebenso käme für die chirurgische Tuberkulose in Betracht, daß sie nach stumpfen Einwirkungen auftritt, während die sympathische Ophthalmie fast regelmäßig einer perforierenden Verletzung folgt, worauf ich erwiderte, daß nicht die Natur der Verletzung, sondern die Hyperämie des Ziliarkörpers das maßgebende sei, weil sie die Ansiedelung des Tuberkelbazillus auf endogenem Wege begünstige.

In einer späteren Mitteilung weist AXENFELD (1327) darauf hin, daß in den tuberkelähnlichen Knötchen der sympathischen Ophthalmie weder Verkäsung noch Tuberkelbazillen gefunden seien und die Tierimpfungen ein negatives Resultat ergeben hätten. Auch sei die Tuberkulinprobe negativ ausgefallen. Alles das spräche gegen die — übrigens von mir gar nicht behauptete — Identität der beiden Erkrankungen.

Nachdem diese Frage einige Jahre geruht hatte, wurde sie von neuem berührt, als BERNHEIMER (1509) über den günstigen Einfluß des Tuberkulins bei sympathischer Ophthalmie berichtet hatte, den auch ZIRM (1583) und NORMANN (1687) bestätigen konnten. So hebt OHLEMANN (1572) hervor, daß, wenn sympathische Ophthalmie in 5 % der Fälle von perforierenden Verletzungen beobachtet würde, dieser vielleicht dem Prozentsatz der latent Tuberkulösen entsprechen könne, und STÖWER (1627) berichtet über 2 Fälle, bei denen die Tuberkulinbehandlung gute Erfolge gab und weist darauf hin, daß man die sympathische und tuberkulöse Iritis oft schwer auseinanderhalten könne. Es ist nach STÖWER oft nicht möglich, aus den klinischen Symptomen mit Sicherheit zu entscheiden, ob es sich um eine sympathische Ophthalmie bei einem Tuberkulösen oder um eine durch ein Trauma ausgelöste tuberkulöse Uveïtis handelt. Damit stellt sich STÖWER auf einen ähnlichen Standpunkt wie ich, und es genügt vorläufig auf die Möglichkeit einer traumatischen tuberkulösen Uveïtis aufmerksam zu machen, wie dies neuerdings auch von WOLFRUM (1670) geschehen ist. Auch in einem neuerdings publizierten Falle von BERNEAUD (1636) erinnerte das Bild der Iridozyklitis an Tuberkulose, und eine Umfrage der »medizinischen Klinik« aus dem Jahre 1915 ergab u. a., daß HEINE, BIRCHFELD und FEHR die Ähnlichkeit der beiden Prozesse betonen.

In der neueren Arbeit von MELLER (1734) wird darauf hingewiesen, daß zwar die endogene Entstehung der sympathisierenden Uveïtis wahrscheinlich, die Erkrankung jedoch von der Tuberkulose zu trennen sei, weil diese in der konglobierten Form meistens einseitig vorkomme, wie ja auch nach SCHIECK die Entwicklung der Tuberkulose auf dem einen Auge einen mildernden Einfluß auf den Verlauf der Tuberkulose auf dem anderen Auge ausübe. Auch fände man nach Traumen selten tuberkulöse Veränderungen.

Wie in der Dissertation meines Schülers BIERHAUS (1707) ausgeführt wurde, hat MELLER (1734) sich darauf beschränkt, das Trennende allzusehr auf Kosten der gemeinsamen Merkmale zu betonen, und diese sind vor allem, wie ich früher ausführte, die Ähnlichkeit der Uveïtis, der eventuelle Ausgang in Schrumpfung, die Neigung zu Rezidiven, besonders nach operativen Eingriffen und die Neigung zur Spontanheilung in jedem Stadium.

Nimmt man nun noch die anatomischen Befunde hinzu, wie sie besonders in der neuesten Arbeit v. HIPPELS (1733) enthalten sind, so wird man es erwarten dürfen, daß die Differentialdiagnose zwischen beiden Erkrankungen noch Gegenstand weiterer Erörterungen bilden wird. Näheres über die anatomische Differentialdiagnose siehe § 58.

Die neueren Arbeiten von KOEPPE (1755) lassen die Schwierigkeiten einer exakten Differentialdiagnose noch um so größer erscheinen, weil auch bei genauer Verfolgung des iritischen Prozesses mit der Nernst-Spaltlampe ein Unterschied gegenüber den tuberkulösen Formen nicht festgestellt werden konnte. Ebenso konnte KOEPPE (1756) bei sympathischer Ophthalmie im Glaskörper zellige Elemente nachweisen, die ein Bild lieferten, wie tuberkulöse Prozesse, vorausgesetzt, daß die Desorganisation des Glaskörpers noch nicht zu weit vorgeschritten war.

4. Die pathologische Anatomie des sympathisch erkrankten Auges.

§ 38. Die Anzahl der bisher zur anatomischen Untersuchung gelangten Augen mit sympathischer Ophthalmie ist auch heute noch eine ziemlich geringe, weil man bei abgelaufener Erkrankung, die selten mit größeren Schmerzen verläuft, nur dann enukleieren wird, wenn z. B. eine Knochenschale im Augeninnern Schmerzen bereitet und in diesen abgelaufenen Fällen ist das Wesentliche des Entzündungsvorganges nicht mehr zu erkennen. Man ist zu dessen Studium daher darauf angewiesen, Augen zu untersuchen, die durch schmerzhaftes Glaukom erblindeten oder von Leuten stammten, die während des Verlaufes der Erkrankung aus irgend einer anderen Ursache zur Sektion kommen.

Die bisher bekannt gewordenen Fälle sind mit Ausnahme der Fälle von Pagenstecher, Becker und Krailsheimer in der Arbeit meines Schülers Bräutigam (1553) zusammengestellt worden, und ich gebe im folgenden eine kurze Übersicht, um daran einige Erörterungen über die Entzündungsformen anzuknüpfen.

1. Fall. Pagenstecher 1873 (248). Tod nach Enukleation des verletzten Auges. Sympathische Iridochorioiditis des anderen; die Iris, Ziliarkörper und Aderhaut sind stark verdickt, und die Infiltration, die P. als eine eitrige auffaßt, hat die Struktur der Aderhaut vollständig verwischt. Die Netzhaut enthält nur in der Nähe der Papille einige lymphoide Zellen. Der Optikus und seine Scheiden waren intakt, während der Glaskörper zahlreiche lymphoide Zellen enthielt. Da das andere Auge dieselben Veränderungen zeigte, und eine eigentliche eitrige Entzündung wohl nicht vorlag, so scheint es sich in der Tat um die hyperplastische Form der sympathischen Uveïtis gehandelt zu haben.

2. Fall. O. Becker 1882 (569). Panophthalmie rechts. 8 Tage nach der Verletzung beginnender Trismus. Am 10. Tage: Links leichte Papilloretinitis, die bis zu dem am 14. Tage erfolgten Tode noch zunahm. Beide Augen wurden mit Chiasma und den Optici 18 Stunden post mortem in Müllerscher Flüssigkeit gehärtet. Es zeigte sich der Sehnervenkopf infiltriert, nicht aber die Lamina; die benachbarte Netzhaut war gequollen, die Aderhaut besonders auf der nasalen Seite stark verdickt. Die Aderhauterkrankung wird für das Primäre gehalten.

Da Gama Pinto hält den Fall für zweifelhaft, während Schirmer ihn anerkennt. Da über das Auftreten intraokularer Erkrankungen ähnlicher Art bei Trismus oder Tetanus nichts bekannt ist, so ist die Möglichkeit einer sympathischen Entzündung nicht ganz von der Hand zu weisen. Immerhin ist der Fall sehr unsicher.

An diesem Fall ist bemerkenswert das Auftreten der Ophthalmie nach Panophthalmie des anderen Auges, sowie das Intervall von 10 Tagen.

3. Fall. Milles 1886 (743). Iris und Glaskörper in ein diffuses Entzündungsprodukt verwandelt, in dem das Irispigment zerstreut ist. Spindlige Zellen parallel der zerstörten Descemetschen Membran. Netzhaut und Aderhaut stark verdickt, letztere besonders nach vorne zu. Hier ist der Charakter einer fibrinös-plastischen Entzündung sehr ausgesprochen.

4. Fall. Milles 1886 (743). Enukleation des sympathisch erkrankten Auges wegen Glaukom. Makroskopisch: Flecken auf der Hornhauthinterfläche, Iris verfärbt und verdickt, ebenso der Ziliarkörper. Mikroskopisch: Rundzellen in der Hornhaut. Hinterfläche mit kleineren und größeren gut gefärbten Zellen bedeckt, zu Klumpen angeordnet. Schlemmscher Kanal mit Rundzellen erfüllt. Iriswurzel adhärent. Iris stark verdickt und zellig infiltriert. Iris durch Rundzellen derselben Art, wie an der Hornhaut, mit Linsenkapsel verlötet. Chorioidea entzündlich verändert. Retina nur in der Nachbarschaft der Papille in geringem Maße beteiligt.

Die in derselben Zeitschrift veröffentlichten 4 Fälle von Gunn sind nicht mikroskopisch beschrieben worden.

5. Fall. DEUTSCHMANN 1893 (924). Starke Papillitis und Uveïtis des sympathisierenden Auges. Im zweiten Auge Papille etwas verbreitert, geschwollen und infiltriert; in den Pialsepten und im Intervaginalraum Rundzellen. Ziliarnerven intakt. Spärliche Rundzellen im Bereiche der hinteren Ziliargefäße. Netzhaut an der Infiltration beteiligt. Die Aderhaut zeigt diffuse oder nesterartige Rundzellenanhäufungen, die nach der Ora serrata ab- und nach dem Ziliarkörper wieder zunehmen. Die die Sklera durchbrechenden Gefäße zeigen an ihren Scheiden ebenfalls Rundzellen, ebenso das Ligamentum pectinatum. Die Iris ist besonders an den Gefäßen stark mit Rundzellen durchsetzt, ebenso finden sich Mastzellen. Großen Wert legt DEUTSCHMANN auf die Tatsache, daß der Optikus in der Nähe des Chiasma stark infiltriert war und nach dem Foramen opticum zu auch in den Scheiden Rundzellen auftraten. Der Infiltration entsprechend wurden Mikroorganismen gefunden, worauf noch besonders einzugehen sein wird.

In dieser Arbeit erwähnt DEUTSCHMANN auf S. 774 pathologisch-anatomische Präparate, die ihm BRAILEY zur Verfügung gestellt hatte. Auch hier fand sich außer Uveïtis Neuritis und Perineuritis.

6. Fall. ZIMMERMANN 1895 (997). Enukleation des verletzten Auges. Tod an Meningitis. Zweites Auge klinisch nicht genauer untersucht. 27 Stunden post mortem gehärtet. Leichte plastische Exsudation in der vorderen Kammer. Kammerwinkel frei. Irisstroma verdickt. Rundzelleninfiltration. Starke Beteiligung des Ziliarkörpers. Im vorderen Teil des Suprachorioidalraumes plastische Exsudation. Aderhaut im hinteren Abschnitt stark verdickt. Netzhaut frei, dagegen ist der Optikus peripher, ebenso der Intervaginalraum stark beteiligt. Zerebralwärts nimmt der Entzündungsprozeß zu. Letztere Erscheinungen, sowie der positive Bakterienbefund werden von SCHIRMER auf die Meningitis zurückgeführt, besonders, weil die meisten Zellansammlungen aus mehrkernigen Leukozyten bestanden. Die Veränderungen im Augeninnern dagegen können wohl auf eine sympathische Entzündung bezogen werden.

7. Fall. SCHIRMER 1900 (1147). Schwerer Verlauf der sympathischen Entzündung. Enukleation wegen unerträglicher Schmerzen, nachdem das verletzte Auge schon früher entfernt worden war. Beide Augen weisen ziemlich gleichen Befund auf. Im zweiten Auge sind Iris und Ziliarkörper in ein zartes Bindegewebe umgewandelt, welches diffuse und herdförmige Rundzelleninfiltrate zeigt. Besonders hervortretend ist der Befund von epitheloiden und Riesenzellen. Die Aderhaut ist verdickt. Im atrophischen Optikus ebenfalls epitheloide Zellen und Rundzellenherde. Außerdem fanden sich mit Hämalaun-Fuchsin rotgefärbte Kugeln.

Bei dieser Gelegenheit schildert SCHIRMER auch den Befund an einem ihm von TREACHER COLLINS (1147) (8. Fall) zur Verfügung gestellten Präparate. Enukleation des sympathisierenden Auges wegen Glaukom. 14 Tage nach Ausbruch der Entzündung. Kammerwinkel frei. Ligamentum pectinatum mit Rundzellen erfüllt. Dieselben Zellen auf Irisvorder- und Hornhauthinterfläche. Exsudatmassen auf der Hinterfläche der Iris und dem Ziliarkörper. In Papille und Optikusstamm auffallend hochgradige Infiltration, ebenso in der angrenzenden Netzhaut.

9. Fall. GRUNERT 1900 (1135). Sympathisch erkranktes Auge von einem an Schrumpfniere und Hirntumor leidenden Epileptiker. Beide Bulbi inkl. Chiasma konnten untersucht werden. Es fand sich hyperplastische Uveïtis und Papillitis im ersten Auge, im zweiten krümlige Beschläge auf der Hornhaut-

hinterwand, Verdickung und Infiltration der Iris, einzelne Rundzelleninfiltrate und Mastzellen im Ziliarkörper. Aderhaut und Sklera intakt. Dagegen leichte Papillitis. Kleinzellige Infiltrate in der Nähe des Chiasma. Mikroorganismen wurden nicht gefunden. Die Optikusveränderungen können, wie Grunert und auch Schirmer hervorheben, ebenso wenig wie in dem Fall von Zimmermann auf sympathische Entzündung zurückgeführt werden.

10. Fall. Grunert (1170). Enukleation des zweiten Auges wegen Glaukom. Hornhaut deutlich verdickt, Limbus infiltriert. An der Rückwand Präzipitate mit ein- und mehrkernigen Leukozyten, epitheloiden und Riesenzellen. Iris und Ziliarkörper mit Rundzellen infiltriert, hyperämisch, ohne Herderkrankungen. Geringe knötchenförmige Infiltrationen der Aderhaut. In der Retina kleine Rundzellenanhäufungen an den Gefäßen. Leichte Papillitis. Bakteriologische Untersuchung negativ.

11. Fall. Asayama 1902 (1192). Pat. starb an Lungentuberkulose mit Pyopneumothorax und Nephritis. Untersucht wurden beide Bulbi mit Chiasma. Erstes Auge: typische sympathisierende Uveïtis. Im zweiten Auge hochgradige plastische Uveïtis, vor allem im Ziliarkörper. Verlegung der Kammerbucht und Obliteration des Schlemmschen Kanals. Iris stark infiltriert. Chorioidea stark verdickt durch herdförmige und diffuse Rundzellenanhäufungen. Papille mäßig infiltriert. Optikusscheiden mäßig infiltriert. Keine epitheloide- und Riesenzellen. Im wesentlichen also chronische Uveïtis, die nur im vorderen Abschnitt Neigung zur Schwartenbildung hat.

12. Fall. Welt 1902 (1216). Es bestand plastische Exsudation. Hinter der Hornhaut speckige Masse, die aus Bindegewebe bestand und Reste von Irisgewebe und Linse enthielt. Choroidea stark verdickt und von breiten Bindegewebszügen durchflochten, also ausgesprochene hyperplastische Entzündung.

13. Fall. Blaschek 1903 (1224). Typische, sympathisierende Uveïtis. Im anderen Auge Befund: Bulbus vergrößert. Kornea infiltriert. Korneoskleralrand von Granulationsmassen durchbrochen. Iris und Ziliarkörper in Granulationsmassen verwandelt, enthalten Trümmer von Riesenzellen. Chorioidea enorm verdickt. Netzhaut und Glaskörper durch hyperplastische Wucherung zerstört. Optikus und Scheiden stark infiltriert. Im sympathisierenden Auge überwiegt plastische Exsudation, im anderen Verdickung der Membranen selbst. Keine Mikroorganismen. Die komplizierende Taubheit wurde bereits erwähnt. Blaschek nimmt eine hyperplastische Entzündung im Sinne von Schöbl an, die auch in dem Falle von Welt vorlag.

14. Fall. Ruge 1904 (1284). 15 Jahre nach Verletzung Rezidiv der sympathischen Entzündung im phthisischen Augapfel, der eine Knochenschale enthielt. Die Kornea war verkleinert, die vordere Kammer mit straffem, gefäßlosem Bindegewebe angefüllt. Ziliarkörper herdförmig infiltriert. Iris geht in Bindegewebe auf. In Chorioidea abgelaufene Entzündung und einzelne frische Herde. Keine Mikroorganismen.

15. Fall. Lenz 1907 (1370). 6 Monate nach Beginn der sympathischen Entzündung Enukleation wegen Glaukom. Veränderungen sehr gering. Iris enthielt nur einzelne Rundzellen. Corpus ciliare gleichmäßig von Rundzellen durchsetzt. In der vorderen Kammer kein Exsudat. Chorioidea verdickt, herdförmig und diffus infiltriert. Mehr eosinophile Leukozyten als Lymphozyten. Keine epitheloiden, Mast- und Riesenzellen. Netzhaut frei. Ihre Gefäße durch Lymphozyten und Leukozyten verlegt und von Rundzellenmantel umgeben. Optikus

diffus infiltriert. Keine Mikroorganismen. In den Venen thrombotische Massen. Nach Lenz spricht dieser Befund für die Entstehung durch Metastase.

16. Fall. Wagenmann 1910 (1504). Tod durch Apoplexie. Beide Augen ohne Chiasma untersucht. 25 Tage nach Ausbruch der sympathischen Ophthalmie. Sympathisierende Uveïtis und Papillitis. Optikusscheiden infiltriert. Im zweiten Auge Beschläge auf der Hornhaut. Fibrin, Leukozyten und Pigmentzellen. Derselbe Belag auf dem Ligamentum pectinatum. In der vorderen Kammer Fibrin. Iris spärlich von Lymphozyten durchsetzt, ebenso der Ziliarkörper. Auf ihm liegen ebenso wie auf der Linsenkapsel Leukozyten. Aderhaut hyperämisch und gleichmäßig mit Lymphozyten infiltriert. Kein fibrinöses Exsudat. Epitheloide und Riesenzellen. Retina normal. Papille mäßig infiltriert, ebenso die Optikusscheiden. Optikus selbst frei. Keine Mikroorganismen.

17. Fall. Weigelin 1910 (1507). Enukleation wegen unerträglicher Schmerzen. Kornea verdickt, am Limbus infiltriert. Vordere Kammer durch infiltriertes Gewebe verengt. Gegen den Glaskörper Abgrenzung durch bindegewebige Schwarte. Iris nur am Pigmentblatt zu erkennen. Ziliarkörper verdickt und mäßig infiltriert. Chorioidea zeigt Herde in der Schicht der größten Gefäße. Epitheloide und Riesenzellen. Optikus infiltriert. Scheiden frei. Hier bestand also im vorderen Abschnitt fibrinoplastische, im hinteren Teil hyperplastische Entzündung.

18. Fall. Weigelin 1910 (1507). Enukleation wegen Glaukoms. Limbus stark infiltriert. Präzipitate aus Lymphozyten und polynukleären Leukozyten. Iris wenig infiltriert. Ebenso Ziliarkörper. Kammerwinkel verlegt. In den Buchten der Ziliarfortsätze leichte Exsudation.. Chorioidea wenig beteiligt mit knötchenförmigén Herden. Netzhaut normal. Im Optikus nur geringe Vermehrung, stärker an den Zentralgefäßen, ebenso an den die Sklera durchbohrenden Gefäßen. Keine epitheloide oder Riesenzellen.

19. Fall. v. Grosz 1910 (1486) gibt an, auf Grund eines anatomisch untersuchten Falles, daß seine Befunde mit den von Fuchs für die sympathisierende Uveïtis angegebenen Veränderungen übereinstimmten.

20. Fall. Pöllot 1912 (1575). Enukleation wegen Glaukoms. Sympathisierende Entzündung sichergestellt. Im zweiten Auge sind Hornhaut und Sklera normal. Rundzellen und Pigmentkörnchen auf der Horthauthinterfläche. Fibrinnetz in der vorderen Kammer. Kammerwinkel frei. Iris stark infiltriert. Auf der Hinterfläche organisiertes junges Bindegewebe, ebenso im Papillargebiet. Ziliarkörper und Aderhaut stark verdickt und infiltriert. Im hinteren Abschnitt nimmt dies ab. Auf der inneren Oberfläche der Aderhaut knötchenförmige vom Pigmentepithel ausgehende sogen. Dalensche Herde. Netzhautgefäße von Infiltration umgeben. Degenerative Veränderungen in Stäbchen- und Körnerschicht. Papillen infiltriert, ebenso Optikusscheiden. Keine Mikroorganismen. Im wesentlichen bis auf die fibrinöse Entzündung an der Iris hyperplastische Form. Zweites Auge erst nach Enukleation des ersten erkrankt.

21. Fall. Bräutigam 1912 (1553). Enukleation nach 4 jähriger Krankheitsdauer wegen Glaukom. Die Iris ist am stärksten befallen, die Struktur ist verloren gegangen (s. Fig. 1 auf Taf. I). Zwischen Linse und Hornhaut dichte Granulationsmasse mit Pigmentzellen, die aus der Iris stammen, Lymphozyten und epitheloide Zellen, ferner polynukleäre- und Riesenzellen. Man erkennt Gefäßquerschnitte mit lappigen Endothelkernen. An diese Schicht schließen sich die Infiltrationsmassen an. Das Pigmentblatt der Iris ist zersprengt. Hinter der Iris Fibroblasten. Ziliarkörper weniger betroffen. An den Fortsätzen keine

Fig. 1 zu S. 74.

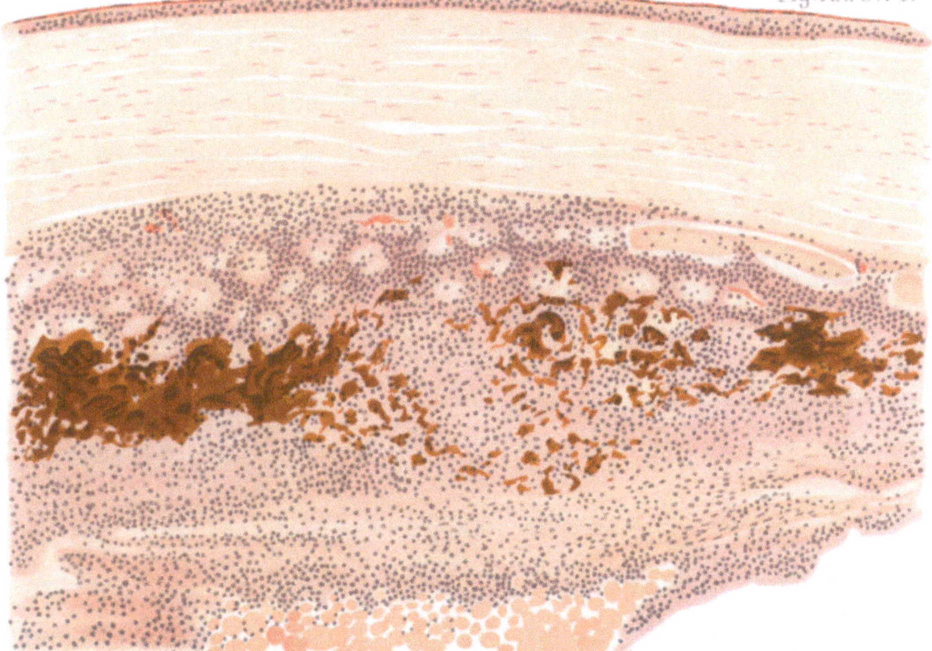

Fig. 2 zu S. 108.

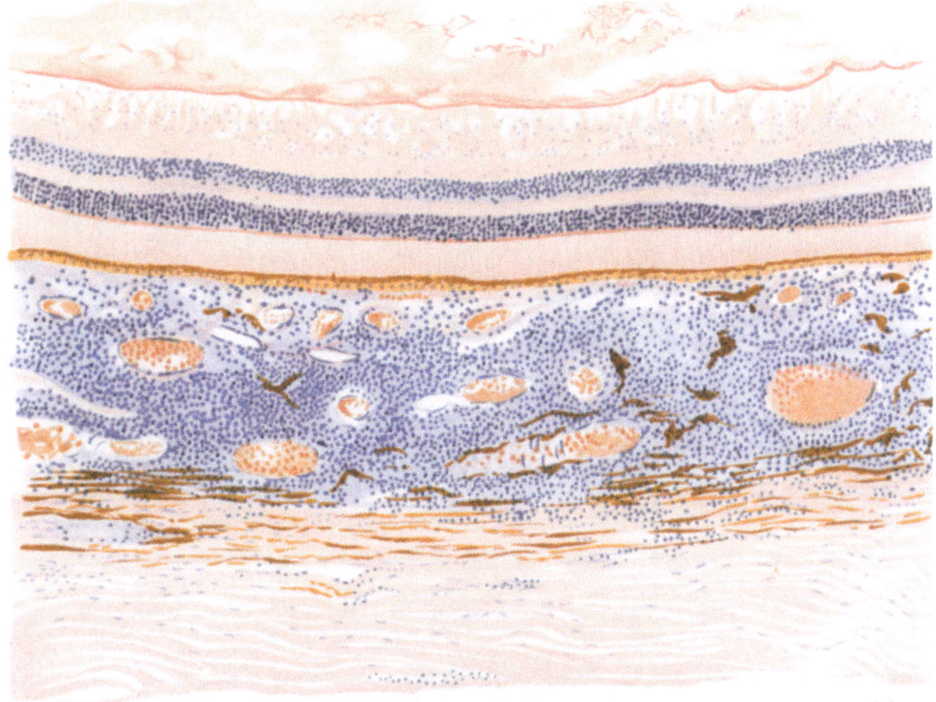

Peters

Verlag von Julius Springer in Berlin.

Lith. Anst. v. E. A. Funke, Leipzig

zyklitischen Schwarten. Unpigmentiertes Epithel ziemlich intakt. Über den Fortsätzen kernarmes Gewebe mit lymphoiden und epitheloiden Zellen. Riesenzellen fehlen im Bereich des Ziliarkörpers. Die Aderhaut ist minimal betroffen, nur in den hinteren Partien. Keine Riesenzellen. Netzhaut wenig beteiligt. Gefäße von Lymphozytenwall umgeben. Lumina nicht verlegt. In der Nachbarschaft von Gefäßen eigentümliche Zellhaufen mit großkernigen Zellen. Papille stark entzündlich verändert. Optikusstamm leicht infiltriert. Gefäße von Lymphozytenwall umgeben. Im Glaskörper feinfasriges Gewebe mit großkernigen Zellen. Sklera besonders nach vorn infiltriert, besonders längs den Gefäßen und Nerven. Auch die Bindehaut ist stark infiltriert.

22. Fall. KRAILSHEIMER 1914 (1656). Beide Augen trachomatös. Rechts Geschwürsperforation. Typische sympathisierende Entzündung. Zweites Auge mit typischer Uveïtis. Besonders die Chorioidea ist hyperplastisch infiltriert, vorwiegend in der Suprachorioidea und in der Schicht der großen Gefäße. Feinkernige Rundzellen, epitheloide und Riesenzellen.

23. Fall. KRAILSHEIMER 1914 (1656). Zweites Auge wegen Glaukom enukleïert. Kornea infiltriert. Auf der Rückseite Rundzellen und Fibrin, auch im Ligamentum pectinatum und auf der Irisvorderfläche. Iris und Ziliarkörper infiltriert. Chorioidea fast völlig frei. In der Nähe des hinteren Poles in der Suprachorioidea Lymphozyteninfiltration mit epitheloiden Nestern. Netzhaut und Papille frei.

24. Fall. MELLER 1915 (1685). Die Lokalisation des Prozesses in der Uvea und der histologische Bau des Infiltrates entsprechen durchaus der sympathisierenden Entzündung, wie man sie sonst sieht. (Im vorliegenden Falle wurde das verletzte Auge nicht anatomisch untersucht). Die Iris war am meisten beteiligt. In der Aderhaut nur wenige Knötchen mit epitheloiden Zellen im normalen Gewebe, während in der Iris schon fibröse Umwandlungen stattgefunden haben. Die die Iris überziehende Bindegewebsmembran wird als Resultat einer plastischen Exsudation betrachtet, mit Erhaltung der vorderen Grenzschicht. Im Papillarteil der Iris fand sich eine Nekrose. Obwohl die Erkrankung vor 8 Jahren zum Ausbruch gekommen war, waren noch zahlreiche frische Herde im Uvealtraktus vorhanden.

Außer diesen Fällen finde ich noch ein Referat über eine Arbeit von BAKER (1433), der zwei von CARLTON untersuchte Fälle von sympathischer Ophthalmie erwähnt. Näheres ist aus dem kurzen Referat nicht zu sehen. Aus dem Referat über einen Vortrag von KIRIBUCHI (1338) geht nicht hervor, ob es sich um das sympathisierende oder das zweite Auge handelt.

Überblicken wir die Veränderungen, die in diesen Fällen gefunden wurden, so handelt es sich um eine charakteristische Erkrankung des ganzen Uvealtraktus, welche durch einen eminent chronischen Verlauf gekennzeichnet ist, indem immer Entzündungsschübe zu den alten Veränderungen hintreten. Besonders trat dies in den Fällen von RUGE und von BRÄUTIGAM hervor. Die Form der Entzündung ist eine fibrinös-plastische, die durch Organisation eines zell- und fibrinhaltigen Exsudates, durch die Schwartenbildung gekennzeichnet wird und eine hyperplastische, bei der den Membranen der Uvea keine Exsudatmassen aufgelagert sind. Es handelt sich vielmehr um eine Verdickung des Gewebes durch Exsudation ins Gewebe hinein.

Diese Formen der Uveïtis sind nicht immer gleichmäßig auf alle Teile der Uvea ausgebreitet. Gelegentlich ist der vordere Teil des Auges stärker befallen, was in den Fällen von GRUNERT, WEIGELIN, PÖLLOT und besonders von BRÄUTIGAM zutage trat, und es kann im vorderen Abschnitte die fibrinös-plastische und im Fundus die hyperplastische Entzündungsform vorhanden sein. In einigen Fällen war nur die letzte Form zu finden. In dem Falle von BLASCHEK zeigte das zweite Auge die hyperplastische, das sympathisierende die plastische Form. Diese letztere überwiegt in den sympathisierenden Augen, weil diese Endophthalmitis septica im Sinne von FUCHS durch die Verletzungen begünstigt wird, während die sympathische Entzündung als solche eine infiltrierende ist und daher im zweiten Auge viel öfter rein zutage tritt.

In den Fällen GRUNERT und einem von WEIGELIN lag klinisch das Bild der Iritis serosa vor, und doch war die Aderhaut beteiligt.

Auffallend ist die große Resistenz der glashäutigen Membranen, der DECEMETSCHEN Memhran, der Linsenkapsel und der Lamina vitrea gegen das Vordringen der Entzündung, so daß der Prozeß eher in die Sklera als in die Netzhaut durchbricht.

Eine besondere Erwähnung verdienen noch die sogenannten DALÉN-schen Herde, die genau in derselben Form, wie sie DALÉN im sympathisierenden Auge beschrieb, von PÖLLOT im zweiten Auge beobachtet wurden.

Fast in allen Fällen war die Papille und die angrenzende Netzhaut, allerdings nicht so intensiv wie die Aderhaut beteiligt. Besonders ist die Zellinfiltration um die Gefäße herum deutlich. Der Optikusstamm ist meistens frei, es greift gelegentlich die Entzündung von den Scheiden etwas auf den Stamm über.

In mehreren Fällen konnte außer den beiden Augäpfeln auch der ganze Sehnerv, bzw. Chiasma untersucht werden (DEUTSCHMANN, GRUNERT, ASAYAMA). Die Befunde sind keine eindeutigen, indem bei DEUTSCHMANN der Optikusstamm und die innere Scheide hauptsächlich befallen waren, während bei GRUNERT die Entzündung im intrakraniellen Teile fehlte, und bei ASAYAMA war der Optikus im ganzen Verlauf ergriffen. In allen drei Fällen fanden sich jedoch entzündliche Veränderungen am Chiasma.

Ein positiver bakteriologischer Befund wurde nur von DEUTSCHMANN und von ZIMMERMANN erhoben, und beide Fälle sind, wie wir sehen werden, nicht einwandsfrei.

Erwähnt sei ferner noch, daß bei den wegen Glaukom enukleierten Augen wiederholt der Kammerwinkel von organisiertem Exsudat ausgekleidet und die Maschen des Ligamentum pectinatum mit Lymphozyten verstopft waren, während in den Fällen von TREACHER COLLINS und von PÖLLOT der Kammerwinkel frei war.

Schließlich seien noch die einzelnen Zellformen erwähnt, die bei der sympathischen Ophthalmie die Hauptrolle spielen. Es sind in erster Linie die einkernigen Lymphozyten mit großem Kern und die epitheloiden Zellen, deren Ursprung noch strittig ist, und die Riesenzellen, die bisher nur in dem die vordere Kammer erfüllenden Gewebe gefunden wurden. Ihr Vorkommen ist nach Fuchs und nach Ruge an das Auftreten der epitheloiden Zellen gebunden. Auch kommen gelegentlich eosinophile und Plasmazellen vor.

Auf den Ursprung und die Bedeutung dieser Zellen soll bei der Anatomie der sympathisierenden Entzündung eingegangen werden.

Wir sehen also, daß die sympathische Ophthalmie im wesentlichen eine infiltrierende hyperplastische Entzündungsform des gesamten Uvealtraktus darstellt, die sich mit fibrinös plastischer Entzündung kombinieren kann. Außer dem Uvealtraktus ist fast regelmäßig die Papille und die angrenzende Netzhaut, sowie der Optikus oder seine Scheiden ·beteiligt.

Aus der Gesamtheit der anatomischen Befunde und der Variationen einen Schluß auf die Entstehung des Leidens zu ziehen, ist nicht angängig. Nur so viel kann gesagt werden, daß, wenn es sich um die Folgen einer Infektion handelt, der Krankheitserreger in seinen Eigenschaften dem Tuberkelbazillus nahe steht (s. § 38 und § 85).

5. Die Erkrankungen des sympathisierenden Auges.

§ 39. Ebenso wie man früher eine Reihe von Symptomen der sympathischen Ophthalmie zur Last legte, die nichts damit zu tun haben, hat man auch eine Anzahl ätiologischer Momente im Bereiche des ersterkrankten Auges zu Unrecht angenommen. Obwohl Graefe schon 1866 nachwies, daß der Ausgangspunkt der sympathischen Ophthalmie stets in einer hyperplastischen Zyklitis des sympathisierenden Auges zu suchen sei, hat es sehr lange gedauert, bis diese Erkenntnis sich allgemein Bahn gebrochen hatte, weil man unter dem Einfluß der Lehre von der Rolle der Ziliarnerven bei der Übertragung der sympathischen Ophthalmie auch der mechanischen Zerrung des Uvealgewebes, speziell im Ziliarkörper, eine weitgehende Bedeutung zuerkannte. Erst als die bakteriologische Ära angebrochen war, und man die Wundinfektionen kennen und verhüten lernte, wurden diese Vorstellungen zurückgedrängt zugunsten der Annahme einer ektogenen Infektion, die in der Mehrzahl der Fälle von sympathischer Entzündung in der Tat möglich ist. Es waren besonders die Arbeiten von Schirmer (912a) und von Deutschmann (647, 811), welche den Nachweis der bakteriellen Infektion durch klinische Erfahrungen und durch experimentelle Untersuchungen zu erbringen bemüht waren, und die Bearbeitung von Schirmer in diesem Handbuche steht gänzlich unter dem Einfluß dieser Anschauungen, die auch im wesentlichen von da Gama Pinto in seiner

Darstellung in der französischen Enzyklopädie geteilt werden. Beide Autoren mußten jedoch anerkennen, daß auch eine endogene Infektion möglich sei, und in neuerer Zeit wird dieser sogar von MELLER (1451) die Hauptrolle zugeschrieben, während ELSCHNIG die Infektion überhaupt bestreitet und als Ursache entzündlich-toxische Veränderungen annimmt. Man mag zu der Lehre von ELSCHNIG stehen, wie man will, so muß man doch zugeben, daß in den Ausführungen von SCHIRMER manches als feststehend angenommen wurde, was heute mit guten. Gründen bestritten wird.

Auf diese Dinge werde ich bei Besprechung der Pathogenese genauer einzugehen haben, und deshalb sollen an dieser Stelle nur die verschiedenen Ursachen besprochen werden, die ein Auge zum sympathisierenden machen können.

Anmerkung. Wenn ELSCHNIG (1521) unter Hinweis auf einen Vortrag von SCHNABEL (1212) die von SCHIRMER eingeführten Bezeichnungen: sympathisiertes und sympathisierendes Auge als fehlerhaft betrachtet, weil das beeinflußte Auge das mit dem anderen sympathisierende sei, so kann ich diesem Gedankengange nicht ganz folgen. SCHIRMER meint doch wohl mit dem Zeitwort »sympathisieren« »in Mitleidenschaft ziehen«, und demgemäß erscheint es doch wohl ganz logisch, wenn zwischen dem in Mitleidenschaft ziehenden und dem in Mitleidenschaft gezogenen Auge unterschieden wird. Aus diesem Grunde habe ich die SCHIRMERsche Nomenklatur beibehalten.

§ 40.   Unter den Ursachen der sympathisierenden Entzündung stehen in erster Linie

a) Die perforierenden Verletzungen des Augapfels,

die nach einer Statistik von BELLINZONA (1328) in 45 Fällen von sympathischer Ophthalmie 28 mal = 62 % der Fälle das Leiden heraufbeschworen hatten. Derartige Verletzungen können von durchaus glatter Heilung gefolgt sein. Die Narbe ist nicht eingezogen und eine Reizung erheblicher Art bleibt während der ganzen Heilungsdauer aus, und es kann dieser günstige Verlauf bei jeglicher Art von Perforation, sei es in der Hornhaut oder im Äquator oder in der Ziliarkörpergegend beobachtet werden. Solche Augen sind nicht sympathiefähig. Zum Auslösen der gefürchteten Erkrankung gehört vielmehr, daß sich an die Verletzung eine Uveïtis anschließt. Form und Tiefe der Wunden sind für das Eintreten dieser Komplikation nicht maßgebend. Wohl aber wird mit der Größe einer Wunde die Gefahr der Formveränderung des Augapfels und der nachfolgenden Uveïtis entschieden größer. Auch muß hervorgehoben werden, daß der Ort der Verletzung keineswegs gleichgültig ist. Reine Hornhautverletzungen sind ebenso wie äquatoriale Perforationen von Alters her als weniger gefährlich angesehen worden, als die perforierenden Wunden der Ziliarkörpergegend, wie dies auch bei operativen Eingriffen zutage tritt. Z. B. ist eine Iridektomie wohl fast gänzlich gefahrlos.

Es ist von Schirmer entschieden zu weit gegangen, wenn er sagt, daß kein moderner Ophthalmologe sich scheut, zur Extraktion von Kupfer- oder Steinsplittern aus dem Glaskörper den Ziliarkörper zu durchschneiden, und daß man danach keine bedenklichen Erscheinungen auftreten sehe. Derartige erfolgreiche Eingriffe sind nach meiner Erfahrung sehr selten; das Gros der Fälle wird trotz aller Asepsis verloren gehen, weil die nachfolgende Uveïtis die Gefahr der sympathischen Entzündung heraufbeschwört und zur Enukleation nötigt. Nichtsdestoweniger wird man den Eingriff unternehmen, weil die Möglichkeit einer Rettung des Auges besteht, das sonst sicher verloren ist. Daß man nicht ohne weiteres eine ektogene Infektion annehmen darf, beweist u. a. auch der Fall von Rein (1378) aus der Wagenmannschen Klinik, wo eine sympathisierende Uveïtis auftrat, obwohl die perforierende Wunde sofort genäht und mit einem schützenden Konjunktivallappen bedeckt wurde, mithin alles getan war, um eine Infektion zu verhüten. Die Annahme einer latenten Infektion entbehrt auch in diesem Falle des Beweises. Auch Weekers (1743) erlebte einen Fall, in welchem die Kuhntsche Plastik erfolglos aufgeführt war, glaubt aber, das Vorgehen dennoch empfehlen zu müssen.

Wir müssen daher an der alten Erfahrung festhalten, daß Ziliarkörperwunden aus bisher unbekannten Gründen die Gefahr der sympathischen Ophthalmie entschieden erhöhen, und da wir über einen Zusammenhang zwischen Iritis und Infektion ektogener Herkunft nur wenig wissen, so haben wir auch kein Recht, etwa für die Ziliarkörperwunden eine erhöhte Möglichkeit des Infiziertwerdens vorauszusetzen, und es ist eine durch Nichts gestützte Annahme von Abadie (1219), wenn er gerade für die chronischen Formen eine ektogene Infektion annimmt. Dasselbe gilt für die Ausführungen von Dann (1363). Das Einzige, was wir wissen, ist, daß nach perforierenden Verletzungen, speziell denen der Ziliarkörpergegend, eine schwere Uveïtis eintreten kann, welcher niemand ansehen kann, ob sie die Gefahr der sympathisierenden Entzündung in sich birgt.

Auch Contino (1587) hält die Ziliarkörperwunden für besonders gefährlich, ebenso Trousseau (1422), im Gegensatz zu Gama Pento (1345), der Wunden des Ziliarkörpers für ungefährlich hält, wenn sie aseptisch sind. van Schevensteen (1740) verlangt bei Statistiken genaue Angaben, wie oft die Ziliargegend betroffen war.

Nach Imre jun. (1606) scheinen besonders solche verletzte Augen gefährlich zu sein, bei denen wiederholte operative Eingriffe nötig sind.

Nach den Erfahrungen des letzten Krieges ist eine sympathische Ophthalmie bei Schußverletzungen des hinteren Augenpoles bisher nur von Zorab (1704) beobachtet worden.

Wie schon oben ausgeführt wurde, tritt die sympathische Entzündung nur in etwa 2—3 % der Fälle von perforierenden Verletzungen auf. Die Zahl würde zweifellos beträchtlich höher sein, wenn nicht viele schwer verletzte Augen schon zu einem Zeitpunkt enukleiert werden müßten, wo die sympathisierende Entzündung noch nicht eingesetzt hat, und von diesen Perforationen treffen sicherlich die meisten die Ziliarkörpergegend.

Die bei perforierenden Verletzungen auftretenden Infektionen, die wir kennen, sind durch Eitererreger bedingt, welche ein Krankheitsbild erzeugen, welches in sehr kurzer Zeit deutlich erkennbar ist, indem heftige Schmerzen auftreten und starke Injektion und Chemosis der Bindehaut die Aufmerksamkeit auf die Wunde hinlenken, die verfärbt erscheint, und bald zeigt ein Hypopyon das Fortschreiten des Prozesses an. Gerade diese eitrigen Erkrankungen jedoch, die allmählich das Bild der Panophthalmie erzeugen, geben nur in sehr seltenen Fällen Veranlassung zum Ausbruch der sympathischen Ophthalmie am anderen Auge.

Von diesen Eiterungsprozessen unterscheiden sich dem klinischen Bilde und dem Verlaufe nach sehr wesentlich die Uveïtisformen, welche nach Verletzungen in chronischer Form zu beobachten sind. Während bei reizloser Heilung die Reizerscheinungen rasch abklingen und die Pupille auf Mydriatica gut reagiert, erkennen wir die beginnende Uveïtis an Reizerscheinungen, vermehrter Injektion und Lichtscheu, schlechterer Wirkung der Mydriatica, oft verbunden mit leichten Schmerzen. Dabei kann jede Druckempfindlichkeit des Auges fehlen. Allmählich gesellten sich Verfärbung der Iris, Synechienbildung und Glaskörpertrübungen hinzu. Bösartige Fälle trotzen jeder Behandlung. Die Mydriatica versagen wegen ringförmiger Synechien. Es tritt Pupillarexsudat auf und allmählich wird die Iris durch zyklitische Schwarten nach vorne gedrängt, so daß die vordere Kammer flacher wird. Der intraokulare Druck sinkt infolge der fortschreitenden Zyklitis und der Glaskörper wird von Exsudat durchsetzt, dessen Schrumpfung zur Netzhautablösung führt. Die Schrumpfung dieser Exsudate führt ferner zur Retraktion der Iriswurzel und Einziehung der Narbe, die auf Druck meistens empfindlich ist. Die weitere Schrumpfung der Exsudate führt dann zur Verkleinerung des Augapfels, dessen Weichheit es den 4 graden Augenmuskeln ermöglicht, sogenannte Schnürfurchen in der Äquatorialgegend zu erzeugen, und schließlich läßt nach langer Dauer die Injektion nach. Solche verkleinerten Augen können vollkommen reizlos werden und abblassen, wobei man aber noch nach Jahr und Tag die Beobachtung machen kann, daß die geringste Berührung des Auges eine deutliche Injektion hervorruft. Oft kommt es nach Jahr und Tag zu neuen Reizzuständen, indem spontane Schmerzen und Druckempfindlichkeit auftreten, die ebenso wohl auf einer Metaplasie der Aderhaut in Knochengewebe wie auf einem Wiederaufflackern der Entzündung beruhen können.

Dieses Krankkeitsbild, welches genau in der gleichen Weise spontan entstehen und denselben Verlauf nehmen kann, birgt nun die Gefahr der sympathischen Entzündung in sich, und wir wissen nur so viel, daß nicht jedes derartige Auge die Erkrankung im Gefolge haben muß, ja, daß dieses nur für die Minderzahl der Fälle zutrifft.

Verdächtig auf sympathisierende Entzündung sind in erster Linie die ganz chronischen Fälle von Iridozyklitis, während die stürmisch verlaufende Iritis weniger gefährlich erscheint, und je stärker und rascher die Hypotonie sich ausbildet, um so mehr steigt die Gefahr für das andere Auge, ohne daß damit gesagt sein soll, daß die Hypotonie als solche ein Kennzeichen der sympathisierenden Entzündung sei. Das ist ebensowenig der Fall wie bei dem sogenannten Druckschmerz, der ebenso wie der spontane Schmerz während des ganzen Krankheitsverlaufes völlig fehlen kann, wie dies z. B. aus den Fällen von Bunge (460), Schmidt-Rimpler (888) und Schirmer (912 a) hervorgeht, und wie ich dies aus eigener Erfahrung bestätigen kann. Nichtsdestoweniger sind spontane Schmerzhaftigkeit, Druckschmerz und Hypotonie Symptome, die uns Veranlassung geben müssen, mit der Möglichkeit der Beteiligung des anderen Auges zu rechnen, und es spielt die Ausdehnung des Prozesses, insbesondere die Erhaltung oder Vernichtung des Sehvermögens dabei gar keine Rolle. Es ist und bleibt vom klinischen Standpunkt aus eine sehr schwer zu beantwortende Frage, ob ein mit Iridozyklitis nach perforierender Verletzung behaftetes Auge als sympathiefähig anzusehen ist, und es wird nach wie vor manches erblindete Auge im Hinblick auf die Möglichkeit der Gefahr geopfert werden müssen.

Ob das Fehlen des Druckschmerzes auf eine Ablösung des Ziliarkörpers zu beziehen ist, ist im Einzelfalle schwer zu entscheiden. Daß sie vorkommt, ist sicher. Wo der Druckschmerz vorhanden ist, beweist er, daß eine entzündliche Veränderung im Ziliarkörper vorliegt. Es war jedoch eine Übertreibung der Ziliarnerventheorie, wenn z. B. Bowman auf das Auftreten des Druckschmerzes an symmetrischen Stellen des zweiten Auges besonderen Wert legte.

Erschwert wird die Diagnose noch dadurch, daß die Entzündung gar nicht in der Form der plastischen Iritis aufzutreten braucht, wie zwei klinisch beobachtete Fälle von Fuchs (1307) beweisen, der auch in einem Falle den anatomischen Nachweis führen konnte, daß die Entzündungserscheinungen überhaupt sehr minimal waren.

Eine weitere Erschwerung liegt darin, daß das sympathisierende Auge keineswegs, wie Schirmer verlangt, immer Anzeichen der Reizung aufweisen muß. Dies traf z. B. in zwei Fällen von Fuchs nicht zu und in einer anderen Arbeit (1430) berichtet derselbe Autor über einen Fall, wo das sympathisierende Auge 29 Jahre hindurch reizlos geblieben war. Auch in den Fällen von Aubaret (1430) und von Ayres (1120) fehlte jegliche

Reizung. Es ist aber von AYRES zu weit gegangen, wenn er aus dem günstigen Einfluß der Enukleation auf die Erkrankung des zweiten Auges den Schluß zieht, daß die Affektion des ersten Auges eine sympathisierende gewesen sein muß. Hier kann nur die anatomische Untersuchung das entscheidende Wort sprechen.

Vorsicht ist auch gegenüber der Neuritis optica in sympathisierenden Augen am Platze. Sie entspricht sicherlich gelegentlich den anatomischen Befunden und es ist möglich, daß HEERFORDT (1406) in seinem Falle eine solche Entzündung vor sich gehabt hat. Sie braucht aber keineswegs immer eine spezifische zu sein, weil nach Verletzungen des Auges, speziell nach Kontusionen, ebenfalls Neuritis optica beobachtet wird, worauf besonders HAPPE (1405) und VAN DEN BORGH (1390) hingewiesen haben. Es ist daher auch zweifelhaft, ob in dem Falle von ZENTMEYER (1357) eine sympathische Neuritis vorgelegen hat.

Zu den perforierenden Verletzungen sind auch die Fälle von GUNN (764), wo das erste Auge durch den Stich einer Fliege vernichtet wurde, und von LEBRUN (180) zu zählen, der nach Blutegelbiß eine sympathisierende Entzündung auftreten sah.

§ 41. Was für die perforierenden Wunden gilt, das gilt auch für die sogenannten Splitterverletzungen, bei denen der Fremdkörper im Augeninnern verbleibt oder nachträglich entfernt wird. Auch hier spielt die Entzündung des Uvealtraktus und nicht die Natur des Fremdkörpers die Hauptrolle.

Bekanntlich verhalten sich die Fremdkörper je nach der Möglichkeit der Beeinflussung des Gewebes auf chemischem Wege durchaus verschieden. So wissen wir von Glas- und Steinsplittern, daß sie lange Zeit hindurch reaktionslos vertragen werden, von Eisensplittern, daß sie zu schweren Veränderungen führen können, ohne daß eine entzündliche Reizung auftritt, und man hat sogar in dem Fortschreiten der Siderosis einen gewissen Schutz gegen das Auftreten einer sympathisierenden Entzündung erblickt. Andererseits führen Kupfersplitter zu schweren entzündlichen Veränderungen, die das Sehvermögen vernichten, mit der sympathisierenden Entzündung jedoch nichts zu tun haben. Das Eindringen und Verweilen des Fremdkörpers ist daher an sich für die Entstehung der sympathischen Ophthalmie bedeutungslos. Es kommt nur darauf an, ob eine chronische Iridozyklitis sich hinzugesellt, die ihrerseits die Gefahr der sympathischen Entzündung in sich birgt. Für die Entstehung dieser Entzündung machen SCHIRMER und andere Vertreter der Infektionstheorien das gleichzeitige Eindringen von Mikroorganismen verantwortlich, ohne daß dafür bis jetzt zwingende Beweise vorliegen, und auch hier ist sicherlich ein Unterschied vorhanden, je nachdem der Splitter den Ziliarkörper durchbohrt oder etwa die Kornea. In erstem Falle ist die Gefährdung des zweiten Auges wegen der größeren Häufigkeit der komplizierenden Zyklitis größer. Warum, ist zurzeit mit Sicherheit noch nicht zu sagen.

Daß in den Fällen von Beteiligungen des Uvealtraktus auch Beschläge auf der Descemetschen Membran auftreten können, ist selbstverständlich. Wie Schirmer Seite 44 gegenüber Brailey (835) hervorhebt, ist aber bisher anatomisch kein reiner Fall von sympathisierender Iritis serosa zur Untersuchung gelangt. Der einzige Fall von Fremdkörperverletzung, bei dem die begleitende Uveïtis gefehlt haben soll und dennoch die sympathische Entzündung auf der anderen Seite auftrat, ist nach Schirmer der von Gessner (731). Von da Gama Pinto wird die sympathische Natur des Falles wohl mit Recht angezweifelt. So schwer die Papilloretinitis des zweiten Auges in diesem Falle zu erklären ist, so liegt doch kein Grund vor, sie deshalb als sympathisch anzusehen, weil sie nach der Enukleation zurückging.

In dem Falle von Hubbell (1178) trat eine sympathische Ophthalmie mit mehreren Rezidiven auf, nachdem ein Fremdkörper extrahiert worden war, der 18 Jahre lang im Auge verweilt hatte. Hier war nicht der Fremdkörper an der nachfolgenden sympathischen Entzündung des anderen Auges Schuld, sondern der operative Eingriff.

Daß Fremdkörper noch länger verweilen können, ohne sympathische Entzündung auszulösen, zeigt ein Fall von Coppez (1096), wo nach 32 Jahren ein Fremdkörper konstatiert wurde.

In einem Falle von Morax (1735) war die typische Uveïtis in der Umgebung des Fremdkörpers sehr ausgeprägt, während der vordere Bulbusabschnitt fast frei von Veränderungen war.

b) Sympathisierende Entzündung nach Operationen.

§ 42. Das Gros der mit Eröffnung der Bulbuskapsel einhergehenden Operationen bringt das andere Auge nicht in Gefahr. So trat nach Domann (1561) in 0,21 % der Fälle nach Operationen sympathische Ophthalmie auf. Wäre dies anders, so wäre die Tätigkeit des Augenarztes eine wenig befriedigende und eine ungleich sorgenvollere. Die Anhänger der Infektionstheorie schwören zwar darauf, daß sich mit Einführung der aseptischen Wundbehandlung die Zahl der aseptisch heilenden Operationen vergrößert und die der sympathischen Ophthalmien sich vermindert habe. Ersteres ist richtig, das Letztere m. E. nicht bewiesen, sondern eine lediglich der Infektionstheorie zuliebe gemachte Annahme. Die Gründe, warum nach operativen Eingriffen die Anzahl der sympathischen Ophthalmien zurückgegangen ist, liegen auf ganz anderem Gebiete und treten vor allem bei der Staroperation zutage. Als Albrecht von Graefe durch den modifizierten Linearschnitt die Zahl der Wundeiterungen von 10 auf 5 % herabdrückte, wurde dafür eine andere Gefahr heraufbeschworen, nämlich eine Zunahme der sympathischen Ophthalmien, und man erklärte dies aus der Beschaffenheit des Schnittes, der häufig den Ziliarkörper in Mitleidenschaft zog und zur Einklemmung von Irisgewebe führte. (Vgl. HIRSCHBERG, Staroperation). Die Beteiligung des Ziliarkörpers wurde als das Wesentliche angesehen und auf die verschiedenste Weise erklärt. Als nun die Gefahr der Wundeiterungen durch die aseptische Wundbehandlung zurückging und man zu dem alten Lappenschnitt zurückkehren konnte, sank mit der Zahl der Infektionen auch die der nachfolgenden sympathischen Ophthalmien, und nun wurde der Trugschluß gezogen, daß letztere selbst auf Infektion beruhe. Einzig und allein die Vermeidung der gefährlichen Nähe des Ziliarkörpers scheint hier die Hauptrolle zu spielen.

Daß auch beim Lappenschnitt sympathische Ophthalmie vorkommt, ist eine Erfahrung, die wohl keinem Operateur erspart bleibt, daß aber die Gefahr beim Linearschnitt größer ist, ist ebenso sicher, und es wird dies auch von SCHIRMER nicht bestritten. Dieser Tatsache gegenüber versagen alle Erklärungsversuche der Infektionstheorie. Eine Erklärung ist bei dem heutigen Stande unserer Kenntnisse noch nicht möglich; wir müssen uns damit begnügen, die Tatsache als solche zu registrieren. Man muß deshalb auch darauf verzichten, die mechanischen Momente zu beschuldigen, die man früher zur Erklärung heranzog. Z. B. Zerrungen des Ziliarkörpers durch Einklemmung von Irisgewebe in die Wunden. Eher könnte man schon daran denken, daß durch die Quetschung der Augen bei der Linsenentbindung der Ziliarkörper mechanisch geschädigt wird, und es würde dann vielleicht eine zu geringe Schnittlänge es erklären, daß bei derselben Methode die einzelnen Operateure ganz verschiedene Statistiken liefern können. So führt SCHIRMER als Beispiel an, daß er selbst unter 550 Fällen einmal, STEPHAN (631) unter 28 Fällen sechsmal, EVERSBUSCH und PEMERL (649) unter 1420 Operierten zweimal und BÄUERLEIN (639) unter 860 Fällen keinmal sympathische Ophthalmie auftreten sahen, obwohl die Methode, ein Lappenschnitt mit mäßiger Höhe, dieselbe war.

Im ganzen ist die Anzahl der nach Extraktion des ersten Auges aufgetretenen sympathischen Ophthalmien keine große.

So gibt SCHIRMER in seiner Monographie die bis 1900 bekannt gewordenen Fälle auf etwa 100 an, und seitdem finde ich nur die Fälle von NANCE (1494), BRAV (1554) und MANSILLA (1611). Es ist jedoch anzunehmen, daß sie weit öfters beobachtet, aber nicht mehr als publikationswert angesehen worden sind. Ich selbst habe zwei derartige Fälle gesehen und TREACHER COLLINS beobachtete nach 518 Extraktionen in 5,4 % schwerer Iridozyklitis und in 0,94 % sympathische Ophthalmie eine Zahl, welche sicherlich die gewöhnlichen übertrifft. Glücklicherweise ist die Zahl der Fälle im Verhältnis zu der Zahl der ausgeführten Operationen im ganzen eine sehr geringe und so besteht auch hier ein gewisser Gegensatz gegen die eitrigen Infektionen, welche doch etwas über 1 % hinausgehen.

Aus allen diesen Statistiken und Erfahrungen ist man nicht berechtigt, vorläufig irgendwelche Erklärungen herzuleiten, und deshalb muß es auch eine offene Frage bleiben, ob im Sinne der ELSCHNIGschen Theorie ein Gewebszerfall oder eine Gewebsschädigung im Ziliarkörper zugrunde liegt.

Daß die Nachbarschaft des Ziliarkörpers bei operativen Eingriffen zu respektieren ist, lehren uns vor allen Dingen die Erfahrungen, die wir dort machen, wo wir ihn nicht zu berühren brauchen, und das ist bei der Iridektomie und bei der Diszission. Hier ist die Gefahr der Beteiligung des zweiten Auges eine sehr geringe. So führt DEUTSCHMANN in seiner Arbeit aus dem Jahre 1889 nur sechs Fälle an, wo nach einer Iridektomie das andere Auge von sympathischer Entzündung befallen wurde. In drei Fällen, die mir zur Hand waren, konnte ich nachweisen, daß es sich um eine antiglaukomatöse Iridektomie gehandelt hat, bei der doch immer der Schnitt die Sklera schräg durchsetzt und wohl gelegentlich den Ziliarkörper gefährdet. (ALEXANDER (1118), JACOBSEN (660), MANFREDI und COFLER (542)). In letzterem Falle wurde obendrein anatomisch nachgewiesen, daß es sich um Tuberkulose gehandelt hatte. In der neueren Literatur finden sich noch die Fälle von ISHUMI (1531), wo acht Tage nach einer zweiten Iridektomie das andere Auge an sympathischer Ophthalmie erkrankte und von FEHR (1126), wo dasselbe nach Glaukoma simplex des anderen Auges beobachtet wurde. Bei dieser Gelegenheit erwähnt FEHR noch einen Fall von UHTHOFF und fügt hinzu, daß nach regelrechter Operation dieses Ereignis selten sei. Dagegen werde es häufiger nach Operationen beobachtet, die wegen absolutem Glaukom ausgeführt wurden. Worauf sich diese Mitteilung von FEHR gründet, ist nicht weiter angegeben. Unter den Fällen von FUCHS (1307), wo die sympathisierende Entzündung anatomisch festgestellt wurde, war einmal Iridektomie und einmal Sklerotomie die Ursache der Ophthalmie. Auch nach der von LAGRANGE angegebenen Sklerektomie beobachtete MELLER (1660a) eine schwere Uveïtis des anderen Auges, die klinisch als sympathische angesprochen werden kann.

Der Fall, den SCHIRMER anführt, betrifft ein staphylomatöses Auge, von dem nicht angegeben wird, ob es glaukomatös war. In dem Falle von WEIHRAUCH (1702) handelte es sich um eine Iridektomie wegen Sekundärglaukoms nach Ulcus serpens. Die sympathisierende Entzündung wurde anatomisch nachgewiesen. Beweisend für die Einwirkung der Iridektomie ist dieser Fall nicht, weil auch das Ulcus serpens allein sympathische Entzündung hervorrufen kann (s. § 45).

Nach Iridodesis wurde sympathische Ophthalmie des anderen Auges sehr selten beobachtet. So konnte DEUTSCMANN nur die Fälle von GRAEFE (82), STEFFAN (97) und GUNN (735) anführen.

Nach Diszissionen wurde sympathische Ophthalmie ebenfalls nur sehr selten beobachtet. Nach Schirmer sind es nur die zwei Fälle von Mooren (133), ein Fall von Eversbusch und Pemerl (649) und vielleicht von Gunn (735). Auch hier besteht ein Mißverhältnis zwischen dem Auftreten der sympathischen Ophthalmie und den eitrigen Infektionen des operierten Auges, die wohl jeder beschäftigte Operateur schon erlebt haben wird.

Diese, bei der Iridektomie, der Iridodesis und bei der Diszission zu machenden Erfahrungen sprechen ebenfalls dafür, daß die Gefahr der sympathischen Ophthalmie deshalb so gering ist, weil der Ziliarkörper nicht in Mitleidenschaft gezogen wird, und es muß die Ansicht von Schirmer, daß man den Ziliarkörper ungestraft durchschneiden könne, wenn man nur aseptisch vorgehe, als mit den klinischen Erfahrungen nicht im Einklange stehend bezeichnet werden.

Auch nach Reklination der Katarakt sind ähnliche Fälle beschrieben worden. So gibt von Graefe (Arch. Bd. II) an, daß er aus der Praxis Anderer vier Fälle gesehen habe. Ähnliche Beobachtungen stammen von Mooren (163) und von Pagenstecher (77). Nach Schirmer findet sich bei einigen Fällen die Bemerkung, daß das operierte Auge blind gewesen sei, oder an Iridochorioiditis gelitten habe. Ob in dem Falle von Filatow (1334), der 35 Jahre nach einer Reklination das andere Auge erkranken sah, wirklich sympathische Entzündung vorgelegen hat, ist bei der Länge des Intervalles zweifelhaft.

An dieser Stelle müssen auch die Fälle Erwähnung finden, in denen sympathische Ophthalmie nach Tätowierung der Kornea auftrat. Nachdem schon Rava und v. Reuss (1114) in dieser Hinsicht Vermutungen ausgesprochen hatten, beobachtete Panas (387) einen derartigen Fall, ebenso Trousseau (1114), und es ist wohl kein Zweifel, daß hier die in das Leukom eingeheilte Iris verletzt wurde.

Dasselbe gilt auch wohl für die Beobachtung von Gunn (735), der ebenfalls sympathisierende Entzündung nach Tätowierung der Kornea auftreten sah.

Da nun das Gros der Fälle nach operativen Eingriffen von sympathischer Ophthalmie verschont bleibt, so müssen die operierten Augen gewisse Bedingungen zu ihrem Zustandekommen erfüllen, und diese sind zu suchen in einer mehr oder weniger schweren postoperativen Zyklitis. Also genau wie bei den perforienden Verletzungen, wo ebenfalls eine sympathisierende Uveïtis notwendige Voraussetzung ist und was hier für die Extraktion gilt, gilt auch für die Iridektomie, Diszission und Iridodesis. Auch hier läßt sich an der Hand des spärlichen Materiales der Nachweis führen, daß in allen Fällen, die oben erwähnt wurden, eine Iridozyklitis des operierten Auges vorhanden war, oder z. B. nach Diszission eine eitrige Infektion eintrat, welche eine postoperative Zyklitis verdecken konnte.

Die Natur der nach Operationen auftretenden sympathisierenden Entzündungen ist bisher noch unaufgeklärt. Wir kennen nur die eitrige Infektion. Für die Uveïtiden chronischer Art durchweg Infektionen anzunehmen, geht jedoch nicht an, selbst wenn es sich um die fibrinöse Form handelt. Den Erfahrungen Schirmers (1111), der mehrere Fälle von postoperativer Iritis serosa erlebte und durch geeignete Asepsis weiterhin verhüten konnte, stehen die Fälle von schwerer serös-plastischer Uveïtis gegenüber, die ich (1116) post extractionem durch zu stark alkalihaltige Lösungen von Quecksilberoxyzyanid auftreten sah, und daß die postoperative Iritis mit Synechienbildung durch quellende Linsenmassen, also lediglich auf mechanisch-chemischem Wege zustande kommen kann, ist sicher und wird auch von Schirmer zugegeben. Wenn Schirmer daher meint, daß für die bald nach der Operation auftretenden fibrinösen Formen die ektogene Infektion fast allgemein zugegeben sei, so mag das für die damalige Zeit stimmen. Neuerdings werden jedoch Stimmen laut, die sich dagegen aussprechen, daß jede postoperative chronische Uveïtis ohne weiteres als auf ektogener Infektion beruhend anzusprechen sei, weil man in vielen Fällen endogene Einwirkungen nicht ausschließen könne. In diesem Sinne bewegen sich vor allem die Ausführungen von Meller (1432). Ist es somit nicht angängig, die kurze Zeit nach der Operation eintretende postoperative Zyklitis ohne weiteres auf Infektion zurückzuführen, so ist dies noch viel weniger der Fall, wenn die Zyklitis, wie es gelegentlich vorkommt, erst einige Monate später auftritt. Nach Schirmer sollen diese Entzündungen nicht durch Gebrauch des Auges, Erkältungen, oder durch Iriseinklemmungen, wie man früher glaubte, bedingt sein, sondern durch Spätinfektionen, die von der Narbe ihren Ausgang nehmen, wie wir dies von eitrigen Erkrankungen wissen. Es sei dies anzunehmen, obwohl bei diesen postoperativen Zyklitiden, die früher oder später auftreten, Mikroorganismen bisher nicht gefunden wurden. Demgegenüber muß betont werden, daß die ektogene Infektion bisher nur Hypothese ist und endogene Einflüsse nicht auszuschließen sind.

Einer besonderen Besprechung bedürfen noch die nach operativen Eingriffen und nach Verletzungen auftretenden Einklemmungen und Vorfälle von Iris- und Ziliarkörpergewebe, die man von Alters her mit der sympathischen Entzündung in Beziehung gebracht hat, besonders dann, wenn eine Zerrung nach hinten, nach dem Ziliarkörper hin stattfand. Daß diese Erwägungen nicht zutreffend waren, beweisen vor allem die Fälle, in denen die Iris in ektatische Leukome oder in Staphylome hineingezerrt wird und die absichtlich herbeigeführte Iriseinklemmung bei der Iridodesis hat, wie wir schon sahen, nur in drei Fällen zu sympathischer Entzündung geführt. Andererseits muß hervorgehoben werden, daß Becker (334, 782) feststellen konnte, daß beim peripheren Linearschnitt die Einklemmung von Uvealgewebe viel häufiger stattfand und dementsprechend ist die Gefahr der sympathischen Entzündung größer (s. auch die Bemerkungen bei HIRSCHBERG. Geschichte der sympathischen Ophthalmie § 683).

Es bestehen auch hier Beziehungen zwischen diesen Folgeerscheinungen der Bulbuseröffnung und der gefürchteten Erkrankung. Wie sie zu erklären sind, ist nicht sicher zu sagen, und es scheint, als ob weniger der Prolaps als solcher, als die nachträglich zu seiner Entfernung vorgenommenen Operationen gefährlich sind. So beachtete SCHIECK (1579) nach dem Abtragen eines Irisprolapses eine schwere sympathische Ophthalmie und TROUSSEAU (1464) gibt an, daß er nach Kauterisation des postoperativen Irisvorfalles sie 5 mal erlebt habe, während er nach einfacher Abtragung mit dem Messer derartiges nie gesehen habe. Auch GIFFORD (1481) erlebte ebenso wie FUCHS (1438) einen solchen Fall nach Kauterisation und empfiehlt daher Ätzung mit Chloressigsäure. MARPLE (1105) dagegen führt in einem Falle den Ausbruch der Erkrankung darauf zurück, daß ein umfangreicher Vorfall nicht abgetragen wurde. Mit der Frage im allgemeinen beschäftigte sich eine Arbeit von VACHER (1086). Es läßt sich aus dem vorhandenen Materiale nicht mit Sicherheit feststellen, ob der Beseitigung des Prolapses stets eine klinisch erkennbare Uveïtis gefolgt ist, vermutlich ist das aber der Fall gewesen, so daß wir auch hier das Zwischenglied einer sympathisierenden Entzündung nicht vermissen, und man wird auch hier einer Einklemmung von Uvealgewebe eine größere Gefährlichkeit beimessen, wenn der Ziliarkörper daran beteiligt ist.

In diese Kategorie gehört wohl auch der Fall von NAGEL (1686), der die Erkrankung nach ELLIOTscher Trepanation auftreten sah. Es ist meines Wissens bisher der einzige Fall dieser Art, während man bei der Nähe des Ziliarkörpers öfters derartige Folgen erwarten sollte.

Auch von anderen operativen Eingriffen läßt sich nachweisen, daß sie gelegentlich von sympathischer Ophthalmie gefolgt sind. Hierher gehört z. B. die Abtragung eines Staphyloms nach CRITCHETT. In der Diskussion zu einem Vortrage von CHEVALLEREAU (1123), der einen solchen Fall beobachtete, bemerkte TERSON, daß VAN DEN BERGH (783) und CARTER (218) solche Fälle veröffentlicht hätten, und daß wahrscheinlich nicht alle Beobachtungen mitgeteilt würden, und auch DARIER berichtete über einen ähnlichen Fall. Ebenso beobachtete FUCHS 2 Fälle (1307) nach Abtragung eines Hornhautstaphyloms mit nachfolgender Bindehautnaht. Auch hierbei kommt die Gefährlichkeit des Ziliarkörpers wieder zur Geltung, der von den Nadeln bei der CRITCHETTschen Operation durchbohrt wird, und es ist bezeichnend, daß CHEVALLEREAU auf Grund seiner Erfahrungen wieder die korneale Methode bevorzugt, die allerdings in dem Falle von KOMOTO (1487) die sympathische Entzündung nicht verhindern konnte.

Sehr lehrreich sind auch die Fälle, wie z. B. der von Trousseau (1422), der nach der Abtragung des vorderen Augapfelsegmentes, also nach Exenteration, sympathische Ophthalmie auftreten sah. Hier zeigte sich bei der anatomischen Untersuchung, daß Reste vom Ziliarkörpergewebe im Stumpfe zurückgeblieben waren, die den Ausgangspunkt der Entzündung bildeten und keinerlei Bakterien aufwiesen, wie dies auch bei den Fällen von Schieck (1579) und von Meller (1501) zutraf. Auch Berneaud (1636) berichtet neuerdings über einen ähnlichen Fall, ferner Pflüger (1025), Schmidt-Rimpler (1149), Ruge (1186) und Komoto (1569). Vielleicht sind auf diese Weise die verhältnismäßig zahlreichen Fälle zu erklären, in denen nach der Operation von Mules (744), (Einpflanzung einer Glas- oder Metallkugel in die Augenkapsel) der Ausbruch der Erkrankung erfolgte. Zwar wird in einigen Fällen angegeben, daß eine Eviszeration gemacht worden sei, in dem Falle von Gifford (1402) wurde dagegen die Kugel durch eine Seberalöffnung hineingebracht. Man wird die Vermutung hegen dürfen, daß zurückgebliebenes Uvealgewebe das Unglück verschuldet hat. Außer dem Falle von Gifford, der sich eingehend mit dieser Frage beschäftigte, finden sich noch die Beobachtungen von Cross (756), Colemann (923), Byers (1361), Brobst (1392) und Oliver-Goldberg (1414). Daß nach der von Müller-Wien ausgeführten Skleralresektion bei Netzhautablösung eine sympathische Entzündung aufgetreten ist, ist bisher nicht bekannt geworden.

c) Nach Panophthalmie.

§ 43. Vielleicht sind auf diese Weise einige der wenigen Fälle zu erklären, in denen nach Panophthalmie das andere Auge sympathisch erkrankte, denn bei Panophthalmie wird von vielen Operateuren die Exenteration des Augapfels vorgenommen und hierbei kann uveales Gewebe zurückgelassen werden. Allerdings ist bei typischer Panophthalmie die Möglichkeit, den Augeninhalt vollständig zu entleeren, meistens vorhanden und darin unterscheidet sich gerade die Panophthalmie von der sympathisierenden Uveïtis, die die Skleralkapsel weitgehend in Mitleidenschaft ziehen kann. An und für sich bedeutet die Panophthalmie keine Gefahr für das andere Auge, wie man schon frühzeitig erkannt hatte. Ging doch v. Graefe so vor, daß er bei schwer verletzten Augen durch Einführung eines Fadens künstlich eine Eiterung hervorrief, die zur Zerstörung des als Ausgangspunkt der Entzündung betrachteten Ziliarnerven führen sollte, und es galt lange als feststehend, daß durch Panophthalmie phthisisch gewordene Augen nicht als sympathiefähig anzusehen seien.

Bis zu der Arbeit von Deutschmann waren die Fälle von Mooren (133), Lawson (144), Rossander (323), Gunn (735), Minor (775) und von Becker (569) bekannt, und später gesellen sich noch die Einzelmitteilungen von Milles (774), Fisher (1167), Ahlström (1259), Schirmer (1147), Zentmeyer

(1357), Bickertom (1064), Vennemann (1154), Würdemann (1325), Zuhöne (1190), Mathewson (1413), Wellhausen (1425) und Fuchs (1438) hinzu. Auch ist festzustellen, daß Gunn unter 47 Fällen von sympathischer Ophthalmie 4 mal Panophthalmie am ersten Auge beobachtete. Bezüglich der Statistik von Alt (332), der 21 Fälle auf 110 sah, macht Schirmer das Bedenken geltend, daß sympathische Reizung und Entzündung nicht getrennt wurden. Auch in dem englischen Komiteebericht von 1886 (745) sind mehrere Fälle verzeichnet. Schon von Schirmer (1147) wurde darauf hingewiesen, daß in den wenigsten der bis dahin bekannt gewordenen Fällen das klassische Bild der Panophthalmie vorgelegen habe, weshalb er auch nur von einer eitrigen Uveïtis spricht, die von sympathischer Entzündung gefolgt sein könne. So sei in seinen beiden Fällen wohl eine Eiterung vorhanden gewesen, jedoch fehlte die Spontanperforation und es zeigten sich Aderhaut und Netzhaut vollkommen erhalten, wenn auch eine plastische Uveïtis vorlag. Auch in dem später publizierten Falle von Zuhöne handelte es sich um eine atypische Panophthalmie, die erst 5 Wochen nach einer Verletzung zur Beteiligung des anderen Auges führte, und in dem Falle von Vennemann (1154) ist gar nicht die Panophthalmie des staroperierten Auges an dem Unheil Schuld, sondern wohl die einige Monate früher an demselben Auge stattgehabte perforierende Verletzung. Zu den atypischen Fällen gehören auch 3 von Fuchs (1438), in denen ein Hypopyon vorhanden war. Der Fall von Laas (1239) betrifft ebenfalls eine atypische Panophthalmie, weil der Prozeß unter Bildung eines Leucoma adhaerens ausheilte.

Die wenigen noch übrig bleibenden Fälle sind vielleicht dadurch zu erklären, daß bei der Exenteration Uvealgewebe stehen blieb. In dem Falle von Bickerton (1064) traf dieses allerdings nicht zu, weil enukleiert wurde. In dem Falle von Mathewson (1413) ist nicht angegeben, ob enukleiert oder exenteriert wurde und der von Wellhausen (1425) muß überhaupt ausscheiden, weil hier eine sympathische Entzündung überhaupt nicht vorlag, denn die Enukleation hatte 8 Jahre früher stattgefunden. Man muß daher auch mit der Möglichkeit rechnen, daß eine sympathisierende Uveïtis ausnahmsweise sich bei eitriger Erkrankung der inneren Augenhäute entwickelt, die in ihrem akuten Stadium und in intensiver Form als Panophthalmie geradezu als Schutzmittel gegen sympathische Ophthalmie betrachtet wird. Es handelt sich eben meistens um atypische Fälle von Panophthalmie, bei denen zur Auslösung einer sympathischen Ophthalmie nur sehr geringfügige Veränderungen im sympathisierenden Auge vorzuliegen brauchen, wie ein Fall von Schieck (1722), sowie eine Beobachtung von Fuchs beweist. Das bisher bekannt gewordene Material bringt keine Beweise dafür, daß man im Sinne von Schirmer eine Mischinfektion anzunehmen hat, um so weniger, als die ektogene Entstehung der sympathisierenden Entzündung

sehr zweifelhaft ist und andererseits besteht kein Zweifel darüber, daß die
Erreger der Panophthalmie mit der sympathischen Entzündung des anderen
Auges nichts zu tun haben.

d) Schrumpfung des Augapfels. Bildung von Knochengewebe.

§ 44. In der Mehrzahl der Fälle wird die früzeitige Entfernung des
eitrig erkrankten Augeninhaltes die Erkrankung des anderen verhindern.
Geschieht dies nicht, so ist die Schrumpfung des Auges der End-
ausgang.

In der Zeit, als man zur Verhütung der sympathischen Entzündung
künstlich eine Eiterung am verletzten Auge hervorrief, hat man die so erzielten Augenstümpfe nicht für besonders gefährlich gehalten, und in der
Tat bleiben die meisten Stümpfe fortdauernd reizlos, so daß ebenso wie
nach Exenteration darüber eine Prothese getragen werden kann. In Ausnahmefällen tritt jedoch später gelegentlich ein Reizzustand auf, der mit
spontanen Schmerzen, vor allem aber mit Druckempfindlichkeit einhergeht
und auf die Entwicklung von Knochengewebe im Augeninneren zu
beziehen ist. Derartige Fälle, in denen ein durch Panophthalmie phthisisch
gewordener Bulbus eine Knochenschale beherbergt, scheinen im ganzen
seltener zu sein, als die Bildung einer Knochenschale in solchen Augen,
die infolge chronischer Uveïtis zugrunde gegangen sind, und diese Differenz
erklärt sich wohl dadurch, daß es das Uvealgewebe ist, welches durch eine
Metaplasie in Knochengewebe übergehen kann. Je mehr der Eiterungs-
prozeß zur Vernichtung des Uvealgewebes geführt hat, um so weniger besteht die Möglichkeit der Knochenbildung.

Man hat nun früher vielfach die Meinung verfochten, daß die Bildung
einer Knochenschale die Ursache der in solchen Stümpfen zu findenden
Entzündung sei, und das harmonierte durchaus mit dem chronischen Charakter des Leidens und dem späten Eintritt der Entzündung auf dem anderen Auge, welches oft Jahrzehnte später erkrankte. Es läßt sich jedoch
zeigen, daß die Verknöcherungen keine notwendige Voraussetzung der sympathisierenden Entzündung sind, indem solche Augen lange Jahre hindurch
reizlos bleiben können. Auch entspricht die Größe der Knochenschale
keineswegs der Ausdehnung der Entzündung, denn bei hochgradiger Entzündung kann ein minimales Knochenstück gefunden werden und umgekehrt.

Auch die pathologisch anatomischen Befunde sprechen nicht für eine
Abhängigkeit der Entzündung von der Bildung einer Knochenschale, indem
die Entzündung völlig fehlen, oder wo sie vorhanden ist, an Stellen zutage
treten kann, die vom Knochen nicht beeinflußt werden, oder weit von ihm
entfernt liegen, wie dies von Schirmer (912a) und von Berger (752) konstatiert wurde, und die Beobachtung von Pooley (668) zeigte Knochenbil-

dung im vorderen Bulbusabschnitt neben Neuritis optica. Wie Pagenstecher
(1147) beobachten konnte, kann der wachsende Knochen sogar Eindrücke
durch den Ziliarkörper davontragen.

Aus allen diesen Daten geht hervor, daß die Entzündung nicht von
der Bildung einer Knochenschale abhängig zu sein braucht, sondern daß
die letztere auf die Existenz von Uvealgewebe zurückgeführt werden muß
und dieses Gewebe ist, wie die pathologischen anatomischen Untersuchungen
lehren, auch oft entzündlich verändert, ohne daß es zur Bildung einer
Knochenschale gekommen ist. Der Reizzustand, den ein mit einer Knochenschale behaftetes Auge aufweisen kann, beweist an und für sich noch nicht,
daß seine Ursache in einer sympathisierenden Entzündung gelegen ist, und
diese kann ihrerseits klinisch nicht erkannt, sondern nur vermutet werden.

Die sympathisierende Entzündung, welche in phthisischen Augäpfeln
mit und ohne Bildung von Knochenschalen auftreten kann, verrät sich
meistens durch Reizsymptome, wenn die sympathische Entzündung des anderen Auges zum Ausdruck kommt. Solche Augen können jahrelang vollständig reizfrei bleiben, bis plötzlich spontan oder nach einem meist unbe-
deutenden Trauma Schmerzen, besonders bei Palpation und Injektion auftreten, und dieser Reizzustand kann von wechselnder Stärke sein. Fehlt
dieser Reizzustand, so wird man Zweifel hegen müssen, ob die Entzündung
des anderen Auges sympathischer Natur ist, aber auch nicht vergessen
dürfen, daß er abgeklungen sein kann, wenn die Entzündung auf dem
zweiten Auge zum Ausbruch kommt.

Wie bei der pathologischen Anatomie der sympathisierenden Entzündung noch auseinander gesetzt werden soll, werden in phthisischen Augäpfeln, die zu sympathischer Entzündung geführt haben, regelmäßig entzündliche Veränderungen frischeren oder älteren Datums gefunden, sei es,
daß sie im Uvealgewebe oder in dem von diesem gebildeten Schwartengewebe liegen. Durch diese Feststellung ist die Analogie mit Augen hergestellt, die nach perforierenden Verletzungen oder nach operativen Eingriffen sympathiefähig wurden. Das gemeinsame ist die anatomisch, aber nicht
klinisch, feststellbare chronische Uveïtis, welche jederzeit rezidivieren kann.

Wenn Schirmer, getreu seinen Anschauungen über die Bedeutung der
ektogenen Infektion für die Entstehung der sympathisierenden Entzündung
auch bei dieser Gelegenheit hervorhebt, daß die Existenz dieser Uveïtis nur
durch Einwirkung von Mikroorganismen zu erklären sei, welche entweder
seit der Verletzung im Auge liegen geblieben oder in dasselbe durch ein
neues Trauma hingelangt seien, so ist demgegenüber zu betonen, daß die
vielfachen Rezidive und die lange Dauer der Entzündung auch im sympathisch erkrankten Auge zu beobachten sind, wo doch sicherlich keine
ektogene Infektion vorliegt. Deshalb muß die Frage, wodurch die Fort-
dauer oder das Rezidivieren der sympathisierenden Entzündung im phthi-

sischen Augapfel zu erklären ist, vorläufig noch als eine offene bezeichnet werden. Vielleicht wird man in Zukunft wieder mehr geneigt sein, dem mechanischen Reiz, den eine Knochenschale auf das Uvealgewebe ausübt, eine gewisse Rolle zuzuerkennen. Damit sind aber immer noch nicht diejenigen Fälle erklärt, in denen eine Knochenschale fehlt.

Fälle, in denen das Vorhandensein einer Knochenschale das andere Auge in Mitleidenschaft gezogen hat, sind von zahlreichen Autoren beschrieben worden. Wie DEUTSCHMANN (811 S. 96) hervorhebt, müssen die Fälle von HIRSCHBERG, NORRIS, HALL, IONES, TAUBNER, FROST und SMITH ausscheiden, weil sie nur Mitreizungen des anderen Auges betreffen, während KNAPP (201), WATSON (214), SAVARY (325), WADSWORTH (361) und CORNWALL (755) echte sympathische Entzündungen nach voraufgegangenen perforierenden Verletzungen beobachteten. Die Literatur enthält wohl noch mehrere derartige Beobachtungen; aus neuerer Zeit finde ich noch die Mitteilungen von MASSI (1277) und von LENCE (1610).

e) Nach Geschwürsperforationen.

§ 45. Auch bei der dritten Möglichkeit der Eröffnung der Bulbushüllen nach Geschwürsperforationen, wird sympathische Ophthalmie beobachtet, aber auch hier zeigt sich, daß das gefürchtete Ereignis sehr selten eintritt, wie dies auch bei anderweitigen Perforationen oder Wunden der Hornhaut der Fall ist. Insbesondere scheint das Vorkommen nach Ulcus serpens, speziell nach der von SAEMISCH empfohlenen Keratotomie, selten zu sein. Dies wird auch von SCHIRMER hervorgehoben. In der neueren Literatur finde ich nur wenige Fälle. Der von SCHIRMER angeführte Fall von GUNN (735) ist ein Beispiel dafür, daß die sympathisierende Uveïtis nach diesem Eingriff durchaus nicht unmittelbar aufzutreten braucht, sondern erst nach Wochen an dem bis dahin reizfreien Auge einsetzen kann. Dieser Umstand spricht dafür, daß nicht die Perforation und die nachfolgende Einklemmung von Irisgewebe, sondern eine selbständig und nicht immer, ja sogar selten auftretende Uveïtis die Ursache ist. Der Grund dieser Seltenheit ist nicht ohne weiteres ersichtlich. Jedenfalls hat die Iritis und Zyklitis, die beim Ulcus serpens regelmäßige Begleiterscheinung ist, nichts mit der sympathisierenden Uveïtis zu tun.

In dem Falle von WEIHRAUCH (1702) wurde die sympathisierende Uveïtis anatomisch nachgewiesen, während in 2 weiteren Fällen von ELSCHNIG (1731) nichts davon erwähnt ist.

Daß die sympathische Entzündung nach Geschwürsperforation selten ist, geht auch aus der Mitteilung von BUTLER (1510) hervor, der unter zahlreichen eitrigen Bindehautentzündungen in der Hälfte der Fälle Perforation, aber nur ein einziges Mal sympathische Ophthalmie auftreten sah.

Der Fall von THOMSON (1462) betrifft eine Hornhautnekrose nach PARI-

NAUDscher Konjunktivitis. Fuchs (1307) berichtet über 2 Fälle nach Ulcus serpens und einen nach torpidem Ulcus corneae, Kitamura (1367) über 5 Fälle, darunter einmal nach Ulcus serpens, ebenso Reis (1576) einen nach Keratotomie wegen Ulcus corneae perforatum. Auch die schon erwähnte Mitteilung von Weihrauch betrifft einen Fall von Ulcus serpens, bei welchem wegen Sekundärglaukoms eine Iridektomie gemacht worden war.

Auch in dem englischen Komitéebericht ist ein Fall erwähnt, wo ein perforiertes Ulcus vorlag. In einem anderen war eine Keratotomie gemacht worden.

Sehr auffallend ist es, daß nach Perforationen von Hornhautgeschwüren, die als Komplikation gonorrhoischer Prozesse auftreten, sympathische Ophthalmie häufiger beobachtet wird. Wir finden in der Literatur mehrere Beobachtungen dieser Art, die jedoch nicht alle einwandfrei sind. So wurde in dem Falle von Hirschberg (265) eine Staphylomabtragung vorgenommen. In einem der beiden Fälle von Troell (1463) wurde eine blasenförmige Hervorbuchtung an der Perforationsstelle mit dem Graefeschen Messerchen durchtrennt und in dem Falle von Meyhöfer (352) war ein Irisprolaps abgetragen worden, was in dem Falle von Lagrange (1203) bedeutungslos ist, weil die sympathische Ophthalmie schon 3 Tage nach der Abtragung auftrat.

In einem Fall von Waldispühl (917) handelte es sich um ein perforiertes Ulkus, ebenso bei Troell (1463).

Es liegen also hier Verhältnisse vor, die denen nach sonstigen operativen Eingriffen analog sind. Immerhin bleiben noch die Fälle von Pflüger (297), Bunge (459), Knies (534), Schirmer (912a) und Deutschmann (811) übrig, bei denen kein Eingriff vorgenommen worden war, ferner der Fall von Wild (599), in welchem ausdrücklich vermerkt ist, daß die Hornhaut total nekrotisch geworden und die freiliegende Iris narbig verändert war. Man wird wohl nicht fehlgehen, wenn man die im Gefolge der Geschwürsperforation auftretenden Irisvorfälle für das Auftreten der sympathischen Erkrankung verantwortlich macht, und es ist sehr auffallend, daß mit Ausnahme des Falles von Troell und von Brown, in welchen diesbezügliche Angaben fehlen, in allen anderen angegeben wird, daß es sich um gonorrhoisch infizierte Erwachsene handelt. Hierbei ist es durchaus überflüssig, die Frage aufzuwerfen, ob hier die Gonokokken nach dem anderen Auge hinwandern können. Der Gonokokkus ist trotz des Ausnahmebefundes von Dinkler (786) ein Erreger äußerer Entzündungen und kann höchstens eine Iritis des anderen Auges auf metastatischem Wege hervorrufen. Ob dieses für den von Deutschmann erwähnten Fall von Fränkel (651) zutrifft, wo Gelenkaffektionen vorlagen, muß wohl unentschieden bleiben. Zugunsten einer sympathischen Ophthalmie spricht der Umstand, daß neben der Iritis eine Papilloretinitis beobachtet wurde.

Sympathisierende Entzündung bei intraokularen Tumoren.

Wir müssen daher auf Grund des vorliegenden Materiales annehmen, daß bei Perforationen nach gonorrhoischer Infektion die Bedingungen zum Auftreten der sympathischen Entzündung günstiger liegen, als bei anderen Keratitisformen.

Auch nach Kalkverätzungen der Kornea sind Affektionen des anderen Auges auf sympathische Ophthalmie bezogen worden. Es sind dieses die Fälle von HOMBURG, WEBER, SCHWENK und DISTLER, deren Beweiskraft WAGENMANN (Handbuch von SAEMISCH, Bd. IX, 5. Abt., S. 1572) mit Recht anzweifelt. In dem Falle von HOMBURG war 16 Jahre nach der Verätzung ein Holzsplitter in das rechte Auge eingedrungen, und es trat links vorübergehend eine Amblyopia sympathica auf, deren Existenz in § 9 mit guten Gründen angezweifelt wurde. In dem Falle von DISTLER fehlte jegliches Anzeichen einer sympathisierenden Entzündung, und in dem Falle 22 von SCHWENKE ist es zweifelhaft, ob das andere Auge an Iritis erkrankt war. Für den Makulaherd in dem Falle von WEBER wird man beim besten Willen den Beweis nicht als erbracht ansehen können, daß eine sympathische Entzündung vorgelegen hat.

Auch für die Tuberkulose ist die Frage aufgeworfen worden, ob der Tuberkelbazillus etwa durch Überwanderung entlang den Optikusscheiden das Bild der sympathischen Ophthalmie erzeugen kann. Die Ähnlichkeit der beiden Krankheitsformen ist bereits oben hervorgehoben worden. Die beiden Beobachtungen, die die ältere Literatur aufweist, sind nicht zu verwerten, weil eine Perforation vorausgegangen war. Es sind das die Fälle von MANFREDI (542) und von BREHMER (572).

f) Sympathisierende Entzündung bei intraokularen Tumoren.

§ 46. Den Übergang zu der nächsten Gruppe von Ursachen sympathisierender Entzündung bilden die intraokularen Tumoren insofern, als hierbei Fälle mit und ohne Perforation der Bulbushüllen in Betracht kommen.

Die Anzahl der damals bekannt gewordenen Fälle betrug nach SCHIRMER 30. Von diesen waren 2 von vornherein auszuschalten, die beiden Fälle von STEINHEIM (358) und von WALZBERG (362), weil es sich nicht um Gliome handelte, sondern um eine eitrige Infiltration des Glaskörpers, und es sei hier gleich bemerkt, daß der einzige weitere Fall von ALT (1088), wo ein Gliom eine sympathische Entzündung des anderen Auges hervorgerufen haben soll, mir nicht ganz einwandsfrei erscheint, insofern, als der Tumor nur im Stadium des orbitalen Rezidivs gesehen wurde. Wenigstens geht dies aus den mir zur Verfügung stehenden Referat im Zentralblatt für Augenheilkunde hervor, und die sonstigen Notizen sind zu lückenhaft. Wir können somit von vornherein feststellen, daß es sich in allen Fällen um Chorioidalsarkome handelte, die, weil nichts weiter bemerkt wird, wohl pigmentiert gewesen sind.

Von diesen Fällen scheidet Schirmer mit Recht die von Norris (272), Rémy (275), Salvioli (299), Noyes (506), Rosmini (627) und zwei von Ovio (819) aus, weil es sich nicht um Entzündung, sondern um Mitreizung des anderen Auges handelte, und der Fall von Berger (752) läßt die klare Diagnose der sympathischen Ophthalmie vermissen, die Schirmer auch für die Fälle von Knies (345) und von Hotz (844) anzweifelt. Die Fälle von Rossander (323) und von Amick (455) konnte Schirmer nicht genauer prüfen und in 2 Fällen von Pagenstecher (77) ist die Erkrankung des ersten Auges zweifelhaft. In den übrigen Fällen handelt es sich um Chorioidalsarkom des einen und sympathische Ophthalmie des anderen Auges, und in diesen 14 Fällen war 5 mal ein Durchbruch des Tumors oder ein operativer Eingriff erfolgt (Fall Lawrence 118, Knapp 142, Steffan 281, Berlin-Schüppel 135, Pawel 1107), und diese Fälle erklärt Schirmer im Sinne der Infektionstheorie in der Weise, daß hier Gelegenheit zu ektogener Entstehung einer Uveïtis gegeben gewesen sei. In den 3 Fällen von Milles (774) sei die Perforation bedeutungslos oder unsicher, während eine Perforation mit Sicherheit auszuschließen gewesen sei in den Fällen von Pagenstecher (77 Fall II), Hirschberg (315), Angelucci (365), Lawford (772), Deutschmann (811) und Nieden (946).

In allen Fällen lag jedoch eine Iridozyklitis vor, die vielfach auch anatomisch bestätigt werden konnte, und für die mit Perforation einhergehenden Fälle nimmt Schirmer, wie schon gesagt, die ektogene Infektion als Ursache an. Für die anderen wird die Frage aufgeworfen, ob das wachsende oder zerfallende Sarkomgewebe die Uveïtis auslösen kann. Diese Frage wird von Schirmer und von Leber und Krahnstöver (1076) verneint, während Fuchs (1307) ein direktes Abhängigkeitsverhältnis anzunehmen scheint und Kümmell (1534) hervorhebt, daß der bei mehreren Fällen konstatierte Gewebszerfall (Fälle von Lawford, Deutschmann, Angelucci, Fuchs, Meller (1451), Menacho (1453a) und Reis (1498) für die Möglichkeit anaphylaktischer Vorgänge spräche. Die Ablehnung gründet Schirmer auf die Tatsache, daß die Koinzidenz von Sarkom und sympathischer Ophthalmie viel zu selten sei, als daß eine Einwirkung phlogogener Substanzen angenommen werden könne, ferner auf den meist plötzlichen Ausbruch der Iridozyklitis, die mit dem langsamen Wachstum der Tumoren nicht vereinbar sei.

Es bleibt daher nach Schirmer das Wahrscheinlichere, daß eine endogene Infektion die Grundlage der sympathisierenden Uveïtis ist; ob dabei das zweite Auge auf dem Optikuswege oder durch Metastase in Mitleidenschaft gezogen werde, müsse vorläufig unentschieden bleiben. Diese Form der Entzündung, ihre Seltenheit und ihr plötzliches Auftreten im Sarkomauge spräche für die endogene Infektion, die auch durch 2 positive bakteriologische Befunde von Deutschmann gestützt werde.

Diese von Schirmer ebenso wie von Deutschmann im Sinne der Migrationstheorie verfochtenen Ansichten sind m. E. aus dem Grunde anfechtbar, weil doch kein Beweis dafür geliefert wird, daß bei den perforierten Sarkomen die Infektion von außen her erfolgen muß. Sie kann auf diesem Wege erfolgen, aber es ist doch auch möglich, daß trotz der Perforation nach außen eine endogene Infektion einsetzt. Von diesem Gesichtspunkt aus betrachtet, ist die Zahl der Fälle von Sarkom und sympathischer Ophthalmie doch nicht unbeträchtlich und sie läßt die Frage aufwerfen, ob nicht die endogene Entstehung für alle diese Fälle wahrscheinlicher ist. Diesen Gedankengang verfolgt auch Meller (1451), der an der Hand von 4 derartigen Fällen, von denen schon 3 von Fuchs publiziert waren, der Ansicht Ausdruck gibt, daß zur Entstehung der sympathisierenden Uveïtis eine Gewebsschädigung gehöre, welche ebensogut durch ein Sarkom wie durch ein Trauma herbeigeführt werde und diese Gewebsschädigung sei die Vorbedingung für die Ansiedelung der Mikroorganismen, welche die eigentümliche Uveïtis von tuberkuloidem Bau hervorriefen. Mit der Annahme einer endogenen Infektion harmoniere durchaus die Tatsache, daß in manchen Fällen die Entzündung erst sehr spät auftrat. Die Infektionserreger können nicht so lange im Auge verweilen; haben sie sich dort einmal eingenistet, dann entsteht auch bald die sympathisierende und die sympathische Entzündung.

Schieck (1761) nimmt außer einer kryptogenen Herkunft der Erreger, welche sich in dem durch Nekrose in den Zustand der iridozyklitischen Reizung versetzten Tumorauge ansiedeln sollen, auch noch die Reizübertragung in Anspruch, welche die Ansiedlung der in der Blutbahn kreisenden Keime begünstigen soll. Ganz abgesehen davon, daß bisher von einem länger dauernden Reizzustand am zweiten Auge in diesen Fällen nichts bekannt geworden ist, schwebt die Annahme von Schieck in der Luft, so lange die Möglichkeit der Reizübertragung mit guten Gründen bezweifelt wird.

Mag man die sympathische Entzündung ihrer Entstehung nach erklären wie man will, die ektogene Infektion ist auch für diese Fälle ebenso wenig bewiesen oder wahrscheinlich, wie für die nach Perforationen und nach operativen Eingriffen auftretenden Formen.

Ein Fall von Goldzieher (1169) ist dadurch bemerkenswert, daß in dem Sarkomauge starke Chemosis, Irisverfärbung und Pupillenverengerung und anfangs Hypotonie, später Glaukom vorhanden war, ohne daß Synechien auftraten. Makroskopisch sei der vordere Bulbusabschnitt vollkommen normal gewesen. Auch in diesem Falle war eine Perforation auszuschließen.

Auf die Bedeutung dieser unkomplizierten Fälle für die sogenannte Migrationstheorie werde ich bei der Besprechung der Pathogenese eingehen.

g) Kontusionen und subkonjunktivale Bulbusrupturen.

§ 47.   Von derselben Bedeutung wie die nicht mit Perforation einhergehenden Sarkome sind auch die subkonjunktivalen Bulbusrupturen, insofern, als auch hierbei das Moment der ektogenen Infektion in Fortfall kommt.   Diese Verletzungen pflegen, selbst wenn die Linse aus dem Augapfel herausgepreßt wird und unter der Bindehaut liegen bleibt, meistens einen gutartigen Verlauf zu nehmen, obwohl der Ziliarkörper zerrissen und Ziliarkörpergewebe eingeklemmt wird.   Nach WAGENMANN sind 2 % der Fälle von sympathischer Ophthalmie gefolgt.   Die mechanischen Veränderungen, Quetschungen und Zerrungen des Ziliarkörpers sind nach SCHIRMER nicht die Ursache der gelegentlich zu beobachtenden sympathischen Ophthalmie, sondern die in solchen Augäpfeln sich entwickelnden Uveïtis und damit werden diese Fälle durchaus auf die gleiche Stufe gestellt mit den bisher besprochenen.

In der Zusammenstellung von SCHIRMER (1147) fanden sich 27 Fälle, von denen SCHIRMER jedoch nur 11 als beweiskräftig anerkannte, weil es sich zum Teil um sympathische Reizungen handelte, oder aber die Conjunctiva eingerissen oder eingeschnitten, oder eine sympathische Ophthalmie zu Unrecht angenommen worden war.

Eine kürzlich von meinem Schüler PAUL FUCHS (1732) vorgenommene Nachprüfung ergab, daß man sich mit der von SCHIRMER vorgenommenen kritischen Ausscheidung dieser 16 Fälle durchaus einverstanden erklären kann.

Bezüglich der von SCHIRMER anerkannten Fälle kommt FUCHS zu folgenden Resultaten: Der Fall von SCHRÖTER (123) erscheint nicht beweiskräftig, weil die Erkrankung des anderen Auges zweifelhaft ist, ebenso ist der Fall von ARLT (520) zweifelhaft, weil es sich hier um eine eitrige hämorrhagische Entzündung des ersten Auges handelte.

Ebenso ist die sympathische Entzündung in dem 2. Falle von SACHS (822 a) zweifelhaft und in dem Falle von SCHMIDT (988) lag eine Perforation vor, während in dem Falle von MEYER (1021) die sympathische Entzündung auf dem 2. Auge ebenfalls zweifelhaft ist.

Außer diesen Fällen fanden sich in der neueren Literatur noch folgende: 1. Der Fall von BERTRAM (1164 a), weil hier nur eine transitorische Rötung der Papille auf dem anderen Auge beobachtet wurde, deren Natur mindestens zweifelhaft ist. Ebenso sind auszuschalten 2 Fälle von TEMPELHOF (1254 a). Anzurechnen ist der Fall 2 von BERTRAM, der Fall von SCHÖNFELD (1186 a), ein Fall von E. FUCHS (1655) (mitgeteilt von MELLER), ein Fall von HARTMANN (1235 a), sowie ein solcher von ASK (1583 a). Ferner je einer von GEINITZ (1480), DOMANN (1564) und HUSSELS (1652), schließlich noch 2 Fälle von RIBSTEIN (1692) und 1 Fall von P. FUCHS, sowie ein solcher von Harmann (1675), während in einem Fall von Fromaget (1334a) auf die Intaktheit der Bindehaut nicht besonders geachtet wurde. Ribstein, der an der Hand zweier Fälle aus der Straßburger Augenklinik das Material mit Ausnahme der Fälle von Hussels, Geinitz, Domann und P. Fuchs bearbeitete, kommt zu dem Schluß, daß auch in diesen beiden Fällen, ebenso wie in allen übrigen eine ektogene Infektion infolge oberflächlicher Läsion der Bindehaut anzunehmen sei, wenngleich weder mikroskopisch noch makroskopisch eine solche zu erkennen gewesen sei, und er führt als besonders beweiskräftig die Tatsache an, daß bei der mikroskopischen Untersuchung die stärkste Zellinfiltration stets in der Nähe der Rupturstelle und besonders unterhalb der Conjunctiva zu finden sei.

Es entspricht diese Anschauung, die auch von Schieck (1761) vertreten wird, durchaus der von Schirmer, Ruge u. a. Meines Erachtens ist es jedoch zu weit gegangen, für alle diese Fälle latente Konjunktivalrisse anzunehmen, schon aus dem Grunde, weil es sich in der Mehrzahl der Fälle um subkonjunktivale Linsenluxationen gehandelt hatte, bei denen gerade die absolute Intaktheit der Bindehaut der Grund ist, warum die Linse nicht aus dem Auge herausgeschleudert wird. Wäre hier der kleinste Riß zu finden, so müßte er durch die Gewalt der herausdrängenden Linse sofort eine erhebliche Vergrößerung erfahren.

Da die intakte Bindehaut nach den Untersuchungen von Stock und Hirota (1213a) für Mikroorganismen undurchgängig ist, so heißt es den Tatsachen Gewalt antun, wenn man bei einer subkonjunktivalen Skleralruptur die Möglichkeit einer ektogenen Infektion annimmt und sie für sämtliche bisher beobachtete Fälle zugrunde legen will. Dem widersprechen mehrere Beobachtungen, in denen die Intaktheit der Bindehaut ganz ausdrücklich hervorgehoben wird, wie in dem Falle von Geinitz, von Domann und von P. Fuchs, welche in ihrer Beweiskraft dadurch unterstützt werden, daß auf dem verletzten Auge eine typische sympathisierende Infiltration gefunden wurde, wie dies auch in einem neueren Falle von Böhm (1765) zutraf.

Man wird daher für diese Fälle, ebenso wie für die bei Chorioidalsarkom vorkommenden annehmen müssen, daß hier endogene Einflüsse im Spiele sind, ganz gleichgültig, ob man nun eine Infektion oder anderweitig bedingte entzündliche Vorgänge im Sinne der Theorie von Elschnig annehmen will.

Daß der Befund von Mikroorganismen im sympathisierenden Auge, wie ihn Deutschmann (811) und Meyer (1021) erheben konnten, keinerlei Bedeutung beanspruchen kann, wird weiter unten ausgeführt.

Wenn Ask die subkonjunktivale Linsenluxation, was die nachfolgende sympathische Ophthalmie des anderen Auges betrifft, für ganz besonders gefährlich hält, so steht dies mit der oben erwähnten Statistik von Wagenmann in Widerspruch.

Mit diesen Fällen würden in gleicher Linie Beobachtungen rangieren, wo nach anderweitigen Kontusionen sympathische Entzündung des anderen Auges aufgetreten sein soll. Solche liegen aber in absolut beweiskräftiger Form nicht vor, denn der Fall von Butler (1510), wo eine Iridozyklitis mit Pupillarverschluß 13 Jahre nach einer Kontusion beobachtet wurde, ist nicht einwandfrei, weil hohe Myopie vorlag, und das verletzte Auge keine Zeichen abgelaufener sympathisierender Entzündung aufwies, und die Diskussionsbemerkungen, welche Reynold, Clark und Jackson bei Gelegenheit eines Vortrages von Gifford (1131) machten, sind zu aphoristisch, um als vollgültiger Beweis für die Rolle der Kontusionen in diesen Fällen zu dienen. Ebensowenig ist dies der Fall bezüglich der Beobachtung von Vennemann (1154), weil die 15 Jahre später beobachteten Glaskörpertrübungen bei Katarakt ohne Uveïtis keine sympathische Ophthalmie darstellten, und wenn Komoto (1655) neuerdings nach dem mir zur Verfügung stehenden Referat in den klinischen Monatsblättern, nach einer leichten Verletzung der Sklera und Chorioidea eine sympathische Entzündung gleichzeitig auf beiden Augen beobachtet haben will, so bedarf diese kurze Notiz noch der Vervollständigung dahin, ob die Verletzung eine perforierende war oder nicht.

In einem Falle von Bronner (941), wo eine Kontusion ohne Wunde stattgefunden hatte, soll nach 18 Tagen die Ophthalmie ausgebrochen und nach der Enukleation wiederholt rezidiviert sein. Vorausgesetzt, daß es sich wirklich um eine sympathische Ophthalmie gehandelt hat, würde dieser Fall Beachtung verdienen. Auch Lauber (1447) erwähnt, daß Schnabel derartige Fälle gesehen habe.

Hervorzuheben ist noch, daß meines Wissens bisher kein Fall von sympathischer Ophthalmie nach Chorioidalruptur beschrieben wurde, was wiederum für eine größere Gefährlichkeit der Ziliarkörperschädigung spricht. Es ist dies um so auffallender, als die Zahl der Chorioidalrupturen in diesem Kriege eine so außerordentlich große ist. In dem Falle von Zorab (1704), der zuerst als Kontusionsfolge gedeutet wurde, fand sich bei der anatomischen Untersuchung eine kleine Perforationsnarbe in der Gegend des Optikuseintrittes, und genau das Gleiche traf in dem Falle von Lomb (1681) zu.

h) Weitere Erkrankungen als Ursache sympathisierender Entzündung.

§ 48. Daß man das Glaukom als Ursache der Beteiligung des anderen Auges betrachtet hat, wurde bereits oben hervorgehoben, und es konnte festgestellt werden, daß ein sympathisches Glaukom nicht existiert. Ebensowenig kann ein Glaukom eine sympathische Ophthalmie erzeugen, falls nicht ein operativer Eingriff vorgenommen wird, der seinerseits eine sympathisierende Entzündung im Gefolge hat.

Auch die traumatische Linsenluxation dürfte nur dann zur Beteiligung des anderen Auges führen, wenn ein operativer Eingriff vorgenommen wird. In dem Falle von Wuillomenet (1157) können die Veränderungen des verletzten Auges nicht als sympathisierende Entzündung angesprochen werden, und damit muß auch die Iridochorioiditis des zweiten Auges auf andere Weise erklärt werden.

Weiterhin hat man den Herpes zoster beschuldigt, sympathische Entzündung hervorgerufen zu haben. In dem Falle von Noyes (247) erkrankte auch das zweite Auge an Iridochorioiditis. Es liegt jedoch kein Grund vor, die Entzündung als sympathische zu deuten, und in einem der beiden Fälle von Guérin (657) lag eine Perforation der Hornhaut vor. Der andere Fall von Guérin betrifft keine sympathische, sondern eine phlyktänulöse Ophthalmie und der von Jeffries (240) eine Mitreizung des anderen Auges. Der Herpes corneae hat daher mit sympathischer Entzündung nichts zu tun.

Ebensowenig ist ein Symblepharon als deren Ursache anzusehen. So wurde in den Fällen von Rossander (323) und von Webster (564) die Enukleation vorgenommen, was doch auf ein schweres intraokulares Leiden schließen läßt, und in dem Falle von Peck (550) war eine Geschwürsperforation und in dem von Sutphen (1084) eine perforierende Verletzung vorausgegangen. Auch die Beobachtungen von Mooren (163) sind, wie Schirmer mit Recht hervorhebt, nicht beweisend. Die Fälle von Agnew (256) und von Mathewson (1413) waren mir nicht zugänglich.

Auch hier ist eine Beteiligung des anderen Auges nur zu erwarten, wenn eine sympathisierende Uveïtis vorausgegangen ist. Dasselbe gilt für den intraokularen Zystizerkus, der sehr heftige Entzündungen der Uvea hervorruft, aber eine sympathisierende nur dann, wenn eine Perforation resp. Operation vorausgegangen ist, wie der Fall von Pincus (947) beweist. Die durch die Stoffwechselprodukte des Entozoon hervorgerufene Entzündung ist eben keine sympathisierende; diese muß auf andere Weise unabhängig davon entstehen, wenn das andere Auge erkranken soll.

Eine Reihe von Beobachtungen erstreckt sich auf die Beziehungen zwischen Augenhöhle und sympathischer Ophthalmie des anderen Auges.

So erörtert Halle (1235) die Beziehungen zwischen der Orbitalphlegmone und der Erkrankung des anderen Auges. Aus dem mir zur Verfügung stehenden Referat kann ich nichts Beweisendes über die 3 Fälle entnehmen, die mit einer Neuritis einhergingen. Eine Neuroretinitis isolierter Art lag auch in dem Falle von Teillais (866) vor, wo die andere Seite an einer eitrigen Polysinusitis erkrankt war. Ehe hier nicht der Beweis geführt werden kann, daß keine kontralaterale Sehnervenschädigung durch Empyeme im Sinne von Onodi oder eine andere Erkrankung vorliegt, darf man die Neuritis nicht als Manifestation der sympathischen Ophthalmie betrachten.

Wenn man weiterhin den Einfluß der Augenhöhle prüfen will, so ist über die phthisischen Stümpfe bereits oben das Nötige gesagt worden. Von ihnen kann eine sympathische Entzündung noch nach Jahr und Tag ausgehen, wenn eine sympathisierende Entzündung sich etabliert, was voraussetzt, daß noch Uvealgewebe vorhanden ist.

Nun hat man aber auch Fälle von sympathischer Ophthalmie auf den Einfluß der durch Enukleation von dem Augapfel befreiten Augenhöhle beziehen wollen. Scheiden wir diejenigen Fälle aus, in denen einige Wochen nach der Enukleation die Entzündung ausbrach, weil das sympathisierende Auge nicht zeitig genug entfernt wurde, so bleiben nur wenige Fälle an dieser Stelle zur Besprechung übrig, und zwar vor allem solche, in denen das Tragen einer Prothese das andere Auge zur Entzündung gebracht haben soll.

In dem Falle von CULBERTSON (645) war die Erkrankung des zweiten Auges eine sehr gutartige, und es ist wahrscheinlich, daß hier eine spontane Iritis vorlag. In den Fällen von FERDINANDS (1072) war die Uveïtis des zweiten Auges eine gutartige, und in dem einen Falle scheint es sich um ein Rezidiv einer sympathischen Iritis gehandelt zu haben, die von dem enukleierten Auge ausgegangen war. Die Beobachtungen von MOOREN (133, 163) und von COLSMANN (337) stehen noch unter dem Eindruck der Ziliarnerventheorie. Die Iritis war hier eine spontane; dasselbe gilt für einen Fall von GALEZOWSKI (470). Wir haben daher keine Anhaltspunkte für ein Kausalitätsverhältnis zwischen dem Tragen einer Prothese und dem Auftreten einer sympathischen Ophthalmie. Da auch die Fälle von GALEZOWSKI nicht anerkannt werden können, in denen eine Konjunktivitis bzw. ein Herpes corneae auf dem zweiten Auge durch das Fortlassen der Prothese auf der anderen Seite gebessert worden sein soll, wie schon oben ausgeführt wurde, und ein Fall von SATTLER (1285), wo die Ursache der Entzündung in dem Tragen einer Glaskugel nach Enukleation gesucht wurde, zu aphoristisch mitgeteilt ist, so kann keine der unter diesem Kapitel abgehandelten Anomalien als Ursache der sympathischen Entzündung in Betracht kommen.

Dasselbe gilt auch für die Beobachtung von ABADIE (828), der nach Injektionen in den Optikusstumpf Heilung erzielt haben will, und für den Fall von WELLHAUSEN (1425) ist bereits hervorgehoben, daß keine sympathische Ophthalmie vorlag.

Eine echte sympathische Entzündung entsteht nur bei sympathisierender Uveïtis des anderen Auges, die, wie aus dem pathologisch-anatomischen Teil hervorgeht, eine wohl charakteristische Entzündungsform darstellt, deren Entstehung noch immer Gegenstand der Kontroverse ist.

i) Die spontanen Erkrankungen des Uvealtraktus.

§ 49. Auf die Frage, ob und inwieweit eine spontane Iridozyklitis eine sympathisierende sein kann, soll hier nicht näher eingegangen werden, weil sie vom klinischen Standpunkt aus allein nicht zu lösen ist, insofern, als das Bild der spontanen Iridozyklitis unbekannter Herkunft oft nicht von einer Uveïtis toxischer oder bakterieller Herkunft zu unterscheiden ist. Bei der Besprechung der anatomischen Befunde an derartigen Augen wird sich Gelegenheit finden, diese Frage eingehender zu behandeln, die auch bei dem Kapitel Pathogenese ihre Erörterung finden wird.

6. Der Zeitraum zwischen den Erkrankungen beider Augen.

a) Minimales Intervall.

§ 50. Die Diagnose einer sympathischen Augenentzündung gründet sich u. a. auch auf die Tatsache, daß bis zu ihrem Auftreten eine gewisse Zeit vergeht. Dieser Zeitraum beträgt im Minimum 14 Tage, eine Frist, die es uns ermöglicht, nach schweren Augenverletzungen wenigstens eine kurze Zeit zu beobachten, ob das Auge erhalten werden kann oder nicht. Die früheren Beobachtungen, welche das Auftreten vor Ablauf der zweiten Woche wahrscheinlich machen wollen, müssen, wie Schirmer ausführt, als nicht einwandfrei betrachtet werden. Hierher gehören einige Fälle von Mooren (133), in denen eine spontane Iritis des zweiten Auges vorlag oder nicht ausgeschlossen werden konnte. In 2 Fällen von Alt (332), wo die Erkrankung am zweiten Auge am 7. bzw. 8. Tage nach der Verletzung aufgetreten sein soll, handelte es sich nur um eine Mitreizung und nicht um eine Entzündung, und in dem von Schirmer S. 166 erwähnten Falle von Brown ist das Intervall nicht angegeben, obwohl die Entzündung des zweiten Auges der des anderen »rapidly« gefolgt sein soll. Der früheste Zeitpunkt, wo das andere Auge in Form einer als sympathisch aufzufassenden Entzündung erkrankte, beträgt 8 Tage. Dieser Fall wird von Imre jun. (1606) mitgeteilt. In dem von Becker (569) mitgeteilten und schon oben erwähnten Fall betrug das Intervall 10 Tage. Dieser Fall ist dadurch kompliziert, daß sehr schnell Panophthalmie auf dem verletzten Auge und bald darauf Tetanus auftrat. Sieht man von dieser mindestens unsicheren Beobachtung ab, so begegnen wir noch einem sehr unzureichend begründeten Falle von Vigneaux (360) und einem von Gunn (735), wo ebenfalls das Intervall 14 Tage betragen haben soll. In letzterem Falle wurde das Intervall jedoch zu Unrecht von einer Diszission statt von einer Kataraktextraktion berechnet.

Ein Fall von Cabannes und Ulry (1040) kann gleichfalls nicht als beweisend angesehen werden. Hier wurde das verletzte Auge schon am folgenden Tage entfernt und schon am 2. Tage traten auf dem anderen

Auge Netzhautablösung mit Glaskörpertrübungen auf, Erscheinungen, die zu Unrecht als Ausdruck einer sympathischen Ophthalmie angesprochen werden.

In einem von Nettleship (745) angeführten Falle konnte Schirmer es als wahrscheinlich hinstellen, daß das Intervall nicht 9, sondern 14 Tage betrug. Ein Fall von Vigneaux (360) mit 7—10 Tagen ist nicht genügend sichergestellt, und bei Milles (774) hatte nicht eine perforierende Verletzung, die 4 Tage zuvor passiert war, sondern ein Sarkom die sympathische Ophthalmie ausgelöst.

Als beweisend für das Vorkommen eines Mindestintervalles von 14 Tagen führt Schirmer Fälle von Nettleship (745), Gunn (735), Webster Fox (712), Schneider (445), Ayres (521) und Arlt (520) an, und in einem Falle von Bronner (941) betrug es 18 Tage. In einem kürzlich von Zuntz (1705) mitgeteilten Falle 14 Tage, ebenso in einem Falle von Böhm (1765), der den anatomischen Nachweis der sympathisierenden Entzündung führte.

Für gewöhnlich ist das Intervall größer. Von 200 Fällen, die Netleship zusammenstellte, zeigten 170 den Ausbruch der Entzündung zwischen 4 Wochen und einem Jahre. Nur 18 traten vor Ablauf der 4. Woche und 12 nach Ablauf eines Jahres auf. Von 28 Fällen von Gunn fallen 19 in die 6. bis 12. Woche, und nach der Statistik von Masugi (1342) aus dem japanischen Kriege brach die Erkrankung durchschnittlich nach 44 Tagen aus; nach Craig (1068) schwankte bei seinen 6 Fällen das Intervall von 5 Wochen bis zu 5 Jahren.

In dem Materiale von Fuchs (1307) war der Beginn am häufigsten zwischen der 4. und 6. Woche (13 Fälle). In weiteren 13 Fällen zwischen 6 Wochen und einem Jahr und in 4. Fällen nach einem Jahr, darunter ein Fall nach 20 Jahren. Ähnlich sind die Zahlen von Domann (1561) an der Hand des Leipziger Materiales.

Anmerkung. Domann gibt an, daß in Leipzig einige Male die Entzündung beider Augen gleichzeitig auftrat, was auch Komoto (1655) beobachtete. Hier ist schwer zu entscheiden, ob nicht das erste Auge schon länger latent erkrankt war. Dieselbe Beobachtung machte zur Nedden (1316).

Da nun nach den grundlegenden anatomischen Untersuchungen von Fuchs vor dem 14. Tage in sympathisierenden Augen keine ausgeprägten Entzündungserscheinungen zu finden sind, so ist es nicht unwahrscheinlich, daß auch die sympathisierende Entzündung ein gewisses Inkubationsstadium besitzt. Wenn aber Heerfordt (1406), gestützt auf einen Fall von Neuro-Retinitis im sympathisierenden und im zweiten Auge mit einem Intervall von 13½ Tagen (diese Erwägungen treffen auch für die übrigen bekannt gewordenen Fälle mit zweiwöchentlichem Intervall zu), daraus die Folgerung ableitet, daß im ersten Auge gar keine sympathisierende Entzündung bestanden habe, sondern die Mikroorganismen in das erste Auge und von dort aus sofort in das zweite Auge gelangt seien, so basieren diese Erwägungen

auf der durchaus nicht sicheren Basis, daß die sympathische Ophthalmie
bakteriellen Ursprungs ist. Es ist demgegenüber hervorzuheben, daß das
Intervall von 14 Tagen bedeutet, daß innerhalb dieses Zeitraumes keine
klinischen Symptome auftreten. Ob sie jedoch nicht schon anatomisch vor-
bereitet sind, wissen wir nicht, und so ist es denkbar, daß von dem 14tägigen
Intervall beide Augen eine gewisse Inkubationszeit beanspruchen können.
Es bleibt abzuwarten, ob zukünftige Beobachtungen mit der Nernstspaltlampe
den Beginn der Erkrankung auf einen früheren Zeitpunkt verlegen können.
Auf die Bedeutung des Intervalls soll bei der Pathogenese noch näher eingegangen werden.

b) Maximales Intervall.

§ 51. Was nun das sogenannte maximale Intervall angeht, so
ist in vielen Fällen, die in der Literatur berichtet sind, die sympathische
Natur des nach vielen Jahren ausgebrochenen Leidens sehr zweifelhaft, weil
man mit der Möglichkeit einer spontanen Uveïtis um so mehr rechnen muß,
je größer der Zwischenraum ist. Diese Annahme gewinnt besonders dann
an Wahrscheinlichkeit, wenn ein reizloser phthisischer Augapfel vorhanden
ist, und es ist, wie Schirmer mit Recht hervorhebt, kein Zweifel daran, daß
in früheren Zeiten lediglich die Anwesenheit eines solchen Stumpfes ge-
nügte, um die Diagnose der sympathischen Ophthalmie zu rechtfertigen.

Andererseits besteht aber auch kein Zweifel darüber, daß die sympathische Ophthalmie noch nach Jahren einer Verletzung oder operativen
Eingriffen folgen kann.

Als beweisende Beispiele führt Schirmer außer einem eigenen Fall
solche von Gunn (735), Vigneaux (360) und Weeks (954) an, wo das Intervall 15, 25, 28 und 42 Jahre betrug, und auch Deutschmann erwähnt einige
Fälle von Gunn und einen solchen von Knapp (201) und von Cornwall (755).
Ferner Bellinzona (1328) 2 Fälle mit 20 und 43 Jahren. Die neuere Literatur
enthält verschiedene derartige Beobachtungen, wo ein phthisischer, eine
Knochenschale enthaltener Stumpf nach 14 (Armaignac 1911), nach 20
(Puccioni 1319) und nach 30 Jahren (Grandelément 1485) das Leiden auslöste. Dasselbe gilt für einen Fall von Sulzer (37 Jahre) (1384). Der Fall
von Kocsis (1237) erscheint zweifelhaft, weil eine Verletzung nach 13 Jahren
zu Linsenluxation und Sekundärglaukom geführt hatte, während von einer
sympathisierenden Uveïtis nichts gesagt wird. Auch in dem Falle von
Filatow (1334), wo 35 Jahre nach einer Reklination die Entzündung ausbrach, wird ausdrücklich angegeben, daß der phthisische Augapfel nicht
schmerzhaft gewesen sei, während ein Fall von Montano (1343) hierher
zu gehören scheint. Daß derartige phthisische Augen lange Jahre hindurch
bis zur Enukleation reizfrei bleiben können, beweist der Fall von Fuchs (1438),
wo nach 24 Jahren die sympathisierende Entzündung anatomisch nachgewiesen wurde.

Wenn ferner Rocliffe (1379) 4 Fälle mit Intervallen von 18, 22, 28 und 50 Jahren anführt, so sind 2 dieser Fälle als zweifelhaft anzusehen, weil ein Fremdkörper gefunden wurde. Das heißt doch wohl, daß nach langen Jahren zu deren Entfernung ein operativer Eingriff gemacht wurde, der nun seinerseits Schuld an der Ophthalmie trug.

In 2 Fällen von Wiegmann (1466) mit Intervallen von $4^1/_2$ und 7 Jahren wird von v. Hippel (s. 1466) die spontane Entstehung der Uveïtis für möglich gehalten.

Diese beiden Fälle waren nicht genauer anatomisch untersucht, und so sind für diese sowie für manchen früher publizierten Fall die Zweifel durchaus gerechtfertigt, denn lediglich die anatomische Untersuchung ist im Stande, den Nachweis der Sympathiefähigkeit eines verletzten und speziell eines geschrumpften schmerzhaften Auges zu beweisen. Derartige Untersuchungen liegen jedoch in genügender Zahl vor, und sie stellen unanfechtbar fest, daß neben alten Herden oft genug noch nach Jahr und Tag frische entzündliche Stellen gefunden werden, in denen wir den Ausgangspunkt suchen müssen. Dementsprechend läßt sich auch klinisch feststellen, daß, wenn ein Auge jahrelang reizfrei geblieben war, fast immer kürzere Zeit vor dem Ausbruch der Erkrankung des zweiten Auges am ersten frische Reizungs- oder Entzündungserscheinungen auftreten, über deren Entstehung bereits oben gesprochen wurde, und auf die wir bei der pathologischen Anatomie noch zurückkommen werden. Eine Ausnahme macht nur der Fall von Fuchs (1438). Auf Grund dieser Tatsachen glaubt Heerfordt (1406) annehmen zu dürfen, daß die sympathisierende Uveïtis dem anderen Auge gegenüber eine so hohe Pathogenität hat, daß dieses meistens bald in Mitleidenschaft gezogen werden muß, und aus diesen kurzen Intervallen könne man ungefähr auf die Inkubationszeit schließen. Vor allem seien zur Lösung dieser Frage die Fälle berufen, in denen nach Enukleation des verletzten Auges die sympathische Ophthalmie noch später ausgebrochen sei, und das seien im Maximum 14 Tage.

Daß diese Angabe Heerfordts unzutreffend ist, geht aus der in § 93 mitgeteilten Statistik von Bergmann (1571) hervor, welche uns lehrt, daß der äußerste Termin für den Ausbruch der Erkrankung viel weiter, bis zu zwei Monaten herauszurücken ist und im allgemeinen ein Auge erst nach Ablauf der 5. Woche als gerettet angesehen werden kann.

Wir ersehen ferner aus dieser Statistik, daß in einer Reihe von Fällen die Entzündung aufgetreten sein soll, wo die Enukleation einen oder mehrere Tage nach der Verletzung stattgefunden hatte, und diese Fälle sind als nicht beweiskräftig ausgeschieden worden. Andererseits lehrt die Statistik, daß schon nach Ablauf der zweiten Woche nach einer Verletzung das andere Auge durch die Enukleation nicht mehr geschützt werden konnte. Das diesen Statistiken zugrunde liegende Material ist nur zum geringsten Teile anatomisch untersucht worden und deshalb können wir erst dann weiter kommen, wenn weitere anatomische Untersuchungen vorliegen. Aus diesem Grunde ist die neueste Arbeit von MELLER (1657) sehr bemerkenswert, welche sich mit dem histologischen Befunde in sympathisierenden Augen bei Ausbruch der sympathischen Ophthalmie nach der Enukleation an der Hand von 7 Fällen befaßt.

Hieraus geht hervor, daß zwar schon in 3 Wochen nach einer Verletzung das histologische Bild der sympathisierenden Entzündung in höchster Entwicklung vorliegen kann, daß aber das Vollbild meistens erst nach längerem Zeitraum beobachtet wurde. Trat die Entzündung sehr kurze Zeit nach der Enukleation auf, so ist im ersten Auge der anatomische Befund immer ein sehr markanter, während beim Ausbruch nach längerer Zeit der Befund wenig charakteristisch sein kann. Zu der Frage der Inkubation nimmt MELLER keine Stellung, weil uns alle Anhaltspunkte dafür fehlen, wann die Noxe ins Auge eintritt.

7. Die pathologische Anatomie des sympathisierenden Auges.

Die erste ausführlichere Arbeit über die pathologische Anatomie des sympathisierenden Auges wurde 1892 von SCHIRMER (912a) veröffentlicht, nachdem schon vorher zahlreiche Einzelmitteilungen über den Befund an solchen Augen erschienen waren, die zur Verhütung der sympathischen Ophthalmie enukleiert worden waren. Man hatte schon oft genug entzündliche Veränderungen festgestellt, die als Folgeerscheinung operativer Eingriffe oder von Verletzungen aufgefaßt werden mußten, und andererseits hatte man schwerere Veränderungen oft genug vermißt. Erst als SCHIRMER lediglich solche Augen untersuchte, welche wirklich echte sympathische Entzündung ausgelöst hatten, gelang es, als gemeinsames Kennzeichen derartiger Augen eine noch bestehende Entzündung des Uvealtraktus nachzuweisen. Damit war eine Grundlage gewonnen, auf der nicht nur die pathologisch anatomische Forschung, sondern auch die Symptomatologie weiter ausgebaut werden konnte.

Auf die Einzelheiten dieser SCHIRMERschen Arbeit näher einzugehen, ist um so weniger notwendig, als bis zum Erscheinen seiner zweiten zusammenfassenden Darstellung aus dem Jahre 1900 nur wenige Mitteilungen über diesen Gegenstand zu verzeichnen sind. Es sind dies die Arbeiten von KRAUSE (535), der zuerst auf das Vorkommen von epitheloiden und Riesenzellen aufmerksam machte und von UHR (1085), der die Infiltration der Gefäßscheide, die perivaskuläre Lymphangitis und das Vorkommen tuberkelähnlicher Herde feststellte und im wesentlichen die SCHIRMERschen Resultate bestätigte, nachdem schon vorher AXENFELD (1003) in einem Vortrage sich eingehend mit diesen Veränderungen beschäftigt und auch SCHIRMER sie schon beschrieben hatte. Ferner die Mitteilungen von EISENLOHR (1098), der besonders die Beteiligung der Aderhaut hervorhob und von MARPLE (1105). Auch in der Arbeit von PINCUS (947) wird das Vorkommen tuberkelähnlicher Veränderungen erwähnt und ebenso das der Mastzellen, die schon SCHIRMER gesehen hatte.

a) Untersuchungen von Schirmer.

§ 52. Die Darstellung, welche SCHIRMER im Jahre 1900 in der zweiten Auflage dieses Handbuches von den pathologisch-anatomischen Veränderungen des sympathisierenden Auges gab, basiert auf der schon erwähnten Feststellung, daß jedes derartige Auge an einer Uveïtis leidet, welche fast regelmäßig alle drei Teile des Uvealtraktus befällt. Die Form der Uveïtis ist dadurch gekennzeichnet, daß disseminierte Häufchen meist einkerniger Zellen auftreten, zu der sich bei stärkerer Entzündung eine diffuse Infiltration des Gewebes gesellt (s. Fig. 2 auf Tafel I). Mit dem Rückgange der Entzündung geht die Struktur des Gewebes verloren, es wird durch ein pigmentiertes gefäßarmes Bindegewebe ersetzt. Auf der Oberfläche von Iris und Ziliarkörper findet sich fibrinöse Exsudation mit Neigung zur Organisation, die im Bereiche der Aderhaut fehlt.

Die Verteilung der Entzündung auf die drei Teile des Uvealtraktus ist meistens keine gleichmäßige, insofern, als der eine oder der andere stärker betroffen sein kann. Innerhalb der Iris ist die Infiltration eine ziemlich gleichmäßige; das Stroma ist stark verdickt, wobei das Pigment zerstreut und unregelmäßig angehäuft erscheint. In Übereinstimmung mit v. MICHEL (544) und BRAILEY (835) konstatierte SCHIRMER im Bereiche der Irisgefäße hyaline Degeneration der Wandungen und Wucherungen der Intima, die zur Obliteration führen. Dabei sind die Wandungen von Leukozyten durchsetzt. Später wird das Irisgewebe in ein Bindegewebshäutchen umgewandelt, nachdem die Infiltration geschwunden ist. Die Exsudation, die besonders das Pupillargebiet und die Rückfläche der Iris bedeckt, kann die ganze hintere Kammer ausfüllen und neigt sehr stark zu Schrumpfungen, wodurch Iris und Linse in immer innigeren Kontakt kommen und die Iriswurzel sich retrahiert. Die zerstreuten Pigmentzellen erlauben nur an der Hinterfläche eine Abgrenzung des Exsudates, während diese an der Vorderfläche nicht möglich ist. Die Infiltration des Ziliarkörpers ist meistens gleichmäßig und am stärksten zwischen Muskel und Pigmentschicht entwickelt. Die Rundzellenhaufen sind weniger häufig in Iris und Aderhaut. Durch Zug entstandene Hohlräume zwischen den Muskelbündeln sind mit zellarmem Exsudat ausgefüllt. Die Infiltration erstreckt sich auch bis in die inneren Skleralschichten und ist besonders deutlich entwickelt um den SCHLEMMschen Kanal und um die perforierenden Ziliargefäße.

Die Exsudation erfüllt den Raum zwischen Ziliarfortsätzen und Linse, umfaßt diese und erstreckt sich bis in den Glaskörper hinein und bewirkt bei der Schrumpfung Veränderungen im Glaskörper, die zur Netzhautablösung führen und die Bildung fibröser, zell- und gefäßarmer zyklitischer Schwarten, deren weitere Schrumpfung den pigmentlosen Epithelbelag nach innen zerrt. Später trifft diese Zerrung auch die Ziliarfortsätze und den ganzen Ziliarkörper mit der angrenzenden Aderhaut, wodurch diese sich bis zum Ansatz des Ziliarmuskels an der Sklera ablösen, ohne daß dadurch, wie SCHIRMER in Übereinstimmung mit BUNGE (459) betonte, die Druckempfindlichkeit des Ziliarkörpers zu schwinden braucht. Die Aderhaut zeigt vorwiegend eine Beteiligung der

äußeren Schichten, in Form einer diffusen Infiltration oder in Form der disse-
minierten Knötchenbildung, wobei die Aderhaut außerordentlich stark verdickt
sein kann. Die Infiltration besteht vorwiegend aus einkernigen Leukozyten.
Auffallend sind die zuerst von Krause (535) beschriebenen und später von
Schirmer, Axenfeld, Uhr und Pincus konstatierten epitheloiden und Riesenzellen,
die schwächer gefärbt erscheinen und in der Nähe der Gefäße liegen und vielleicht von den Endothelien der Gefäße oder der Lymphscheiden abstammen.
Sie fehlen in den späteren Stadien, und es kommt niemals zur Verkäsung, weshalb Schirmer und Axenfeld Beziehungen zur Tuberkulose in Abrede stellen.

Weiterhin lenkt Schirmer die Aufmerksamkeit auf das Vorkommen der
Mastzellen. Die regressiven Veränderungen betreffen in erster Linie die Gefäße,
welche schwinden, nachdem eine Endothelwucherung vorausgegangen ist. Gleichzeitig verwandelt sich das Aderhautgewebe in ein dünnes fibriläres Häutchen,
welches noch lange von Leukozytenhäutchen durchsetzt ist und eine unregel-
mäßige Verteilung des Pigments erkennen läßt.

Die Netzhaut ist nur wenig entzündlich verändert, und dies nur in der
Nähe der Pupille vorwiegend als perivaskuläre Infiltration. Die später auftretende Wucherung des Stützgewebes und die Atrophie der nervösen Elemente
sind auf den Gefäßschwund in der Aderhaut und auf die Netzhautablösung zu
beziehen. Die Papille ist meistens etwas ödematös durchtränkt, der Kerngehalt
ist etwas vermehrt, jedoch fehlt die zellige Infiltration, weshalb Schirmer an eine
rein toxische Entstehung der Papillitis denkt, wobei er aber auch die Möglichkeit betont, daß die Differenzen im anatomischen Bau, speziell der Reichtum
an Gefäßen, die besondere Beteiligung der Aderhaut erklärt.

Erheblicher können die Veränderungen im Optikus selbst sein, der häufig
atrophisch und im Bereiche der Lamina cribrosa und ihrer Nachbarschaft, sowie
an den Zentralgefäßen kleinzellige Infiltration zeigt. Auch im Bereiche der
Scheiden, speziell im Zwischenscheidenraum, findet sich Infiltration, ebenso an
den hinteren perforierenden Ziliargefäßen, die nach Brailey (835) vielleicht den
Weg der Propagation von der Aderhaut auf den Optikus darstellen. Grad und
Ausdehnung der Entzündung wechseln im Optikus sehr erheblich.

Anmerkung. Von Meller (1657) wird neuerdings das frühzeitige Auftreten der Neuritis optica betont, und auch Heerfordt (1406) bezeichnet sie als
den Vorboten der Aderhautentzündung, ohne damit die Selbständigkeit des Prozesses betonen zu wollen.

Außerdem sind noch das Episkleralgewebe in Form kleinzelliger Infiltration,
vor allem aber die perforierenden Ziliarnerven und Gefäße in der Form der
Perineuritis und Vaskulitis, seltener der Neuritis betroffen, während die Gefäße
der Orbita normal sind. Diese perivaskuläre Lymphangitis ist im Bereiche des
vorderen Augapfelabschnittes häufiger zu finden, als im Bereiche der hinteren
Ziliargefäße.

Dieses von Schirmer gezeichnete Bild soll nun durchaus mit der Annahme
einer bakteriellen Infektion im Einklang stehen, speziell seien die Rundzellenhaufen durch sie bedingt, und es müßten daher die Keime in der ganzen Uvea
zerstreut sein. Auch die Veränderungen im Bereiche des Optikus und seiner
Scheiden seien am besten durch infektiöse Prozesse zu erklären.

Schließlich bringt Schirmer noch zwei Befunde von Panophthalmieaugen,
die das andere Auge in Mitleidenschaft gezogen hatten, wobei die Tatsache festgestellt wurde, daß in der verdickten Aderhaut Rundzellenanhäufungen lagen,
die auf eine chronische und nicht auf eine eitrige Uveïtis zu beziehen waren,

woraus Schirmer den Schluß zieht, daß eine Mischinfektion von Eitererregern und den Erregern der sympathischen Ophthalmie vorgelegen habe, was nur ausnahmsweise vorkommen soll, weil die Eiterung im Antagonismus zu den anderen Keimen stehe.

b) Weitere Untersuchungen.

§ 53.   Die in dieser grundlegenden Arbeit von Schirmer niedergelegten Resultate erfuhren in den nächsten Jahren weitere Ergänzungen, wurden aber fast durchweg bestätigt, z. B. von Grunert (1135, 1170), Alt (1160), Axenfeld (1003), ferner von Alexander (1118), der zellig-fibrinöses Exsudat und zellige Infiltration der Aderhaut und epitheloide und Riesenzellen fand, während die perivaskuläre Lymphangitis sehr undeutlich entwickelt war und Mikroorganismen fehlten.   In Giffords (1131) Fällen war die perivaskuläre Lymphangitis sehr ausgeprägt.   Die Mitteilungen von Fehr (1126) betreffen das Auffinden von frischen Herden im sympathisierenden Auge, die 8 bzw. 22 Jahre vollkommen reizlos gewesen weren.   Beiträge lieferten ferner Rochat (1247), der die Herde für infektiöse Granulome hielt, ferner Rocliffe (1379) und Laas (1239), die im wesentlichen die Angaben Schirmers bestätigten.   Bezüglich der sympathischen Chorioiditis konnte Osaki (1206) feststellen, daß die chronisch entzündete Aderhaut Plasmazellen und Mastzellen, aber keine Riesenzellen enthielt, und daß auch die Retina beteiligt war.   Die Beteiligung der perivaskulären Lymphscheiden soll, wie Bach im Anschluß an die Demonstration der Präparate von Osaki (1206) bemerkt, eine Beförderung des Giftes nach rückwärts vom Ziliarkörper in die Aderhaut zur Folge haben.   In einem Falle von Becker (1301), wo der Exenteration die Enukleation folgen mußte, war der Sehnerv sehr stark beteiligt in der Form einer interstitiellen Neuritis, Perineuritis, Infiltration der Wandung der Zentralvene und Obliteration des Scheidenraums.   Im Granulationsgewebe der Duralscheide fanden sich Riesenzellen.   Da in diesem Falle nichts über eine Beteiligung des Uvealtraktus gesagt wird, so muß die sympathische Natur der Erkrankung zweifelhaft bleiben.

Bezüglich der in der Aderhaut zu findenden Riesenzellen konnte ich (1244) darauf hinweisen, daß sie unter Umständen als Fremdkörperriesenzellen zu deuten sind, weil in meinem Falle reichliche Ansammlungen von cholesterinähnlichen kristalloiden Massen gefunden wurden (s. Fig. 1).

Die wichtigste Ergänzung erfuhren die Arbeiten von Schirmer weiterhin durch die Darlegungen seines Schülers Ruge (1251), der sich mit der anatomischen Untersuchung der traumatischen Uveïtis befaßte. Nach Ruge gibt es außer der damals noch nicht untersuchten serösen Uveïtis und außer der eitrigen, akuten Glaskörperentzündung eine chronisch plastisch fibrinöse Uveïtis.   Eine solche stellt auch die sympathisierende Entzündung dar, die auch als Mischform bei atypischen Eiterungen gefunden wird, während die rein eitrige Panophthalmie das zweite Auge nicht bedroht. Ein genereller Unterschied zwischen der häufigeren traumatisch-fibrinös-plastischen Uveïtis und der selteneren sympathisierenden Form ist nicht vorhanden, wohl aber unterscheiden sich diese Formen stets von der tuberkulösen und luetischen Iritis, nicht immer jedoch von den sogenannten idiopathischen Formen. Riesenzellen finden sich im erst- und zweiterkrankten Auge, bei sympathisierender Uveïtis häufiger als bei der nicht sym-

Fig. 1.

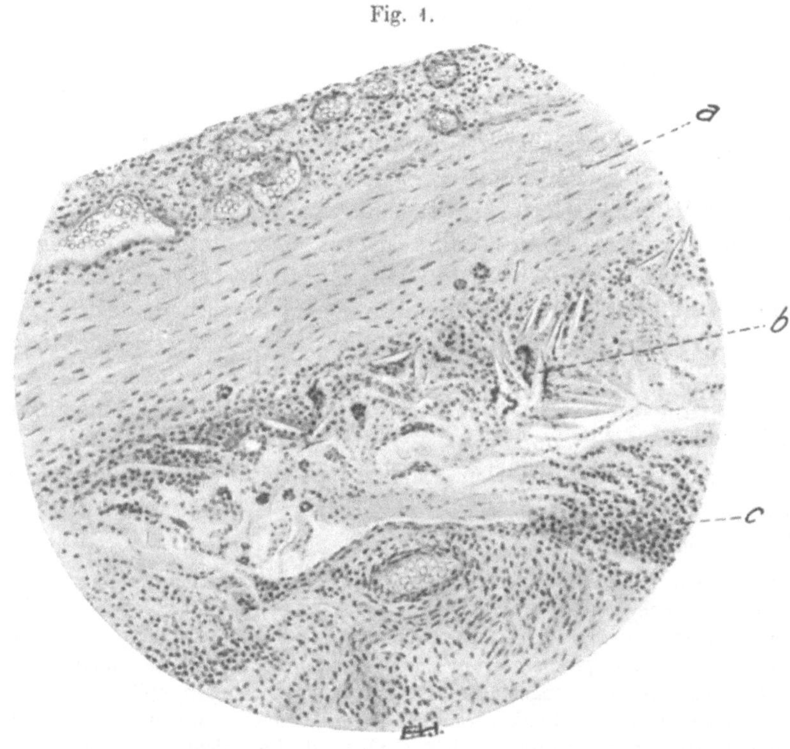

Aderhaut bei alter sympathisierender Entzündung.
a Schwartenbildung, *b* Cholesterinkrystalle, Riesenzellen, *c* frische Infiltration.

pathisierenden. Sie haben keinen Einfluß auf die Prognose und haben nach RUGE nichts mit Tuberkulose zu tun. Wichtig ist auch die Feststellung, daß das riesenzellenhaltige Granulationsgewebe entlang den Ziliargefäßen die Skleralkapsel durchbrechen kann.

Weiterhin wurde das Krankheitsbild der sympathisierenden Entzündung von DALÉN (1265) ergänzt, der als anatomisches Substrat der chorioditischen Herde einzelne Infiltrationsherde fand, welche die Netzhaut vorwölben, und diese Herde setzen sich zusammen aus den aus der Aderhaut stammenden

Lymphozyten und aus epitheloiden Zellen, die dem Pigmentepithel entstammen. Daß man jedoch diese Erscheinungen, wenn sie isoliert auftreten, nicht ohne weiteres als Ausdruck einer sympathisierenden Entzündung auffassen darf, lehrt ein Fall von SYASSEN (1355), wo das andere Auge nur gereizt, aber nicht entzündet war.

Schließlich wurden auch noch die Befunde SCHIRMERS bei Panophthalmie durch PIHL (1318) bestätigt, der ebenfalls neben der Eiterung eine fibrinösplastische Uveïtis nachweisen konnte, während AHLSTRÖM (1258) diese Merkmale vermißte, augenscheinlich, weil die Panophthalmie zu hochgradige Veränderungen erzeugt hatte.

c) Die Arbeiten von Fuchs.

§ 54. Mit dem Erscheinen einer gründlichen und inhaltsreichen Arbeit von FUCHS (1307) setzte die Diskussion über die pathologische Anatomie der sympathisierenden Uveïtis von neuem ein. Nachdem FUCHS das Krankheitsbild der Endophthalmitis septica als das einer fibrinösen oder eitrigen Exsudation auf die Oberflächen der Iris des Ziliarkörpers und der Netzhaut gekennzeichnet hatte, ging er dazu über, die sympathisierende Uveïtis genauer abzugrenzen. Als Material dienten ihm 35 Bulbi, die er ohne Kenntnis der Krankengeschichten wegen ihres charakteristischen Befundes aus der Sammlung herausgesucht hatte und sämtlich als Ursache einer sympathischen Ophthalmie ansprechen mußte.

Über die klinisch bemerkenswerten Daten ist oben schon berichtet worden, so daß hier nur die rein anatomischen Verhältnisse zur Erörterung zu kommen brauchen.

Die Zellen, die in der infiltrierten Uvea sympathisierender Augen gefunden werden, sind nach FUCHS Lymphozyten, ferner epitheloide Zellen, die vom Uvealstroma, zpeziell aus den pigmentierten Stromazellen abstammen, vielleicht aber auch aus den unpigmentierten Endothelzellen; auch die retinalen Pigmentzellen kommen als Ursprungsstätte in Betracht. Die ersten epitheloiden Zellen bilden sich inmitten von Leukozytenmassen als kleine Gruppen, sie vergrößern sich, der Pigmentgehalt nimmt meistens ab. Ist dies nicht der Fall, so findet eine Neubildung von Pigment statt, weil sich diese Zellen auch im episkleralen Gewebe entwickeln, wo es kein Pigment gibt.

Riesenzellen finden sich nicht konstant; sie entstammen den epitheloiden Zellen und sind von wechselndem Pigmentgehalt. Sie können durch Vereinigung mehrerer epitheloider Zellen entstehen und Bilder erzeugen, die von einer nicht mit Verkäsung einhergehenden Tuberkulose nicht zu unterscheiden sind.

Polynukleäre Leukozyten sind selten, Mastzellen häufig. Auch finden sich sog. RUSSELsche Körperchen. Mikroorganismen wurden niemals gefunden.

Diese Resultate stimmen im wesentlichen mit den früher schon bekannten Tatsachen überein. Differenzen ergeben sich nur bei der Schilderung des Befundes am Uvealgewebe.

Die Infiltration der Iris (s. Fig. 2), welche in einigen Fällen außerordentlich gering war, beginnt in den hinteren Schichten und wölbt allmählich die

Fig. 2.

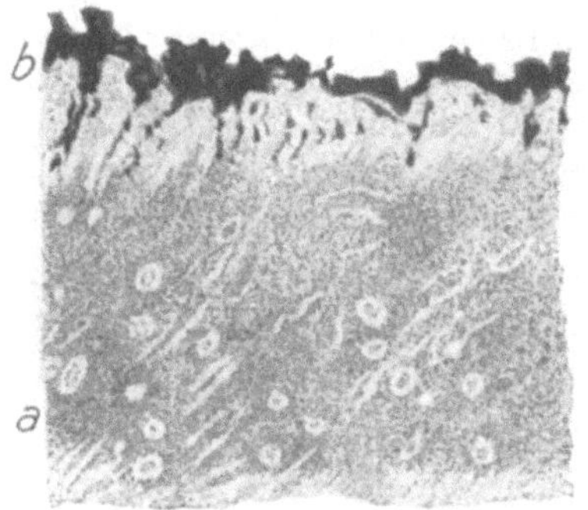

Infiltration der Iris nach FUCHS.
Die Infiltration betrifft die ganze Irisdicke und wird
hauptsächlich durch Leukozyten gebildet. Die
Schichten a und b sind heller, a wegen geringerer
Infiltration, b wegen der epitheloiden Zellen. Gefäß-
veränderungen.

Fig. 3.

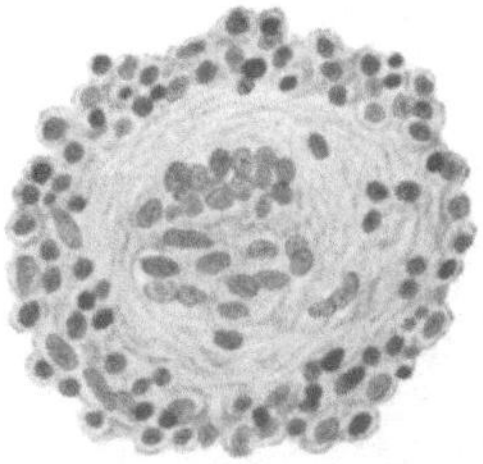

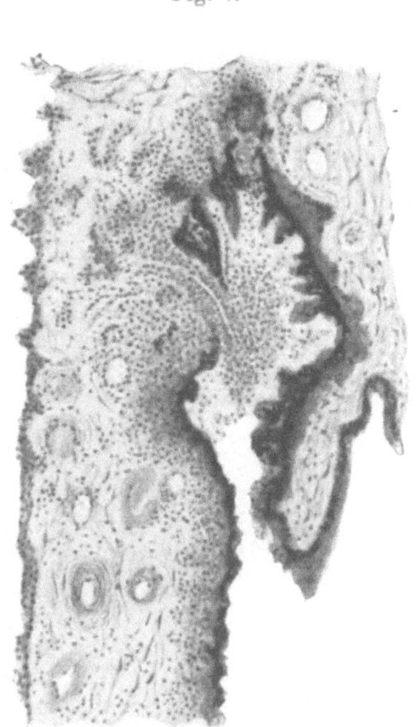

Obliteration einer Irisarterie nach FUCHS.

Fig. 4.

Sympathisierende Infiltration in den hinteren
Irisschichten nach FUCHS.
Ein Knoten hat die retinale Lage der Iris durch-
wuchert.

Fig. 5.

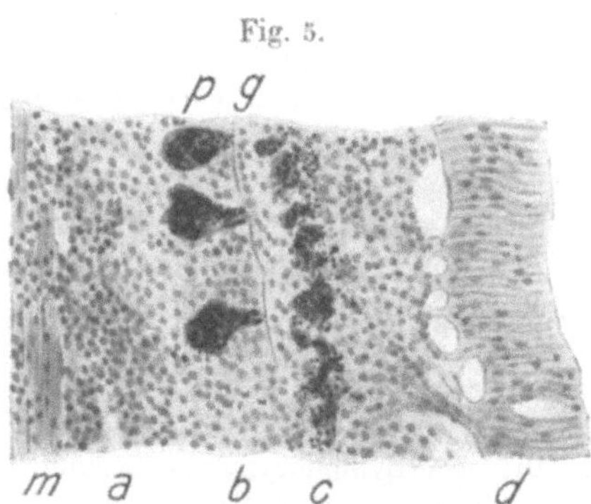

Infiltration des Ziliarkörpers nach FUCHS.
a Innerste Schicht der Aderhaut mit kleinen länglichen Kernen, m Ziliarmuskelfasern, mit Leukozyten
durchsetzt, b Kornea mit epitheloiden Zellen, g Glasmembran, p drüsenähnliche Ausstülpungen des
Pigmentepithels, c Verdünnung des emporgehobenen Pigmentepithels, d unpigmentierte Zellenlage
der Pars ciliaris retinae.

hinteren Irisschichten vor und zerstört sie. Die vorderen Teile können fast vollständig bleiben und werden niemals nach außen durchwuchert. Die wuchernden epitheloiden Zellen werden nach vorne von Lymphozyten begrenzt. Riesenzellen sind in der Iris seltener als in der Aderhaut. Die Irisgefäße (s. Fig. 3) verschwinden mit zunehmender Dicke der Iris und an Irisstelle treten neue mit Endothel ausgekleidete Lumina in dem organisierten Bindegewebe. Bei der Endophthalmitis ist das Gewebe gelockert und fibrinhaltig und es enthält poly-

Fig. 6.

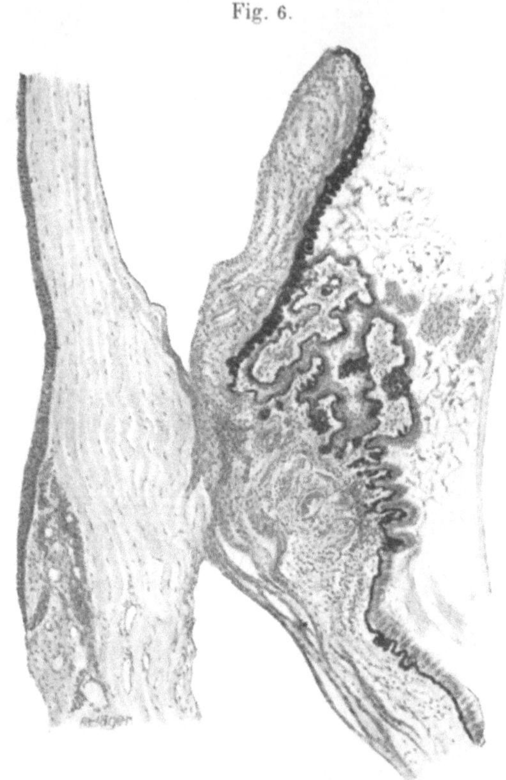

Infiltration des Ziliarkörpers.

nukleäre Leukozyten und Blutkörperchen. Die Infiltration der Irisschichten ist eine gleichmäßige. Riesen- und epitheloide Zellen fehlen und auf der Oberfläche der Iris ist Exsudation zu sehen (s. Fig. 4).

Der Ziliarkörper (s. Fig. 5) ist stets beteiligt, wenn auch gelegentlich in sehr geringem Maße. Die aus Lymphozyten bestehende Infiltration beginnt auf der äußeren Fläche des Ziliarmuskels, während auf der inneren Fläche Bindegewebe mit epitheloiden Zellen gebildet wird. Diese überwiegen später, und es dringt die Infiltration zwischen die Züge des Ziliarmuskels ein und durchbricht ferner die Glasmembran und greift den retinalen Überzug des Ziliarkörpers an (s. Fig. 6).

Die Pigmentepithelien verlieren ihr Pigment und werden durch die Exsudatzellen nach innen gedrängt und aufgelöst, während die unpigmentierte Schicht viel widerstandsfähiger ist. Ist diese zerstört, so kann die Wucherung in die zyklitischen Schwarten hineinwachsen. Die Riesenzellen bevorzugen die inneren Schichten und liegen oft fast isoliert unter der Glasmembran. Die Gefäße, vor allem die Venen, verschwinden frühzeitig. Bei der Endophthalmitis beginnt die Infiltration unter den unversehrten retinalen Lagen und greift die änßeren Schichten an, während die innere Oberfläche mit Exsudat bedeckt wird, was nicht zum Wesen der sympathisierenden Entzündung gehört, die nur eine infiltrierende ist.

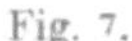

Fig. 7.

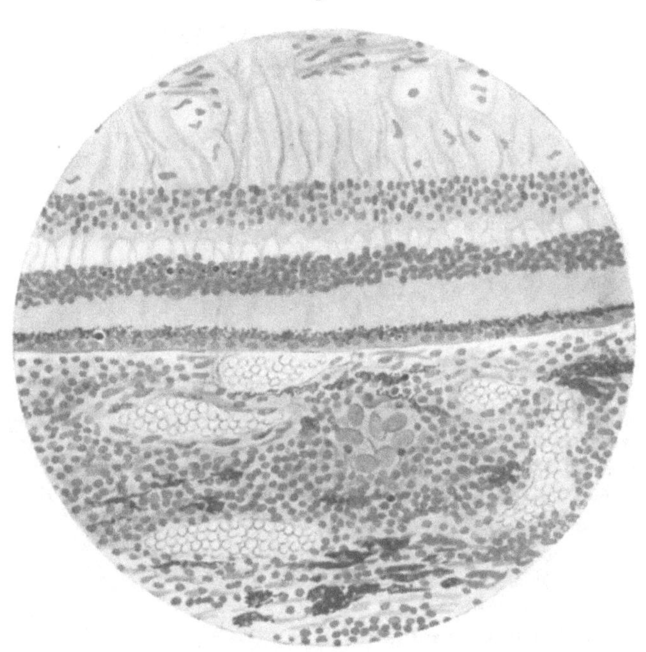

Aderhautinfiltration mit Herd von epitheloiden Zellen.

Die Aderhaut ist meistens am stärksten beteiligt und zwar ungleichmäßig, in den hinteren Abschnitten stärker, was auf eine größere Neigung zur sympathisierenden Infiltration schließen läßt. Die Entzündung beginnt mit einer Lymphozyteninfiltration (s. Fig. 2 auf Tafel I), welche die Choriokapillaris lange Zeit verschont. Später treten die epitheloiden Zellen auf (s. Fig. 7), vor allem in der Schicht der großen Gefäße, wo sie heller gefärbt erscheinen. Am zahlreichsten sind sie in den hinteren Abschnitten. Riesenzellen fehlen öfters. Allmählich schwindet das Stroma der Aderhaut (s. Fig. 8) und die elastischen Lamellen und die epitheloiden Riesenzellen pigmentieren sich. Die Gefäßwände werden allmählich von Lymphozyten durchsetzt, und schließlich kommt es zur Verlegung des Lumens, indem die Wandung immer mehr aufgefasert wird. Die Arterien sind widerstandsfähiger, schließlich gehen sie auch zugrunde, wobei die Wandungen sich passiv verhalten oder aktiv beteiligen können. Schließlich verschwindet auch die Choriokapillaris und die Aderhaut wird stark verdickt, wobei die Glasmembran und das Pigmentepithel intakt bleiben können. Bei der Endophthalmitis ist die Aderhaut weniger beteiligt; meistens sind nur die vorderen Teile betroffen und dann fehlt niemals die Oberflächenexsudation, welche auf eine Durchwanderung und Beteiligung der Netzhaut hinweist, die bei der sympathisierenden Entzündung fast intakt bleibt.

Ausnahmsweise kommen Herde auf der inneren Oberfläche der Aderhaut vor (s. Fig. 9 u. 10). Es sind die von Dalén beschriebenen Gebilde, welche

Fig. 8.

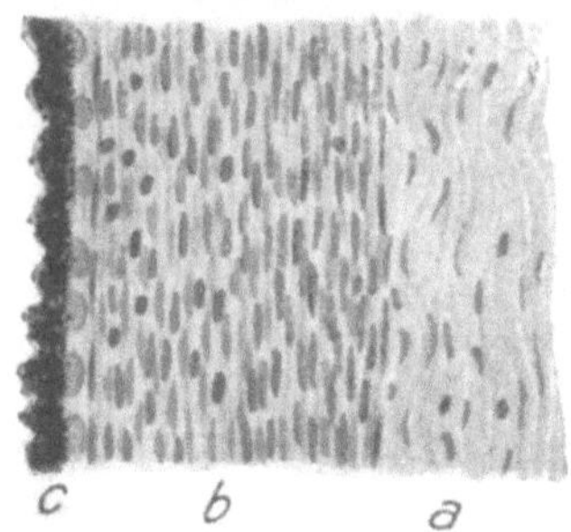

Fig. 9.

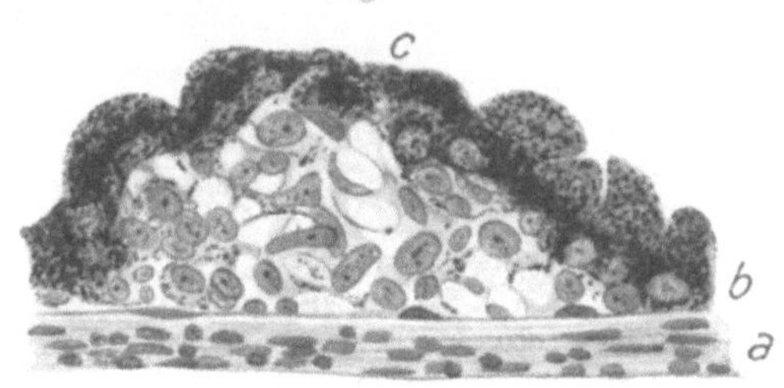

Wucherung des Pigmentepithels nach Fuchs.

Bindegewebige Umwandlung der Aderhaut
nach Fuchs.
a Sklera, *b* Aderhaut, *c* Pigmentepithel.

Fig. 10.

kolbige Auswüchse bilden können, aber die Netzhaut nicht beteiligen und möglicherweise nichts mit der sympathisierenden Entzündung zu tun haben. Liegen diese Herde, wie Ruge (1251) in einem Falle feststellte, in der Netzhaut, dann können sie nach Fuchs den gelblichen Herden entsprechen, wie sie Osaki (1205) gesehen hat. Bei der sympathisierenden Entzündung dringen die Zellmassen nur dann über die innere Oberfläche der Aderhaut vor, wenn diese von bindegewebigen Schwarten bedeckt ist.

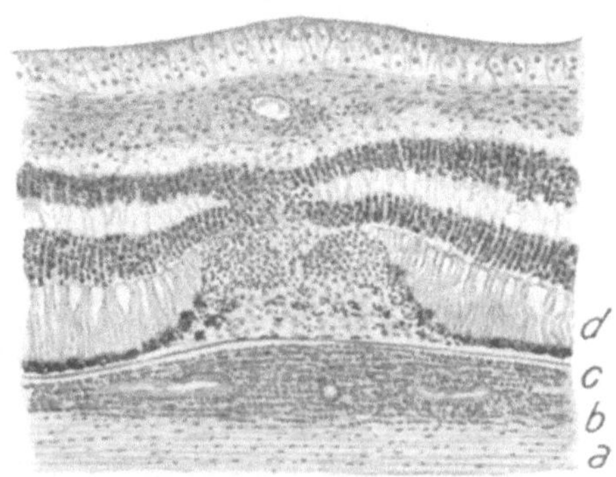

Eindringen der Wucherung des Pigmentepithels in die
Netzhaut.
a Bindegewebig entartete Subrachorioidea, *b* Aderhaut,
c Glasmembran und Pigmentepithel, *d* Stäbchen und
Zapfen.

Nach außen hin geht die Infiltration gern über die Aderhautgrenzen hinaus, bis in die Sklera hinein (s. Fig. 11), die durchwuchert werden kann. Die hinteren Ziliargefäße und die Wirbelvenen (s. Fig. 12) bilden besonders häufig den Weg.

Die Netzhaut bleibt, abgesehen von der Infiltration der Gefäßwanderungen, verschont, und die Beteiligung des Sehnerven geht nicht über das Maß dessen hinaus, was man sonst bei starken Reizungen des Augeninneren findet (s. Fig. 13).

Die Rückbildung der Infiltration geschieht in der Weise, daß die Zellen des Stroma an Zahl abnehmen, und bald schwinden epitheloide und Riesenzellen gänzlich, und es entsteht ein derbes, fibröses Gewebe aus den epitheloiden Zellen, welche Fortsätze aussenden. Die Uvealgefäße verschwinden und werden durch spärliche neugebildete ersetzt. Der Suprachorioidalraum kann obliterieren. Oft ist die Rückbildung in den einzelnen Teilen des Uvealtraktus keine gleichmäßige. An der Oberfläche der Iris kann jegliche Exsudation fehlen, und es wächst die Infiltration nicht über die Oberfläche hinaus, wohl aber kann sich

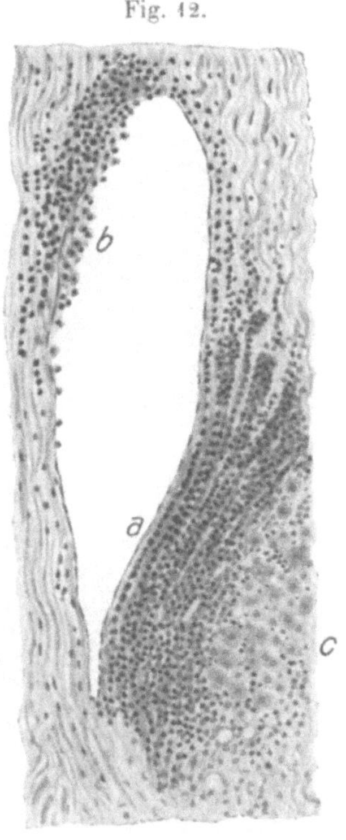

Fig. 11.

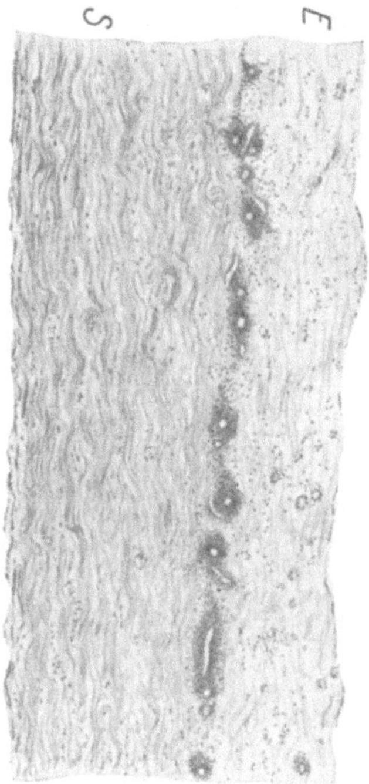

Knoten in der Episklera nach Fuchs.
E Episklera, S Sklera.

Fig. 12.

Infiltration an einer Wirbelvene nach Fuchs.
a Starke Infiltration, b kleiner Infiltrationsherd,
c epitheloide Zellen.

auf der Hinterfläche eine bindegewebige Schwarte bilden. Die Schwartenbildung auf der äußeren Ziliarkörperoberfläche kann eine beträchtliche sein, nach innen leistet jedoch das unpigmentierte Epithel Widerstand. Bei Endophthalmitis dagegen ist die Vorderfläche der Iris von einer Pseudomembran überzogen, ebenso die innere Oberfläche des Ziliarkörpers. Der Prozeß ergreift die tieferen Lagen erst in zweiter Linie, während die sympathisierende Entzündung hier zuerst auftritt.

Die Oberfläche der Aderhaut ist auch bei starker bindegewebiger Umwandlung des Stroma unverändert. Die Glashaut wird nicht durchbrochen, ebensowenig das Pigmentepithel.

Der Beginn der sympathisierenden Entzündung muß liegen zwischen der Verletzung und mindestens eine Woche vor Ausbruch der sympathischen Ophthalmie. Wurde in 4—6 Wochen nach dem Ausbruch enukleiert, so fanden sich schon die ersten Anzeichen der bindegewebigen Umwandlung im Stroma der Iris. Wurde nach längeren Jahren enukleiert, so fanden sich bei völliger Abheilung des Prozesses in Iris- und Ziliarkörper noch frische Herde in der Aderhaut, von welchen stets neue Exazerbationen ausgehen können, wie dies auch bei sympathisch erkrankten Augen der Fall sein kann.

Fig. 13.

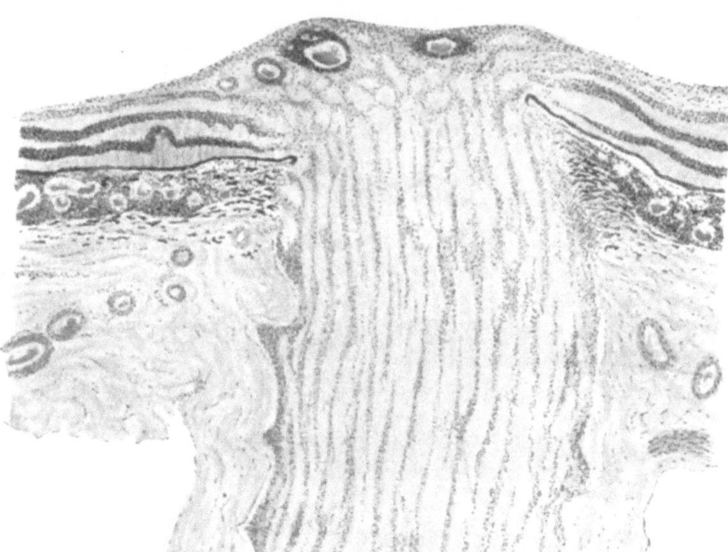

Infiltration der Gefäßscheiden am Optikus.

Die plastische Exsudation gehört nach Fuchs nicht zum Bilde der sympathisierenden Entzündung, weil sie selbst in schweren Fällen vollständig fehlen kann. Vielleicht kann in den schwersten Fällen Exsudation auftreten, — dies war beim sympathisch erkrankten Auge mehrfach der Fall, — weit häufiger kommt sie jedoch im sympathisierenden Auge zur Beobachtung, und deshalb glaubt Fuchs, daß es sich bei diesem wohl meistens um eine zufällige Komplikation handelt, welche auf eine Endophthalmitis im Sinne einer Mischinfektion zurückzuführen ist. Diese läuft im allgemeinen rascher ab und etabliert sich in den oberflächlichsten Schichten der Uvea und setzt hier Exsudat ab. Begleitet dieses die sympathisierende Entzündung, so fehlt die Fibrinausscheidung und das Überwiegen der polynukleären Leukozyten. Die Endophthalmitis macht lokale eitrige Einschmelzungen der Sklera, die sympathisierende Entzündung pflanzt sich längs der Gefäße nach außen fort. Die fibrinös-plastischen Formen der Uveïtis gehören zur Endophthalmitis.

In einer späteren Arbeit kommt Fuchs (1438) auf diese Frage an der Hand eines anatomisch genau untersuchten Falles zurück, und er glaubt, daß hier schon 5 Tage nach der Verletzung das Bild der sympathisierenden Entzündung eingesetzt habe, deren Ausbreitung im Auge auf noch unbekannten Wegen erfolge, während bei der Endophthalmitis der Prozeß in der Kontinuität fortschreite.

Schließlich gibt Fuchs noch an, daß in 16 Fällen, wo auf der anderen Seite eine sog. Mitreizung vorgelegen hatte, meistens eine sympathisierende Entzündung vermißt wurde. Nur in einem Fall war sie typisch vorhanden, die Reizung also offenbar eine Komplikation.

Gelegentlich kann bei zweifelhafter klinischer Diagnose die Diagnose der sympathischen Ophthalmie aus dem anatomischen Befunde des enukleierten Auges gestellt werden.

In einem Falle wurde die sympathische Entzündung vermißt, und im ersten Auge ein eigentümlicher Prozeß gefunden, der wohl der sympathisierenden Entzündung glich, aber nicht mit ihr identisch war. Schließlich gibt Fuchs noch eine Beschreibung von 3 Fällen von Uveïtis traumatica serosa, bei denen die Aderhaut freigeblieben war und die Entzündung sich sehr dem Bilde der sympathisierenden näherte, und Fuchs hebt hervor, daß das Freibleiben der Aderhaut kein prinzipieller Unterschied sei. Dieser liege vielmehr im Ausbleiben der sympathischen Ophthalmie. Auch sei in zweien der Fälle die Organisation des Exsudates der Hornhauthinterfläche eine andere gewesen.

Gilbert (1483), der ebenfalls einen solchen Fall anatomisch untersuchen konnte, gibt an, daß die plastische Exsudation doch über das bei sympathisierender Entzündung vorkommende Maß hinausging, obwohl keine Eitererreger im Spiele waren.

d) Bestätigungen und Ergänzungen.

§ 55. Ich habe diese Fuchssche Arbeit etwas ausführlicher wiedergegeben, weil sie für das Studium der in Betracht kommenden Verhältnisse unentbehrlich ist und für alle weiteren Forschungen als Grundlage dient.

Die hier niedergelegten Befunde wurden von vielen Autoren bestätigt. So fand Syassen (1355) eine typische sympathisierende Uveïtis mit Perivaskulitis, ebenso Brown (1359), der eine gewisse Gleichartigkeit in der Schwere der Erkrankung beider Augen hervorhebt, die nach Fuchs durchaus nicht immer zu finden ist. Auch Oliver (1414) bestätigt die Fuchsschen Befunde und konstatierte nebenher eine Optikusatrophie im sympathisierenden Auge, welches in dem Falle von Weinstein (1387) wegen eines Eisensplitters das Auftreten der Eisenreaktion zeigte. In dem Falle von Carlton und Barker (1435) zeigte der Sehnerv angeblich eine interstitielle Neuritis, die vielleicht auf eine zu hohe Bewertung der bei Reizungen des inneren Auges vorkommenden Zellvermehrung zu beziehen ist.

Bestätigungen brachten ferner die Arbeiten von Siegrist (1460), der die sympathisierende Entzündung ohne nachfolgende sympathische ebenso wie Fuchs für selten hält, Geinitz (1480), Odinzew (1538), Rubert (1575), Domann (1561) und Krailsheimer (1656), während aus einer kurzen Mitteilung von Stock (1626) nicht ersichtlich ist, welche Befunde dieser Autor erhoben hat. In dem Falle von Mellinghoff (1491) lag eine Mischform vor, weil neben starker Infiltration der Aderhaut eine ausgeprägte Schwartenbildung im Bereiche der Iris zu finden war. Ebenso war in dem Falle von Alt (1550) wohl eine Komplikation mit Endophthalmitis vorhanden, weil die Netzhaut beteiligt war; dasselbe gilt wohl für die Befunde von Bellinzona (1328). Die Arbeit von Kitamura (1367), welche im wesentlichen die Angabe von Fuchs bestätigt, ist auch dadurch bemerkenswert, daß dieser Autor ebenso wie Ruge und Fuchs ein Durchwuchern der sympathisierenden Infiltration nach außen hin feststellen konnte, ferner das Auftreten eosinophiler Zellen, auf deren Vorkommen Syassen zuerst aufmerksam gemacht hatte. Bezüglich der Plasmazellen erwähnt Mc. Ilroy (1408), daß Fuchs sie wohl deshalb nicht erwähnt habe, weil er nicht in Sublimatessigsäure und Formalin, sondern in Müllerscher Lösung gehärtet habe. Daß der Prozeß mit Tuberkulose nichts zu tun habe, wird von Brons (1329) in Übereinstimmung mit anderen Autoren, vor allem damit begründet, daß keine Verkäsung und keine Bazillen gefunden wurden und Impfungen negativ blieben, während Weigelin (1507) hervorhebt, daß auch die Tuberkulose ohne Verkäsung einhergehen kann. Daß aber bei sympathisierender Entzündung Nekrosen vorkommen, hat neuerdings Meller (1674) an der Hand von 2 Fällen dargetan, in welchen die Iris in einen Tumor verwandelt war, der sich aus epitheloiden und Riesenzellen aufbaute und zahlreiche nekrotische Herde enthielt.

Bemerkenswert ist ferner die Arbeit von Lenz (1370), die ebenfalls eine Bestätigung der Fuchsschen Befunde bringt. Die ersten Anfänge der Entzündung werden auf eine Auswanderung der infiltrierenden Zellen aus der Blut- oder Lymphbahn in das Gewebe zurückgeführt, während später aus sog. leukozytoiden Zellen im Sinne von Marchand Lymphozyten entstehen können. Sympathisierende und sympathische Entzündung sind dem Wesen nach vollkommen gleich, und es ist wahrscheinlich, daß es sich um arterielle Embolien handelt, während die Venen sekundär beteiligt sind. Diese Befunde sprächen sehr für eine metastatische Entstehung des Leidens.

Auch die wertvolle, auf dem reichhaltigen Materiale der Tübinger Augenklinik beruhende Arbeit von Weigelin (1504) bringt eine Bestätigung der Fuchsschen Ansichten, indem in allen Fällen von sympathischer Ophthalmie das erste Auge die typischen Merkmale des sympathisierenden Auges aufwies, während bei traumatischer Iridozyklitis. sich ein ziemlich weit abweichendes anatomisches Bild zeigte. War die sympathische Ophthalmie fraglich, so konnte mehrere Male die anatomische Untersuchung des sympathisierenden Auges für die Diagnose den Ausschlag geben.

Schließlich sei noch erwähnt, daß sowohl Reis (1576) als auch Meller (1452) in ihren später noch zu besprechenden Arbeiten sich vollständig auf den Standpunkt der Fuchsschen Lehre stellen, und besonders von Reis wird hervorgehoben, daß die sympathisierende Entzündung den Charakter der infektiösen Granulome an sich trage.

§ 56. Einer besonderen Besprechung bedürfen noch die Versuche, die Anfangsstadien der sympathisierenden Entzündung zu ergründen. Nachdem schon Lenz sich mit dieser Frage beschäftigt und sie dahin beantwortet hatte, daß die ersten Veränderungen von den arteriellen Gefäßen ausgehen, obwohl die Erkrankung des Auges schon 7 Monate bestanden hatte, kommt Fuchs (1438) auf diese Angelegenheit zurück. An der Hand eines Falles, bei dem das durch einen Eisensplitter verletzte Auge 5 Tage nach der Verletzung enukleiert werden mußte und das andere Auge dauernd gesund blieb, fanden sich Veränderungen in der Aderhaut, die trotz der vorhandenen Eiterung von dem Bilde der Endophthalmitis abwichen und der infiltrierenden sympathisierenden Entzündung glichen. Mit Recht bezeichnet Fuchs die Annahme einer solchen am 5. Tage nach der Verletzung als eine Vermutung und die Veröffentlichung weiterer Fälle als erwünscht, wenn man Aufschluß erhalten wolle über den Weg, den die Noxe einschlägt. Hierher gehört wohl auch der neuerdings veröffentlichte Fall von Brückner (1729).

Auch in dem Falle von Reis (1576) handelt es sich um eine Eisensplitterverletzung. Die Enukleation erfolgte 5 Wochen später. Die Entzündungserscheinungen im vorderen Bulbusabschnitt waren sehr geringfügig, und in der Aderhaut fanden sich zahlreiche scharf abgegrenzte Leukozytenherde. Nach Reis spricht das ganze Bild, wenn man es als Ausdruck einer sympathisierenden Entzündung anerkennen will, für eine endogene Infektion, weil nach ektogener Infektion die Veränderungen nach 5 Wochen viel weiter gediehen sein müßten, und er stimmt Fuchs durchaus bei, wenn er hervorhebt, daß in früheren Stadien nicht eher völlige Sicherheit zu gewinnen ist, bis es gelungen ist, einen Erreger oder spezifische Reaktionen biologischer, tinktorieller oder mikrochemischer Art zu finden. Einfache Lymphozytenherde seien keineswegs beweisend.

Anmerkung. Dieser Einwand von Reis wird neuerdings durch einen Befund, den Meller (1658) erhob, beseitigt. Hier fehlte jegliche Endophthalmitis, und es war lediglich die Aderhaut befallen, in der Form von Herden, die aus Leukozyten und epitheloiden Zellen bestanden.

e) Weitere Arbeiten von Ruge, Gilbert u. a.

§ 57. Während auch Reis im übrigen durchaus die Fuchssche Anschauung von der Abgrenzbarkeit und Sonderstellung der sympathisierenden Entzündung teilt, wurde ihre Richtigkeit von Ruge (1352) in Zweifel gezogen, der darauf hinweist, daß einzig und allein die einkernige Rundzelle regelmäßig aufgefunden werde. Die epitheloiden Zellen können fehlen, und es gibt Grenzfälle, bei denen nicht zu entscheiden ist, ob eine chronische fibrinös-plastische oder eine sympathisierende Uveïtis vorliegt. Wohl aber seien beide Formen von der Endophthalmitis septica zu trennen. Weder die Veränderungen an der Iris noch am Ziliarkörper seien prinzipiell voneinander geschieden, noch auch sei die stärkere Beteiligung der Aderhaut ausschlaggebend. Es seien vielmehr bei den chronischen Formen nur graduelle Unterschiede vorhanden. Daß die Glaslamelle immer intakt bleibe, kann Ruge auf Grund mehrerer Befunde nicht zugeben. Die plastische Exsudation stets als den Ausdruck einer Mischinfektion anzusehen, sei im Hinblick auf die Befunde an sympathisierenden Augen nicht möglich. Sie kommen nicht, wie Fuchs meint, ausnahmsweise in besonders schweren Fällen von sympathisierender Entzündung vor, sondern sei ein häufiger Befund, der keineswegs immer mit einer Mischinfektion zu erklären sei. Auch Fuchs müsse zugeben, daß es Grenzfälle gäbe.

Die Untersuchung von 4 Augen mit traumatischer Iridozyklitis, darunter eine sympathisierende, brachte Watanabe (1506) zu der Überzeugung, daß die anatomische Diagnose der letzteren nicht immer sicher zu stellen sei. Wenigstens seien in seinem Falle Exsudate auf der Oberfläche der Aderhaut und bindegewebige Züge im Glaskörper vorhanden gewesen, und alle 4 Fälle seien einander ziemlich ähnlich gewesen.

Auch Gilbert (1483) kann sich der Anschauung von Fuchs nicht anschließen. Er erkennt zwar den Unterschied der sympathisierenden Entzündung, eines Infiltrationsprozesses, gegenüber der fibrinös-plastischen Uveïtis, einem exsudativen Prozesse an, glaubt aber, daß aus dem histologischen Bilde die Diagnose der sympathischen Ophthalmie des anderen Auges wegen der Übergangsbilder nicht immer gestellt werden kann. Ebenso hält Gifford (1714) die Fuchsschen Befunde keineswegs für typisch. Man habe dieser Arbeit eine zu große Bedeutung beigelegt.

Auch ich möchte mich der Ansicht Gilberts anschließen und hervorheben, daß in sympathisch erkrankten Augen unter 21 Fällen nicht weniger als 7mal (Milles, Zimmermann, Asayama, Weigelin 2 Fälle von Pöllot und

Krailsheimer) plastische Exsudation gefunden wurde. Wenn Fuchs diese Erscheinung als ein seltenes Vorkommnis ansah und sie für sehr schwere Fälle reservierte, so ist dies durch diese weiteren positiven Befunde nicht mehr aufrecht zu erhalten. In diesen sympathisch erkrankten Augen eine Mischinfektion anzunehmen, hieße dem Zufall eine zu große Rolle einräumen, und so bleibt angesichts des verhältnismäßig häufigen Vorkommens der Exsudation nichts übrig, als anzunehmen, daß auch bei der sympathisierenden Entzündung Exsudation aus Iris und Ziliarkörper vorkommen kann, ohne daß eine Komplikation mit Endophthalmitis vorliegt. Es tut dies dem Verdienste von Fuchs, der zur Klärung der strittigen Fragen so vieles beigetragen hat, keinen Abbruch.

f) Weitere Befunde an sympathisierenden Augen.

§ 58. Die Arbeit von Gilbert (1483) bringt auch einige Mitteilungen über pathologisch-anatomische Befunde an sympathisierenden Augen, auf die hier noch eingegangen werden muß. Zunächst wird über den Befund einer hochgradigen Papillitis berichtet und hervorgehoben, daß derartiges besonders nach aseptisch geheilten Verletzungen beobachtet wurde. Diese auch von Kampherstein, Elschnig, van den Borgh, Happe, Fehr und Stock gemachten Beobachtungen veranlaßten Gilbert zu experimenteller Prüfung der Frage an Kaninchenaugen und es wurde festgestellt, daß korneale und äquatoriale Schnitte die Papille nicht beeinflußten, während bei korneoskleraler Schnittwunde 2 mal Papillitis auftrat.

Gilbert ermittelte ferner, daß die Leukozyten allmählich durch Lymphozyten ersetzt werden, wenn ein Eisensplitter eine Eiterung verursacht. Im Gegensatz zu Fuchs konstatierte Gilbert bei Iritis serosa traumatica stärkere plastische Exsudation. Die posttraumatischen Eiterungen können ebenfalls Infiltration mit Rundzellen hervorrufen; es fehlten jedoch die eosinophilen Zellen. Diese letzteren sind ein Kennzeichen der chronisch infiltrierenden Entzündung, während die Plasmazellen auch bei anderen chronischen Uveïtisformen vorkommen. Die Exsudation ist nicht von der Art der Entzündungserreger, sondern in erster Linie von dem Grade der Entzündung abhängig. Im Blute findet man bei schleichenden traumatischen Entzündungen bei sympathischer Ophthalmie eine Vermehrung der Lymphozyten.

An dieser Stelle muß auch noch genauer auf die schon erwähnte Arbeit von Meller (1674) eingegangen werden, welche sich mit der Differentialdiagnose gegenüber der Tuberkulose befaßt, nachdem schon vorher Reis und Gilbert erwähnt hatten, daß von geübten pathologischen Anatomen bei Präparaten von sympathisierender Uveïtis die Diagnose Tuberkulose gestellt worden sei. Meller geht aus von 2 Fällen sympathisierender Uveïtis, in welchen sich Nekrosen inmitten des Riesen- und epitheloide Zellen enthaltenden Granulationsgewebes einer tumorartigen Verdickung des Ziliarkörpers befanden. Die bakteriologische Untersuchung auf Tuberkelbazillen hatte ein negatives Resultat. Angesichts dieser wichtigen Befunde, deren Fehlen bisher eine wesentliche Stütze für die Annahme einer Wesensverschiedenheit beider Prozesse bildeten, erörtert MELLER diese Frage eingehend. Nach ihm fehlt der Tuberkulose die gleichmäßige Verbreitung über die ganze Uvea, die bei der sympathisierenden Entzündung fast regelmäßig zu finden ist. Sie bildet Knoten, von denen aus sich der Prozeß in die Umgebung weiter verbreitet, ohne daß die Glaslamelle der Aderhaut ein Hindernis bildet, wie es bei sympathisierender Entzündung der Fall ist. Die Tuberkulose hat ferner ihren Lieblingssitz in der Choriocapillaris, die bei der anderen Erkrankung verschont bleibt. Bei den bisher beschriebenen Fällen von diffuser Aderhauttuberkulose bestehe der Verdacht auf sympathisierende Ophthalmie.. Die Sklera wird bei Tuberkulose weitgehend zerstört, bei der sympathisierenden Entzündung wählt dagegen die Infiltration präformierte Wege. Auch die Nekrose finde sich bei letzterer nur in den allerschwersten, tumorbildenden Fällen, während sie bei der Tuberkulose schon in kleinen Herden auftritt und immer das Zentrum des Knotens befällt. Auch der negative Ausfall des Tierexperimentes und der bakteriologischen Untersuchung spräche gegen die Identität beider Prozesse, die auch in klinischer Beziehung bemerkenswerte Unterschiede aufwiesen (siehe § 38).

Mit dieser Frage und speziell mit den Ausführungen von MELLER beschäftigte sich neuerdings VON HIPPEL (1733) in einer eingehenden Arbeit an der Hand eines reichen anatomischen Materials. Zunächst wird die Frage erörtert, ob eine anatomische Differentialdiagnose zwischen tuberkulöser und sympathisierender Entzündung ohne Kenntnis des klinischen Verlaufs mit einiger Sicherheit gestellt werden kann.

In einer Reihe von Fällen, in denen die klinische Diagnose einer Uvealtuberkulose nicht sicher gestellt werden konnte, wurde diese Erkrankung bei der anatomischen Untersuchung sichergestellt, während bei 7 einwandfreien klinischen Fällen 2mal die anatomische Untersuchung völlige bindegewebige Vernarbung an Stelle der früheren Infiltration ergab. Die klinische Diagnose stößt aus dem Grunde vielfach auf Schwierigkeiten, weil die spezifischen Veränderungen der Untersuchung nicht zugänglich sind. Die anatomische Untersuchung konnte feststellen, daß eine Infiltration der Iris einen durchaus unspezifischen Charakter tragen kann, während gleichzeitig typische Aderhautveränderungen vorliegen. Es ist daher aussichtslos, die Diagnose einer Tuberkulose auf die Untersuchung ausgeschnittener Irisstückchen zu gründen. In frischen Fällen kann man die Tuberkulose ausschließen, in alten dagegen nicht, und es ist v. HIPPEL wahrscheinlich, daß FUCHS solche Fälle unter Händen gehabt hat. Denn es geht aus 2 Präparaten v. HIPPELS hervor, daß plastische Exsudation bei Tuberkulose fehlt

und Wucherung des Ziliarepithels vorhanden sein kann, Merkmale, die
Fuchs als charakteristisch für sympathisierende Entzündung ansieht.

Nach v. Hippel ist das Fehlen des Bazillennachweises kein Grund gegen
die Diagnose Tuberkulose. Von großem Interesse ist auch die Feststellung,
daß neben ganz alten Prozessen auch Tuberkel von frischer Struktur an
den verschiedensten Stellen angetroffen wurden. Der Erreger kann sich
also jahrelang im Auge halten und plötzlich wieder Entzündungen hervorrufen. Ebenso konnte in einem Falle von sympathisierender Entzündung
festgestellt werden, daß sie auf die Iris beschränkt blieb, während im
Ziliarkörper nicht näher definierbare Zellansammlungen vorlagen und die
Aderhaut vollständig frei war, ein Beweis, daß diese Entzündungsform nicht
immer den ganzen Uvealtraktus zu befallen braucht.

Bei der Erörterung der Frage, ob eventuell Tuberkulose und sympathisierende Entzündung identisch seien, äußert sich v. Hippel zunächst
dahin, daß er mit Fuchs und mit Meller darin völlig übereinstimme, daß
die sympathisierende Entzündung von den anderen posttraumatischen Formen streng zu trennen sei. Andererseits aber betont v. Hippel, daß die
scharfe Trennung, welche Meller in histologischer Beziehung zwischen
Tuberkulose und sympathischer Ophthalmie vorgenommen habe, nicht berechtigt sei: beispielsweise sei in einem seiner Fälle die Ausbreitung der
Entzündung in der Uvea, die Anordnung der Zellen und die Verschonung
der Choriocapillaris, abgesehen von einigen kleinen Einbrüchen in die
Retina, die auch schon bei sympathisierender Entzündung beschrieben
wurden, dieser Entzündungsform durchaus entsprechend aufgetreten. Die
Nekrose sei bei Tuberkulose kein häufiger Befund, denn sie fehlte in
v. Hippels Fällen häufiger als sie vorhanden war. Knötchen und diffuse
Infiltration kommen bei Tuberkulose gleichzeitig vor, und es kann auch die
Sklera längs der präformierten Wege durchwachsen werden, wie sie nach
der Beschreibung von Fuchs auch durch sympathisierende Entzündung
zerstört werden kann.

Ferner hebt v. Hippel die Möglichkeit hervor, daß in einem der
Mellerschen Fälle, in dem nach einer perforierenden Verletzung sehr
mächtige, auf sympathisierende Entzündung zurückgeführte Wucherungen
gefunden wurden, die Verletzung ein bereits vorher an Tuberkulose erkranktes Auge betroffen habe. In dem 2. Mellerschen Falle sei sehr frühzeitig eine Ektasie der Sklera aufgetreten, so daß, wenn keine Verletzung
voraufgegangen wäre, die Diagnose einer Tuberkulose wohl begründet sei.

v. Hippel hält daher die von Meller hervorgehobenen Unterscheidungs-
merkmale nicht für durchgreifend genug und bezeichnet es als durchaus
möglich, daß in den beiden Mellerschen Fällen, in denen die sympathische
Erkrankung des anderen Auges ausblieb, nicht eine sympathisierende Entzündung, sondern Tuberkulose vorgelegen habe. Auch in den Fällen

Weigelin und von Reis sei Tuberkulose nicht sicher auszuschließen. Auch die sogenannten Dalénschen Herde kämen bei Tuberkulose vor. In dem Krankheitsbilde der sympathisierenden Entzündung sei nichts enthalten, was der Diagnose Tuberkulose Schwierigkeiten macht. Es gilt dies nur für das Vollbild der sympathisierenden Entzündung, da wir die ersten Stadien der tuberkulösen Formen nicht kennen und deshalb nicht in Vergleich stellen können.

Trotzdem hält von Hippel aus klinischen Gründen einstweilen an der Wesensverschiedenheit der beiden Prozesse fest, betont aber dabei, daß gerade bei der Annahme einer endogenen Entstehung der sympathisierenden Ophthalmie auch der Tuberkelbazillus als Erreger ebensogut als andere Keime in Frage kommen könne. Man solle sich in diesen Fragen nicht durch vorzeitiges Dogmatisieren den Blick trüben lassen. Schließlich erörtert von Hippel die Frage, ob es außer diesen beiden Formen der Uveïtis noch eine anatomisch ähnliche, ätiologisch verschiedene Abart gibt, die spontan — ohne Verletzung — entsteht. In dem Falle von Fuchs sei Tuberkulose nicht auszuschließen. Das von Fuchs als entscheidend angesehene Fehlen der Verkäsung, bzw. die unspezifische Form der Nekrose spiele keine Rolle, da es sich hier um fließende Übergänge handelt und in den anderen Fällen (Botteri, Kitamura, Weigelin, Meller und Brown, sowie in 2 Fällen von Hippels [§ 61]) sei weder in der Iris und im Ziliarkörper noch auch in der Aderhaut irgend etwas zu finden, was sich nicht mit der Annahme einer Tuberkulose vereinigen ließe. Auch die Befunde in der Retina im Falle von Brown entsprächen seinen eigenen Beobachtungen bei Tuberkulose.

von Hippel hält es daher nicht für ratsam, eine sympathisierende Entzündung zu diagnostizieren auf Grund des anatomischen Befundes, wenn eine endogene Entzündung des ersten ohne Beteiligung des zweiten Auges vorliegt. Die endogene Entstehung der sympathisierenden Entzündung sei wohl möglich, bilde aber nicht die Regel und auf diese Ausnahmefälle solle man nicht die theoretische Erklärung der sympathischen Ophthalmie basieren. Es sei viel richtiger, für jene in Frage kommenden Fälle mit der Möglichkeit einer tuberkulösen Erkrankung zu rechnen.

Schließlich geht von Hippel noch auf die Befunde von Brown (1554a) ein, der die in der Retina gefundenen Epitheloidzellen vom Pigmentepithel ausgehen läßt. Dagegen spricht die absolute Identität mit den in der Aderhaut zu findenden Epitheloidzellen und ihre Verschiedenheit von anderen Wucherungen des Pigmentepithels, ferner der Nachweis einer direkten Verbindung zwischen Aderhaut und Netzhaut. Diese wichtige Arbeit von Hippels dürfte bald zu neuen anatomischen und klinischen Forschungen Veranlassung geben, welche die Aufgabe haben, das Verhältnis zwischen Tuberkulose und sympathischer Ophthalmie auzuklären.

In einem neuerdings veröffentlichten Falle von MELLER (1734), in welchem eine perforierende Verletzung stattgefunden hatte, fanden sich längs des Perforationskanals und in dem im Augeninneren befindlichen Schwartengewebe deutliche Tuberkelknoten und Riesenzellen, während Bazillen vermißt wurden. In einem früheren Falle ähnlicher Art hatte MELLER die Frage aufgeworfen, ob es sich nicht um sympathisierende Entzündung ohne nachfolgende sympathische handeln könnte. Für den vorliegenden Fall glaubt er diese Möglichkeit zugunsten einer Tuberkulose, die wahrscheinlich ektogenen Ursprungs sei, fallen lassen zu müssen. Diese so entstandene Entzündung sei von der sympathisierenden so verschieden, daß man den Gedanken an die Identität aufgeben müsse. Auch in den v. HIPPEL schen Fällen seien die Übereinstimmungen weit geringer, als es zur Konstruktion einer identischen Herkunft erforderlich sei, und schließlich zweifelt MELLER die Beweiskraft des Falles 6 von v. HIPPEL, in welchem das Bild der sympathisierenden Entzündung am ausgeprägtesten vorhanden war, mit dem Hinweise an, daß hier eine Iridektomie die Sachlage kompliziere, welche zur Entstehung der Veränderungen hätte führen können.

Auch WOOD (1764) hebt die Ähnlichkeit des mikroskopischen Bildes hervor. Es ist aber wohl verfrüht, von der Möglichkeit einer Symbiose des Tuberkelbazillus mit dem Erreger der sympathischen Ophthalmie zu sprechen.

Bezüglich der Lymphozyten ermittelte BRÜCKNER (1729), daß sie tatsächlich die Gefäßwand durchwandern, womit nicht bestritten werden soll, daß auch lymphozytenähnliche einkernige Zellen aus dem Gewebe stammen können, was BRÜCKNER selbst mit LIPPMANN am aleukozytären Tier nachgewiesen hatte. Als Nebenbefund ergab sich eine Aderhautentzündung mit Freibleiben der Iris und des Ziliarkörpers ohne Beteiligung der Netzhaut. Durch rechtzeitige Enukleation sei die Erkrankung des anderen Auges verhindert worden.

g) Fehlen der sympathischen Entzündung.

§ 59. In der Mehrzahl der Fälle ist dort, wo eine sympathisierende Entzündung anatomisch festgestellt wurde, auch eine sympathische Ophthalmie des anderen Auges vorhanden gewesen. Nun gibt es aber auch Fälle, bei denen dieses nicht zutraf, und es ist, wie FUCHS mit Recht hervorhebt, zu verwundern, daß man derartige Beobachtungen nicht häufiger anstellen kann. Unter dem großen Material, welches seiner ersten Arbeit zugrunde lag, konnte FUCHS nur in einem einzigen Falle die typischen Merkmale, epitheloide und Riesenzellen mit der charakteristischen Infiltration finden, ohne daß das zweite Auge erkrankte.

In einem weiteren Falle von FUCHS (1438), wo nach einer Verletzung neben der sympathisierenden Entzündung Erscheinungen der Endophthalmitis

aufgetreten waren, war die erstere trotz der kurzen Dauer der Erkrankung
sehr stark entwickelt. Sie wird als sympathisierende aufgefaßt, weil die
Infiltration die Sklera durchwuchert hatte, ganz dem gewöhnlichen Bilde
entsprach und eine perforierende Verletzung stattgefunden hatte.

Später fügte MELLER (1614) aus dem Material der FUCHSschen Klinik
noch einen neuen Fall hinzu, bei welchem erst eine Endophthalmitis im
Sinne von FUCHS und später eine frische sympathisierende Infiltration der
Aderhaut aufgetreten war, während ein zweiter Fall nicht als ganz einwandfrei bezeichnet werden mußte, weil in dem von der Narbe ausgehenden
derben Bindegewebe epitheloide Zellen gefunden wurden, die von Lymphozyten umgeben waren und an echte Tuberkulose erinnerten und eine episklerale Infiltration längs einer Vortexvene von außen nach innen gewuchert
war, was bei der sympathisierenden Entzündung gerade umgekehrt sein soll.

h) Fehlen der sympathisierenden Entzündung.

§ 60. Andererseits scheint es auch Fälle zu geben, in denen die sympathische Ophthalmie ohne vorausgehende sympathisierende Entzündung
beobachtet wurde. In einem Falle von REIS (1576) trat diese vielmehr
erst einige Tage später auf, nachdem das verletzte Auge vorher gänzlich
reizlos gewesen war, wie dies auch von FUCHS beobachtet ist. Derartige
Fälle sprechen nach REIS sehr für die endogene Entstehung des Leidens,
welches sich dann wohl zuerst in der Aderhaut etabliert. Dafür spricht
auch, daß bei der anatomischen Untersuchung in der Aderhaut regressive,
im vorderen Bulbusabschnitt dagegen frischere Veränderungen gefunden
wurden. In Wirklichkeit fehlte hier die sympathisierende Entzündung
nicht, als die sympathische ausbrach, sondern sie war klinisch nicht erkennbar.

Ganz anders liegt die Sache in den Fällen, über welche neuerdings
MELLER (1658) berichtet. Hier fehlte der charakteristische anatomische
Befund im ersten Auge und doch werden diese Fälle als zugehörig angesehen, weil die Erscheinungen der sympathisierenden Entzündung augenscheinlich von der gleichzeitig bestehenden Endophthalmitis septica verdeckt
wurden. In 2 weiteren Fällen konnte die Diagnose der sympathischen
Ophthalmie nachträglich nicht aufrecht erhalten werden. Für die Iridozyklitis des zweiten Auges beim Fehlen von typischen Befunden im ersten
Auge könne man mit der Möglichkeit rechnen, daß sie durch einen anderen
Erreger, z. B. des Rheumatismus oder der Tuberkulose verursacht werde.
Damit erkenne man eine zweite Art sympathischer Ophthalmie an, die
aber von der typischen Form verschieden sei.

Weiterhin macht MELLER darauf aufmerksam, daß man gelegentlich
so geringfügige Veränderungen in der Aderhaut antreffen kann, daß man

es verstehen kann, wenn sie in vielen Schnitten einer Serie fehlen. Man muß daher die ganze Schnittserie durchmustern, ehe man das Vorhandensein einer sympathisierenden Entzündung in Abrede stellt. Auch aus unscheinbaren Herden kann eine schwere sympathische Ophthalmie des anderen Auges entstehen.

Im übrigen vertritt MELLER nachdrücklich den Standpunkt von FUCHS, daß die sympathisierende Entzündung eine spezifische sei und daran werde nichts geändert, wenn sie in Ausnahmefällen durch anderweitige Erscheinungen so verdeckt werde, daß eine sichere anatomische Diagnosenstellung unmöglich sei.

i) Spontane Entzündungen.

§ 61. Von großem Interesse ist ferner die Tatsache, daß bei spontaner Iridozyklitis ein der sympathisierenden Entzündung durchaus gleiches Bild entstehen kann. Schon in seiner ersten Arbeit aus dem Jahre 1905 hatte FUCHS darauf hingewiesen, daß bei derartigen Fällen Infiltration mit einkernigen Zellen, einmal sogar epitheloide und Riesenzellen gefunden wurden, während Exsudation fehlte. Dagegen bestanden Veränderungen im Irisstroma, welche den Veränderungen bei sympathisierender Entzündung sehr nahe standen, und mit der serösen traumatischen Iridozyklitis hatten diese Veränderungen ebenfalls große Ähnlichkeit. Auch KITAMURA (1367) beobachtete in einem Auge, welches niemals eröffnet worden war, eine schwere Uveïtis, die sehr der sympathisierenden glich, und außerdem war das andere Auge in gleicher Weise erkrankt. 2 weitere Fälle veröffentlichte BOTTERI (1391) aus der FUCHSschen Klinik. Im 1. Falle war 5 Monate vor der Enukleation eine Iridektomie wegen schmerzhafter rezidivierender Iridozyklitis gemacht worden und das andere Auge blieb gesund. Neben Rund-, epitheloiden und Riesenzellen fand sich knötchenförmige Infiltration mit Neigung zur Organisation in allen Teilen des Uvealtraktus und in der Sklera aufsitzende Knoten von infiltriertem Gewebe. Die unpigmentierten Epithelien der Pars ciliaris retinae, die sonst sehr widerstandsfähig sind, waren durchbrochen. Eine Exsudation auf der Oberfläche der Iris war ebenfalls vorhanden, ebenso Infiltration der tieferen Hornhautschichten, die wohl mit sympathisierender Entzündung nichts zu tun hatte. Im übrigen glich das Bild durchaus den Befunden, die man sonst bei dieser Erkrankung erheben kann. In dem 2. Falle war auch das zweite Auge erkrankt, und das erste war ebenfalls wegen Iritis iridektomiert worden. Auch hier bestand Infiltration von Rund-, epitheloiden und Riesenzellen in Knötchenform und perivaskuläre Veränderungen, ferner fand sich auf der inneren Fläche des Ziliarkörpers eine Exsudation, die nach FUCHS auch bei chronischer, spontan entstandener Iridochorioiditis vorkommen soll und auch in dem Falle von KITAMURA vorhanden war.

Diese beiden Fälle von BOTTERI sind insofern nicht ganz rein, als eine Iridektomie vorausgegangen war, immerhin jedoch sehr bemerkenswert.

Auch WEIGELIN (1507) konnte in einem Falle von spontaner Iridozyklitis das anatomische Bild der sympathisierenden Entzündung feststellen, und REIS äußert sich über die Befunde dahin, daß trotz der anscheinend gleichartigen Erscheinungen eine ätiologische Identität nicht notwendig sei, wie ja auch die Tuberkulose dem Bilde der sympathisierenden Entzündung gleichen könne. Auch GILBERT steht auf diesem Standpunkt.

Am ausführlichsten beschäftigte sich mit diesem Problem eine Arbeit von MELLER (1614), der über 2 Fälle berichtet, in denen ebenfalls, wie bei BOTTERI, wegen Iridozyklitis eine Iridektomie voraufgegangen war. In dem einen Falle blieb die Erkrankung einseitig, während im anderen das zweite Auge wie in den Fällen von KITAMURA, WEIGELIN und dem 2. Falle von BOTTERI erkrankte. Bezüglich der Iridektomie hebt MELLER hervor, daß sie die sympathisierende Uveïtis nicht auslöste, weil die spontane Iridozyklitis längst vorher bestand, und der histologische Befund nur eine Entzündungsform feststellte. Diese führte in beiden Fällen zu einer starken Mitbeteiligung der Sklera, wie bei BOTTERIS Fällen, was bei sympathisierender Entzündung öfters vorkommt. Auch die Veränderungen in Iris und Ziliarkörper entsprachen dieser Entzündungsform, welche in der Aderhaut weniger typisch aufgetreten war, insofern, als in einem der Fälle die hinteren Teile fast völlig normal waren. Abweichend von dem gewöhnlichen Bilde der sympathisierenden Entzündung waren in der Netzhaut knötchenförmige Herde vorhanden und an einer Stelle in der Gegend der Ora serrata, was nach MELLER einen prinzipiellen Unterschied nicht bedeutet. Auch der Umstand, daß in einigen Fällen die Erkrankung des anderen Auges ausblieb, entspricht dem ausnahmsweise zu beobachtenden Verhalten der sympathisierenden Ophthalmie, welche im Gegensatz zu früher entwickelten Anschauungen auch ein vorher gesundes Auge befallen kann. Wenn auch diese Formen spontaner Iridozyklitis mit dem anatomischen Bilde der sympathisierenden Entzündung klinisch nicht zu diagnostizieren sind, so muß man doch, wenn man sonstige Krankheiten, wie Rheuma, Tuberkulose oder Lues ausschließen kann, auch mit der Möglichkeit einer derartigen spezifischen Erkrankung rechnen, die von MELLER als Stütze für seine Ansicht herangezogen wird, daß die sypathisierende Uveïtis auf endogenem Wege entsteht.

Auch ein Fall von BROWN (1554a) gehört hierher, in welchem sich in der Iris starke Zellinfiltration, auf der Oberfläche des Ziliarkörpers Exsudat und Schwartenbildung und in der Aderhaut dichte Infiltration mit Nekrosen, sowie epitheloide und Riesenzellen fanden. In die Retina waren Epitheloidzellenknoten eingedrungen, welche von BROWN vom Pigmentepithel abgeleitet werden. Weiterhin beobachtete v. HIPPEL (1733) 2 hierher gehörige

Fälle. Im ersten bestand diffuse Infiltration der Iris, Exsudation in der hinteren Kammer, Durchbruch des Pigments, Infiltration der mit einer Schwarte überzogenen Ziliarfortsätze, Infiltration der inneren Aderhautschichten mit epitheloiden und Riesenzellen. Choriocapillaris beteiligt. Glasmembran durchbrochen. Durchsetzung der Sklera längs der Emissarien, Nekrose der vorderen Netzhauthälfte, Eindringen der Infiltration der Aderhaut in die Netzhaut, die mit Exsudat bedeckt ist. Optikus infiltrirt.

Der 2 te Fall zeigte diffuse Infiltration der Iris mit Lymphozyten, Plasmazellen und eosinophilen Zellen, Exsudation auf der Oberfläche des Ziliarkörpers, Durchbruch von Epitheloidzellen in die Pars ciliaris retinae. Die Aderhaut temporal hochgradig infiltrirt. Epitheloide und Riesenzellen, Beteiligung der Choriocapillaris, Durchbrüche der Glasmembran und Nekrose, ferner starke Nekrose der Retina, Eindringen der chorioidalen Infiltration in die Retina. Infiltration des Optikus. v. Hippel stellte fest, daß in den früheren Fällen keine diagnostische Tuberkelinanwendung stattgefunden hatte und die Nachforschungen nach Merkmalen der Tuberkulose unvollständig waren. Die anatomischen Befunde in sämtlichen Fällen sprechen für Tuberkulose, wenn auch der strenge Nachweis durch Bazillenbefunde und Impfexperimente nicht geführt werden konnte (s. § 58). v. Hippel kann sich daher zurzeit nicht dazu entschließen, eine dritte ätiologisch unbekannte Form der Iridozyklitis neben der sympathisierenden und tuberkulösen anzuerkennen.

Diesen Befunden gegenüber macht Meller (1734) geltend, daß die von ihm in einem neueren Falle von perforierender Verletzung gefundene tuberkulöse Entzündung von der sympathisierenden durchaus verschieden gewesen sei und auch in den v. Hippelschen Fällen sei die Übereinstimmung der Befunde viel geringer, um eine Idendität zu begründen und speziell der erste Fall v. Hippel sei durch eine Iridektomie kompliziert, welche ihrerseits eine sympathisierende Entzündung ausgelöst haben könnte.

Dagegen konnte Albath (1746) neuerdings an der Hand zweier aus der Rostocker Augenklinik stammenden Fälle die Übereinstimmung mit den v. Hippelschen Ausführungen feststellen. Im ersten Falle handelte es sich um doppelseitige spontane Iridozyklitis mit zirkulären Synechien und Phthisis bulbi dolorosa. Auch ohne daß Tuberkelbazillen gefunden wurden, mußte die Anwesenheit von Lymphzellenherden, von epitheloiden und Riesenzellen, ferner die starke Exsudation von Seiten der Aderhaut, Neubildung von Bindegewebe und Neigung zur Schrumpfung im Sinne einer tuberkulösen Entzündung gedeutet werden, während die ausgedehnte Infiltration der Iris sehr an sympathisierende Iritis errinnerte. In einem zweiten Falle von spontaner Iridozyklitis, der von Herrn Dr. Gagzow-Lübeck klinisch als tuberkuloseverdächtig angesprochen war, ohne daß absolut sichere Merkmale vorlagen, wurde eine Infiltration der Iris und Aderhaut gefunden, welche durchaus dem Fuchsschen Bilde der sympathisierenden Entzündung entsprach. Weitere anatomische Untersuchungen sind dringend erwünscht, um in dieser wichtigen Frage völlige Klarheit zu schaffen.

k) Befunde bei Chorioidalsarkomen.

§ 62. Nachdem wir somit einen Überblick über die pathologische Anatomie der sympathisierenden Uveïtis erhalten haben, bleibt noch die Frage zu entscheiden übrig, in welche Kategorie die bei Chorioidalsarkomen beobachteten Entzündungsformen gehören. Die älteren Beobachtungen von Deutschmann und von Nieden müssen dabei ausscheiden, weil damals die sympathisierende Entzündung noch nicht von anderen Formen abgegrenzt war.

In der Arbeit von Fuchs (1307) finden sich 3 Beobachtungen, in denen die Nekrose eines Chorioidalsarkoms den Anstoß zur sympathisierenden Entzündung gegeben hatte. Dabei fehlte in allen 3 Fällen ein Durchbruch nach außen. Nur einmal fehlte plastische Exsudation, während diese in den beiden anderen Fällen im vorderen Abschnitt stark entwickelt war. Im übrigen bestand das Bild der sympathisierenden Entzündung, ebenso wie in einem weiteren Falle von Meller (1452), der auf Grund dieser 4 Fälle für eine endogene Entstehung des Leidens eintritt, welche zur Voraussetzung habe, daß vorher die Uvea eine Gewebsschädigung erfahren habe. Die Gründe, welche Meller zugunsten einer endogenen Infektion anführt, sollen später ihre Besprechung finden. Diesen 4 Fällen fügte Reis (1576) einen weiteren hinzu, und dieser Autor schließt sich vollständig den Mellerschen Ausführungen an.

Damit hätten wir festgestellt, daß drei so hervorragende Kenner der sympathisierenden Entzündung wie Fuchs, Meller und Reis diese in Augen festgestellt haben, die mit Chorioidalsarkomen behaftet, die Erkrankung des anderen Auges verschuldet hatten. Auf die Wichtigkeit dieser Feststellungen für die Theorie der sympathischen Entzündung wird später eingegangen werden.

l) Befunde von Goldzieher.

§ 63. Schließlich sei noch erwähnt, das Goldzieher (1598) neuerdings die Erkrankung des zweiten Auges auf eine vom ersten Auge fortgeleitete Neuritis bezieht und als Grundlage für diese Anschauung einen Fall anführt, in welchem eine starke perineurale Infiltration mit Epitheloidzellenherden festgestellt wurde. Auch auf diese Ausführungen werden wir bei Besprechung der Pathogenese noch zurückkommen müssen, nur sei hier noch daran erinnert, daß Brailey (717) gelegentlich auch bei Augäpfeln, die wegen Mitreizung des anderen Auges entfernt worden waren, Perineuritis der Ziliarnerven fand.

Auf Grund des in diesem Kapitel niedergelegten Tatsachenmateriales kann der Schluß gezogen werden, daß in der Regel die sympathisierende Entzündung anatomisch wohl charakterisiert ist, und daß ihr Vorkommen keineswegs eine Eröffnung der Bulbuskapsel zur Voraussetzung hat.

8. Untersuchungen auf Mikroorganismen.

§ 64. Da bis vor kurzem die Entstehung der sympathischen Ophthalmie ganz allgemein auf eine Infektion zurückgeführt wurde, so ist es begreiflich, daß die bakteriologische Forschung auch diese Erkrankung in ihren Bereich zog. So konnte schon im Jahre 1900 Schirmer über eine stattliche Reihe von Arbeiten berichten, die sich der Erforschung des Erregers dieser schweren intraokularen Entzündung zur Aufgabe gemacht hatten; die Ausbeute jedoch, welche diesen Bemühungen beschieden war, war, wie Schirmer hervorhebt, so gering, daß nicht eine einzige der Kardinalforderungen, welche Koch an die Erreger von Infektionen stellte, erfüllt wurde. Weder war der Bakterienbefund konstant und spezifisch, noch auch konnten die Symptome aus der Menge und Verteilung der Keime erklärt werden, und ebensowenig wurde ein einheitlicher Erreger gezüchtet und mit Erfolg überimpft. An diesem Stande der Dinge hat sich auch bis heute nichts wesentliches geändert, wenn auch immer wieder der Versuch gemacht wurde, durch Züchtung und Überimpfungen Beweise für die Existenz eines Krankheitserregers beizubringen.

Es genügt, an dieser Stelle eine kurze Übersicht über die früheren bakteriologischen Befunde zu geben, um so mehr, als Schirmer in der 2. Auflage dieses Handbuches ausführlicher darauf eingegangen ist.

Diese positiven Befunde, welche Schirmer auf S. 123 zusammenstellt, betreffen meistens sympathisierende Augen, welche einer mikroskopischen Untersuchung unterworfen wurden, und dabei fanden sich Stäbchen oder Kokken oder beide Arten von Mikroorganismen. Schon allein dieser Umstand genügt, nach heutigen Anschauungen, um diese Befunde als vollkommen bedeutungslos hinzustellen, weil es sich nicht um die gesuchten Erreger der sympathischen Ophthalmie, sondern höchstens um den Ausdruck einer Infektion handelt, die bei Gelegenheit einer perforierenden Verletzung erfolgte und durch verschiedene Erreger verursacht werden kann. Mit Recht hat Schirmer auch darauf hingewiesen, daß die Menge und die Verteilung der vorgefundenen Bakterien mit der Annahme einer ursächlichen Beziehung zur sympathischen Ophthalmie in Widerspruch steht, weil die Keime sich nicht, wie man erwarten mußte, hauptsächlich in der Uvea und seltener in Optikus und Papille, sondern gerade umgekehrt in der Uvea selten und in den äußeren Hüllen reichlich fanden. Diese Tatsache läßt sich viel eher mit späteren Verunreinigungen erklären.

Auch die im Glaskörper von ABRAHAM und STORY gefundenen Bakterien sind nicht als Erreger zu betrachten, wie SCHIRMER ausführt, weil ihr Hauptsitz die Choriocapillaris war, die von der sympathischen Entzündung erst sehr spät ergriffen wird.

Weiterhin ist mit Recht gegen diese Befunde geltend gemacht worden, daß in gefärbten Schnittpräparaten die Bakterien gelegentlich mit den Körnern von Mastzellen verwechselt wurden, die beim Schneiden aus den Zellen ins Gewebe gelangt sein können und der gerade bei der sympathischen Entzündung die Mastzellen ein häufiger Befund sind, so verlangte AXENFELD (1061) mit Recht, daß diese Möglichkeit in jedem einzelnen Falle in Betracht gezogen werde. Auch kann eine Unterscheidung zwischen Bakterien und Pigmentkörnchen gelegentlich Schwierigkeiten bereiten. Weit seltener ist in sympathisch erkrankten Augen ein positiver Befund im Schnittpräparate erhoben worden. Sehen wir von den nicht zu verwertenden Fällen von PAGENSTECHER und von BECKER ab, so bleiben von dem damals bekannten Materiale nur die Fälle von DEUTSCHMANN (924) und von ZIMMERMANN (1036) übrig, auf welche SCHIRMER besonderes Gewicht legte, weil in dem zur Verfügung stehenden Materiale, beide Augen mit Sehnerven und Chiasma, die gleichen Mikroorganismen nachgewiesen waren.

Gegen den Befund von DEUTSCHMANN erhebt SCHIRMER jedoch insofern Bedenken, weil es sich in den auf der Heidelberger Opthalmologischen Versammlung gezeigten Präparaten nur um Kernfärbungen handelte und Bakterien auch im ganz gesunden Gewebe lagen und nicht genügend von Kernfragmenten zu unterscheiden waren. Es ist vor allem, wie SCHIRMER betont, wegen des spärlichen Auftretens der Bakterien im zweiten Optikus, mit einer postmortalen Vermehrung zu rechnen.

Der Fall von ZIMMERMANN war durch eine Meningitis kompliziert und die reichliche Ansammlung polynukleärer Leukozyten spricht direkt gegen sympathische Entzündung. Es kann somit aus diesen Fällen keine Stütze für die bakteriologische Natur der sympathischen Ophthalmie hergeleitet werden.

Die seit jener Zeit erschienenen Arbeiten brachten zu dieser Frage höchstens beteutungslose Kasuistiken, bis neuerdings F. DEUTSCHMANN (1514, 1515, 1560) wieder von Bakterienbefunden berichtete, die zum Ausgangspunkt von Züchtungs- und Übertragungsversuchen gemacht wurden, auf die noch später einzugehen sein wird. In einem sympathisierenden Auge fanden sich Erscheinungen der Endophthalmitis septica neben den Anzeichen der sympathisierenden Entzündung und überall in der Chorioidea grampositive Diplokokken mit deutlicher Kapsel, die spärlich auftraten, stets einzeln oder höchstens zu zweien zusammenlagen und in ihrer Größe etwas varriirten. Auch in 2 weiteren Fällen wurden grampositive Diplokokken gefunden. Sie waren sehr spärlich und durch ihren hellen Hof von den Granulis der

Mastzellen leicht zu unterscheiden, weniger leicht von zerstreuten Pigmentkörnern. Aus dem spärlichen Vorkommen der Keime schließt Deutschmann auf eine gewisse Pathogenität, und wenn auch eine Mischinfektion nicht auszuschließen sei, so sei doch der gleiche Bakterienbefund in 3 Fällen sehr bemerkenswert.

Von Interesse ist ferner die Angabe von F. Deutschmann, daß er nachträglich in den Präparaten von R. Deutschmann in den Optikusscheiden Diplokokken gefunden hat, die jedoch nicht nach Gram gefärbt worden waren, und dasselbe fand sich in dem Optikus und den Scheiden bei dem Falle von Grunert, der einer nachträglichen Durchsicht unterzogen wurde. Gestützt auf seine Übertragungsversuche sieht Deutschmann in diesen grampositiven Kokken den Erreger der sympathischen Opthalmie, eine Anschauung, auf die wir später noch näher eingehen müssen.

Man hat ferner den Versuch gemacht, durch Untersuchung frischer Gewebspartikel den Nachweis der Anwesenheit von Bakterien zu erbringen. So fand Leber (539), der kleine Stückchen des Zwischenscheidengewebes und die Substanz des Optikus untersuchte, in physiologischer Kochsalzlösung zahllose lebhaft bewegliche Körperchen, die sich auch im Inhalt des Augapfels nachweisen ließen, und Snellen (560) konnte am sympathisierten Auge denselben Nachweis führen.

Schirmer (1147), der drei sympathisierende Augen mit derselben Methode untersuchte, konnte feststellen, daß die lebhafte Bewegung der Körnchen, die noch dazu von verschiedener Größe waren, keine Eigenbewegung war, sondern auf Flüssigkeitsströmungen beruhte. Er stellt deshalb die Mikroorganismennatur der fraglichen Gebilde in Abrede, und wenn nun vor wenigen Jahren Raehlmann (1281) denselben Befund erheben konnte, und als Mikroorganismen deutete, so hätten ihn die Schirmerschen Ausführungen doch wohl stutzig machen sollen, auch wenn das von ihm benutzte Ultramikroskop sich zu diagnostischen Zwecken in manchen Fällen als brauchbar erwiesen hat. Eine Bedeutung für die Entstehung der sympathischen Ophthalmie kann man diesen Befunden wohl kaum zugestehen.

Auch Stargardt (1383) konnte bei sympathischer Ophthalmie im Blute lebhaft bewegliche Gebilde beobachten, die sich jedoch nicht färben und nicht kultivieren ließen. Bei den Tierversuchen zeigt sich 2 mal eine Iritis des geimpften Auges, aber keine Bakterien wurden gefunden, ebensowenig wie solche in einem sympathisch erkrankten Auge mit Hilfe der Giemsa und Levaditi-Färbung nachgewiesen werden konnten.

Außer diesen Deutschmannschen und anderen Befunden müssen an dieser Stelle noch die Mitteilungen von Gilbert (1483) Erwähnung finden. Dieser Autor machte es sich zur Aufgabe, die Ätiologie der schleichenden traumatischen intraokularen Entzündungen zu erforschen und kommt zu dem Resultate, daß die durch Kokken hervorgerufenen Prozesse durch

Absetzung von Eiterzellen in den Glaskörper und auf die innere Oberfläche der Augenmembranen gekennzeichnet sind, und die Infiltration der Aderhaut der Endophthalmitis septica von Fuchs entspricht. Die sympathisierende Entzündung ist davon wesentlich verschieden und an besonderen Merkmalen zu erkennen, nicht aber an bestimmten Bakterien.

§ 65. Außer diesen Untersuchungen von frischen und von Schnittpraeparaten liegt nun eine Anzahl von positiven Ergebnissen bei Züchtungsversuchen vor. Bis zur Zeit der Schirmerschen Publikation im Jahre 1899 handelte es sich ausschließlich um sogenannte Eitererreger. Mit Ausnahme der Untersuchungen von Sattler (799) und von Stilling (801) an sympathisch erkrankten Augen wurden die positiven Befunde an beiden Augen erhoben, und es wurden zur Anlegung der Kulturen exzidierte Irisstückchen oder Kammerwasser benutzt. Es fanden R. Deutschmann (811) und Waldispühl (917) den Staphylococcus pyogenes albus, citreus und aureus, Limbourg und Levy (852) Staphylococcus cereus und den Streptococcus pyogenes, und auch die von Sattler und von Stilling gezüchteten Keime gehörten in die Klasse der wenig virulenten Staphylokokken.

Mit Recht hebt Schirmer (1147) hervor, daß diesen Befunden insofern eine größere Bedeutung beizumessen sei, weil am sympathisch erkrankten Auge eine Mischinfektion nicht in Betracht komme. Nichtsdestoweniger warnt Schirmer davor, in den gesunden Keimen die Erreger der sympathischen Ophthalmie zu erblicken, weil sie zur Klasse der Eitererreger gehören und schon aus diesem Grunde nicht in Frage kämen. Ferner seien Veruneinigungen der Kulturen nicht auszuschließen, weil die Kontrolle durch mikroskopische Präparate meistens gefehlt habe. Auch sei über die Zahl der Kolonien meistens nichts gesagt, und in einem Falle von Angelucci (1001), wo die Kulturen erst nach 13 Tagen deutlich aufgingen, sei eine Verwechslung mit Mastzellen nicht auszuschließen. Es sei ferner auffallend, daß Kuhnt und Schirmer aus enukleierten Augen keine Keime züchten konnten und den stets positiven Resultaten von Deutschmann, die durch mikroskopische Untersuchungen ergänzt wurden, ständen die vielen negativen Resultate anderer Autoren entgegen, und diese negativen Resultate seien durchaus beachtenswert, weil Staphylokokken am leichtesten zu züchten seien.

Diese negativen Resultate wurden, wie aus der Zusammenstellung von Schirmer (s. S. 120) hervorgeht, von zahlreichen Autoren erhalten, die sich mit dieser Frage beschäftigten, und es haben besonders die sorgfältigen Untersuchungen von Greeff (927) und von Kuhnt und Gärtner (537) beweiskräftiges Material beigebracht, dem man keine Fehler in der Untersuchungstechnik vorwerfen kann.

Es mußte daher Schirmer zu dem Ergebnis gelangen, daß in einer ganzen Reihe von sympathisierenden und sympathisierten Augen mit Hilfe der damals zu Gebote stehenden Methoden Bakterien weder kulturell noch tinktoriell nachweisbar sind. Das beweise natürlich nicht, daß überhaupt keine Bakterien im Spiele sein können. Im Gegenteil, alle Autoren der letzten Jahre seien sich darüber einig, daß die sympathische Uveïtis bakterieller Herkunft sei. Bezüglich der Natur des Erregers könne man nur sagen, daß er nicht zur Klasse der Eitererreger gehöre, sondern mit Rücksicht auf den chronischen Verlauf, das Auftreten von epitheloiden und Riesenzellen dem Erreger der Tuberkulose oder der Syphilis näher stehe.

Angesichts dieser weit verbreiteten Anschauungen konnte es nicht fehlen, daß auch in der Folgezeit die bakteriologischen Untersuchungen fortgesetzt wurden, wobei der positive Nachweis von Bakterien im Schnittpräparate nur von F. Deutschmann erbracht wurde, die er als Erreger des Leidens betrachtet.

Mit Hilfe des Kulturverfahrens wurden dagegen einige weitere Resultate erzielt, auf die hier noch einzugehen ist.

Als zur Nedden (1316) von solchen Patienten, die an sympathischer Ophthalmie litten, Blut entnahm und dieses in den Glaskörper von Kaninchen einspritzte, gelang es ihm, eine Entzündung hervorzurufen und der Glaskörper, in ein anderes Kaninchenauge übertragen, rief wieder eine Entzündung hervor. Nach der 4. Überimpfung wurden aus dem Glaskörper Keime gezüchtet, die sehr lange in Fuchsin gefärbt werden mußten und erst dann besser wuchsen, als der Kaninchenblutserumbouillon Glaskörper zugesetzt wurde und sich erst später an Aszitesnährböden und Serum gewöhnten. Sie waren auffallend hitzebeständig und erzeugten eine zur Schrumpfung des Augapfels führende Entzündung, wenn in den Glaskörper geimpft wurde. Es handelte sich um eine Abart des Pseudodiphtheriebazillus, den zur Nedden zwar nicht als den Erreger der sympathischen Ophthalmie ansieht; er hält es jedoch nicht für unmöglich, daß, wenn die Erkrankung von verschiedenen Erregern erzeugt würde, jener Keim zu diesen gehören könne.

Diese Versuche von zur Nedden konnten bei 3 frischen Fällen von sympathischer Ophthalmie von Brons (1329) nicht bestätigt werden, während Gilbert bei seinen schon erwähnten Untersuchungen über die posttraumatische Uveïtis in 2 Fällen aus verletzten Augen Xerosestämme züchten konnte, deren einer sehr eigenartige morphologische und biologische Eigenschaften erhalten hatte. Diese und andere Xerosestämme konnten wiederholt aus Kaninchenaugen kultiviert werden, in die sie vor Wochen eingebracht waren, und so stimmt Gilbert (1483) ganz mit Axenfeld und anderen Autoren überein, wenn er den Xerosebazillen nicht durchweg den Charakter als harmloser Saprophyten zusprechen will. Für die traumatische Uveïtis hätten sie jedoch nur eine geringe Bedeutung.

Besonders ausgedehnte Kulturversuche stellte weiterhin F. Deutschmann (1514, 1515, 1560) an.

Im ersten Auge, wo die Uvea eines sympathisierenden Auges und das Blut zur Anlegung von Kulturen benutzt wurde, blieben diese steril, während in den mikroskopischen Präparaten die schon erwähnten gram-positiven Diplokokken gefunden wurden. Aus dem Kammerwasser des zweiten Auges wuchsen 3 Kolonien grampositiver Kokken, die der Sarzine nahestehen. Aus dem Chiasma eines mit Chorioidalemulsion geimpften Affen wurden Sarzinekolonien gezüchtet. In einem weiteren Falle von sympathisierender Entzündung lag eine Mischinfektion mit anaëroben, grampositiven Stäbchen vor. Im dritten Falle waren die Kulturen verunreinigt. Jedes der beiden Röhrchen enthielt andere Bakterien. Aus der Gegend des Chiasma ließ sich Sarzine züchten. Im vierten Falle wurden grampositive und gramnegative Sarzine und Diplokokken gezüchtet, die der Sarzine nahestehen, weil sich eine Kultur in der III. Generation in Sarzine verwandelte.

Es gelang DEUTSCHMANN weiterhin, gelbe Sarzine durch die Passage durch das Abdomen von Meerschweinchen in weiße Diplokokken zu verwandeln, die für avirulente weiße Staphylokokken angesprochen werden können. Die Kulturen blieben immer dieselben, während die Bakterien im Tierkörper variierten. Auch durch Passage durch das Kaninchenauge wurde dieselbe Verwandlung erzielt. Auch der von LIMBOURG und LEVY und der von SATTLER gezüchtete Mikroorganismus sei gelegentlich in Diplokokkenform aufgetreten und mit dem seinigen nahe verwandt.

Auf Grund dieser Züchtungen und der Überimpfungen, auf die ich weiter unten eingehen werde, glaubt DEUTSCHMANN diesen grampositiven Diplokokkus, der vielleicht nur modifizierte Sarzine sei, als den Erreger der sympathischen Ophthalmie ansprechen zu müssen.

Es konnte nicht fehlen, daß diese, vom bakteriologischen Standpunkte sehr interessanten Ergebnisse bald nachgeprüft wurden. Dieser Aufgabe unterzog sich SALUS (1578), der es durchaus anerkennt, daß gelegentlich Staphylokokken eine Annäherung an die Sarzineform zeitigen können, aber darauf hinweist, daß die Umwandlung gelber Sarzine in weiße Diplokokken durch einmalige Tierpassage in der Bakteriologie kein Analogon findet. Versuche, mit Überimpfung von Sarzine auf Kaninchen ähnliches zu erhalten, schlugen völlig fehl. Vom klinischen Standpunkte sei es undenkbar, daß ein ubiquitärer Saprophyt wie die Sarzine in alle Wunden des Auges eindringen soll und nur gelegentlich durch Umwandlung in Diplokokken sympathisierende Entzündung hervorrufen soll, und vom bakteriologischen Standpunkte sei die Technik DEUTSCHMANNS nicht einwandfrei, was besonders aus einem Falle hervorgeht, in welchem die verschiedensten Mikroorganismen gezüchtet wurden.

Diese Kritik der DEUTSCHMANNschen Bakterienzüchtungen hält ELSCHNIG (1642) für so durchschlagend, daß er bei seiner neuesten Übersicht über die Arbeiten auf dem Gebiete der sympathischen Ophthalmie gar nicht weiter auf diese Dinge eingeht. Die von SALUS vorgebrachten Gründe sind sicherlich sehr schwerwiegende, und man darf deshalb die Befunde von F. DEUTSCHMANN wohl mit gerechten Zweifeln betrachten, um so mehr, als diesen wenigen positiven Resultaten eine große Anzahl von Autoren gegenübersteht, die bei genauer Untersuchung keine Bakterien finden konnten.

Wollte man etwa den früheren Untersuchern vorwerfen, daß sie mit unzureichenden bakteriologischen Methoden gearbeitet haben, so muß dieser durchaus nicht berechtigte Einwand gänzlich fallen in Anbetracht der neueren Untersuchungen, welche wir Ruge (1352), Fuchs (1307), Meller (1451, 1614) und Reis (1576) verdanken, und auch in Einzelmitteilungen z. B. von Bellinzona (1328), Fromaget (1365) und Geinitz (1480) werden durchaus negative Resultate bekannt gegeben. Man wird wohl keinem dieser Untersucher vorwerfen können, daß sie die leicht färbbaren Diplokokken und Sarzinen übersehen hätten, und es bleibt den Untersuchungen von R. Deutschmann und von F. Deutschmann gegenüber auch immer der Einwand bestehen, daß Mikroorganismen, die der Klasse der Eitererreger nahe stehen, als Ursache sympathischer Augenaffektionen aus klinischen Gründen nicht in Betracht kommen.

So lange nicht weitere Untersuchungen die Resultate von F. Deutschmann bestätigen, bleibt die von Schirmer bereits gezogene Schlußfolgerung bestehen, daß bisher durch die mikroskopische und die kulturelle Prüfung weder aus sympathisierenden noch aus sympathisch erkrankten Augen ein Mikroorganismus gewonnen wurde, der den Anspruch erheben könnte, als Erreger der sympathischen Ophthalmie zu gelten.

Andererseits berechtigen die negativen Befunde an sich durchaus nicht zu der Negierung der Möglichkeit, daß überhaupt Bakterien im Spiele sein können, weil es auch heute noch unzweifelhafte Infektionskrankheiten gibt, deren Erreger zu finden auch mit Hilfe der modernsten Methoden bisher noch nicht gelungen ist. Es hat sich daher bis heute noch nichts an dem Schirmerschen Satze geändert, daß zur Zeit eine Beantwortung der Frage, ob es einen oder mehrere Erreger der sympathischen Ophthalmie gibt, ganz unmöglich ist. Daß aber diese Erkrankung auf infektiöser Grundlage beruht, davon ist Schirmer überzeugt, und in dieser Überzeugung haben ihn besonders zwei positive Überimpfungsversuche bestärkt, mit denen wir uns im nächsten Kapitel beschäftigen werden.

9. Versuche, die sympathische Augenerkrankung auf Tiere zu überimpfen.

§ 66. Ein weiterer Weg, die infektiöse Natur der sympathischen Ophthalmie eventuell aufzuklären, bestand darin, Bestandteile des sympathisierenden oder sympathisch erkrankten menschlichen Auges auf Tiere zu überimpfen. Nachdem Greeff (927) nach der Einbringung von Sehnervenstücken, die durch die Resektion bei sympathisierenden Augen gewonnen waren, keine Erkrankung im Kaninchenauge konstatieren konnte und auch andere Übertragungsversuche erfolglos geblieben waren, schien es unmöglich, jenen Beweis zu führen. Der erste, der mit diesen Versuchen Erfolge erzielte, nachdem er wiederholte Mißerfolge zu verzeichnen hatte, war Schirmer (1147). Es gelang ihm, durch Impfung eines Stückchens Ziliarkörper aus einem sympathisierenden Auge bei zwei Kaninchen eine chronisch progressive Entzündung zu erzeugen, die von der Iris auf den Ziliarkörper und die Aderhaut, nicht aber auf das andere Auge überging. Anatomisch fand sich in dem mittlerweile geschrumpften Augapfel eine reichliche Infiltration von Rundzellen ohne Riesenzellen. Schirmer empfiehlt daher, diese Impfversuche fortzusetzen und ist davon überzeugt, daß eine chronische progressive Entzündung nur durch Mikroorganismen erzeugt werden kann. Bleibt sie aus, so muß auch mit der Möglichkeit gerechnet werden, daß die Keime nicht tierpathogen sind, und geht sie rasch vorüber, so können toxische Substanzen im Spiele sein.

Auch Ruge (1251) konnte durch Überimpfung von Uvealgewebe aus einem sympathisierenden Auge in ein Kaninchenauge eine leichte Iritis und eine starke Chorioiditis, vor allem aber starke Veränderungen in Glaskörper und Retina erzeugen. Es fehlten epitheloide und Riesenzellen und eine Erkrankung des anderen Auges blieb aus.

Dasselbe war der Fall bei den Impfversuchen, die Römer (1250, 1348) an Affen vornahm; ebensowenig konnte Darier (1195) bei Affen und bei Kaninchen eine Affektion des zweiten Auges erzielen, während das erste Auge erkrankte.

Einen anderen Weg schlug zur Nedden (1316) ein, nachdem eine Reihe von Übertragungsversuchen mit Teilen eines sympathisierenden Auges ein vollständig negatives Resultat gehabt hatte. Er spritzte Blut, das vermittelst des Heurteloupschen Apparates entnommen war, in den Glaskörper von Kaninchenaugen und konnte nach etwa 8 Tagen eine auf gelblicher Exsudatbildung beruhende Glaskörpertrübung feststellen. Auf ein weiteres Auge übertragen, erzeugte dieses Exsudat wiederum eine schleichende Entzündung. Eine Reihe weiterer Impfungen blieb erfolglos; ein positives Resultat wurde mit Blut, das aus der Armvene entnommen war, erzielt. Im Glaskörper bildeten sich Bindegewebsstränge, wo es nicht zur Entzündung gekommen war. In einem zweiten Falle wurde ebenfalls bei diesen Überimpfungen ein plastisches Exsudat im Kaninchenauge erzielt, während ein dritter Fall kein Resultat ergab.

Da das zweite Auge in allen Fällen intakt blieb und die plastische Entzündung durch eine Abart des Pseudodiphteriebazillus hervorgerufen wurde, so können diese Versuche von zur Nedden nicht als eine erfolgreiche Überimpfung einer sympathischen Erkrankung angesehen werden, um so weniger, als Brons (1329) mit dem Blute sympathisch erkrankter Individuen keine stärkere Wirkung auf den Kaninchenglaskörper erzielen konnte als bei gesunden. Auch Geinitz (1480) hatte mit Einspritzungen von Augenflüssigkeit in den Kaninchenglaskörper keinen Erfolg.

Es konnte also, da auch die Resultate von Schirmer und von Ruge keineswegs so gedeutet werden können, daß eine echte sympathische Entzündung erzeugt wurde, aus dem bisherigen Materiale nichts entnommen werden, was der mikrobischen Entstehung der sympathischen Ophthalmie hätte als Stütze dienen können.

Angesichts dieser unsicheren Ergebnisse und des negativen Ausfalles so vieler Übertragungen mußte es daher großes Interesse erregen, als F. Deutschmann (1514, 1515, 1560) nicht nur am ersten, sondern auch am zweiten Auge von Tieren entzündliche Veränderungen schilderte, die er als erste sympathische Entzündung auffassen zu müssen glaubte.

Aus einem sympathisierenden Auge wurden Chorioidalstückchen in ein Auge von Affen und von Kaninchen eingebracht, oder es wurde Chorioidalemulsion in den Glaskörper eingespritzt. Mikroskopisch zeigte das Ausgangsmaterial die Merkmale der sympathisierenden Entzündung neben einer Endophthalmitis septica. Im Falle I (Affe) wurde das erste Auge von einer zur Phthisis bulbi führenden Entzündung befallen, welche sehr chronisch und durch das Auftreten von Lymphocyten, Plasmazellen, epitheloiden und Riesenzellen charakterisiert war. Ferner bestand Entzündung im Bereiche der Opticusscheiden, Exsudatbildung am Chiasma und geringe Beteiligung der Meningen. Auch der zweite Opticus ist in ähnlicher Weise erkrankt, und im Bereich des Uvealtraktus bestehen im zweiten Auge Infiltrationsherde aus einkernigen Zellen, daneben fanden sich Plasmazellen und einige epitheloide Zellen — und in beiden Augen die schon erwähnten Diplokokken. Ein mit Chorioidalemulsion geimpftes Kaninchen zeigte eine entzündliche Infiltration des Augeninneren, die sich durch die Injektionsöffnung hindurch im Tenonschen Raume ausbreitet. Am Gehirn bestand Leptomeningitis, ebenso Entzündung im Bereiche der Scheide des Opticus des zweiten Auges, welches im Inneren kaum erkrankt war.

Bei einem zweiten, mit Chorioidalstückchen geimpften Affen trat wiederum eine Entzündung der Aderhaut, diesmal in Herdform, und eine Bildung von Granulationsknöpfen in der Bulbusmuskulatur mit Plasmazellendurchsetzung auf. Ein weiterer Herd befand sich hinter dem Auge und in seiner Nähe fanden sich Plasmazellen und Riesenzellen. Im Bereiche der Optikusscheiden leichte Infiltration, besonders am Chiasma Leptomeningitis.

Am zweiten Auge war die Uvea erkrankt, aber nicht von der Papille aus, sondern aus der Orbita heraus durch die vorderen Ziliargefäße. Bei einem weiteren Kaninchen wurden wiederum auch im zweiten Auge entzündliche Veränderungen konstatiert. Die Implantation eines Stückchen vom Optikus rief bei einem anderen Kaninchen eine chronische Uveïtis hervor, die sich in den Sehnervenscheiden ausbreitete und Meningitis circumscripta hervorrief. Daneben fanden sich Lymphdrüsenschwellungen bei dem an Mäusetyphus leidenden Tiere.

Es würde zu weit führen, die weiteren Überimpfungsresultate einzeln aufzählen zu wollen, und es genügt die Angabe, daß im Ganzen bei 4 Tieren Entzündungen auch im zweiten Auge auftraten, die durch Anwesenheit von grampositiven Diplokokken gekennzeichnet waren und entweder auf dem Wege durch die Sehnervenscheiden oder längs der vorderen Ziliargefäße in das zweite Auge gelangt sein sollen.

In einer zweiten Arbeit berichtet Deutschmann über weitere Versuche. Von 17 Tieren zeigten nur 2 am anderen Auge keine Veränderungen. 8 Tiere hatten eine sympathische Ophthalmie.

Man muß in der Tat staunen über das Glück und die Erfolge, welche dieser Forscher zu verzeichnen hat, indem es ihm angeblich gelingt, was bisher keinem vergönnt war, bei Tieren eine sympathische Ophthalmie des zweiten Auges zu erzeugen, ferner den lange gesuchten Erreger der sympathischen Ophthalmie zu züchten und die Bakteriologie um die Entdeckung zu bereichern, daß man gelbe Sarzine in grampositive weiße Diplokokken umwandeln kann.

Das einzige, was dabei auffällt, ist, daß es bisher keinem anderen Forscher geglückt ist, dieselben Keime zu züchten und dieselben Impfresultate zu erhalten, und dies ist um so unerklärlicher, als die in Rede stehenden Mikroorganismen mühellos zu färben sind, und man nicht auf unsichere, schwankende Züchtungsmethoden angewiesen ist. Auch ist es bezeichnend, daß Elschnig (1642) diese Entdeckungen keiner weiteren Kritik würdigt und nur seinen Schüler Salus (1578) die Sache nachprüfen läßt, mit dem Resultat, daß zunächst die Umwandlung von Sarzinen in Diplokokken nicht bestätigt werden konnte und auf die Möglichkeit hingewiesen wird, daß Deutschmann nicht mit einwandfreier bakteriologischer Technik gearbeitet habe. Als Nebenbefund interessanter Art lernen wir durch Salus einen starken Bakterienzerfall durch die Leukozyten kennen, welche aus den inneren Augenhäuten in den Glaskörper einwandern, und so beweist eine Leukozyteninfiltration der Aderhaut noch nicht, daß hier Bakterien wirksam sind.

Auch Guillery (1527, 1528, 1529) wendet sich gegen die Schirmersche, auch von F. Deutschmann vertretene Anschauung, daß, wenn die überimpften Gewebsteile eine Entzündung der geschilderten chronischen Art hervorriefen, diese nun unbedingt Bakterien enthalten müßten und weist darauf hin, daß von den Versuchstieren Deutschmanns kein einziges das typische Bild der sympathischen Ophthalmie dargeboten habe. Es fand sich wohl Exsudat im Glaskörper und Rötung an der Papille, nicht aber die typische Uveïtis.

Bezüglich des Weges längs der vorderen Ziliargefäße weist Guillery darauf hin, daß bei Kaninchen derartige Infiltrationen der Limbusgegend ein ganz gewöhnlicher Befund seien. Vor allem sei aber wichtig, daß man dieselben anatomischen Veränderungen auch mit sterilen Substanzen erzeugen kann.

Diesen Einwänden gegen die Deutschmannschen Resultate möchte ich noch hinzufügen, daß das bei den Versuchstieren erzeugte mikroskopische Bild keineswegs dem klinischen Bilde der sympathisierenden Entzündung entspricht, weil die typischen Folgeerscheinungen, die Bildung bindegewebiger Schwarten fehlen, die man bei monatelanger Versuchsdauer hätte erwarten müssen. Vor allem aber gehört meiner Auffassung nach die Meningitis, welche sich in der Mehrzahl der Fälle fand, nicht zum Bilde der sympathischen Ophthalmie und die Fälle von Hörstörungen und von Optikusatrophie, welche Deutschmann als Beweis für seine Anschauung anführt, können als solcher nicht anerkannt werden, weil, wie in § 36 angeführt wurde, die Hörstörungen sicherlich nicht auf Meningitis beruhen und die Optikuserkrankungen sympathischen Ursprungs von der Aderhaut und nicht von den Meningen ausgehen und schließlich können ein oder zwei Ausnahmefälle sicherlich nicht beweisen, daß in jedem Falle von sympathischer Ophthalmie der Weg der angeblichen Infektion durch die Sehnervenscheiden geht. Es kann auch nicht genug betont werden, daß die vielen negativen Resultate eine eindringliche Sprache führen und deshalb die Deutschmannschen Versuche nur nach der Richtung hin Interesse beanspruchen können, daß es vielleicht Keime gibt, die im Auge verhältnismäßig geringe Störungen hervorrufen, eine umschriebene Meningitis erzeugen und vielleicht auch das andere Auge in Mitleidenschaft ziehen. Der Erreger der sympathischen Entzündung ist dieser grampositive, aus Sarcine zu züchtende Diplokokkus nicht, und Deutschmann hat auch keinen Versuch gemacht, mit den gewonnenen Reinkulturen, sei es durch Überimpfung in den Glaskörper oder in die Blutbahn, das Bild der sympathischen Ophthalmie zu erzeugen. Statt dessen wurden die Einspritzungen in den Glaskörper von Kaninchen nur zu dem Zwecke gemacht, um die Sarcine in Diplokokken umzuwandeln. Das zweite Auge aber blieb frei, bzw. es wurden die Tiere getötet, um das geimpfte erste Auge untersuchen zu können. Es hätte doch nahegelegen, bei einer weiteren Serie von Versuchstieren abzuwarten, ob und in welcher Form das zweite Auge erkrankte. Da dies nicht geschehen ist, enthalten die Untersuchungen von Deutschmann eine klaffende Lücke. Auch wenn man sich auf den Standpunkt stellt, daß die sympathische Ophthalmie bakteriellen Ursprungs ist, so kann man in den Versuchen von Deutschmann keinen Beweis hierfür erblicken, und so bleibt auch heute noch die Tatsache bestehen, daß es bisher nicht gelungen ist, den Erreger der sympathischen Ophthalmie zu finden, und wenn die Erkrankung angeblich mit Erfolg auf Tiere übertragen wurde, so ist dazu keineswegs die Annahme notwendig, daß eine Bakterienwirkung im Spiele ist.

Es ist vielmehr, wie Kümmell (1534, 1570) hervorhebt, der positive Ausfall der Deutschmannschen Überimpfungsversuche auf den Zerfall artfremden Eiweißes zurückzuführen, der die Entzündung auslöst, und dasselbe gilt für die Ergebnisse bei Affen, die mit Chorioidealstückchen ins Auge geimpft wurden.

Nach den neuesten Versuchen von Fuchs und Meller (1646), die ebenfalls an Affenaugen Versuche anstellten, trat bei der Überimpfung von Uvea eine Entzündung auf, welche zwar an eine sympathisierende erinnert, aber nicht mit ihr identisch war. Das zweite Auge blieb normal. Die Wirkung wurde gesteigert, wenn Glaskörper mit Blut und Serum vermischt, aus einem sympathisch erkrankten Auge stammend, eingespritzt wurde. Anaphylactische Erscheinungen konnten bei intravenösen Reininjektionen nicht ausgelöst werden.

10. Gibt es eine sympathische Ophthalmie bei Tieren?

§ 67. In dem Lehrbuche der Augenheilkunde für Tierärzte von MÖLLER (1492) 1910 findet sich die Bemerkung, daß LIONS auf Grund der Anschauung von SCHIRMER, der die isolierte Papilloretinitis sympathica auf die Einwirkung von Toxinen zurückführt, und, auf Grund der Experimente mit Staphylokokkentoxinen, die Existenz der Erkrankung bei Tieren annimmt. MÖLLER gibt dagegen an, daß bei Pferden, die so häufig Augenverletzungen erlitten, sympathische Ophthalmie bisher nicht beobachtet worden sei. Ein von ihm beobachteter Fall, der nach dieser Richtung hin Verdacht erweckte, ist wohl als atypische Mondblindheit der Pferde zu deuten, wie auch das, was besonders in Frankreich und England als sympathische Entzündung bei Pferden gedeutet wurde, nach MÖLLER weiter nichts ist als Mondblindheit, die oft das zweite Auge ergreift.

Vielleicht erklären sich auf diese Weise auch die Fälle, von denen ZIEM (803) spricht. Nach diesem Autor soll die Erkrankung hier und da bei Pferden beobachtet worden sein.

Meiner Auffassung nach ist die Tatsache, daß bei Tieren ein ähnliches Krankheitsbild nicht vorkommt, mehr als alles andere geeignet, eine Erklärung dafür zu liefern, daß die experimentelle Forschung bisher keine positiven Resultate erzielte. Am ersten würde wohl ein Erfolg bei Affen erwartet werden können, jedoch ist ein solcher bisher nicht erzielt worden.

11. Diagnose.

§ 68. Die zuletzt erwähnten Tatsachen machen es verständlich, daß die Diagnose der sympathischen Ophthalmie im Vergleich zu anderen Erkrankungen des Uvealtraktus oft schwierig ist. Sie wird weiter dadurch erschwert, daß das klinische Bild, auf welches sich die Diagnose in erster Linie stützen muß, kein eindeutiges ist, insofern, als Iritiden und Chorioidealveränderungen anderweitiger Herkunft ganz ähnliche Bilder liefern können. In erster Linie kommt hier differentialdiagnostisch die Tuberkulose in Frage, die ebenfalls serös — plastische Iritis und schwere Chorioidealveränderungen erzeugen und in ihrem Verlauf ganz ähnliche Variationen aufweisen kann, wie die sympathische Ophthalmie. Auch eine chronisch rheumatische zu Rezidiven neigende Iritis ist dem klinischen Bilde nach ähnlich und oft nur durch den leichteren Verlauf unterschieden.

Da bakteriologische Untersuchungen des aus dem Auge entnommenen Materiales und des Blutes, sowie die Prüfung des Allgemeinzustandes keinerlei diagnostische Anhaltspunkte geben, so muß die Diagnose der sympathischen Ophthalmie während des Verlaufes öfters so lange unsicher bleiben, bis die anatomische Untersuchung des sympathisierenden Auges ihr eine sichere Grundlage gibt oder der geschrumpfte Augapfel mit seiner charakteristischen Linsentrübung mit einiger Sicherheit die nachträgliche Diagnose gestattet, und nur in Ausnahmefällen kann die Natur des Leidens aus dem anatomischen Befunde des sympathisch erkrankten Auges erschlossen werden.

In klinischer Beziehung ist damit wenig anzufangen, wenn man mit der Diagnose warten soll, bis das sympathisierende Auge gehärtet, geschnitten und gefärbt ist, ganz abgesehen davon, daß in manchen Fällen das sympathisierende Auge erhalten bleibt. Es ist daher erforderlich, noch andere Stützen für die Diagnose zur Hand zu haben und diese gewährt das Verhalten des anderen Auges, welches vor allen Dingen eine chronische Entzündung des Uvealtraktus aufweisen muß. Fehlt diese, dann ist die Diagnose unsicher.

Weiterhin stützt sich die Diagnose auf vorausgegangene perforierende Verletzungen, operative Eingriffe und auf intraokulare Sarkome, und es kann heute die seinerzeit von SCHIRMER (s. S. 130) erhobene Forderung keine Geltung mehr beanspruchen, daß die sympathisierende Uveïtis auf der Grundlage einer ektogenen Infektion beruhen müsse. Gerade die Sarkomaugen beweisen unwiderleglich, daß eine solche keine notwendige Voraussetzung ist.

Gestützt wird die Diagnose ferner durch das sogenannte Mindestintervall von 14 Tagen z. B. zwischen Verletzung und Ausbruch der sympathischen Ophthalmie, während die nach langer Zeit ausbrechenden Entzündungen ihrer Natur nach um so zweifelhafter werden, je größer das Intervall ist.

Bezüglich der Allgemeinerkrankungen muß hervorgehoben werden, daß die von verschiedenen Seiten gefundenen Lymphocyten nicht als Ausdruck einer solchen angesehen werden und keineswegs bei der Diagnose eine ausschlaggebende Rolle spielen können. Auch ist zu berücksichtigen, daß ein tuberkulöses oder diabetisches Individuum eine Iritis anderweitiger Herkunft acquirieren kann, ein Umstand, der unter Umständen die Diagnose sehr erschweren kann. Ob und inwieweit Autointoxikationen im Sinne der ELSCHNIGschen Theorie die Entstehung und Ausbreitung der sympathischen Ophthalmie begünstigen, ist noch eine offene Frage.

Daß auch das ABDERHALDENsche Dialysierverfahren keine diagnostischen Anhaltspunkte gibt, wird von v. HIPPEL (1650a) ausdrücklich festgestellt.

12. Pathogenese.

§ 69. Schon MACKENZIE (23) hatte mit klarem Blick eine Reihe von Möglichkeiten erkannt, die für die Übertragung der sympathisierenden Entzündung auf das andere Auge in Betracht kommen können. Er stellt sich vor, daß die in Kongestion befindlichen Gefäße diesen Zustand durch direkte Kommunikation auf die Gefäße der anderen Seite übertragen, oder daß die Ziliarnerven auf reflektorischem Wege einen Reizzustand in den Ziliarnerven der anderen Seite erzeugen, oder daß die Übertragung durch den Optikus und seine Scheiden geschieht. In der Tat sind diese und andere Möglichkeiten in der Folgezeit des öfteren eingehend diskutiert worden, und wenn man glaubte, daß die eine Theorie endgültig einer anderen den Platz geräumt hätte, tauchte sie mit neuen Gründen gestützt wieder auf, und es hat sich bis heute keine einzige Theorie unangefochten behauptet. Es geht hieraus hervor, daß das Problem noch keineswegs gelöst und der Schlußsatz der SCHIRMERschen Monographie, daß die sympathische Uveïtis eine bakterielle Erkrankung ist, ist angesichts der neueren Forschungen keineswegs als bewiesen anzusehen. Es würde zu weit führen, wenn man alles und jedes aufzählen wollte, was jemals zugunsten dieser oder jener Theorie gesagt oder gegen sie angeführt wurde, und es scheint mir am zweckmäßigsten, wenn das überreichliche Material in der Weise verarbeitet wird, daß die Darstellung im wesentlichen zu einer historischen gestaltet wird, wobei die wichtigsten Diskussionen und Einwendungen ihren Platz finden können.

Nachdem MACKENZIE von den drei von ihm als möglich bezeichneten Wegen der Übertragung den durch den Opticus als den wichtigsten angegeben hatte, blieb diese Anschauung lange Jahre hindurch die herrschende. Es war dies sehr wohl begreiflich, weil nirgendwo im Körper eine derartige direkte Verbindung zwischen 2paarigen Organen besteht, und so finden wir schon bei LE DRAN (4) und bei HIMLY (24) ähnliche Gedanken.

Wenn man dabei die Vorstellung hegte, wie z. B. MOOREN (163), der den Reiz vom Trigeminus auf den Optikus und von diesem auf den Trigeminus der anderen Seite übergehen ließ, und glaubte, daß es sich um eine auf dem Optikuswege übertragene gewissermaßen reflektorisch erzeugte Entzündung handelte, so steht dem die anatomische Tatsache gegenüber, daß eine Verbindung von Optikus und Trigeminus fehlt.

So blieb dann noch die Annahme, welche MACKENZIE ebenfalls vorschwebte, daß eine Entzündung per continuitatem in der Optikusbahn zum Chiasma und von dort zum anderen Auge weiterschritte, und diese Annahme wurde erst durch den Einwand H. MÜLLERS beseitigt, daß die Entzündung auch übertragen werde, wenn im Optikus keine leitungsfähige Faser vorhanden sei.

a) Ziliarnerventheorie.

§ 70. Auf Grund dieser anatomischen Untersuchungen, bei denen in den Ziliarnerven noch erhaltene Achsenzylinder gefunden wurden, während der Optikus total atrophisch war, stellte H. MÜLLER die Hypothese auf, daß im ersten Auge ein Reizzustand erzeugt wird, der auf das andere übertragen, dort einen allmählich in Entzündung übergehenden Reizzustand auslöst. Auf dieser Grundlage bewegen sich die theoretischen Betrachtungen der 60er und 70er Jahre des vorigen Jahrhunderts, und es erfreute sich diese Hypothese H. MÜLLERS allgemeiner Anerkennung, nachdem auch PAGENSTECHER (77) die Leitung durch den Optikus für unmöglich erklärt hatte.

Damit war ein neuer Weg gewiesen, und man war bestrebt, der neuen Hypothese festere Stützen zu verleihen. Zunächst suchte man nach Veränderungen in den Ziliarnerven selbst und es wurden in den Scheiden und zwischen den Fasern des Optikus im sympathisierenden Auge eine Kernvermehrung gefunden, die als Ausdruck einer Entzündung gedeutet wurde. Solche Befunde schilderten SCHMIDT-RIMPLER (279), GOLDZIEHER (339), KRAUSE (535), UHTHOFF (633), BERGER (752), SCHIRMER (912a) u. a. Sie wurden jedoch in anderen Fällen vermißt, und SCHIRMER, der sie nur in der Wandung des Bulbus oder in den inneren Augenhäuten fand, hebt hervor, daß derartige leichte entzündliche Veränderungen in den Nervenscheiden bei der Ausdehnung der Uveïtis nichts auffallendes seien, und wir wissen aus den neueren anatomischen Arbeiten, daß die entzündliche Infiltration aus der Aderhaut besonders gerne den Weg durch die perivaskulären Lymphscheiden oder die Nervenscheiden einschlägt.

Andererseits war dieser Hypothese der Umstand besonders günstig, daß in der Tat eine direkte Verbindung zwischen den beiden Ziliarnervengebieten zu bestehen schien, welche in der Mitreizung des anderen Auges ihren Ausdruck findet, und so erklärt es sich auch, daß es lange Zeit dauerte, bis man zwischen dieser Mitreizung und der echten sympathischen Entzündung zu unterscheiden lernte, und man stellte sich vor, daß die Reizung eben allmählich in Entzündung übergehe.

Demgemäß suchte man diese Anschauung auch experimentell zu stützen, und es wurden z. B. von MOOREN und RUMPF (501), JESNER (482) u. a. Versuche angestellt, die eine Beteiligung des anderen Auges erkennen lassen sollten. Insbesondere trat BACH (1004) dafür ein, daß leichte Leukozytenansammlungen und Vermehrung des Fibringehaltes im Kammerwasser als der erste Ausdruck einer Entzündung anzusehen sei, die ihrerseits als rein neurotische aufgefaßt werden müßte. Wie in § 22 ausgeführt wurde, haben neuere Untersuchungen diese positiven Resultate direkt bestritten, und es ist bisher bei Tieren nicht einwandsfrei gelungen, eine materielle Veränderung im zweiten Auge zu erzeugen.

Damit entfällt auch die Berechtigung der Annahme von Bocchi (939), daß eine chemische Veränderung der Augenflüssigkeit die Reizquelle im ersten Auge abgäbe und durch den Reiz im zweiten Auge zustande komme.

Der Versuch, die Entstehung der sympathischen Entzündung durch Reizübertragung und Übergang der Reizung in Entzündung zu erklären, ist demgemäß als gescheitert anzusehen. Mit Recht betont Schirmer, daß auch die Symmetrie der Druckpunkte im Bereiche des Ziliarkörpers nichts beweise, weil sie auf reinem Zufall beruhe und mehrere gewichtige Gründe gegen die neurotische Natur der Entzündung sprächen. So vor allem das öfters zu beobachtende Fehlen von Reizsymptomen am ersten Auge, das Auftreten der sympathischen Ophthalmie nach der Enukleation des ersten Auges, ferner der Umstand, daß nur die von der spezifischen Uveïtis ausgehende Reizung beschuldigt werde, während diese beim Glaukom z. B. viel stärker sei, und daß die sogenannte sympathische Reizung bei noch so langer Dauer, wie öfters beobachtet wurde, nicht in Entzündung übergehe.

Damit schien die reine Ziliarnerventheorie begraben zu sein, bis sie in der von Schmidt-Rimpler (913) vertretenen modifizierten Form wieder zur Geltung kam, die zwischen der Metastasen- und der Migrationstheorie zu vermitteln suchte, indem er eine Mitwirkung von Bakterien anerkannte. Aus diesem Grunde müssen wir uns weiter unten mit dieser Anschauung ausführlicher befassen, und es bleibt noch übrig, an dieser Stelle einiger Autoren zu gedenken, die in der Folgezeit wieder auf die Ziliarnerventheorie zurückgekommen sind.

Unter Hinweis auf die bei Lyssa beobachtete Verbreitungsweise der Infektion glaubt v. Grosz (1231) die Leitung durch die Nervenbahnen annehmen zu dürfen, und zwar soll der Infektionsstoff, der die Papillitis erzeugt, durch den Optikus gehen, während die Iridozyklitis durch eine Überwanderung durch die Ziliarnervenbahn zu erklären ist. Eine rein neurotische Entzündung kommt nach v. Grosz nicht vor, während Theobald (1323) eine solche, gestützt auf Untersuchungen von Head and Campbell bei Herpes zoster, annehmen zu müssen glaubt.

In einer ausführlichen Arbeit schildert Goldzieher (1598), nachdem er schon 1877 auf die Rolle der Ziliarnerven hingewiesen hatte, zunächst den anatomischen Befund an einem sympathisierenden Auge, dessen Uvealtraktus von schwerer Uveïtis befallen war. Die zellige Infiltration hatte besonders die Nervenscheiden bevorzugt, und es wurde der entzündliche Prozeß durch zahlreiche in der Form der interstitiellen und der Perineuritis befallene Nervenstämmchen orbitalwärts weiterverbreitet.

Auf Grund dieses Befundes prüft Goldzieher die Frage, ob diese Entzündung sich auf das andere Auge fortpflanzen kann und sieht von vornherein von der Möglichkeit einer reflektorischen Übertragung im Sinne von H. Müller, Bach u. a. ab, die auch von Iwanoff angenommen wurde, als er ausgesprochene Perineuritis der Ziliarnerven fand. Goldzieher weist vielmehr darauf hin, daß, wie er schon früher betont hatte, eine Neuritis ascendens im Spiele sein könne. Es sei nicht richtig, wenn Schirmer und Deutschmann auf Grund ihrer anatomischen Untersuchungen die Intaktheit der Ziliarnerven betonten. Dazu gehörten Durchmusterungen von Serienschnitten. Aszendierende Neuritis sei zwar öfters bei septischen Prozessen beobachtet worden, käme aber auch sonst, z. B. nach Traumen vor, und es seien Fälle bekannt, wo die Neuritis auf die Nerven der anderen Körperseite übergegangen sei. Deshalb müsse man auch bei den Ziliarnerven mit dieser Möglichkeit rechnen. Daß zwischen Nerven und Uvealtraktus Beziehungen beständen, bewiese das Zusammenvorkommen von Iridozyklitis und Herpes. Die Annahme einer Cycloneuritis ascendens sei um so mehr begründet, als auch toxische Substanzen, wie z. B. das Diphtherie- und das Lepragift sich in den Nerven fortpflanzten.

Diese Ausführungen Goldziehers erscheinen mir wenig überzeugend. Insbesondere ist der Vergleich mit dem Herpes corneae wenig geeignet, der Hypothese als Stütze zu dienen, weil die dabei beobachtete Iridocyclitis serosa doch eine seltene Ausnahme ist. Dann läge es immer noch näher, eine direkte Überwanderung durch die Optici anzunehmen, denn dieser Weg ist ein kurzer und direkter, und doch wissen wir von einer derartigen Neuritis optica, die per continuitatem fortschreitet, bisher nichts, wenn wir von der Hypothese von Knies (431) absehen, der bei Iritis serosa in den Stämmen und Scheiden beider Optici entzündliche Veränderungen fand und dabei auf die Möglichkeit einer direkten Übertragung der sympathischen Uveïtis hinwies. Diese Hypothese hat keinerlei Anklang gefunden, obwohl auch Mac Guillavry (425) auf diese Möglichkeit aufmerksam gemacht hatte.

Immerhin sind diese beiden Autoren als die Vorläufer einer Theorie zu betrachten, die in der Folgezeit zu ausgiebigen Diskussionen Veranlassung gab, nämlich der Ophthalmia migratoria, wie sie von Deutschmann (811) genannt wurde.

§ 71. Die durch fast 2 Jahrzehnte hindurch behauptete Herrschaft der Ziliarnerventheorie kam ins Wanken, als die Bakteriologie anfing, das medizinische Denken zu befruchten, und so sehen wir schon 1880 Berlin (457) mit gänzlich neuen Anschauungen hervortreten, indem er die sympathische Entzündung auf eine Erkrankung des ersten Auges zurückführt, ausgelöst durch Bakterien, und die Erreger sollen in der Aderhaut günstige Bedingungen für ihre Ansiedlung finden, während der übrige Körper intakt bleibt. Berlin stellte sich dabei vor, daß der Zutritt des Lichtes oder die Enge der Gefäße die Entwicklung der Infektion begünstige, und suchte diese Anschauungen durch Tierexperimente zu stützen, indem er mit Eiter getränkte Fäden durch Kaninchenaugen zog, um Entzündungen zu erregen, die auch in verschiedenen Abstufungen erzielt wurden. Die am zweiten Auge gelegentlich beobachteten Veränderungen sind jedoch nicht als der Ausdruck einer sympathischen Ophthalmie anzusehen.

Als nun Leber (539) kurz darauf mit der Theorie hervortrat, daß die Übertragung der bakteriellen Entzündung in der Sehnervenscheidenbahn erfolge und gegen die Berlinsche Anschauung geltend machte, daß man sich nur schwer vorstellen könnte, daß die Mikroorganismen im Auge andere Entwicklungsbedingungen vorfinden sollen, als im übrigen Körper, wurde die Berlinsche Hypothese stark in den Hintergrund gedrängt, um so mehr, als auch Snellen (560) die sympathische Ophthalmie als eine Infektionskrankheit betrachtete, die auf dem Lymphwege längs der Sehnerven fortschritte. Von diesem Zeitpunkt, dem Ende der 90er Jahre, datieren nun die vielen Bestrebungen, für diese Annahmen klinische und experimentelle Beweise herbeizuschaffen, und damit beginnt die Ära der sogenannten Migrationstheorie.

b) Die Migrationstheorie.

§ 72. In der schon erwähnten Arbeit von Leber wird zugunsten der neuen Anschauung darauf hingewiesen, daß mit der Annahme einer ektogenen Infektion am ersten Auge die Hartnäckigkeit der Rezidive, die Verbreitung der Entzündung im Uvealtraktus und der Ausbruch nach erfolgter Enukleation sehr gut zu erklären sei, und wenn nach akuter Panophthalmie keine sympathische Erkrankung des anderen Auges beobachtet werde, so läge das daran, daß die Infektionskeime nach außen entleert oder durch die Eiterproduktion unwirksam gemacht würden. Daß glaukomatöse Prozesse keine sympathische Entzündung verursachten, läge daran, daß das Glaukom eben nicht auf ektogener Infektion beruhe. Dabei verkennt Leber die Schwierigkeiten nicht, welche seiner Theorie durch die Tatsache bereitet wird, daß in der Mehrzahl der Fälle die Iris eher erkrankt als der Optikus. Um diesen Anschauungen eine festere Stütze zu verleihen, unternahm es Deutschmann (575), die Möglichkeit der Weiterverbreitung einer Entzündung auf dem Optikuswege experimentell darzutun.

Nachdem er anfangs mit Eiter und Faulflüssigkeiten gearbeitet hatte, gelang es Deutschmann (575, 610, 647), in den Sporen des Aspergillus fumigatus ein Mittel zu finden, mit dem das zweite Auge zu beeinflussen war. Die so erzeugte Papillitis war, wie die mikroskopische Untersuchung lehrte, der Ausdruck einer Entzündung, die beide Optici und das Chiasma ergriffen hatte. Weil aber auf dem Wege nach dem zweiten Auge keine Pilzsporen gefunden wurden, so mußte die Entzündung auf die den Keimen vorauseilenden Stoffwechselprodukte bezogen werden und um diese Anschauung zu begründen, mußte versucht werden, mit Hilfe einer stark reizenden chemischen Substanz das gleiche Bild zu erzeugen, und das gelang mit Hilfe von Krotonöl, das in den Glaskörper des ersten Auges eingespritzt, am anderen Auge ebenfalls eine Papillitis erzeugte.

Weil aber die Uveïtis am zweiten Auge ausblieb, versuchte Deutschmann weiterhin mit Reinkulturen von Bakterien zum Ziele zu kommen und wählte dazu den Staphylococcus aureus und albus, der in den Glaskörper eingespritzt wurde und von dort aus eine schwere Entzündung des Uvealtraktus hervorrief, während am anderen Auge gelegentlich die Zeichen entzündlicher Veränderungen an der Papille auftraten (zuerst unter 34 Fällen 12 mal, später bei 35 Fällen nur 2 mal). Eine Uveïtis des zweiten Auges wurde dagegen in keinem Falle erzeugt.

In der Annahme, daß der Tod der Versuchstiere durch Allgemeininfektion die Ausbildung des vollen Krankheitsbildes unterbrochen habe, wurden Aufschwemmungen von Staphylokokken in die Sehnervenscheiden des zweiten Auges gebracht und als diese abgebunden waren, entwickelte sich hier eine schwere Uveïtis eitriger Art, und damit hielt Deutschmann den Beweis für geliefert, daß die durch die Sehnervenscheide ins zweite Auge wandernden Keime dort eine Entzündung erregen, falls das Tier nicht vorher an einer Sepsis stirbt. Weiterhin suchte Deutschmann die Richtung des Lymphstromes in den Optikusscheiden durch Tuscheinjektionen festzustellen, und er kommt zu dem Ergebnis, daß der Lymphstrom vom Chiasma gegen die Optici hin gerichtet ist. Demgemäß stellt sich Deutschmann vor, daß die Keime aus dem ersten Auge vermittelst Eigenbewegung gegen den Lymphstrom kämpfen müßten und am Chiasma angekommen, rasch dem zweiten Auge zustrebten, womit auch gleichzeitig erklärt sei, warum für gewöhnlich beim Menschen eine Meningitis ausbleibe.

In einer größeren Monographie aus dem Jahre 1889 faßte Deutschmann (811) seine Anschauungen und Ergebnisse zusammen und prägte für die sympathische Ophthalmie das Wort »Ophthalmia migratoria«. Bei dieser Gelegenheit geht Deutschmann auch auf einige inzwischen erschienene Arbeiten anderer Autoren ein und erwähnt die Experimente von Alt (305), der mit Hilfe starkreizender Substanzen, wie Krotonöl und Jequirityinfus ebenfalls Papillitis am zweiten Auge von Kaninchen erzeugte. Besonders breiten Raum nimmt jedoch die kritische Besprechung der Experimente von Gifford (732) ein, der mit Hilfe von Tusche- und Zinnoberinjektionen in das Kaninchenauge zu dem Resultate gekommen war, daß ein Strom vom Glaskörper in den Zentralkanal des Optikus, von hier aber nicht in den Subvaginalraum, sondern den großen Gefäßen entlang in die Orbita und dann in die Schädelhöhle geht. Der Strom im Zwischenscheidenraum, der vom Gehirn zum Auge geht, wie schon Quincke gelehrt hatte, fließt nicht in den Optikus, sondern um die Zentralgefäße in die Orbita und für eine kurze Strecke in den Suprachorioidealraum, und im Optikus selbst gegen Chorioidea und Subvaginalraum.

Eine Bestätigung dieser experimentellen Erfahrungen erblickte GIFFORD in den Resultaten, die er mit der Überimpfung von Milzbrandbazillen erhielt, indem es ihm unter 25 Fällen 3 mal gelang, eine Affektion des zweiten Auges zu erzielen, nachdem ihm Impfversuche mit Staphylokokken in dieser Hinsicht stets mißlungen waren.

Diesen Resultaten gegenüber weist DEUTSCHMANN auf die positiven Erfolge seiner Injektionen und Impfungen hin und hält seine Ansichten aufrecht, und gegenüber den Versuchen von MAZZA (795), der nach der Injektion von Staphylokokken außer einer Optikusaffektion Meningitis sah, bemerkt DEUTSCHMANN, daß diese Meningitis nur ein störender Nebenbefund sei, der sich vermeiden lasse.

Auf Grund weiterer bakteriologischer Untersuchungen an sympathischen Augen kommt DEUTSCHMANN am Schlusse seiner Monographie zu dem Resultate, daß die sympathische Ophthalmie eine »Migratoria« sei, eine auf dem Wege der Sehnervenscheidenbahnen fortgeleitete mikrophytische Entzündung, während MAZZA ausdrücklich hervorgehoben hatte, daß bei seinen Versuchen die Mikroorganismen niemals durch die Optikusscheide, sondern nur längs der Gefäße des Optikusstammes gewandert seien.

Ähnlich wie MAZZA und GIFFORD führte auch RANDOLPH (860) die Erkrankung des zweiten Auges, welche DEUTSCHMANN mit Staphylokokken und GIFFORD mit Milzbrandbazillen erzeugte, auf eine Meningitis infolge von Allgemeininfektion zurück, und da in seinen Fällen letztere ausblieb, so sei auch keine Erkrankung des zweiten Auges aufgetreten. Bei dieser Gelegenheit weist RANDOLPH auch daraufhin, daß der größere Kernreichtum im Optikus des Hundes leicht zu Irrtümern Veranlassung geben könne und wendet gegen die DEUTSCHMANNsche Technik ein, daß er den Autor bei der Arbeit beobachten konnte und sah, daß er nur Stichkulturen anlegte, wogegen DEUTSCHMANN hervorhebt, daß er auch mit Plattenkulturen gearbeitet habe.

Trotz dieser negativen Resultate anderer Autoren, denen sich auch LIMBOURG und LEVY (852) anschlossen, vertrat DEUTSCHMANN seine Ansicht auf dem internationalen Kongresse in Berlin im Jahre 1890 in einem Referat nachdrücklich aufs neue, und DARIER schloß sich seiner Auffassung an. Besonders hebt DEUTSCHMANN gegenüber den exakten Versuchen von LIMBOURG und LEVY hervor, die keine Erkrankung des zweiten Auges erzielen konnten, daß ein positives Resultat weit schwerer wiege, als 45 negative.

Auch ULRICH (867) und SATTLER (799) konnten am zweiten Auge keine Erkrankung durch Staphylokokken hervorrufen, während PARISOTTI (859) unter 30 Kaninchenversuchen 8 mal eine Papillitis am zweiten Auge auftreten sah, die jedoch nicht auf die Mikroorganismen, sondern auf vasomotorische Störungen zurückgeführt wird. Auch BASEVI (831) hatte mit

Staphylokokken und Streptokokken negative Resultate, während er mit Keimen, die er aus sympathisierenden Augen gezüchtet hatte, unter 20 Fällen 11 mal Erfolg hatte. Mit Recht hebt jedoch Schirmer diesen Versuchen gegenüber hervor, daß sie sehr wenig zuverlässig seien, weil im zweiten Auge außer diesen neuen Keimen wieder Staphylokokken und Streptokokken gefunden wurden.

Schirmer (912a, 1147) selbst konnte mit Staphylokokken und Streptokokken niemals eine Erkrankung des zweiten Auges erzielen, ebenso Angelucci (1001a), der bei Kaninchen die Keime in den Sehnervenscheiden und in den Meningen nachwies, während sie bei Pferden nur bis ins retrobulbäre Gewebe gelangten.

Daß man bei Kaninchenversuchen mit der Deutung der Befunde vorsichtig sein müsse, zeigte Ed. Meyer (882), der bei anderen Kaninchen desselben Stalles Iridozyklitis fand, als ihm eine angeblich experimentell erzeugte sympathische Ophthalmie an einem Tiere demonstriert werden sollte.

Einen schweren Stoß erhielt die Deutschmannsche Theorie durch die exakten Versuche von Greeff (927), der ebenso wie Ohlemann aus den von sympathisierenden Augen resezierten Sehnervenstücken niemals Mikroorganismen züchten und bei Tieren experimentell niemals eine sympathische Ophthalmie erzeugen konnte. Mit Recht hebt Greeff hervor, daß zur Zeit seiner Arbeit (im Jahre 1893) die parasitäre Natur der sympathischen Ophthalmie durch das Experiment nicht bewiesen war, und sich auch mit den damals zur Verfügung stehenden Methoden nicht nachweisen ließ. Damit war die ganze Grundlage erschüttert, auf der die Deutschmannschen Beweisführungen aufgebaut waren. Nichtsdestoweniger vertrat dieser Autor seine Anschauungen nach wie vor, indem er teils durch polemische Ausführungen, teils durch neue experimentelle Studien die Einwände seiner Gegner zu widerlegen suchte. In einer neueren Arbeit (924) aus dem Jahre 1893 betont er zunächst Magnus (854) gegenüber, daß er keineswegs ausschließlich oder nur vorzugsweise den Staphylokokkus für die Erzeugung der sympathischen Augenentzündung verantwortlich machen wolle, er möchte ihn aber auch nicht ausgeschlossen wissen. Sodann wendet er sich gegen Scheffels (863), der die Deutschmannsche Theorie für gefährdet angesehen hatte, wenn ein Fall von sympathischer Entzündung nach Resektion des Optikus beobachtet würde — was übrigens bald darauf durch Trousseau geschah —, und um diesen Einwand zu beseitigen, resezierte Deutschmann bei Kaninchen den Optikus und injizierte nun Tusche in den Subduralraum, wobei sich zeigte, daß in dem bindegewebigen Verbindungsstrang der Lymphstrom erhalten blieb, womit bewiesen werden sollte, daß die Keime trotz der Resektion in die Optikuswege gelangen können. Eine weitere Bestätigung seiner Anschauungen erblickte Deutschmann in einem Sektionsbefund, der beide Optici mit dem Chiasma eines Patienten betraf, der an sympathischer Ophthalmie gelitten hatte. Es fanden sich stäbchenförmige Keime in beiden Optikusscheiden bis zum Chiasma hin, und damit war nach DEUTSCHMANN zum ersten Male beim Menschen ein Befund im Sinne seiner Theorie erhoben.

Wie schon in § 64 hervorgehoben wurde, ist die Beweiskraft dieses Falles von SCHIRMER mit guten Gründen bezweifelt worden, und auch AXEN-FELD (1061) erhebt die gleichen Bedenken. Die nächsten Jahre bringen einige weitere Arbeiten, die sich mit der Widerlegung der DEUTSCHMANNschen Theorie beschäftigen, aber an dieser Stelle übergangen werden können, weil sie bei der modifizierten Ziliarnerventheorie SCHMIDT-RIMPLERS ihre Besprechung finden sollen.

So konnte denn SCHIRMER in seiner Monographie aus dem Jahre 1899 feststellen, daß es bisher keinem Untersucher gelungen sei, das Krankheitsbild der sympathischen Ophthalmie bei Tieren zu erzeugen. Die dabei beobachtete Papillitis sei anderen Ursprungs, als die Entzündung des Uvealtraktus. Bezüglich des Weges durch die Sehnervenscheide sei es nachgewiesen, daß entzündungserregende Agentien diesen einschlagen könnten. Es sei aber noch eine offene Frage, ob Bakterien diesen Weg gingen oder auf dem Blutwege ins zweite Auge gelangten. Die DEUTSCHMANNschen Experimente seien für die erstere Möglichkeit nicht beweisend, weil Allgemeininfektion vorgelegen habe und auch postmortale Vermehrung der Bakterien nicht auszuschließen sei. Die hier und dort erzeugte Papillitis des zweiten Auges könne wohl mit einer Überwanderung der Keime auf dem Optikuswege erklärt werden; eine vollständige Analogie mit der sympathischen Ophthalmie ist aber auch dann noch nicht vorhanden.

Fügen wir nun noch hinzu, daß LEBER (1274), den SCHIRMER als den eigentlichen Begründer der Migrationstheorie bezeichnet, in einer aus dem Jahre 1904 stammenden Arbeit die Metastasentheorie, die er früher bekämpft hatte, als gleichberechtigte Hypothese anerkennt, so bleiben nur einige Arbeiten übrig, die in der Folgezeit auf dem Boden der DEUTSCH-MANNschen Theorie entstanden.

Zunächst beschäftigen sich ROLLET und AURAND (1456) mit Experimenten, welche den Einfluß von verschiedenen Bakteriensorten auf den Sehnerven klarstellen sollten. Dabei wurde angeblich mit dem Tuberkelbazillus eine »sympathische« Neuroretinitis tuberculosa erzeugt und darin soll eine Bestätigung der Migrationstheorie liegen. Außer der Sehnervenscheidenbahn kämen auch die Optikusgefäße und die perivaskulären Lymphscheiden in Frage.

Auch LIMBOURG (1449) glaubte der Migrationstheorie eine Stütze verleihen zu können, als er mit sehr virulenten Bazillen Kaninchen impfte. Es entstand eine schwere Entzündung des geimpften Auges und ferner traten Krämpfe auf. Während im Blute keine Keime gefunden wurden, war dies in der Gehirnsubstanz, der Fall und da die Optikusscheiden stark injiziert waren, schließt Limbourg, daß die Übertragung der Keime nicht durch die Blutbahn, sondern auf dem Optikuswege erfolgt sei. Von einer Erkrankung des zweiten Auges wird nichts erwähnt.

Die Resultate dieser beiden Arbeiten sind wohl nichts weniger als geeignet, der Migrationstheorie als Stütze zu dienen.

Im übrigen beschäftigte sich nur noch F. Deutschmann (1514, 1515, 1560) mit experimentellen Studien, um die Migrationstheorie zu stützen. Auf die Resultate dieser Arbeiten bin ich bereits in § 64 und § 66 ausführlicher eingegangen, so daß ich mich an dieser Stelle darauf beschränken kann, hervorzuheben, daß in diesen Experimenten weder der Beweis erbracht ist, daß die sympathische Ophthalmie durch Bakterien bedingt ist, noch auch, daß sie auf dem Optikuswege übertragen wird. Es bleibt daher die experimentelle Grundlage der Migrationstheorie nach wie vor eine sehr schwankende. Es handelt sich im wesentlichen um die Arbeiten von R. Deutschmann und von F. Deutschmann und diese sind vom bakteriologischen Standpunkt anfechtbar, weil die meisten Nachuntersucher nur negalive Resultate erzielten. Man vergegenwärtige sich doch einmal, wie rasch die Spirochaete pallida überall gefunden wurde, nachdem die spezifische Färbemethode bekannt geworden war, und dem gegenüber stehen die Resultate von F. Deutschmann, der tagtäglich vorkommende, leicht färbbare und leicht zu züchtende Mikroorganismen in jedem untersuchten Falle findet. Man sollte doch erwarten, daß ein jeder, der bakteriologisch zu arbeiten versteht, denselben Keimen begegnen müßte, und das ist bekanntlich nicht der Fall. Und vom klinischen Standpunkte muß immer wieder hervorgehoben werden, daß das Bild der durch Eiterbakterien erzeugten Ophthalmie von dem der sympathischen wesentlich abweicht.

c) Die modifizierte Ziliarnerventheorie.

§ 73. Die Schwierigkeiten, die im Laufe der Zeit sich gegen die Migrationstheorie auftürmten, ließen es begreiflich erscheinen, daß man sich nach anderen Erklärungen für das Zustandekommen der Erkrankung am zweiten Auge umsah, und so wurde der Boden bereitet für eine neue Anschauung, die sehr rasche Verbreitung fand. Man griff wieder auf die alte Ziliarnerventheorie zurück und suchte, überzeugt von der bakteriellen Entstehung des Leidens, die Reizung dafür verantwortlich zu machen, daß die Erreger in Tätigkeit gesetzt würden.

Schon im Jahre 1890 entwickelte Ed. Meyer (856) folgenden Gedankengang. Enthält das Auge pathogene Keime, so wird die ziliare Reizung eine Entzündung auslösen, wie eine Erkältung, die im Lungengewebe befindliche Pneumokokken in Tätigkeit setzt. Sind keine Keime vorhanden, so entsteht nur eine Mitreizung des anderen Auges.

Mit Recht macht Schirmer gegen diese Anschauung geltend, daß, wenn öfters pathogene Keime im zweiten Auge vorhanden wären, auch Kontusionen das Bild der sympathischen Ophthalmie erzeugen müßten, und andererseits müßte ein glaukomatöser Reizzustand ebenfalls die Erkrankung am anderen Auge auslösen.

Auch Rothmund (591) hatte darauf hingewiesen, daß vasomotorische Einflüsse das zweite Auge zur Ansiedelung von Bakterien empfänglich machen können, und Schmidt-Rimpler (913) verfolgt einen ganz ähnlichen Gedanken, indem er annimmt, daß der dem anderen Auge übermittelte Reizzustand vasomotorische oder Ernährungsstörungen und damit eine Disposition zur Entwicklung der sympathischen Entzündung schafft, so daß das Auge unfähig wird, sich gewisser Schädlichkeiten zu erwehren, die es unter normalen Verhältnissen mit Leichtigkeit überwindet. Damit sei erklärt, warum nach derselben Art der Verletzung die Entzündung auftritt und das andere Mal ausbleibt, warum die Entzündung ziemlich selten und warum ein gewisser Zeitraum zur Entwicklung des Leidens notwendig ist.

Die experimentelle Begründung dieser Theorie konnte auf die schon in § 22 erwähnten Versuche von Mooren und Rumpf zurückgreifen, und es war später besonders Bach bestrebt, eine Entzündung des zweiten Auges durch Reizung des anderen hervorzurufen. Ebenso war Panas (1057) ein überzeugter Anhänger der Schmidt-Rimplerschen Hypothese, der er durch Versuche mit Nikotin an Tieraugen eine festere Stütze zu geben suchte und insofern noch weiter als Schmidt-Rimpler geht, als er Alkoholismus, Munderkrankungen und Intoxikationen der verschiedensten Art für geeignet hält, die Umwandlung der Reizung in Entzündung zu bewirken, während der Autor der Theorie selbst nur im allgemeinen die Einwirkung von Bakterien oder Toxinen betont hatte.

Insbesondere war es Moll (1079), der, wie schon in § 22 kurz ausgeführt wurde, durch Reizung der Hornhaut oder durch Einbringung von Kupferstückchen in Kaninchenaugen eine Infektion des zweiten Auges durch Pyozyaneusbazillen, die in die Ohrvene eingespritzt waren, erzielte. Hatte die Reizung stattgefunden, waren in 77% der Fälle die Bazillen im Kammerwasser beider Augen nachzuweisen, während der Prozentsatz auf 23 herunterging, wenn die Reizung ausgeblieben war.

Es konnte nicht fehlen, daß die Anhänger der Schmidt-Rimplerschen Theorie in diesen Experimenten eine feste Stütze erblickten. Mit Recht hat jedoch Römer (1210, 1249) darauf hingewiesen, daß auch dann Bazillen in das Kammerwasser übergegangen seien, wenn keine Reizung stattgefunden habe und damit kein Grund vorliege, eine reflektorische Reizung als Ursache der Infektionen anzunehmen. Auch hätten die Bazillen keine Uveïtis erzeugt. Nach Römer handelt es sich um eine Allgemeininfektion, welche so stürmisch verlaufen kann, daß die Tiere ihr erliegen, bevor die

Bazillen ins Kammerwasser übertreten, und andererseits können die Bazillen wieder aus demselben verschwinden, wenn das Tier eine leichte Infektion überwunden hat.

Wir können demgemäß in den Versuchen von Moll eine Stütze der Schmidt-Rimplerschen Theorie um so weniger erblicken, als die späteren Versuche von Römer (1249), Wessely (1156), Elschnig (1643) u. a. unwiderleglich dargetan haben, daß eine reflektorische Beeinflussung des zweiten Auges bei Tieren bisher nicht erzielt worden ist, und damit fehlt jegliche experimentelle Grundlage für die in Rede stehende Theorie. Auch die Versuche, welche Bellarminoff und Selenkowski (1164) anstellten, sprachen gegen den Einfluß der Reizung, indem die Bakterien im Kammerwasser des zweiten Auges auch ohne Reizung auftraten und hier keinerlei Entzündung hervorriefen.

d) Die Metastasentheorie.

§ 74. Nachdem die experimentelle Forschung weder der Deutschmannschen noch der Schmidt-Rimplerschen Theorie genügende Grundlagen hatte schaffen können, lag es nahe, wieder mehr mit der dritten schon von Berlin betonten Möglichkeit zu rechnen, daß die Übertragung der Keime auf dem Wege der Metastase erfolgen kann. Wenn Rothmund sich die Sache so vorstellte, daß im zweiten Auge vasomotorische Einflüsse den Boden für eine Infektion vorbereiteten und damit sich der Schmidt-Rimplerschen Anschauung näherten, so hat Schirmer dagegen den Einwand erhoben, daß der Entzündung durchaus nicht immer eine Reizung vorausgehe, und daß diese Hypothese jene Fälle unerklärt lasse, bei welchen die Entzündung längere Zeit nach der Enukleation des ersten Auges ausbricht.

Auch die Vermutung von Arnold (871), daß die in den rechten Vorhof gelangten Keime durch starken Druck, etwa durch einen Hustenstoß in das Orbital- und Ziliarnervengebiet der anderen Seite geschleudert werden könnten, hatte, wie Schirmer hervorhebt, keine Stützen an den tatsächlichen Verhältnissen, insofern, als Husten in der klinischen Symptomatologie der sympathischen Entzündung keinerlei Rolle spielt.

So blieb denn einstweilen nur übrig, auf experimentellem Wege die Schranke zu beseitigen, die der Metastasentheorie schon frühzeitig dadurch gezogen war, daß man sich nur schwer vorstellen konnte, wie die Erreger nur für die Uvea pathogen sein sollen, ein Postulat, das schon Berlin angedeutet hatte.

Von der Voraussetzung ausgehend, daß die sympathische Enzündung eine Infektionskrankheit sei, unternahm es Römer (1210, 1249, 1250, 1283, 1347, 1348, 1349) in einer Serie von Arbeiten, der Metastasentheorie neue Stützen zu verleihen. Einleitend bemerkt Römer, daß es sicherlich Keime gibt, die sich im Organismus lange lebensfähig erhalten können und auch solche, die für den Organismus indifferent und nur für ein Organ pathogen sind. Darauf deuteten u. a. die Verhältnisse beim Trachom hin. Bezüglich der Disposition weist Römer darauf hin, daß die Bakteriologie bisher keine solche bei der Erkrankung paariger Organe im Sinne der Ziliarnerventheorie kennt und klinische Erfahrungen, z. B. beim Glaukom, gegen diese Theorie sprechen. Eitererreger spielten in der Genese der sympathischen Entzündung sicherlich keine Rolle. Das Beispiel des Tetanusbazillus, der nur für das Nervensystem pathogen sei, beweise, daß auch Keime für die Uvea speziell pathogen sein können, und die metastasebildenden Mikroorganismen, z. B. der Tuberkulose, der Lepra und des Rotzes, erzeugten oft chronische Entzündungen. Auch brauchen sich die Keime nicht in der Blutbahn zu vermehren. Deshalb könne man sehr wohl annehmen, daß der Erreger der sympathischen Ophthalmie nur für das Auge pathogen sei.

Mit dieser Annahme würden die Erscheinungen des Leidens durchaus erklärt, z. B. die chronische Uveïtis, das Fehlen prodromaler Reizerscheinungen, vor allem aber das Fehlen meningitischer Symptome. Nachdem Römer somit die Möglichkeit seiner Anschauungen auf Grund bakteriologischer Erfahrungen begründet hatte, teilt er die Ergebnisse seiner experimentellen Forschungen mit, die zunächst den Nachweis führten, daß eine Übertragung von Ziliarreizen bei Tieren nicht vorkommt (s. § 22).

Sodann weist Römer darauf hin, daß bei Infektionen, speziell auch bei Wundinfektionen ein Teil der Krankheitserreger ins Blut gelangt, und zwar geschieht dies sehr schnell. Das Vorkommen der Keime bedeutet aber noch keine Septikämie. Durch Tierexperimente wurde nun festgestellt, daß im zweiten Auge die Keime schon nachweisbar sind, wenn das strömende Blut noch frei davon ist. Es wurde dies mit Pneumokokken bewiesen und weiterhin festgestellt, daß die Erreger chronischer intraokularer Entzündungen, die keine Störung des Allgemeinbefindens verursachen, niemals auf der Sehnervenbahn, sondern auf dem Blutwege ins andere Auge gelangen, und daß sie wochenlang in inneren Organen liegen bleiben können, ohne Entzündungen zu verursachen. Damit werde der Ausbruch der sympathischen Entzündung post enucleationem erklärt. Ferner wurde der Nachweis durch die Kultur geführt, das solche Keime in die Uvea des zweiten Auges gelangen können.

Mit Hilfe von unsichtbaren Mikroorganismen, durch Überimpfung von Maul- und Klauenseuche wurde ferner dargetan, daß solche Keime vom Auge direkt in das Blut gelangen, aber erst an bestimmten Stellen die charakteristischen Krankheitserscheinungen hervorrufen. So könne es auch bei der sympathischen Ophthalmie sein, deren Erreger sehr wohl spezifische Affinitäten zu bestimmten Gefäßbezirken des Auges haben kann.

Am Schluß seiner Arbeit stellt Römer die Postulate zur Erforschung der Ätiologie der sympathischen Ophthalmie zusammen. In Znkunft muß auf den Gesamtorganismus geachtet werden. Optikus- und Blutuntersuchungen müssen mit Impfversuchen Hand in Hand gehen.

Das Verdienst der Römerschen Arbeiten, deren Übersichtlichkeit öfters durch eine große Ausführlichkeit gestört wird, liegt vor allem darin, daß durch Analogieschlüsse das Hindernis weggeräumt werden konnte, welches für die Metastasentheorie darin bestand, daß man genötigt war, eine spezifische Affinität der Erreger für die Uvea anzunehmen, wie dieses vor allem von Gifford (1714) geschah, der sich noch kürzlich veranlaßt sah, seine Priorität gegenüber O'Connor (1709) zu wahren. Wenn auch die Pathogenese der sympathischen Ophthalmie keineswegs geklärt ist, so ist doch, wenn man überhaupt eine bakterielle Entstehung des Leidens annimmt, die von Römer wieder zu Ehren gebrachte Metastasentheorie diejenige, welche den klinischen Erscheinungen am besten gerecht wird.

Diese Anschauungen Römers finden auch durch die Arbeiten von Selenkowsky und Woizechowsky (1253) eine Stütze insofern, als bei den künstlich erzeugten Metastasen das Auge oft befallen wurde und keine Anhaltspunkte für ein Überwandern der Keime auf dem Sehnervenwege zu finden waren. Vor allem aber bezeugen die Experimente von Stock (1254), daß beim Kaninchen eine auffallende Prädilektion der Uvea zur Aufnahme von Metastasen bei allgemeiner Blutinfektion besteht. In erster Linie gilt das für intravenös einverleibte Tuberkelbazillen.

Ferner wies Ulbrich (1292) an der Hand zahlreicher Experimente darauf hin, daß sonst unschädliche Saprophyten nur im Auge schädliche Wirkung erzeugen können, eine Feststellung, die für die Entstehung postoperativer Iridozyklitisformen von Bedeutung ist, weil sie beweist, daß zu deren Entstehung nicht nur pathogene Spaltpilze erforderlich sind.

Gegen die Anschauungen von Ulbrich erhob Leber (1274) insofern Bedenken, als es den für die sympathische Ophthalmie in Betracht kommenden Verhältnissen nicht entspricht, wenn die Keime in den Glaskörper eingespritzt werden. Man sollte sie in die Blutbahn einbringen, weil ja auch die Versuche Stocks mit dem Bacillus pyocyaneus und den Tuberkelbazillus ganz andere Krankheitsbilder ergeben hätten, je nachdem ins Auge oder in die Blutbahn eingespritzt worden wäre.

Diese Bedenken von Leber erscheinen nicht unberechtigt, ändern aber nichts daran, daß in der Tat bei gewissen Infektionen die Uvea eine Praedilektionsstelle darstellt, und Leber selbst erkennt ja die Berechtigung der Metastasentheorie durchaus an.

Vom experimentellen Standpunkt aus betrachtet ist daher die Römersche Metastasentheorie als wesentlich besser gestützt anzusehen, als die Migrations- und die modifizierte Ziliarnerventheorie, und in der Tat basieren die Anschauungen der meisten neueren Autoren auf dieser Grundlage, soweit sie die Ursache der sympathischen Ophthalmie in einer Infektion erblicken.

e) Theorie der Übertragung durch die venösen Gefäße.

§ 75. Im Anschluß an die Metastasentheorie sei noch einer Anschauung gedacht, die zwar auch die bakterielle Natur des Leidens anerkennt, aber die Übertragung auf dem Wege durch die Venen direkt annimmt. Es ist diese Theorie der Übertragung durch die venösen Gefäße im Jahre 1904 zuerst von Motais (1278) aufgestellt worden, nachdem schon Hirschberg (969) früher der Vermutung Ausdruck gegeben hatte, daß vielleicht noch unbekannte Lymphbahnen zwischen beiden Augen existierten. Motais hält aber nicht. diese, sondern das »orbito-sinuso-faciale« Venensystem für den in Betracht kommenden Weg. Er macht darauf aufmerksam, daß die Vena angularis und die Vena ophthalmica superior durch die venösen Sinus, ferner aber durch die über die Nasenwurzel ausgebreiteten Anastomosen in direkter Verbindung stehen. Da keine Klappen vorhanden sind, so kämen nach Motais bei Blutstauungen Keime auf diesem Wege ins andere Auge. Damit erkläre sich die Beteiligung der anderen Uvea, vor allem aber auch das Auftreten der Entzündung nach Enukleation, indem aus der Orbita die Noxe ins andere Auge gelange könne. Therapeutisch käme daher die Unterbindung oder Verödung der Venen des Nasenrückens in Frage.

Während Guillet (1336) sich dieser Erklärung anschließt, weist Römer (1349) darauf hin, daß die von Motais angenommene Art der Übertragung im Grunde genommen auch eine Metastase sei, weil es nichts ausmacht, ob der Weg durch den großen Kreislauf oder direkt zum anderen Auge geht. Eine solche Übertragung, wie sie Motais annimmt, sei eher plausibel, wenn es sich um thrombo-phlebitische Prozesse handelte, und die lägen bei der sympathischen Ophthalmie nicht vor.

Die Idee von Motais wurde in neuerer Zeit von Gilbert (1483) wieder aufgenommen. Er weist darauf hin, daß schon Ziem auf die Beziehungen zwischen Nasenerkrankungen und sympathischer Ophthalmie hingewiesen habe. Freilich handelte es sich in den Fällen von Ziem um Reizungen, die an den Augen durch Nebenhöhleneiterungen unterhalten würden. Es sei aber auch bei echten sympathischen Entzündungen ein solcher Zusammenhang beobachtet worden, so z. B. von Eversbusch, der wiederholt dem Ausbruch der Augenentzündung einen Schwellungszustand in der Nase vorausgehen sah. Auch traten bei Rezidiven der Iridozyklitis katarrhalische Erscheinungen von Seiten der Nase auf. Eversbusch ließe deshalb bei der Enukleation der Blutung freien Lauf, wie auch Komoto nach Exstirpation des Orbitalgewebes Besserung der sympathischen Ophthalmie gesehen habe. Auch bei nicht sympathisierenden Entzündungen kämen korrespondierende Nasenkatarrhe vor. Die von Fuchs besonders betonte Ausbreitung der sympathisierenden Infiltration durch die Sklera nach außen brauche nicht zu einer Verschleppung des Giftes in den Kreislauf zu führen, sondern es könne das infektiöse Material aus den bei Verletzungen so oft gestauten Orbitalvenen direkt überwandern.

Durch anatomische Untersuchungen stellte GILBERT fest, daß beide Orbitae nicht nur durch die Venen des Nasenrückens, sondern auch durch die Venen der Nasenscheidenwand und die Venae ethmoidales und durch den Sinus circularis in Verbindung stehen. In einem Falle von sympathischer Ophthalmie seien dem Ausbruche der Erkrankung schwere Stauungserscheinungen vorausgegangen, die die Übertragung der Keime einleitete. Die gleichzeitig beobachteten Nasenerscheinungen sind nur durch die Stauung zu erklären. Für diese Fälle sei die Übertragung der Entzündung auf dem venösen Wege wahrscheinlich, während sonst wohl meistens die Metastase in Frage komme.

Mag man diesen Stauungserscheinungen einen die Etablierung der Entzündung begünstigenden Einfluß zuschreiben oder nicht, so liegt doch meines Erachtens kein Grund vor, warum nun die Keime gerade in diesen Fällen den kürzeren Weg wählen sollen. Jedenfalls ist eine gleichzeitige Verschleppung in die Blutbahn nicht auszuschließen.

f) Experimentelles über die Bedeutung von Toxinen.

§ 76. Schon im Jahre 1887 hatte GIFFORD (763) die Vermutung ausgesprochen, daß die sympathische Neuritis durch diffundierbare, reizende Produkte des Kokkenwachstums zustande kommen könne, ohne daß Kokken das zweite Auge erreichten, und GORECKI (879) äußerte sich dahin, daß Toxine, die in der Blutbahn kreisen, eine Elektion für gewisse Membranen des Auges besitzen könnten. Auch ROSENMEYER (886a) hob hervor, daß nicht immer die Bakterien selbst, sondern die durch den Lymphstrom propagierten Gifte das andere Auge schädigten, wie auch LIMBOURG und LEVY (852) glauben, daß die sympathische Ophthalmie eine Lymphangitis sei, eine Anschauung, der neuerdings DARIER (1513) wieder erneuten Ausdruck gegeben hat. Gegen diese Annahme sprach sich zunächst GREEFF (927) aus, der, gestützt auf Experimente, sich aus dem Grunde mit ihr nicht befreunden konnte, weil bei der sympathischen Ophthalmie das Fieber zu fehlen pflegt, während es im Experiment nicht ausblieb, und SCHIRMER machte gegen diese Hypothese geltend, daß toxische Entzündungen immer langsam aber sicher abklingen, und deshalb der Ausbruch der sympathischen Ophthalmie nach Enukleation und ihre jahrelange Dauer schwer zu erklären seien. Als toxische Entzündung, die eine besondere Form der sympathischen Ophthalmie darstellen soll, betrachtet SCHIRMER die isolierte Papilloretinitis, über die schon in § 34 gesprochen ist. Eine experimentelle Vorarbeit war insofern schon vor den Versuchen von GREEFF geleistet worden, als ALT mit Jequirity und DEUTSCHMANN mit Krotonöl eine Affektion des Sehnerven der anderen Seite hervorgerufen hatten.

Sodann war schon durch Versuche von Leber (539, 742), Gasparrini (1129, 1168) und Tornatola (893) der Nachweis geführt worden, daß Toxine von pathogenen Bakterien, ins Auge gebracht, Entzündungen erregen können, und es wurden nun von verschiedenen Autoren Versuche angestellt, um die Frage zu prüfen, ob es eine endogene toxische Wundentzündung am Auge gibt und ob Toxine von dem einen Auge auf das andere übergehen können. So bestreitet Schimamura (1211) auf Grund seiner Experimente die Ansicht von Tornatola, daß nach Filtration gewonnene Toxine eine solche Wundentzündung erzeugen können, und Gasparrini behauptet, daß das Diphtherietoxin das andere Auge in Mitleidenschaft zieht, aber nicht auf dem Blutwege dorthin gelangt, sondern auf dem Optikuswege. Niemals gelang es ihm jedoch, im zweiten Auge eine Uveïtis zu erzeugen. Nach Gasparrini handelt es sich um eine Lymphangitis, die sich von einem Auge zum anderen fortpflanzt.

Die Untersuchungen von Stock (1254) konnten diese Angaben von Gasparrini nicht bestätigen, wie es ihm auch nicht gelang, mit anderen Toxinen am zweiten Auge eine entzündliche Reaktion zu erzeugen, wohl aber gelang dies durch Bakterien auf dem Wege der Metastase.

Am ausführlichsten beschäftigen sich mit der Toxinfrage Bellarminoff (1164) und Selenkowsky. Nachdem ihnen zahlreiche Versuche, die Angaben von Deutschmann zu prüfen und die von Moll zur Stütze der Schmidt-Rimplerschen Theorie erhaltenen Resultate zu erzielen, fehlgeschlagen waren, gingen diese Autoren dazu über, die Frage, zu prüfen, ob Toxine von einem Auge auf das andere übergehen können, wozu in den vorhandenen Lymphbahnen die Möglichkeit gegeben ist, indem lösliche Substanzen aus dem Glaskörper und dem Perichorioidealraum in die Subvaginalräume und umgekehrt gelangen können.

Es wurden Toxine vom Staphylococcus pyogenes aureus benutzt und zunächst bei 3 Kaninchen in das periphere Ende der durchschnittenen Sehnerven eingebracht, worauf schwere Iritis mit Phthisis bulbi auftrat. Einspritzungen in die Sehnervenscheide bewirkten stets Iridozyklitis auf demselben und 3 mal Optikusveränderungen und 2 mal Iritis auf der anderen Seite. Bei Kaninchen und Hunden wurden ferner einige Male entzündliche Erscheinungen im zweiten Auge nach Einspritzungen von Toxinen in den Glaskörper des ersten Auges erhalten.

Auf Grund dieser Versuche, die von Stock (1254) mit durchaus negativem Ergebnis nachgeprüft wurden, glauben Bellarminoff und Selenkowsky, daß zwar beim Menschen nicht nur Staphylokokkentoxine als Erreger der sympathischen Ophthalmie in Betracht kommen können, sondern Toxine überhaupt. Mit dieser Anschauung ständen die klinischen Symptome der Erkrankung sehr im Einklang, z. B. das Intervall, das Auftreten nach Enukleation des ersten Auges, die Prädilektion der Ziliarkörperwunden (weil hier der Perichorioidealraum beginnt), und das Auftreten der Entzündung im vorderen oder im hinteren Augenabschnitt.

Man kann diesen experimentellen Untersuchungen eine erhebliche Bedeutung nicht beimessen, weil die Angaben der einzelnen Untersucher sehr weitgehend differieren, und die zur Gewinnung der Toxine benutzten Mikroorganismen mit der Entstehung der sympathischen Entzündung nichts zu tun haben.

g) Experimente mit Zytotoxinen und Fermenten.

§ 77. Nachdem schon LEPLAY und CORPECHOT (1280) den Versuch bei Meerschweinchen und Kaninchen gemacht hatten, mit Hilfe eines »Ophthalmotoxines«, welches in dem Serum von Tieren enthalten war, die mit Mazerationen von Augen vorbehandelt waren, eine Entzündung der inneren Augenhäute zu erzielen, stellte GOLOWIN (1308) eine neue Theorie der Entstehung der sympathischen Ophthalmie auf. Von dem Gedanken ausgehend, daß besonders bei Verletzungen der Ziliarkörpergegend Ziliarepithelien zerstört und resorbiert werden, und dadurch den Anlaß zur Bildung von Zytotoxinen geben könnten, die in den Kreislauf gelangt, den Ziliarkörper des anderen Auges schädigen, suchte GOLOWIN durch Einspritzung von Ziliarkörperemulsionen aus Hundeaugen in die Bauchhöhle von Kaninchen solche Heterotoxine zu gewinnen, und es gelang ihm, bei den Lokalinjektionen stets eine fibrinös-seröse Iritis zu erzeugen. Bei der anatomischen Untersuchung fanden sich pigmentbeladene Phagozyten im Ziliarkörper, der ebenso wie die Iris entzündliche Veränderungen zeigte und ähnliche Veränderungen entstanden, wenn das Serum ins Blut injiziert wurde. GOLOWIN unterscheidet dabei ein Zyklotoxin, welches für die nicht pigmentierten Ziliarepithelien spezifisch ist von dem die Pigmentzellen angreifenden Pigmentolysin. In einer späteren Mitteilung weist GOLOWIN (1441) selbst darauf hin, daß es sich bei der sympathischen Ophthalmie nicht um Heterozytotoxine, sondern nur um Autozytotoxine handeln könne.

In ähnlicher Weise experimentierte BROWN-PUSEY (1320) mit einem Serum von Ziegen, die mit Augenemulsion von Hunden vorbehandelt waren, und auch dieser Autor schreibt den Zytotoxinen einen wichtigen Einfluß auf die Entstehung der sympathischen Ophthalmie zu.

Auch die Anschauungen von SANTUCCI (1381) bewegen sich auf Grund von Kaninchenexperimenten in ähnlichen Bahnen.

Keinem dieser Autoren ist es, wie auch GUILLERY hervorgehoben hat, geglückt, am zweiten Auge eine Entzündung hervorzurufen, welche die Merkmale der sympathischen Ophthalmie an sich trug.

Immerhin zeigen diese Arbeiten, daß man anfing, die bakterielle Entstehung der sympathischen Ophthalmie in Zweifel zu ziehen, wenn auch GOLOWIN den Bakterien eine gewisse Mitwirkung zugestehen wollte. Diesen

Zweifeln gab ganz besonders Guillery (1527, 1528, 1529) Ausdruck, der in einer Reihe von Arbeiten die Einwirkungen von Fermenten auf das Auge schildert und davon ausgeht, daß die Fermentwirkungen im tierischen Organismus eine große Rolle spielen und im normalen Stoffwechsel Produkte bilden, die toxische Eigenschaften haben.

Zunächst wurde festgestellt, daß Injektionen von Trypsin und von Papayotin eine Rundzelleninfiltration der Uvea und keine Eiterung hervorruft. Ebenso verhielten sich im wesentlichen filtrierte Bakterienkulturen, die von Czaplewski nach einem besonderen Verfahren hergestellt waren, und Zymase. Besonderen Wert legt Guillery dabei auf das Vordringen der Infiltration längs der den Bulbus verlassenden Gefäße. Damit sei eine weitere Analogie mit der sympathischen Entzündung geschaffen, und zwar ohne daß Bakterien irgendwie mitgewirkt hätten, und auch die klinischen Erscheinungen lassen sich mit den Einwirkungen von Giftwirkungen erklären, die vorwiegend örtliche und nicht Allgemeinveränderungen erzeugen.

In einer anderen Mitteilung berichtet Guillery über weitere Versuche mit Fermenten, die aus Kulturen des Streptokokkus aureus in Kaninchen- und Pferdeglaskörper gewonnen waren, und mit anderen fermentbildenden Bakterien, und stellt fest, daß alles das, was F. Deutschmann mit Bakterien erzeugt haben will, auch ohne deren Einwirkung zu erreichen ist. Ferner sei es ihm gelungen, bei einem mit Aureusferment behandelten Tiere, welches außer Pupillenveränderung nichts Krankhaftes am zweiten Auge zeigte, in diesem Exsudatbildung, Eiterkörperchen und Zellinfiltration im Ziliarkörper und Glaskörper nachzuweisen. Eine typische sympathische Ophthalmie sei es jedoch nicht gewesen, immerhin erinnere das Bild daran.

Gegen diese Anschauungen von Guillery erhebt Reis (1539) eine Reihe von Bedenken. Zunächst sei die sympathische Entzündung anatomisch gekennzeichnet durch eine Reihe typischer Veränderungen, besonders epitheloide und Riesenzellen, von denen Guillery annimmt, daß sie auch fehlen könnten. Auch sei es Guillery nicht gelungen, wirkliche Wucherungen, sogenannte infektiöse Granulome, zu erzeugen, und die einmal beobachtete Erkrankung des zweiten Auges sei sicherlich keine sympathische Entzündung. Auch die im ersten Auge hervorgerufenen Veränderungen seien, wenn Guillery auch später epitheloide Zellen gefunden habe, nicht als typisch sympathisierende anzuerkennen, weil die Hauptsache bei seinen Befunden die diffuse zellige Infiltration gewesen sei, die in das Gebiet der Endophthalmitis septica gehöre. Wenn der Uvealtraktus besonders ergriffen gewesen sei, so sei doch auch die Netzhaut beteiligt und zwar in ganz anderer Form, nämlich der Nekrose, die nichts mit sympathischer Entzündung zu tun habe. Das bisher vorliegende Material berechtige nicht zu den weitgehenden Schlüssen, die Guillery gezogen habe, nämlich, daß es ihm gelungen sei, auf experimentellem Wege sympathisierende Entzündungen zu erzeugen.

Auch Fuchs und Meller (1646) bezeichnen die sympathisierende Entzündung als wesentlich verschieden von dem, was Guillery bei seinen Versuchen erzielt habe und halten an der Präzision des anatomischen Bildes durch E. Fuchs fest.

Auf diese Einwände erwidert Guillery (1566), daß das Vollbild der sympathisierenden Entzündung mit Riesen- und epitheloiden Zellen von einigen Autoren nur etwa in der Hälfte der Fälle gefunden worden sei, und daß kein Grund bestehe, ohne weiteres anzunehmen, daß das Granulationsgewebe mit Riesen- und epitheloiden Zellen infektiöser Natur sein müsse. Auch handele es sich bei seinen mit sterilem Material ausgeführten Versuchen keineswegs um eine septische Entzündung. Die von ihm erzeugten Entzündungsformen habe Kümmell (1533, 1534) als eine der sympathisierenden gleiche genannt, und es sei ihm gar nicht in den Sinn gekommen, die mikrobische Entstehung des Leidens als abgetan zu bezeichnen. Er habe vielmehr darauf hingewiesen, daß, wenn ein Erreger gefunden würde, die Frage nach den von ihm gebildeten Fermenten von neuem wieder auftauchen werde.

In einer weiteren Arbeit berichtet Guillery (1604) über Versuche, durch intravenöse Injektion von gewissen Giften eine Reaktion am anderen Auge zu erzeugen. Dies gelang »mit der Sicherheit eines physikalischen Experimentes«, ebenso der anatomische Nachweis von Veränderungen im Uvealtraktus, herdförmige Infiltrationen mit epitheloiden und Riesenzellen. Damit war nach Guillery der Haupteinwand von Reis beseitigt und festgestellt, daß es Gifte gibt, die ohne Vorbehandlung der Tiere bei intravenöser Injektion eine auf die Aderhaut beschränkte Entzündung im Auge hervorrufen.

In einer neueren Arbeit (1649) werden die Resultate geschildert, die mit Hilfe des sehr reichlich fermentbildenden Bacterium prodigiosum erhalten wurden, wobei auch auf die Methodik genauer eingegangen wird. Guillery nimmt auch in dieser neuesten Arbeit keine weitere Stellung zu den herrschenden Theorien, sondern weist nur darauf hin, daß auch die Saprophyten Fermente bilden können, andererseits aber die Fälle von sympathischer Ophthalmie bei Sarkomen nicht durch Fermente zu erklären seien. Seine Versuche sollten nur beweisen, daß es proteolytische Fermente gibt, die ein spezifisches Gift für die Uvea darstellen und dort eine Entzündung erregen, die mit der sympathisierenden weitgehende Ähnlichkeit hat.

Man muß diese Versuche Guillerys als einen wertvollen Beitrag zur Frage der experimentellen Erzeugung der sympathischen Ophthalmie bezeichnen, aus welchem hervorgeht, daß der schroff ablehnende Standpunkt von Reis nicht berechtigt ist, insofern, als zur Erzeugung des Bildes der sympathisierenden und sympathischen Entzündung Mikroorganismen kein unbedingtes Erfordernis sind. Freilich ist durch diese Versuche auch nicht bewiesen, daß die Erkrankung nicht auf Infektion beruht, was ja auch Guillery selbst zugibt.

h) Die Anaphylaxie als Ursache der sympathischen Entzündung.

§ 78.   Hatten schon Golowin (1308) und Santucci (1381), sowie Leplat (1280) und Pusey (1320) auf die Möglichkeit hingewiesen, daß nicht
Bakterien, sondern Zellgifte bei der Entstehung der sympathischen Ophthalmie die Hauptrolle spielten und durch Versuche festgestellt, daß man
in der Tat durch Zellgifte die Uvea weitgehend zu schädigen vermag, so
fehlte doch der Beweis, daß bei der sympathischen Ophthalmie solche Zellgifte vorkommen, und daß das zweite Auge in Mitleidenschaft gezogen wird.
Der Gedanke als solcher blieb jedoch lebendig, und als die biologischen
Forschungsmethoden weitere Entzündungsvorgänge aufdeckten, war es begreiflich, daß man auch diese auf ihre Bedeutung für die sympathische
Ophthalmie prüfte.   So wurde Elschnig von Bail (1475) auf die Möglichkeit
hingewiesen, daß bei dieser Erkrankung anaphylaktische Vorgänge im Spiele
sein könnten, und unabhängig von Elschnig verfolgte Kümmell (1533) ganz
denselben Gedankengang.   (Über die Prioritätsfrage siehe Elschnig (1643a.)
Der Grundgedanke der Elschnigschen Theorie (1475, 1476, 1477,
1521, 1523, 1562a, 1594, 1642) ist der, daß bei einer Schädigung der
Uvea durch Traumen oder durch intraokulare Sarkome Uvealgewebe in antigener Form resorbiert und auch die Uvea des zweiten Auges sensibilisiert
werden kann.   Besteht nun im Körper eine vorläufig noch undefinierbare
Krankheitsdisposition, so werden beide Augen von der gleichen, von den
traumatischen Formen abweichenden Entzündung befallen.   Die sympathische
Entzündung habe Berührungspunkte mit der spontanen Iridozyklitis.   Bei
dieser Form wurde unter 29 Fällen 16mal eine vermehrte Indikanausscheidung festgestellt und auch bei den luetischen und als tuberkulös an-
gesprochenen Fällen bot öfters die Iritis kein spezifisches Bild, wohl aber
fanden sich sonstige Allgemeinstörungen.   Damit gelangte Elschnig zu den
Beziehungen zwischen den sogenannten Autointoxikationen zu den Erkrankungen der inneren Augenhäute und wies darauf hin, daß unter diesen Intoxikationen die gastrointestinalen dem Verständnis vorläufig noch am
nächsten lägen, und deshalb wurde besonders auf die Produkte der Eiweiß-
fäulnis und die so oft davon abhängige Indikanurie gefahndet.
Wenden wir uns nun der experimentellen Begründung dieser neuen
Lehre und den vom experimentellen Standpunkt gegen sie erhobenen Einwänden zu, so muß im Voraus betont werden, daß es sich hier nur um
eine kurze Übersicht über diese sehr komplizierten Forschungsmethoden
und ihre Resultate handeln kann.   Wer sich mit diesen Dingen eingehender
beschäftigen will, findet in dem vortrefflichen Buche von v. Szily (1665)
einen Wegweiser in das Gebiet der Anaphylaxie überhaupt und eine muster-
gültige Zusammenstellung alles dessen, was bezüglich der sympathischen
Ophthalmie bisher festgestellt worden ist.

Um zu beweisen, daß vom Augeninneren aus eine Resorption in antigener Form stattfindet, wurden zunächst Versuche mit fremden Blutarten gemacht, die in die vordere Kammer von Kaninchen injiziert wurden, und es ergab sich, daß Schaf- und Rinderblut in der Tat eine starke antigene Wirkung von der vorderen Kammer aus hervorrufen. Eine zweite Injektion in dasselbe oder das zweite Auge bewirkte eine erhebliche Steigerung des hämolytischen Titers des Serums, der nachher zurückging. Auch bei Injektionen in den Glaskörper soll die antigene Wirkung von der vorderen Kammer ausgehen, weil nach jeder Injektion das Bild der Napfkucheniris auftrat.

Weiterhin wurden Injektionen mit Cholerabazillenextrakt vorgenommen. Während die erste Injektion ins Auge an Wirksamkeit von subkutanen Injektionen übertroffen wurde, war die zweite Injektion erheblich wirksamer. Damit war festgestellt, daß die injizierten Antigene von beiden Augen aus eine wesentlich größere Wirkung entfalten, wenn schon eine Vorbehandlung mit demselben Antigen stattgefunden hatte.

Wurde dem Bazillenextrakt 5 % Na Cl-Lösung zugesetzt und dadurch die Resorptionsverhältnisse gesteigert, so war der Gehalt des Serums an Immunkörpern ein höherer, und da das Kammerwasser ärmer an Immunkörpern war als das Serum, so schließt ELSCHNIG daraus, daß es sich nicht um eine lokale Antikörperbildung handelt.

Die weiteren Untersuchungen galten dem Verhalten der Augenmembranen gegenüber dem Blutserum. Nachdem HESS und RÖMER nachgewiesen hatten, daß Pigmentepithel und Netzhaut eine Hemmung der Hämolyse bewirkten, waren diese Autoren zu dem Resultate gekommen, daß das Pigmentepithel artspezifisch sei, und es konnte ELSCHNIG diese experimentellen Resultate im wesentlichen bestätigen. Er läßt jedoch die Artspezifität nur für die Zellen, nicht aber für das Pigment gelten.

Die mit Uvealgewebe, arteigenem oder fremdem, bei Kaninchen und Meerschweinchen angestellten Immunisierungsversuche sollten zunächst feststellen, ob durch intraperitoneale Injektion im Serum Reaktionsprodukte erzeugt werden. Es wurde nachgewiesen, daß mit artfremder Uveaemulsion Antikörper gewonnen werden, die durch Komplementbindung die Hämolyse verhindern, und zwar besaß der Immunkörper die Eigenschaften eines Ambozeptors und verankerte sich an die Festsubstanz der Uveaemulsion.

Es zeigte sich ferner bei Verwendung von Rinderleber, Rindermilz und Rinderretina, daß die Organe beim Komplementbindungsversuch hemmende Wirkung entfalten, und zwar durch die festen Bestandteile der Emulsionen. Diese hemmende Wirkung ist stärker als bei Uveaemulsionen. Vollkommene Hemmung erzeugte jedoch nur die Uvea mit dem zugehörigen Immunserum, weshalb spezifische Ambozeptoren im Spiele sein müssen. Diese hemmenden Eigenschaften waren bei der Uvea verschiedener Tierarten in gleicher Stärke zu konstatieren. Eine strenge Artspezifität besteht daher nicht.

Um die Frage zu entscheiden, ob die hemmende Wirkung den Zellen oder dem Pigmente zuzuschreiben ist, wurden weitere Versuche mit chemisch reinem Augenpigment angestellt und mit dem Resultate, daß dieses allein und im hämolytischen Versuche durch Komplementbildung hemmte, ebenso wie die Uveaemulsionen, und daß reines Augenpigment dieselbe Antikörperbildung auslöst wie die Emulsionen von Uvea. Diese Antikörper ergeben mit antigenem Pigment, aus dem sie gewonnen sind, und mit artfremder und artgleicher Uvea die gleiche Hemmung, sind also nicht artspezifisch.

Eine Bestätigung dieser Anschauung lieferten weitere Versuche von Elschnig und Salus (1522) mit intravenösen Injektionen von reinem Pigment von Rindern, Schweinen und Pferden bei Kaninchen, und es wurde festgestellt, daß das Augenpigment nicht etwa aus den Blutkörperchen stammte, und daß die Immunkörper gleiche Affinität für die Uvea der genannten drei Tiergattungen besaßen, also nicht artspezifisch sind.

Immunisierungsversuche bei Kaninchen mit arteigenem Augenpigment zeigten, daß dieses ein Gift ist und die Antigenwirkung viel geringer ist, als bei artfremden Pigmenten.

Die Fähigkeit, organspezifische Antikörper zu bilden, soll nach Elschnig außer dem Pigment nur noch die Linse besitzen, wogegen v. Szily (1580) erwidert, daß diese Eigenschaft in wechselndem Grade allen tierischen Geweben zukomme. Auffallend ist allerdings das Überwiegen organspezifischer Antikörper über die artspezifischen.

§ 79. Zu ganz ähnlichen Resultaten war unabhängig von Elschnig, dem wir die erste Mitteilung über diesen Gegenstand verdanken (s. 1643a), Kümmell (1533, 1534) gekommen. Er stellte zunächst fest, daß es gelingt, durch subkutane Injektionen von artfremdem Serum am Auge lokalanaphylaktische Erscheinungen auszulösen, ebenso, daß vom Auge aus eine allgemeine Sensibilisierung erfolgt. Eine als Ausdruck lokaler Anaphylaxie ausgelöste Iridozyklitis kann durch Injektionen von Serum wieder aufflackern. Die Überempfindlichkeit kann auch auf dem zweiten Auge in Form einer Uveïtis zu Tage treten. Nach diesen Vorversuchen weist Kümmell auf die Möglichkeit hin, daß bei der sympathischen Ophthalmie anaphylaktische Vorgänge eine Rolle spielen, wofür besonders das bei seinen Versuchen beobachtete Intervall von 14 Tagen, sowie die Tatsache spricht, daß die intraokularen Sarkome, die sympathische Ophthalmie erzeugen, starken Gewebszerfall erkennen lassen.

Die anatomische Untersuchung von Kaninchenaugen, die eine Glaskörperinjektion erhalten hatten, aber auf verschiedene Weise vorbehandelt worden waren, zeigte weitgehende Übereinstimmung mit dem Bilde der sympathisierenden Ophthalmie. Neben der Lymphozyteninfiltration fanden sich in späteren Stadien auch epitheloide Zellen und schließlich bildet sich ein zellreiches Granulationsgewebe, welches auch Riesenzellen enthält. Die Pigmentschicht der Netzhaut ist öfters durchbrochen, ebenso die Sklera längs der Gefäßscheiden.

Bei dieser Gelegenheit hebt Kümmell die weitgehende Ähnlichkeit mit den Befunden von Guillery hervor, und er weist darauf hin, daß die Blutübertragungen von zur Nedden und die Impfversuche Deutschmanns wie die früheren von Schirmer und von Ruge durch die Einbringung artfremden Eiweißes ins Auge zu erklären seien. Auch die bei sympathischer Ophthalmie gefundene Lymphozytose spräche für anaphylaktische Vorgänge.

Es galt nun weiter, eine Serumreaktion der sympathischen Ophthalmie ausfindig zu machen. Mit Hilfe der von Weichardt angegebenen sogenannten Epiphaninreaktion wurden die Angaben Elschnigs über das Vorhandensein organspezifischer Antikörper bestätigt, nur mit dem Unterschied, daß nach Weichardt und Kümmell das Eiweiß der ganzen Uvea und nicht des Pigmentes allein den organspezifischen Charakter tragen soll. Es wurden mit Rinderuvea immunisierte Kaninchen mit Uvealsubstanz vom Menschen, Pferd, Schwein, Schaf und Kaninchen behandelt.

Ferner untersuchte Rados (1621, 1622) die Frage, ob die Aderhaut organspezifische Antikörper erzeugt, mit Hilfe der Komplementablenkungsmethode. Nach Immunisierung mit arteigener Aderhaut und mit Hilfe von Antigenen aus Aderhaut-, Hornhaut- und Uveaaufschwemmungen bewirkten die so erzeugten Isoantikörper eine völlige Hemmung der Hämolyse und auch mit heterologen Antigenen wurde eine Komplementbindung erzielt, und daraus schließt Rados, daß die so gebildeten Isoantikörper weder art- noch organspezifisch seien und die Hypothese von Elschnig nicht zu Recht bestehe.

Gegenüber diesen Ausführungen von Rados hebt Elschnig (1642) hervor, daß dieser Autor den Fehler gemacht habe, die normalen Hämolysine des Kaninchenserums für Hammelblut nicht zu berücksichtigen und auch einige wichtige Vorversuche unterlassen habe. Rados habe kein chemisch reines Uveapigment, sondern Gewebsemulsionen benutzt, die z. B. Bindegewebe enthielten, welches Antikörper erzeugen kann. Ferner sei aus seinen Tabellen ersichtlich, daß das aus arteigener Uvea erhaltene Immunserum in geringerer Menge mit dem zugehörigen Antigen vollständigere Hemmung bewirkt, als mit anderen Organextrakten. Diese quantitiven Unterschiede sprächen für die Organspezifität, und v. Szily (1666) schließt sich dieser Beweisführung von Elschnig an, mit dem Hinzufügen, daß die gewöhnliche Methode der Komplementablenkung für solche subtile Fragen nicht ausreichend sei.

Eine Erwiderung von Rados gipfelt darin, daß, wenn die Hämolysine des Hammelblutes ausgeschaltet worden wären, bei seiner Versuchsanordnung an dem Resultate nichts geändert worden wäre.

Weitere Untersuchungen von Kümmell (1570) beschäftigen sich mit dem Nachweis von Antikörpern im Blute. Da die Fälle von sympathischer Ophthalmie zu selten sind, wurde Rinderuvea als Antigen benutzt, welche nach Elschnig ausgesprochene Organspezifität besitzt, und mit Hilfe hydrolytischer Einwirkung wurden die spezifischen Stoffe in Lösung gebracht. Auch hier wurde die Epiphaninreaktion benutzt. In 13 Fällen sympathischer Ophthalmie wurde 7 mal ein positives Resultat erzielt, dagegen bei 30 Kontrollfällen nur 3 mal.

Auch Wissmann (1548) trat der Frage näher, ob durch Übertragung der im Blute befindlichen Antikörper auf Meerschweinchen nach Herstellung des Antigens aus dem enukleierten, entzündeten Auge Anaphylaxie zu erzeugen sei, und bei drei Patienten mit verletzter und entzündeter Aderhaut zeigte das Serum 2 mal positive Präzipitinreaktion, aber keine Komplementbindung. Auch der Anaphylaxieversuch, Auslösung des Shoks am Meerschweinchen, hatte ein negatives Resultat. Schlüsse aus diesen wenigen Versuchen sind noch nicht zu ziehen, besonders auch aus dem Grunde, weil die enukleierten Augen nicht auf die anatomischen Merkmale der sympathisierenden Entzündung untersucht waren.

Auf dem internationalen medizinischen Kongresse in London bildete die Anaphylaxie den Gegenstand der ausführlichen Referate von Morax und von v. Szily.

Morax (1616) fand bei vorbehandelten und nicht vorbehandelten Tieren große Unterschiede in der Intensität der Reaktion. Er hält auch die lokale Autoanaphylaxie durch arteigenes Serum für unbewiesen, wenigstens haben die Versuche an Kaninchen keine positiven Resultate ergeben. Die Grundlage der anaphylaktischen Theorie der Entstehung der sympathischen Ophthalmie sei daher noch eine sehr unsichere.

v. Szily (1628, 1629, 1630, 1665) hingegen hält die Existenz einer anaphylaktischen Ophthalmie am Tierauge für bewiesen und berichtet über die anatomischen Befunde bei solchen Entzündungsformen, die vom Glaskörper oder vom Blute aus im Augeninneren erzeugt werden. Die Übereinstimmung mit dem Bilde der sympathischen Ophthalmie ist keine völlige, aber es bestehen Analogien.

Bei dieser Gelegenheit berichtet v. Szily auch über weitere, mit Arisawa (1580) zusammen angestellte Versuche zur Erzeugung von Anaphylaxie beim Meerschweinchen mit chemisch reinem Pigment. Die Resultate waren sehr schwankende, indem die Temperaturveränderungen, die bei der zweiten Injektion beobachtet wurden, bei Kontrolltieren auch nach der ersten Injektion auftraten, ein Verhalten, welches vielleicht durch die ungleichmäßige

Konzentration der Pigmentaufschwemmungen oder durch die Beimengung korpuskulärer Elemente zu erklären ist.

In einer Mitteilung von Kümmell (1609) wird weiterhin darauf hingewiesen, daß bei den Versuchen, ein brauchbares Uveaantigen herzustellen, keine eindeutigen Resultate erzielt wurden. Zwar wird bei der Epiphanreaktion das Antigen durch das Serum beeinflußt, jedoch trat diese Beeinflussung auch bei anderen Sera auf. v. Szily (1630) bedauert diese Verschlechterung der Kümmellschen Resultate und hofft, daß eine Verfeinerung der Epiphaninreaktion vielleicht zum Ziele führt.

Eine wichtige Untersuchung über die anaphylaktische Ophthalmie verdanken wir fernerhin A. Fuchs (1596) und Meller (1646). Sie stellten zunächst fest, daß das Kaninchenauge selbst auf Injektionen von arteigenem Serum mit Entzündungserscheinungen reagiert, und artfremdes Serum erzeugt Erscheinungen von wechselnder Stärke. Injektionen von Serum von Kranken mit sympathischer Ophthalmie rief meistens schwerere Erscheinungen hervor und das Auge kann auf intravenöse Injektionen reagieren. Während Injektionen von Glaskörper mit Blut und Serum von früh enukleierten Augen mit sympathischer Ophthalmie schwerere Erscheinungen hervorriefen, konnten mit intravenösen Reininjektionen keine lokalen oder allgemeinen Anaphylaxieerscheinungen ausgelöst werden.

v. Szily (1665) erwähnt ferner eine Mitteilung von A. Fuchs und Meller, nach welcher diese Autoren weder mit der Komplementbildungs- noch mit der Präzipitinmethode das Auftreten von Antikörpern im Blute bei sympathischer Ophthalmie nachzuweisen vermochten.

Die bei diesen Versuchen auftretenden histologischen Veränderungen wurden von A. Fuchs und Meller eingehend geschildert, und die Verfasser kommen zu dem Schlusse, daß die anaphylaktische Ophthalmie die verschiedenen Gewebe des Auges betrifft, die Netzhaut mehr als die Aderhaut. Hervorstechend ist die Nekrosenbildung, die aus eitriger oder infiltrativer Entzündung hervorgeht, die ihrerseits Neigung zur Exsudation und Schwartenbildung zeigt. Die zweite Injektion ist wohl imstande, die durch die erste Injektion erzeugte Entzündung wieder anzufachen, nicht aber einen andersartigen Entzündungsprozeß hervorzurufen. Die sympathisierende Entzündung sei wesentlich verschieden, insbesondere könne man die Weiterverbreitung der granulombildenden Entzündung nach außen nicht mit einer anaphylaktischen Einwirkung erklären.

Diese von A. Fuchs und Meller hervorgehobenen Unterschiede hält Schieck (1662) für so durchgreifend, daß der Elschnigschen Theorie der Boden entzogen sei. Die anaphylaktische und die sympathische Entzündung seien nicht wesensgleich. Es sei weder bewiesen, daß das Uveaeiweiß organspezifisch ist, noch auch, daß man mit arteigenem Uveaeiweiß sensibilisieren kann, und daß im Patientenserum spezifische Antikörper nachweisbar sind.

§ 80. Wie schon oben erwähnt wurde, hatte Rados (1621, 1622) die art- und organspezifische Wirkung des Uvealgewebes auf Grund seiner Versuche bestritten und damit der Elschnigschen Theorie die Berechtigung abgesprochen. Nunmehr suchte Rados (1592, 1593) zusammen mit Dodd nach einer anderen Lösung der Frage und zwar auf der Grundlage, daß die sympathische Anaphylaxie eine Sensibilisierung darstellt, welche bei paarigen Organen das andere in einen Zustand von Überempfindlichkeit versetzt, der größer ist, als der in anderen Körperteilen. Es wurden Kaninchen mit Pferdeserum und Alttuberkulin sensibilisiert. Während die erstere Substanz keine Wirkung zeigte, also die Tiere weder vom Auge noch vom subkutanen Gewebe aus sensibilisiert auf die Reininjektion in die Kornea nicht reagierten, und im erstinjizierten Auge eine leichte Reizung auftrat, folgten der Reininjektion einer Tuberkulinverdünnung in die Kornea schwere Entzündungserscheinungen an Kornea und Iris. Diese werden als das Resultat einer spezifischen Sensibilisierung aufgefaßt, die vom Auge aus sicherer erreicht wurde, als vom Unterhautzellgewebe aus. In einer zweiten Versuchsreihe gelang die Reaktion bei subkutaner Impfung überhaupt nicht.

Um diese spezifische Sensibilisierung auszuschalten, wurde eine sogenannte unspezifische sympathische Umstimmung dadurch zu erreichen gesucht, daß in den Glaskörper Krotonöl eingespritzt wurde, wodurch eine schwere Entzündung auftrat. Bei der Reininjektion in die Hornhaut des anderen Auges trat nunmehr heftige Reaktion ein und zwar nur innerhalb eines gewissen Zeitraumes von etwa 14 Tagen. Wir sehen bei diesen Versuchen, daß die Autoren sich auf den Boden der alten Anschauung stellen, daß eine Reizübertragung bei Tieren möglich ist, während, wie in § 22 ausgeführt ist, bisher jede experimentelle Grundlage hierfür fehlt.

Kontrollversuche von Arisawa (1634), der die 100 fache Konzentration der Tuberkulinlösung benutzte, zeigten nach Anwendung von Krotonöl sämtlich negative Resultate, auch nachdem die Fehlerquelle ausgeschaltet war, die in der Benutzung zu alt gewordener Lösungen von Krotonöl liegt. Wohl aber erkennt Arisawa die Resultate bezüglich der spezifischen Sensibilisierung an, jedoch stellt er fest, daß in den Versuchen von Dodd und Rados keine Widerlegung der Anschauung begründet sei, daß die Anaphylaxie am Auge rein spezifischer Natur sei.

Auch Elschnig (1642) ist der Meinung, daß die Schlußfolgerungen, die Dodd und Rados aus ihren Versuchen zogen, nicht richtig seien, und stimmt Arisawa darin bei, daß die Lehre von Dodd und Rados betreffs der unspezifischen sympathischen Anaphylaxie als widerlegt anzusehen ist. Elschnig wendet sich ferner gegen die Ansichten von A. Fuchs und Meller, welche zwischen der sympathisierenden und der anaphylaktischen Entzündung wesentliche Unterschiede annehmen, und diese Unterschiede erklärt Elschnig mit den verschiedenen Angriffen, denen das Auge bei den Versuchen ausgesetzt sei. Die Reaktion auf die Injektion kombiniere sich mit der Wirkung der Anaphylaxie. Nur das Vollbild der sympathisierenden Uveïtis sei für die anaphylaktische Entzündung charakteristisch. Die negativen Resultate von A. Fuchs und Meller mit Komplementbindungsversuchen erklärten sich daraus, daß alkoholische Extrakte verwendet worden seien, welche die hemmende Substanz der Uvea nicht zu lösen vermögen.

Es seien hier auch noch die Untersuchungen von Trubin (1668) erwähnt, der Kaninchen mit Glaskörper vom Rind und Hammel intravenös vorbehandelte und bei Reininjektion derselben Eiweißart schwere Veränderungen im Augeninneren erzeugte, welche als anaphylaktisch anzusprechen sind. Es handelt sich um Infiltration der Iris und des Ziliarkörpers und Aderhautverdickungen, ferner um Perineuritis des Sehnerven. In der Diskussion zu dem Vortrage von Trubin, der diese Versuche in Greifswald angestellt hatte, bemerkt Römer, daß er die anaphylaktische und die sympathische und die sympathisierende Entzündung nicht für identisch halte, und in einer ausführlicheren Arbeit kommt Trubin (1675) zu dem Schlusse, daß die intraokulare Anaphylaxie sich von der Endophthalmitis durch nicht so scharf ausgeprägte Entzündungserscheinungen unterscheidet, ferner durch das Fehlen des eitrigen Exsudates mit nachfolgender Schrumpfung des Augapfels. Die bei dieser anaphylaktischen Entzündung auftretenden Veränderungen in der Netzhaut, im Pigmentepithel und in der Aderhaut seien nicht genügend, um der Elschnigschen Theorie als Stütze zu dienen. Vor allen Dingen fehlte die plastische Uveïtis.

Auf die Arbeit von v. Szily und Arisawa erwiderte sodann Rados (1691a) in längeren Ausführungen, in welchen die zur Feststellung der toxischen Eigenschaften der Augengewebe angestellten Experimente einer eingehenden Kritik unterzogen werden. Es sei nicht festgestellt, daß anaphylaktische Erscheinungen aufgetreten seien. Linse und Aderhaut verhielten sich in biologischer Beziehung nicht identisch, weil nur die Linse organspezifische Antikörper erzeuge. Was durch v. Szily und Arisawa früher als lokal anaphylaktische Symptome gedeutet worden sei, stimme mit primär toxischen überein. Die beiden Autoren hätten daher die Spezifität der Uveaisoantikörper durch eigene Untersuchungen nicht gestützt.

In einer weiteren Arbeit geht v. Szily (1696) nochmals auf diese Dinge ein und widerlegt die Angaben von Dodd und Rados bezüglich der unspezifischen entzündlichen Reizübertragung von Auge zu Auge. Ferner wurde auf Grund von Versuchen, die v. Szily mit Luziani (1698) anstellte, nochmals durch eine neue Versuchsreihe der Nachweis geführt, daß die Möglichkeit einer entzündlichen unspezifischen Sensibilisierung symmetrisch angelegter Organe vorläufig noch vollkommen unbewiesen sei.

Die neueste Arbeit von v. Szily (1724) berichtet über Anaphylaxieversuche mit sogenanntem chemischen Augenpigment von Rind, Schwein und

Kaninchen. Auf Grund eingehender Untersuchungen kam v. Szily zu dem
Resultat, daß die von Elschnig und Salus behauptete antigene Funktion
des Augenpigments weder durch konsensuelle noch durch lokale Anaphylaxieversuche mit diesem Material bestätigt werden konnte.

Die pathologisch-anatomische Untersuchung der lokalen Anaphylaxieerscheinungen am Auge ergaben ein negatives Resultat, indem bei Re-
injektionen keine wesentlich anderen Erscheinungen beobachtet wurden, als
bei der erstmaligen Injektion. Die entzündliche lokale Reaktion war nicht
von der Reinjektion sondern von der Menge der injizierten Pigmentaufschwemmungen abhängig. Trotzdem will v. Szily die Ergebnisse der
Elschnig-Salusschen Versuche nicht endgültig ablehnen, weil die Resultate
mit zwei verschiedenen Methoden erhalten wurden, indem der eine mit
der Methode der Komplementablenkung, der andere mit Anaphylaxiever-
suchen in vivo gearbeitet hat. Wenn auch das chemisch reine Augenpigment kein eigentliches Eiweiß darstellte, und demgemäß seine antigene
Natur angezweifelt wurde, so könnte doch ein besonders widerstandsfähiger
Eiweißkern vorhanden sein, und aus diesem und anderen Gründen bezeichnet v. Szily die Frage über die Antigennatur des sogenannten chemisch
reinen Pigmentes als eine noch offene. Auch bestehe die Möglichkeit, daß
das Augenpigment im Körper zu einem wirksamen Antigen abgeändert wird,
wofür die Versuche von Elschnig und Salus sprechen, während seine eigenen
dagegen sprachen.

Auch Bail (1727), dem Elschnig die Anregung zu seinen experimentellen
Forschungen verdankte, kommt nach einer Besprechung der Resultate
v. Szilys zu dem Schluß, daß die Theorie erst dann abgelehnt werden
dürfe, wenn alle experimentellen Versuche, sympathische Ophthalmie zu
erzeugen, gescheitert sein würden. Er macht geltend, daß das Uveapigment
durch die Bearbeitung an seiner antigenen Eigenschaft Schaden leiden und
andererseits durch die Entzündung diese Eigenschaft in verstärktem Maße
gewinnen kann. Es müsse neben der Quantität auch die Qualität des
Antigens berücksichtigt werden. Auch seien geformte Bestandteile anders
zu bewerten als lösliche. Weitere Untersuchungen an Kaninchen seien erwünscht, weil Anaphylaxieversuche trotz der entgegenstehenden Resultate
v. Szilys keineswegs von vornherein aussichtslos seien. Das Tierexperiment
sei von vornherein, was den Erfolg angeht, insofern ungünstig gestellt, weil
sympathische Ophthalmie bei Tieren nicht vorkomme, und darin glichen
diese experimentellen Forschungen der Erforschung der Typhusätiologie.

Neuere Untersuchungen von Wibaut (1742) ergaben das Resultat, daß
bei toxischer Entzündung experimenteller Herkunft bei Kaninchen das von
Fuchs und Meller beschriebene Bild auftrat, während auf anaphylak-
tischem Wege herdförmige und später mehr diffuse Entzündungen erzeugt
wurden, die der von Kümmell gegebenen Beschreibung entsprachen.

i) Versuche mit dem Abderhaldenschen Verfahren.

§ 81. Von großem Interesse sind auch die Versuche, welche neuerdings mit Hilfe des Abderhaldenschen Dialysierverfahrens unternommen wurden, um die Frage zu prüfen, ob bei sympathischer Ophthalmie blutfremde Elemente aus der Uvea in den Kreislauf übertreten und hier zur Bildung von Abwehrfermenten führen. Die ersten Versuche dieser Art stellte Hegener (1602) an, und es gelang ihm, bei zwei frischen Fällen der Erkrankung eine positive Reaktion zu erzielen, jedoch reagierten auch Fälle von Iridozyklitis nach perforierender Verletzung positiv.

Ähnliche Resultate erzielte v. Hippel (1604), der die Frage, ob diese Reaktion zur Frühdiagnose zu verwerten ist, ebenso verneint, wie die, ob sie für die Prognosenstellung und für die Theorie von Bedeutung ist. Auch Berneaud (1637), der noch einen Abbau von Uveagewebe konstatieren konnte, nachdem die Entzündungserscheinungen bereits abgeklungen waren, während die anderen Autoren sie auf der Höhe der Erkrankung fanden, spricht sich dahin aus, daß die Abwehrfermente keine Beziehung zur Entstehung der sympathischen Entzündung haben und die neue Methode bei Uveaerkrankungen in praktischer Beziehung keine Rolle spielt, weil wir diese klinisch viel rascher diagnostizieren. Immerhin sind diese Versuche in theoretischer Beziehung sehr interessant, und es wird wohl auf diesem Gebiete noch weiter geforscht werden müssen.

k) Die verschiedenen Theorien vom klinischen Standpunkte.

Nachdem in den vorstehenden Kapiteln die einzelnen Theorien und vor allem die experimentellen Grundlagen, sowie die Einwände gegen die Versuche und ihre Resultate einer genaueren Besprechung unterzogen wurden und auch die verschiedenen Auffassungen über die Bedeutung der anatomischen Veränderungen kurz ihre Würdigung gefunden haben, ist es notwendig, auch vom klinischen Standpunkte die verschiedenen Theorien einer Prüfung zu unterziehen. Selbstredend ist es dabei nicht möglich, alles das zusammenzustellen, was im Laufe der Zeit von jedem einzelnen Autor für oder gegen die einzelnen Theorien geäußert worden ist, und so muß eine Beschränkung stattfinden, derart, daß nur eine Reihe von Autoren angeführt wird, die sich mit der Pathogenese der sympathischen Ophthalmie eingehender befaßt oder durch klinische Erfahrungen zu deren Aufklärung beigetragen haben.

§ 82. Nachdem die Einwände gegen die Optikus- und gegen die Ziliarnerventheorie bereits in § 69 und 70 ihre Besprechung gefunden haben und auch die neueste Theorie von Goldzieher als wenig akzeptabel befunden wurde, können wir uns der Erörterung der Gründe zuwenden, die vom klinischen und anatomischen Standpunkte aus für oder gegen die einzelnen Theorien sprechen, die die Entstehung des Leidens auf eine Infektion ektogener Natur zurückführen wollen.

Zugunsten seiner **Migrationstheorie** führte Deutschmann (811) in seiner Monographie (1889) zunächst die Bakterienbefunde in sympathisierenden und in sympathisch erkrankten Augen an und gab dann eine Übersicht über die Ursachen der sympathisierenden Entzündung. Im Vordergrund steht nach Deutschmann dabei die Tatsache, daß in fast allen Fällen eine Kontinuitätstrennung der Bulbushäute stattgefunden hat, was zugunsten einer ektogenen Infektion spricht. Für die Überwanderung durch die Sehnervenbahn spricht das sog. Mindestintervall. Eine Reihe klinischer Symptome im Bereiche der Bindehaut und Lederhaut habe nichts mit dem Bilde der sympathischen Ophthalmie zu tun. Dagegen spricht das frühzeitige Vorkommen einer Neuritis optica auf dem zweiten Auge zugunsten der Theorie, ebenso der Umstand, daß entsprechend dem Tierversuche eine Meningitis beim Menschen bei sympathischer Ophthalmie nur sehr selten vorkomme. Auch die präventive Wirkung der Enukleation und der Neurektomie des Optikus sprächen für die Theorie.

Auch Schirmer (912a) stellt sich auf diesen Standpunkt und hebt besonders hervor, daß das Auftreten der Entzündung nach Enukleation des ersten Auges zugunsten der Migrationstheorie und gegen die Ziliarnerventheorie spräche, ferner die Propagationsfähigkeit, ihr hartnäckiger Verlauf, das Fehlen von Prodromalsymptomen und das Vorhandensein einer sympathisierenden Uveïtis in allen Fällen. Auf Grund seiner eingehenden Studien kommt Schirmer zu dem Schluß, daß es sich um eine bakterielle Erkrankung handelt, die sich möglicherweise durch die Optikusbahn weiter verbreitet.

Bekanntlich wurde die Deutschmannsche Theorie eine Zeitlang die herrschende, bis die Unzulänglichkeit der experimentellen Begründung immer mehr Gegner schuf, die sich von der Schmidt-Rimplerschen (913) modifizierten Ziliarnerventheorie mehr befriedigt erklärten. Der Autor dieser Theorie machte gegen die Deutschmannsche vom klinischen Standpunkte besonders geltend, daß, abgesehen von dem Fehlen eines experimentellen Beweises, die Tatsache besonders bemerkenswert sei, daß der vordere Teil des Uvealtraktus meistens zuerst befallen würde, und daß das Auftreten der Entzündung nach perforierenden Verletzungen mit nachfolgenden Eiterungen oder nach Fremdkörperverletzungen, wie aus der Statistik von Ohlemann (857) hervorgeht, so selten sei. Auch das Auftreten der Erkrankung nach Sehnervenresektion spräche gegen die Migrationstheorie.

Diesen letzteren Einwand glaubt Deutschmann mit Schirmer dadurch zu entkräften, daß die Narbe ausnahmsweise für Bakterien durchlässig sein könne. Im übrigen bewegen sich seine Ausführungen in denselben Bahnen wie die von Schirmer.

Auch Bach (1004) wendet sich gegen die Migrationstheorie, speziell vom bakteriologischen Standpunkte. Klinisch betrachtet könne die Migrationstheorie das Ausbleiben der Erkrankung nach Panophthalmie und das primäre Auftreten im Uvealtraktus nicht erklären.

In seiner Monographie von 1900 vertritt Schirmer (1147) denselben Standpunkt wie früher und hebt hervor, daß sich gegen die im Jahre 1892 von ihm vertretenen Anschauungen von der bakteriellen Natur der Erkrankung ein ernsthafter Widerspruch nicht geltend gemacht habe. Die sympathisierende Entzündung sei bakteriellen Ursprungs, und nur solche Augen könnten die Entzündung am anderen Auge auslösen. Ziliarreizungen als solche riefen keine Entzündungen hervor; nach der Ziliarnerventheorie sei dies nicht zu erklären, wohl aber fordere dies die Migrationstheorie, die es auch geradezu verlangt, daß andere Mikroorganismen als Eitererreger die Ursache der Entzündung sind.

Für die Migrationstheorie spräche ferner, daß bis zum Ausbruch der Entzündung mindestens 14 Tage vergehen, während nach der Ziliarnerventheorie die Entzündung viel früher einsetzen müßte, wobei auf die übrigens durchaus nicht beweiskräftigen Experimente von Bach (1004) und von Moll (1079) [s. § 22] Bezug genommen wird, bei denen die Reizung des anderen Auges schon nach kurzer Zeit aufgetreten sein soll.

Auch der Ausbruch der Entzündung nach erfolgter Enukleation des ersten Auges erklärt sich aus der Migrationstheorie sehr einfach, weil die Keime zur Überwanderung oft einen längeren Zeitraum gebrauchen, als das Mindestintervall beträgt. Auch das Fehlen prodromaler Reizerscheinungen und die Gleichartigkeit der Uveïtis auf beiden Augen spricht für die Überwanderung.

Wenn die sympathische Entzündung verhältnismäßig selten nach infizierten Verletzungen auftritt, so liegt das nach Schirmer vielleicht daran, daß die Erreger posttraumatischer Uveïtisformen nicht alle überwanderungsfähig sind, und wenn die Entzündung des zweiten Auges erst nach Jahr und Tag auftritt, so kann dies durch das lange Verweilen der Keime oder ihrer Dauersporen im Auge oder durch eine neue Infektion erklärt werden.

Das Auftreten der Entzündung trotz Resektion des Optikus sei eine Ausnahme, die sich durch die Durchgängigkeit der Narbe erkläre. Im allgemeinen genüge sie, um den Bakterien den Weg zu versperren.

Große Schwierigkeiten bietet nach Schirmer für die Migrationstheorie das Fehlen meningitischer Symptome, das sich vielleicht dadurch erklärt, daß die Keime für die Meningen nicht pathogen sind und nur eine kleinzellige Infiltration am Chiasma hervorrufen. Ferner ist es nicht ohne weiteres zu erklären, daß die Erkrankung des zweiten Auges meistens im vorderen Abschnitt beginnt.

Am eingehendsten befaßte sich RÖMER (s. § 74) mit der Widerlegung der DEUTSCHMANNschen Theorie. Zunächst verneint er die Frage, ob man aus Tierexperimenten mit Eitererregern Schlüsse auf die Pathogenese der sympathischen Ophthalmie ziehen könne und hebt hervor, daß das Auftreten der Erkrankung nach Sehnervenresektion nicht im DEUTSCHMANNschen Sinne zu erklären ist, indem die von ihm gefundene Durchlässigkeit der Narbe weder von BACH (1004) noch von VELHAGEN (953) bestätigt werden konnte. Auch das Fehlen der Meningitis, sowie das Auftreten im vorderen Bulbusabschnitt könne die Migrationstheorie nicht erklären, während LEBER (1274) das Vorhandensein einer Meningitis an der Hand der Fälle von PFLÜGER, SNELLEN und DEUTSCHMANN nicht für ausgeschlossen erklärt, ebenso wie ZUR NEDDEN (1316), eine Annahme, die ich in § 36 als mindestens sehr unwahrscheinlich erklärt habe.

Nach F. DEUTSCHMANN (1514, 1515, 1560) ist eine umschriebene Meningitis am Chiasma ein Postulat der Migrationstheorie. Sie fand sich bei seinen Tierversuchen, und Beobachtungen beim Menschen deuten ebenfalls auf ihr Vorhandensein hin. Als Beweis hierfür werden die soeben angeführten Fälle ins Feld geführt und dazu noch einige weitere, bei denen gleichzeitig Hörstörungen vorlagen. Auch darüber ist schon in § 36 das Nötige gesagt. In gleicher Weise werden die Fälle von Papillitis sympathica sowie von Atrophia optici sympathica als Stütze für die Theorie verwertet. Daß diese Stützen sehr wenig feste sind, ist in § 34 ausgeführt.

Daß R. DEUTSCHMANN (1516) in den Versuchen von F. DEUTSCHMANN eine wesentliche Förderung für die Migrationstheorie erblickt, war zu erwarten. Er nimmt im Anschluß an die erste Mitteilung von F. DEUTSCHMANN Veranlassung, gegen die RÖMERschen Ausführungen Stellung zu nehmen. Nachdem F. DEUTSCHMANN nachgewiesen habe, daß die Keime auch längs der vorderen Ziliargefäße nach hinten zum Optikus hinwandern können, sei der Streit, ob die bei der Optikusresektion erzeugte Narbe für Keime durchlässig sei oder nicht, gegenstandslos geworden. Das Auftreten der Erkrankung nach Enukleation sei nach der Migrationstheorie viel leichter zu erklären, als durch Metastase. Eine Meningitis sei wiederholt beobachtet worden und das Fortschreiten der Entzündung aus der Optikusbahn auf die Iris sei durch F. DEUTSCHMANN erwiesen. Es sei daher keineswegs berechtigt, wenn SCHMIDT-RIMPLER (1458) und auch QUINT (1497) die Migrationstheorie als abgetan erklären.

Schließlich sei noch auf die Anschauung von v. GROSZ (1231) hingewiesen, der für die sympathische Papillitis die Fortleitung des Infektionsstoffes durch die Sehnervenbahn und für die Iridozyklitis die durch die Ziliarnerven in Anspruch nimmt. Da hierfür kein experimenteller oder anatomischer Beweis geliefert wurde, so mag der Hinweis auf die Äußerungen des Autors an dieser Stelle genügen.

§ 83. Für die Schmidt-Rimplersche sogenannte modifizierte Ziliarnerventheorie werden von ihrem Autor (913) und ihren Anhängern folgende Gründe angeführt. Sie erklärt das Auftreten der Erkrankung trotz Sehnervenresektion, indem die Innervation durch die Ziliarnerven sich wieder herstellt. Sie erklärt ferner im Gegensatz zur Migrationstheorie das erste Auftreten speziell in den vorderen Partien der Uvea, und da ferner die Zahl der Erkrankungen in keinem Verhältnis zu der großen Zahl schwerer Verletzungen stehe, so· müsse noch eine besondere Disposition angenommen werden, die durch die Ziliarreizung geschaffen werde. Während Deutschmann (924) dieser Auffassung widerspricht und besonders hervorhebt, daß die Schmidt-Rimplersche Theorie die Fälle nicht erklären kann, in denen jegliche Prodromalsymptome fehlen, ebensowenig wie sie die Rezidive, das Mindestintervall und das Auftreten nach Enukleation erklärt, tritt Bach (1004) auf Grund seiner schon erwähnten Experimente lebhaft für die Ziliarnerventheorie ein.

Nachdem Schirmer ausführlich die Gründe dargelegt hatte, die ihm gegen die Ziliarnerventheorie zu sprechen schienen, wurden diese Gründe einzeln von Bach (1090) in einer weiteren Abhandlung zu widerlegen versucht. Insbesondere wird darauf hingewiesen, daß, wenn bei Ziliarreizung durch nichtinfektiöse Prozesse, z. B. beim Glaukom, die sympathische Entzündung vermißt wurde, dies nicht gegen die Ziliarnerventheorie spräche, weil diese eine präexistente Schädigung des zweiten Auges voraussetze. Im ganzen ist die Beweisführung Bachs zugunsten der Ziliarnerventheorie keine sehr überzeugende, während er andererseits mit Recht kervorhebt, daß weder die Regelmäßigkeit der Infektion noch auch ihre ektogene Entstehung erwiesen sei.

Nach v. Grosz (1231) ist vor allem gegen die Reflexwirkung der Ziliarnerven einzuwenden, daß es eine rein neurotische Entzündung nicht gibt und das Auftreten nach der Enukleation damit nicht zu erklären ist.

Auch Römer (s. § 74) wendet sich gegen die Ziliarnerventheorie, vor allem mit der Begründung, daß die Bakteriologie eine reflektorisch erworbene Disposition bei der Erkrankung paariger Organe nicht kenne.

Diesen Einwänden gegenüber verteidigte Schmidt-Rimpler (1458) noch einmal seine Theorie und glaubt, daß sie noch immer besser fundiert sei, als die Römersche. In der Tat erklärt sie, wie auch Schirmer zugibt, das erste Auftreten im vorderen Bulbusabschnitt, das Fehlen meningitischer Symptome und die relative Seltenheit, sowie den Ausbruch der Entzündung noch nach langer Zeit, während sie keine Erklärung für das Mindestintervall abgibt, weil bei einer Reizung die Entzündung viel schneller als nach 14 Tagen einsetzen müßte. Auch Schieck (1761) schreibt neuerdings wieder der Ziliarreizung eine große Rolle bei der Entstehung der sympathischen Ophthalmie zu. Er ist überzeugt, daß die in der Blutbahn kreisenden

Keime dadurch zur Ansiedlung veranlaßt werden. Daß die Grundlagen für die Ziliarnerventheorie sehr schwankende sind, wurde in § 22 ausgeführt.

§ 84. Die Gründe, welche Römer aus den klinischen Erfahrungen für die Metastasentheorie herleitet, sind im wesentlichen folgende. Zunächst weist die Uveïtis auf einen schleichenden Prozeß hin, von dem aus die Keime in die Blutbahn gelangen können. Zur Metastasenbildung gehört einige Zeit, ebenso zu der Überwindung des von den Geweben geleisteten Widerstandes, und das Fehlen meningitischer Symptome erklärt sich daraus, daß die Keime nur für die Uvea pathogen sind; und da Mikroorganismen sich im Organismus in Dauerform halten können, ohne Erscheinungen hervorzurufen, so erklärt sich damit auch das Auftreten der Entzündung nach Enukleation. Auch das Fehlen prodromaler Reizerscheinungen ist nach der Metastasentheorie verständlich, und die Seltenheit nach Panophthalmie erklärt sich mit einer Mischinfektion. Vor allem aber erklärt die Theorie das erste Auftreten der Entzündung in Iris und Aderhaut.

Gegen die Annahme von Römer, daß die Entzündungen nach Enukleation durch Depots von Dauerformen im Organismus zu erklären seien, macht Schmidt-Rimpler (1458) geltend, daß dann diese Fälle, die doch verhältnismäßig selten sind, viel häufiger beobachtet werden müßten, während doch die Erfahrung lehrt, daß die Enukleation fast stets einen Schutz gegen die Erkrankung des zweiten Auges gewährt.

Auf Grund seiner anatomischen Untersuchungen, welche Veränderungen an den Gefäßen zeigten und embolische Prozesse wahrscheinlich machten, spricht sich Lenz (1370) für die metastatische Theorie aus, ebenso Weigelin (1507), vor allem aber auch Fuchs (1307), gestützt auf seine anatomischen Befunde.

Nach Deutschmann (1516) ist es auffallend, daß die von Römer postulierten Keime nicht auch gelegentlich einmal von einer anderen Körperstelle aus ins Blut gelangen und nun eine sympathische Ophthalmie erzeugen. Derartiges sei nicht bekannt. Den Einwand, den Römer gegen diese nicht unzutreffende Bemerkung von Deutschmann machte, nämlich daß die Keime sich nur im Auge vermehrten, hält Schmidt-Rimpler keineswegs für durchschlagend.

Deutschmann weist ferner darauf hin, daß es eine Schwäche der Römerschen Theorie sei, anzunehmen, daß ein unglücklicher Zufall die in inneren Organen abgelagerten Keime mobil machen soll, und daß dieses Mobilwerden immer nur in den ersten Wochen nach der Enukleation erfolgen soll.

Die von Motais (1278) verfochtene und besonders von Gilbert (1483) verteidigte Theorie der Verbreitung der Keime auf dem direkten Wege durch das die beiden Augen verbindende Venensystem ist bereits in § 75 gewürdigt worden.

Man kann nicht leugnen, daß die RÖMERschen Darlegungen der alten BERLINschen Metastasentheorie wieder zum Siege verholfen haben, indem in der Folgezeit die DEUTSCHMANNsche und die SCHMIDT-RIMPLERsche Lehre mehr in den Hintergrund traten. Gemeinsam ist diesen drei Theorien, daß sie davon ausgehen, daß die sympathische Entzündung meistens auf ektogener Infektion beruhen soll, und die Möglichkeit der endogenen Entstehung nur ganz nebenher betonen.

Dagegen legt MELLER (1452) der endogenen Infektion eine weit größere Bedeutung bei. An der Hand eines Falles von sympathischer Ophthalmie bei Chorioidalsarkom des anderen Auges weist dieser Autor darauf hin, daß in allen Fällen von sympathisierender Entzündung eine Gewebsschädigung der Uvea vorausgeht, und dies ist auch bei den Sarkomen der Fall. Es seien genügend Fälle bekannt, in denen keine Perforation stattgefunden habe, und diese sprächen für eine endogene Infektion, während HEERFORDT (1406) die sehr unwahrscheinliche Annahme habe machen müssen, daß bei subkonjunktivalen Bulbusrupturen die Keime die Narbe durchsetzten und demgemäß gerade die Erreger der sympathischen Ophthalmie ein sehr großes Penetrationsvermögen haben müssen. Alles das erklärt sich nach MELLER viel leichter, wenn man auch für diese Fälle eine endogene Infektion annimmt. Und diese Annahme gilt auch für alle übrigen Fälle. So erklärt es sich, daß man nicht viel häufiger den Befund der sympathisierenden ohne sympathische Entzündung findet, worüber schon FUCHS seine Verwunderung ausgesprochen hatte, und es erklärt sich auch der Ausbruch der Entzündung nach vielen Jahren, ferner das Auftreten frischer sympathisierender Entzündungsherde in diesen Fällen. Das latente Verweilen von Keimen im Augeninnern sei für diese Fälle, wie auch FUCHS meinte, kaum annehmbar. Auch der Fall von FUCHS (1438), wo die sympathisierende Entzündung sehr frühzeitig auftrat, läßt sich am besten mit einer Verbreitung durch das Ziliargefäßsystem, also auf endogenem Wege, erklären. Ebenso sei die Beobachtung von HIRSCHBERG, daß im sympathisierenden Auge die gleiche Chorioiditis zu finden sei, wie in sympathisch erkrankten, in diesem Sinne zu deuten, genau so wie das Auftreten der Erkrankung bei reizfreiem, geschrumpftem Augapfel der anderen Seite, weil bei ektogener Entstehung die Entzündung von der Narbe aus auf die Iris übergehen müßte.

Auch HEERFORDT nahm für seinen schon oben erwähnten Fall an, daß die sympathische Erkrankung nicht auf dem Umwege über eine sympathisierende Entzündung, sondern durch eine Wundinfektion entstanden sei, welche die Keime direkt in die Blutbahn weiter beförderte, und MELLER hält es für möglich, daß gelegentlich die Keime von anderen Körperstellen aus ins Auge gelangen. Der Satz von SCHIRMER, daß aseptisch eingedrungene Fremdkörper niemals sympathische Entzündung hervorriefen, sei nicht bewiesen. In einer späteren Arbeit weist MELLER (1614) nochmals darauf hin, daß auch bei spontaner Iridozyklitis die Frage der endogenen Infektion aufzuwerfen sei.

Hatte schon früher RUGE (1352) die Anerkennung der endogenen sympathischen Entzündung einen logischen Fehler genannt, weil die Hauptbedingung der Entzündung doch die Eröffnung der Bulbuskapsel sei, so spricht sich WEIGELIN (1507) ebenfalls dahin aus, daß eine solche Eröffnung in allen Fällen stattgefunden haben müsse. Die Fälle von Sarkom ohne Perforation seien wohl dadurch zu erklären, daß es sich um eine spontane, anatomisch der sympathisierenden gleiche Iridozyklitis gehandelt habe, und darum sei der sympathische Charakter der Entzündung in diesen Fällen nicht bewiesen. REIS (1576) dagegen spricht sich auf Grund einer anatomischen Untersuchung ganz im Sinne MELLERS aus und bringt zur Stütze der MELLERschen Theorie einen Fall von perforierender Verletzung, bei dem ebenfalls die endogene Entstehung der sympathisierenden Entzündung angenommen werden mußte. Auch GUILLERY übt an den Versuchen von RUGE, die sympathische Natur der Iridozyklitis zu leugnen, wenn im Sarkomauge keine Perforation vorhanden gewesen ist, eine durchaus berechtigte Kritik und nimmt ebenfalls die endogene Entstehung der sympathischen Ophthalmie an. Schließlich sei noch erwähnt, daß SCHNABEL (1212) schon im Jahre 1902 eine Ansicht ausgesprochen hat, nach welcher endogene Faktoren eine Rolle spielen. Jede chronische Iridozyklitis soll eine Disposition auch des anderen Auges zu Entzündungen herbeiführen, und eine sympathische Entzündung besteht, wenn die Erreger durch irgendeine Einbruchspforte in den Körper gelangen. Neuerdings wendet sich jedoch SCHIECK (1761) gegen diese besonders von MELLER vertretenen Anschauungen. Wenn MELLER zwar an der streng spezifischen Natur der Infektion festhält, aber das Vorhandensein des Erregers im Organismus schon vor der Verletzung annimmt, so müßte man nach SCHIECK annehmen, daß die radikale Entfernung des Auges nur einen bedingten Schutz gewähre, was besonders in forensischer Beziehung Schwierigkeiten schaffen würde. Dieser Schutz sei aber angesichts der geringen Zahl der nach Enukleation beobachteten Entzündungen als ein sehr weitgehender anzusehen.

Bezüglich der Erreger nimmt SCHIECK an, daß sie im Organismus bald zugrunde gehen und nur im zweiten Auge gedeihen, dessen Reizung die Ansiedlung begünstigt. Von der reinen Metastasentheorie unterscheidet sich seine Anschauung dadurch, daß er ein Einbrechen kurzlebiger spezifischer Mikroorganismen in die Blutbahn zur Zeit der Verletzung annimmt. Dadurch sei die Möglichkeit der gleichzeitigen doppelseitigen Infektion gegeben, und hierfür sprächen eine Reihe von Fällen, in denen die sympathische Entzündung ausbrach, obgleich das verletzte Auge sehr frühzeitig entfernt wurde. Als beweiskräftig werden einige Fälle aus der Literatur angeführt,

obwohl sie von anderer Seite angezweifelt wurden, weil die Natur der
Iritis auf dem zweiten Auge unbekannt sei. Beweiskräftiger erscheinen
mir nach dieser Richtung hin die von Heerfordt (1406) angeführten Fälle
von Komoto, zur Nedden und Domann zu sein, welche nach diesem Autor
in Übereinstimmung mit Schieck dafür sprechen sollen, daß die sympathische Ophthalmie nicht auf dem Umwege über eine Uveïtis, sondern
direkt aus der Wunde durch Infektion entsteht. In diesem Sinne seien
die Fälle von Reis und von Heerfordt zu erklären, die von diesen Autoren
als Stütze der Mellerschen Theorie der endogenen Entstehung der sympathischen Ophthalmie betrachtet worden waren, welche zur Voraussetzung
hat, daß sich die Infektionserreger schon zur Zeit der Verletzung im Organismus befinden. Die Fälle, in denen ein Sarkom die Erkrankung des
zweiten Auges auslöst, erklärt Schieck mit einer kryptogenetischen Infektion,
und die bei subkonjunktivalen Bulbusrupturen vorgekommenen Fälle werden
kurzerhand mit Zerreißungen der Bindehaut und der damit gegebenen
Gelegenheit zu ektogener Infektion erklärt. Daß diese Anschauung durch
die tatsächlichen Verhältnisse nicht hinreichend begründet erscheint, ist
bereits erwähnt, wie auch bezüglich über die von Schieck seiner Hypothese
zugrunde gelegte Übertragung des Reizzustandes von einem Auge zum anderen
das Nötige in § 22 gesagt ist.

§ 85. Nachdem wir in § 78 die experimentelle Begründung der Theorie
von Elschnig und die vom experimentellen Standpunkt dagegen erhobenen
Einwendungen ausführlicher besprochen haben, müssen wir nunmehr auf
die klinischen Gesichtspunkte, von denen die Theorie ihren Ausgang nimmt,
etwas näher eingehen, um die dagegen erhobenen Bedenken verständlich
zu machen.

Wie schon ausgeführt, geht Elschnig von der Tatsache aus, daß unter
den Fällen von sogenannter spontaner Iridozyklitis sich ein verhältnismäßig
hoher Prozentsatz befindet, in dem kein ätiologisches Moment aufzufinden
ist. In diesen Fällen fand Elschnig 16 mal vermehrte Indikanausscheidung
im Harn, und diese soll auf eine Autointoxikation hindeuten, welche nach
Elschnig bei der Entstehung der Iridozyklitis eine wichtige Rolle spielt.
Kommt nun eine Überempfindlichkeit der Uvea durch Gewebszerfall zustande, so bildet sich in beiden Augen eine durch bestimmte anatomische
Merkmale gekennzeichnete Entzündung aus. In dieser Überempfindlichkeit
findet die vorhandene somatische Anomalie einen Angriffspunkt.

Es hat diese Anschauung, wie auch v. Hippel (1568) anerkennt, etwas
Bestechendes, weil z. B. das sogenannte Intervall in befriedigender Weise
erklärt wird, indem die Antikörperbildung eine gewisse Zeit erfordert.
Gleichfalls erklärt sie, daß in Augen, die vor Ablauf von 14 Tagen nach
einer Verletzung enukleiert werden, wie Fuchs feststellte, niemals Zeichen

einer sympathisierenden Entzündung gefunden werden, und zwar daraus, daß sich die anaphylaktische Entzündung in beiden Augen ungefähr parallel entwickelt.

Auf Grund dieser Theorie muß auch anerkannt werden, daß eine spontane Iridozyklitis zur sympathischen Ophthalmie führen kann, während es andererseits verständlich ist, daß Elschnig der Existenz einer Neuroretinitis sympathica isolierter Art skeptisch gegenübersteht.

Gegen diese Ausführungen von Elschnig erhebt v. Hippel (1568) schwere Bedenken, indem er zunächst darauf hinweist, daß über die sogenannte Autoanaphylaxie bisher nichts bekannt ist, und daß die gewöhnliche Anaphylaxie keine vorherige Erkrankung des Organismus zur Voraussetzung hat. Wenn Elschnig eine solche zugrunde lege, so tue er dies augenscheinlich deshalb, um es erklärlich zu machen, daß nicht nach jeder perforierenden Verletzung sympathische Ophthalmie auftritt. Es sei ferner nicht verständlich, warum nicht auch bei Aderhautrupturen und Quetschungen der Aderhaut, z. B. durch Schußverletzungen, ferner bei den myopischen Veränderungen, wo doch reichliche Pigmentveränderungen vorhanden sind, eine Resorption in antigener Form stattfindet. Die spontane Iridozyklitis, die doppelseitig auftritt, müsse nach Elschnig eine verschiedene Ursache für beide Augen haben, indem das erste infolge der Autointoxikation, das andere durch die Sensibilisierung erkrankte. Die Annahme Elschnigs, daß in jedem Falle von sympathischer Ophthalmie ein konstitutionelles Moment vorhanden sein müsse, schwebe völlig in der Luft. Daß Indikanurie bei Iridozyklitis häufiger vorkomme, als bei anderen Augenkranken, habe Elschnig nicht erwiesen, und es komme der Indikanurie gar nicht die Bedeutung zu, welche Elschnig ihr zuschreibe, weil diese Grundlage nicht genüge, um daraufhin eine Autointoxikation anzunehmen. Auch die von Elschnig befolgte Therapie, die den Ausbruch der sympathischen Ophthalmie selten machte, habe augenscheinlich rezidivierende spontane Iritiden nicht verhindern können, wie aus dem Material hervorgehe. Aus allen diesen Gründen hält v. Hippel die Elschnigsche Theorie für nicht genügend gestützt.

In der Erwiderung, welche Elschnig (1562a) auf diese Einwände folgen ließ, wird zunächst darauf hingewiesen, daß der bloße Gewebszerfall und die Resorption zerfallener Massen durchaus nicht zur Sensibilisierung genügt, sondern die Theorie verlangt ausdrücklich, daß die Resorption in antigener Form stattfinde. Warum dies stattfindet, wissen wir noch nicht. Jedenfalls ist für die Bildung der Antikörper der jeweilige Zustand des Individuums von Bedeutung, und diese Prädisposition kann z. B. eine Autointoxikation bilden. Da nun wahrscheinlich im kranken Organismus der Eiweißabbau und damit die Antikörperbildung in anderer Weise erfolgt, so erklärt es sich auch, warum trotz häufiger Resorption von Uvealgewebe in antigener Form sich so selten eine sympathische Entzündung einstellt. Vor allen Dingen muß das Pigment erst abgebaut werden, und dadurch unterscheidet es sich wesentlich von den die Anaphylaxie erzeugenden löslichen Serumeiweißkörpern. Die von ihm postulierte Form der anaphylaktischen Entzündung sei etwas anderes als die allgemeine Anaphylaxie. Es gibt eben auch anaphylaktische Uvealreaktionen. Eine weitere Stütze der Theorie bildeten ferner die Untersuchungen von KÜMMELL und von GUILLERY.

Was das Verhältnis zur spontanen Iridozyklitis angeht, so betont ELSCHNIG nochmals die Identität. Gleichzeitige Erkrankung beider Augen spricht für eine konstitutionelle Ursache. Erkranken die Augen nacheinander, dann ist es wahrscheinlich, daß die Erkrankung des zweiten Auges von der des ersten abhängig ist.

Die Autointoxikation, bzw. eine Allgemeinerkrankung sei bei sympathischer Ophthalmie doch öfters nachzuweisen, und es gäbe auch trotz v. HIPPELS Darlegungen eine abakterielle traumatische Iridozyklitis. Auch habe SCHMIDT, auf den sich v. HIPPEL berief, ausdrücklich gesagt, daß in der klinischen Pathologie die Störungen der Darmtätigkeit höher bewertet werden müßten, als es gegenwärtig geschieht. ELSCHNIG führt dann noch mehrere Autoren an, die auf die Beziehungen zwischen Darm- und innerem Stoffwechsel bzw. innere Sekretion hinweisen und hebt nochmals die Bedeutung hervor, welche Dyskrasien für die Entstehung aseptischer Entzündung haben. Die Indikanaausscheidung sei ein wichtiges Erkennungszeichen abnormer Stoffwechselvorgänge. Demgegenüber weist v. HIPPEL (1567) darauf hin, daß die Indikanurie eine physiologische Erscheinung sei. Den Angaben von COLOMBO, daß bei phlyktänulären Prozessen fast regelmäßig Indikanurie bestehe — mein Schüler ARNOLD (1551) fand sie in solchen Fällen in mehr als 50 % —, stellt v. HIPPEL die Ergebnisse seiner Untersuchungen bei verschiedenen Augenkrankheiten entgegen, indem von 416 Fällen nur 16 mal eine positive Reaktion auftrat, und bei 20 Fällen von Iritis nur 2 mal. Auf Grund dieser Untersuchungen leugnet v. HIPPEL die ätiologische Bedeutung vermehrter Indikanausscheidung bei Augenkrankheiten.

Auch STUELP (1546) stellte nach dieser Richtung hin eingehende Untersuchungen an und kommt zu dem Resultate, daß bei 82 Fällen von chronischer und rezidivierender Iridozyklitis 75 mal kein Indikan gefunden wurde. Der Indikanurie könne man höchstens in seltenen Fällen die Rolle zuschreiben, eine schlummernde Entzündung zum Ausbruch zu bringen. Die Anschauung ELSCHNIGS von der Bedeutung und dem Vorkommen der Autointoxikationen sei nicht genügend begründet.

Auch von BROCK (1638) erfuhr die ELSCHNIGsche Lehre Widerspruch. Während ELSCHNIG hervorgehoben hatte, daß die spontane Iridozyklitis sich in bezug auf Doppelseitigkeit des Auftretens und auf Prognose und Ausgang nicht von der sympathischen unterschiede, stellte Brock unter Leitung von Gilbert auf Grund eingehender Untersuchungen an der Münchener Klinik fest, daß unter 186 Fällen spontaner Iridozyklitis sich in bezug auf einseitiges oder doppelseitiges Auftreten keine wesentlichen Differenzen gegenüber der Elschnigschen Statistik zeigten. Wohl aber war das der Fall bezüglich des Ausganges, indem die erstere Form in 21 % der Fälle, die sympathische Entzündung dagegen in 85 % der Fälle Erblindung hervorrief. Auch der Verlauf ist abweichend, indem z. B. Reis in 9 Fällen auf Grund der ersten Attacke Erblindung beobachtete, was bei spontaner Iridozyklitis nicht vorkommt. Aus diesen Gründen hält Brock die beiden Entzündungsformen für wesentlich verschieden, eine Auffassung, der gegenüber Elschnig (1642) betont, daß das Material in Prag und in München nicht vergleichbar sei. Auch weist Elschnig darauf hin, daß auch Meller die sympathische Entzündung als eine der zahlreichen verschiedenen Formen von Uveaerkrankung bezeichnet, die wir bis jetzt unter Bezeichnung der idiopathischen Iridozyklitis führen. Die Prognose der sympatischen Ophthalmie sei im allgemeinen besser, als in der Brockschen Statistik.

Von den neueren Autoren, die sich zu der Elschnigschen Theorie geäußert haben, sei hier noch F. Deutschmann (1514, 1515, 1560) angeführt, der sie nur kurz streift und auf Grund seiner Untersuchungen nicht anerkennen kann.

Reis (1576) findet im Gegensatz zu Elschnig, daß die idiopathische und die sympatbische Form der Entzündung doch wesentlich von einander verschieden seien, und er erblickt in dem histologischen Bilde der sympathisierenden Entzündung geradezu einen Beweis für die Ansiedlung eines spezifischen lebenden Virus.

Guillery (1649), der bekanntlich ebenfalls die abakterielle Entstehung des Leidens annimmt, stellt die Möglichkeit einer anaphylaktischen Entzündung nicht in Abrede, hält aber seine Erklärung für einfacher und die Elschnigsche Theorie noch nicht für genügend bewiesen.

Nachdem schon Gifford (1647) sich gegen die Elschnigsche Theorie ausgesprochen hatte, richtete neuerdings Schieck (1694) einen scharfen Angriff gegen die neue Lehre, allerdings nicht, ohne einige ihrer Vorzüge anzuerkennen. So wird als Vorzug der Elschnigschen Lehre betrachtet, daß sie es erklärt, weshalb die sympathische Ophthalmie nicht vor dem 14. Tage auftritt, weil eben die Antikörperbildung eine gewisse Zeit erfordert, und darin liegt auch die Erklärung für die weitere Tatsache, daß Augen die innerhalb der ersten 14 Tage nach der Verletzung enukleiert werden, niemals die anatomischen Merkmale der sympathisierenden Entzündung erkennen lassen. Es stimmt nach Schieck ferner mit der anaphylaktischen Theorie überein, wenn die Entzündungserscheinungen sich an beiden Augen ungefähr parallel entwickeln.

Dagegen sei vom Standpunkt der experimentellen Anaphylaxie aus der Satz von ELSCHNIG anfechtbar, daß nach Enukleation eine sympathische Ophthalmie nur dann manifest werden kann, wenn sie auch schon am enukleierten Auge anatomisch nachweisbar ist, und daß, wenn dies der Fall ist, der Ausbruch der Erkrankung auf dem anderen Auge mit größter Wahrscheinlichkeit zu erwarten ist.

Wäre dem so, dann wäre es nicht zu verstehen, daß die Enukleation bei rechtzeitiger Ausführung den denkbar besten Schutz gegen die sympathische Ophthalmie gewährt. Von dieser Regel seien nur ganz wenige Ausnahmen bekannt. Wenn man diese Ausnahmen nicht als regelmäßige Erfahrung aufbauscht, sei die ganze ELSCHNIGsche Theorie unhaltbar.

Bei der Resorption eines Antigens sei doch der gesamte Organismus beteiligt, es blieben die Antikörper längere Zeit im Serum enthalten, und es teilte sich das anaphylaktisierende Agens, wie die Experimente von ZADE ergaben, dem Allgemeinorganismus außerordentlich schnell mit. Deshalb kann, wenn Uveapigment in antigener Form in die Blutbahn geraten ist, die Entfernung des verletzten Augapfels nichts mehr nützen, weil die Gefährdung des anderen Auges dadurch in keiner Weise ausgeschaltet wird. Die Schutzwirkung der Enukleation ist nach SCHIECK mit Hilfe der ELSCHNIGschen Theorie nicht zu erklären. Die doppelseitige idiopathische Iritis dürfe nicht, wie ELSCHNIG es getan habe, mit der sympathischen Ophthalmie in einem Atem genannt werden, weil wohl niemand sich entschließen würde, das ersterkrankte Auge zu opfern, um das zweite zu retten.

Zu dieser Beweisführung von SCHIECK möchte ich bemerken, daß die Anzahl der bisher bekannt gewordenen Fälle, bei denen die Schutzwirkung der Enukleation versagt hat, doch wohl so groß ist, daß man sie nicht als Bagatelle abtun kann. Auch muß berücksichtigt werden, daß die Mehrzahl der in Betracht kommenden Augen enukleiert wird, ohne daß überhaupt eine sympathisierende Entzündung vorlag, sei es, daß sie noch nicht zur Entwicklung gekommen war, sei es, daß sie überhaupt ausblieb. In dieser Hinsicht ist doch wohl die Erfahrung von FUCHS sehr lehrreich, welcher aus einer Sammlung über 30 Fälle von typischer sympathisierender Entzündung aussuchte, welche wirklich sämtlich von sympathischer Ophthalmie gefolgt waren.

Schließlich sei noch darauf hingewiesen, daß Verfasser (1573) die bei sympathischer Ophthalmie beobachteten Gehörstörungen analysiert und festgestellt hat, daß sie nicht einer Meningitis, sondern einer Labyrintherkrankung zur Last zu legen sind. Da im Labyrinth Pigment vorhanden ist, so wurde die Frage aufgeworfen, ob nicht im Sinne der ELSCHNIGschen Theorie dieses Pigment, welches dem des Uvealgewebes verwandt ist, beteiligt ist. In demselben Sinne erörtert Cramer (1588) an der Hand eines Falles von Ergrauen der Haare neben einer Hörstörung die Möglichkeit einer anaphylaktischen Entstehung, wobei darauf hingewiesen wird, daß bei Anaphylaxie auch Haarausfall beobachtet wird, wie dies auch in den Fällen von Schirmer und von Kraemer (s. S. 65) zutraf.

Es geht meines Erachtens aus den bisherigen Erfahrungen hervor, daß die sympathisierende Entzündung im großen und ganzen etwas Seltenes darstellt, während die Zahl der enukleierten Fälle unendlich groß ist. Ich kann für meine Person nicht verhehlen, daß ich schon längst bei chronischer posttraumatischer Iridozyklitis, wenn die Operation nach Ablauf der 3. Woche erfolgt, erst nach einigen weiteren Wochen das andere Auge als außer Gefahr befindlich ansehe. Um in dieser Hinsicht vollständige Klarheit zu schaffen, wäre es erforderlich in einem größeren Material ausfindig zu machen, wie oft sympathisierende Entzündung an Augen vorkommt, die wegen Verletzungen nach Ablauf der 3. Woche enukleiert worden sind. Inzwischen hat auch Elschnig (1731) zu diesen Einwenden von Schieck Stellung genommen. Er weist darauf hin, — die Arbeit von Bergmann ist ihm augenscheinlich entgangen —, daß die Anzahl der Fälle, in denen die Erkrankung nach Enukleation des ersterkrankten Auges ausbrach, doch nicht so gering sei und fügt einen neuen selbstbeobachteten Fall und einen weiteren, nach Exenteration aufgetretenen hinzu, die unter 5 Fällen frischer sympathischer Ophthalmie zu verzeichnen waren. Wenn die Erkrankung einige Tage nach der Entfernung des einen Auges eingesetzt, so beruht dies darauf, daß sie in beiden Augen gleichzeitig und gleichartig auftritt, und wenn sie nur selten einige Wochen später erfolgt, so kann dies daran liegen, daß nach Entfernung des Antigenherdes der Immunkörpergehalt im Körper sich rasch vermindert.

Auch Bail (1727) widerspricht den Ausführungen von Schieck und weist darauf hin, daß ein gewisses Minimum von Antikörpern gebildet werden müsse, und die Enukleation bewirke, daß unter Umständen das Minimum an Antigen nicht erreicht werde. Da wir nicht wissen, ob die Uvearesorption in manchen Fällen leichter und ausgiebiger erfolgt, so ist es möglich, daß die sympathische Entzündung zeitliche und graduelle Schwankungen aufweisen kann. Aus den Experimenten mit Kaninchen gehe hervor, daß die Uvea kein sehr wirksames Antigen ist. Schützt die Enukleation nicht, dann ist eben Uvea in verhängnisvoller Form und Menge resorbiert worden. Bail kann daher den Einwand von Schieck, daß die Schutzwirkung der Enukleation die Elschnigsche Theorie zu Fall bringe, nicht gelten lassen.

Fassen wir das Gesagte kurz zusammen, so ergibt sich, daß seit dem Erscheinen der Schirmerschen Bearbeitung vom Jahre 1900 die Lehre von der Pathogenese der sympathischen Ophthalmie verschiedene Wandlungen durchgemacht hat. Die Sicherheit, mit welcher Schirmer die Erkrankung als eine bakterielle hinstellte, ist heute nicht mehr am Platze, nachdem sich gewichtige Stimmen dagegen erhoben haben. Wenn ich mein persönliches Glaubensbekenntnis in dieser Frage ablegen soll, so geht es dahin, daß ich zunächst von jeher der ektogenen Infektion sehr mißtrauisch gegenübergestanden habe, und ich bin durch diese Bearbeitung in der Überzeugung bestärkt worden, daß auch nach Verletzungen und Operationen die endogene Entstehung der Entzündung eine wichtige, wenn nicht die Hauptrolle spielt. Wird sie von Bakterien oder Mikroorganismen verursacht, dann stehen die dadurch hervorgerufenen Veränderungen sowohl anatomisch, als auch was ihren Verlauf und die therapeutische Beeinflussung angeht, der Tuberkulose sehr nahe, womit ich keineswegs die innere Verwandtschaft betonen will. Sind Bakterien nicht im Spiel, dann eröffnet sich auf der von Elschnig, Kümmell und Guillery eingeschlagenen Bahn eine Aussicht, allmählich zu einer befriedigenden Erklärung der Pathogenese zu gelangen.

13. Therapie.

a) Die Behandlung des sympathisch erkrankten Auges.

aa) Allgemeinbehandlung.

§ 86. Wie im § 95 ausgeführt wird, scheint im Laufe der letzten Jahrzehnte die Prognose der sympathischen Erkrankung im allgemeinen eine bessere geworden zu sein, indem die Anzahl der Fälle, in denen von einer Heilung gesprochen werden darf, eine wesentlich größere geworden ist. Einen erheblichen Anteil hieran schreibt Schirmer dem Umstande zu, daß unsere Therapie insofern besser geworden ist, als sie auf. eine Einschränkung der operativen Eingriffe hinausläuft. Nichtsdestoweniger hat es den Anschein, als ob diese Erfolge nicht allein der Unterlassung früher viel geübter Eingriffe, sondern auch neuen bzw. konsequent durchgeführten anderen Behandlungsmethoden zuzuschreiben sind. Von vornherein muß aber hervorgehoben werden, daß die Anzahl der Fälle, die der einzelne Kliniker beobachtet, im allgemeinen eine viel zu kleine ist, um sichere Schlüsse auf die Wirksamkeit dieser oder jener Behandlungsmethode zu gestatten, und daß diese Fälle, was ihre Bösartigkeit oder Gutartigkeit angeht, oft sehr wenig miteinander vergleichbar sind.

Man ist daher bei der Bewertung der Behandlungsmethoden in erster Linie auf eine größere Zahl von Beobachtungen angewiesen, die die Wirksamkeit dieses oder jenes Mittels dartun, und so finden wir in der Tat eine Reihe von Heilmitteln angegeben, die in vielen Fällen Nutzen gestiftet haben sollen.

Bevor wir an die Sichtung dieses Materiales herantreten, sei noch kurz die Frage gestreift, ob und inwieweit das Allgemeinbefinden bei der Behandlung der sympathischen Ophthalmie Berücksichtigung finden muß. Hierüber findet sich nur hier und dort eine Andeutung, daß dieses geschehen soll. Eine brauchbare Statistik, die etwa einen bösartigen Verlauf der Erkrankung bei heruntergekommenen Individuen dartut, liegt nicht vor, und andererseits liegen genügend Beobachtungen vor, daß kräftige und gesunde Arbeiter der völligen Erblindung anheimfallen. Nur bei Bernheimer (1509) finde ich die Angabe, daß »öfters« schwächliche, schlecht genährte Patienten oder lymphatische Kinder von sympathischer Ophthalmie befallen werden. Auch Ziem (1467) glaubt, daß der Allgemeinzustand für die Entstehung des Leidens von Bedeutung sei. Insbesondere sei auf Nasenleiden zu achten, die eine bestehende Entzündung ungünstig beeinflussen könnten. Man wird nicht einmal sagen können, daß im allgemeinen ein kräftiger Organismus über Schädlichkeiten dieser Art leichter Herr wird, als ein geschwächter, um so weniger, als Beobachtungen über Fälle vorliegen, in denen eine sympathische Ophthalmie durch interkurrente fieberhafte, also schwächende Erkrankungen, günstig beeinflußt wurden. Solche Fälle sind von Blumenfeld (1065) nach dem Auftreten eines Erysipels, von Bach (1091) und von Dimmer (1591) nach Angina beschrieben, und ein Fall von Ahlström (1258) ist dadurch bemerkenswert, daß die Besserung jedesmal erhebliche Fortschritte machte, wenn ein fieberhafter Anfall von Malaria vorüber war.

Die Berücksichtigung des Allgemeinbefindens wird daher im allgemeinen nur insofern geschehen müssen, als bei auffallend geschwächter Konstitution ein roborierendes Verfahren am Platze ist. Insbesondere wird dies der Fall sein, wenn die Behandlung mit Blutentziehungen und mit Quecksilber den Organismus etwas mitgenommen hat. Daß früher durch endlosen Aufenthalt der Kranken im verdunkelten Zimmer viel gesündigt worden ist, ist mir nicht zweifelhaft, und ich stimme Schirmer durchaus bei, der nach Ablauf der akuten Entzündungserscheinungen Spaziergänge im Freien gestattet. Wenn er dabei die Augen verbinden läßt, so steht dieses Vorgehen nicht mit den neueren Erfahrungen über Lichtwirkung auf entzündete Augen im Einklang.

Man wird der Ernährung des Kranken die nötige Aufmerksamkeit schenken müssen, für Regulierung des Stuhlganges Sorge tragen, Spirituosen verbieten und den Gebrauch der Augen nach Möglichkeit einschränken, Grundsätze, die für die Behandlung aller Iritiden in Frage kommen. Vor allem wird man auf klinische Behandlung dringen müssen, weil nur auf diese Weise die Beaufsichtigung eine zureichende sein kann und die Durchführung der therapeutischen Maßnahmen gesichert ist. Dadurch werden auch Schädlichkeiten ausgeschaltet, die beim Aufenthalt in der Familie unvermeidlich sind.

Außer diesen allgemeinen Maßnahmen kommen nun für die Behandlung der ausgesprochenen Entzündung eine Reihe von Methoden in Frage, welche nicht lokal, sondern vom Körper aus auf das Auge einzuwirken bestrebt sind, und für alle diese Methoden gilt der Grundsatz, daß die Behandlung sofort aufzunehmen und lange Zeit hindurch energisch durchzuführen ist.

bb) Behandlung mit Medikamenten, Serum und anderen Methoden.

Die Quecksilberbehandlung.

§ 87. Schon seit langer Zeit herrscht bei den Augenärzten Übereinstimmung darüber, daß wir in dem Quecksilber ein wertvolles therapeutisches Hilfsmittel besitzen, und zwar ist es, wie auch bei Iritiden anderweitiger Herkunft, die alte Inunktionskur, die von den meisten Autoren empfohlen wird. Ich selbst habe niemals über die subkutane oder interne Darreichung anderer Quecksilberpräparate Erfahrungen sammeln können, die hier und dort empfohlen wird, und ich würde mich auch nicht entschließen können, intravenöse Einspritzungen zu machen, wie es ABADIE tat, nachdem die Einreibungen versagt hatten. Jedenfalls ist es bezeichnend, daß die alte Methode der Inunktionen bis heute trotz aller Unbequemlichkeiten das Feld behauptet hat.

Für die Behandlung der akut und heftig einsetzenden Entzündungsformen empfielt SCHIRMER (1147) eine akute Merkurialisation durch tägliche Einreibungen von 6—8 g grauer Salbe neben innerlicher Darreichung von Kalomel, verbunden mit Blutentziehungen an der Schläfe. So sehr ich dem ersteren Verfahren in solchen Fällen das Wort rede, so halte ich doch die interne Quecksilberbehandlung für überflüssig, und man wird im allgemeinen mit den Einreibungen von 4 g pro Tag auskommen können.

Sind die akuten Krankheitserscheinungen geschwunden, so kann man die Dosis auf 3 g pro Tag vermindern, und diese Behandlung pflege ich etwa 4 Wochen lang fortzusetzen, um mit einer anderen abzuwechseln. Sobald das Auftreten von Zahnfleischerkrankungen zum Aussetzen des Mittels zwingt, wird ein Salizylpräparat gegeben.

Die Beobachtungen SCHIRMERS, daß beim Aussetzen der Inunktionskur gelegentlich eine Verschlimmerung eintritt, kann ich aus eigener Erfahrung bestätigen.

Außer der warmen Empfehlung der Inunktionskur durch SCHIRMER findet sich in der neueren Literatur noch eine Reihe weiterer Lobpreisungen. Außer den älteren Notizen von HIRSCHBERG (884) und von KRAUSE (536) möchte ich hier die Beobachtungen von MELLINGER (1106), RAMSAY (1282), GRAF (1335), GUMPPER (1074), BOURGEOIS (961) und FRIEBIS (1479) anführen, ferner einen Fall von UHTHOFF (1291), in welchem die Enukleation des verletzten Auges unterlassen und beide Augen wesentlich verbessert wurden. Quecksilberinjektionen wurden u. a. von BAUDRY (1261) empfohlen, während HIRSCH (1716) neuerdings das Embarin, ein Quecksilberpräparat, bevorzugt.

Über die Wirksamkeit des Quecksilbers haben wir einen Anhaltspunkt an der bekannten Statistik der ophthalmologischen Society of the United Kingdom vom Jahre 1886. Wir erfahren daraus, daß von 90 Fällen 50 geheilt wurden, und davon waren 25 mit und 25 ohne Quecksilber behandelt worden. Danach scheint die Wirksamkeit des Mittels für alle Fälle keineswegs bewiesen.

Von verschiedenen Autoren, z. B. von GUMPPER sowie von FRAENKEL (1752) wird angegeben, daß an Wirksamkeit kein anderes Medikament dem Quecksilber gleichkomme. Das Versagen des Mittels in vielen Fällen lasse es jedoch erklärlich erscheinen, daß man immer wieder bestrebt war, anderweitige Behandlungsmethoden anzuwenden, und so finden wir besonders aus neuerer Zeit eine Reihe von Mitteilungen, die

die Behandlung mit Salizylpräparaten

auf das wärmste empfehlen.

Die Mitteilungen von GIFFORD (1131), der zuerst im Jahre 1899 hohe Dosen von Natrium salicylicum empfahl, fanden in den ersten Jahren außer in Amerika kaum Beachtung, so daß der Autor sich veranlaßt sah, im Jahre 1910 (1482) auf diese Frage nochmals zurückzukommen. Zunächst stellte er fest, daß aus Amerika BANE, CAMPBELL, WOOD, WEBSTER und BAKER, aus Deutschland HEUSE (1175) und aus Schweden LINDAHL (1276) und WIDMARK (1427) über günstige Erfahrungen berichteten, und empfiehlt pro 6,5 kg Körpergewicht 1 g Natrium salicylicum bis zu 13 g pro die, durchschnittlich 10 g beim Erwachsenen, zu geben, und zwar 3—6 Tage hintereinander. Nach Aufhören der Entzündungserscheinungen wird jeden 3. Tag ausgesetzt und die Behandlung 2—3 Wochen fortgesetzt, und diese ist auch bei anderweitigen Augenleiden angebracht. Wo das Mittel Magenbeschwerden macht, wird es per rectum gegeben. Das Mittel ist nach GIFFORD erheblich besser, als die Schmierkur. Von 16 Fällen wurden 12 sehr günstig beeinflußt. Man solle deshalb niemals unterlassen, Salizyl anzuwenden, und zwar mit Quecksilber zusammen. Außer VEASAY (1293) und LINDAHL (1275) trat vor allem WIDMARK (1427) für die Anwendung des salizylsauren Natrons ein, mit dem Hinweise, daß in 12 Fällen das Mittel 8 mal außerordentlich günstig gewirkt habe, während in 2 anderen der Erfolg einer Schmierkur verdankt wurde.

Weitere Empfehlungen des Mittels bringen TROELL (1463), NANCE (1494), STRADER (1503), CONNOR (1362), CLARK (1264), SUTPHEN (1288) und FRIEBIS (1479), ferner ALEXANDER (1508), der es ebenso wie HEATH (1601a) und RANDOLPH (1622a) mit der Quecksilberbehandlung zugleich gibt, sowie WELTON (1632). Ebenso erzielte MENDE (1612) bei einem 72jährigen Manne Besserung mit 10 g pro die. Auch BLUE (1673) PEARSON (1691) und ZENTMAYER (1703) sahen gute Resultate, ebenso lobt neuerdings FRAENKEL (1752) die hohen Salizyldosen.

Die Nachteile des salizylsauren Natrons und des Aspirins, speziell die dadurch hervorgerufenen Magenverstimmungen, veranlaßten Stock (1545), ein anderes Salizylpräparat zu versuchen, und zwar das Benzosalin, welches bis zu 20 g pro die, alle 2 Stunden 4 g, gegeben wurde, und nur hin und wieder leichte Verwirrungszustände erzeugte. Die von Stock an zwei Patienten gemachten Erfahrungen kann ich, was die Verträglichkeit angeht, bestätigen. Ich habe das Mittel bereits in einigen Fällen im Anfang der Entzündung mit der Inunktionskur zusammen, später mit ihr abwechselnd gebraucht und den Eindruck gewonnen, daß wir damit eine neue Waffe gegen das verderbliche Leiden gewonnen haben.

Außer Rothholz (1760a) empfiehlt auch Distler (1641) neuerdings das Benzosalin, welches auch in einem Falle von Stargardt (1762) eine günstige Wendung herbeiführte, nachdem Quecksilber und Salvarsan erfolglos geblieben waren, während Gifford (1648) erfolgreiche Versuche mit Atophan und Novatophan gemacht hat, einem Mittel, welches zwar teurer als die Salizylpräparate ist, aber besser als diese vertragen wird. Die Dosis ist dieselbe, wie sie Gifford für Natrium salicylicum empfohlen hat.

Eine andere, ebenfalls nicht spezifische Methode stellt dar

Die Behandlung mit Salvarsan.

Nachdem schon Gifford (1401) im Jahre 1908 die Möglichkeit der Einwirkung von Arsenpräparaten, speziell des Atoxyls, auf die sympathische Ophthalmie erwogen hatte, versuchte Fleischer (1524) 3 Jahre später in 2 Fällen Salvarsaninjektionen, jedoch ohne Erfolg. Auch Flemming (1525) erwähnte in einer Arbeit über die Wirkung von Salvarsan auf das Auge, daß er bei sympathischer Ophthalmie nicht den geringsten Erfolg gesehen habe, und er hält einen Fall von Siegrist, über den Jadassohn (1486a) im Jahre 1910 berichtet hatte, nicht für einwandfrei, weil es sich augenscheinlich um ein luetisches Individuum gehandelt habe. Demgegenüber hebt Siegrist hervor, daß die sympathisierende Entzündung in seinem Falle anatomisch nachgewiesen sei, und es wird ein neuer Fall mitgeteilt, in welchem jede neue Salvarsaninjektion anfänglich von einer vermehrten Reizung, dann aber von entschiedener Besserung gefolgt war. Bei dieser Gelegenheit erwähnt Siegrist, daß zwei Kollegen Salvarsan mit Erfolg angewendet hätten, ferner habe Quint ihm ähnliches mitgeteilt. Auch de Ridder (1541) brauchte das Mittel mit Erfolg, nachdem subkonjunktivale Sublimatinjektionen versagt hatten. Weitere Mitteilungen brachten Coppez (1511), der allerdings nur eine Injektion von Salvarsan machte, und im übrigen Quecksilber, Salizyl, Pilokarpin und Blutentziehungen zur Anwendung brachte, ferner Monolesco (1615) und Calhoun (1585), dem alle anderen Mittel versagt hatten, sowie Browning (1555).

Der letztere Autor ging von der Tatsache aus, daß eine Vermehrung der Lymphozyten, besonders bei Protozoeninfektionen, beobachtet wird, und behandelte 17 Fälle mit dem Resultate, daß das Blutbild sich änderte und das klinische Bild ein besseres wurde. Der Bericht ist ziemlich kurz gehalten, doch ist BROWNING davon überzeugt, daß dem Mittel ein Einfluß zukomme.

Auch CHAILLOUS (1586) berichtet über 2 Fälle, die mit Neosalvarsan erfolgreich behandelt wurden und weist darauf hin, daß man nach der Enukleation des ersten Auges eine prophylaktische Injektion machen solle, ebenso vor Ausführung eines operativen Eingriffes.

Aus der jüngsten Zeit finde ich noch weitere Mitteilungen von STEPHENSON (1664), der nach der Behandlung mit Neosalvarsan noch eine Schmierkur einleitete, ferner von ADAMÜK (1633), der in 2 Fällen von Salvarsan keinerlei Erfolg sah, ebenso versagte das Mittel in den Fällen von ZUNTZ (1705), während LANG (1656a) und HUDSON (1677) eine günstige Wirkung erziehlen und WALDECK (1701) das Mittel sogar als ein Spezifikum betrachtet. RUSS WOOD (1764) und MILLER (1719) berichten wiederum über einen Mißerfolg mit Arsen (welches Präparat?), und STOCKER (1763) erwähnt einen Fall, wo erst nach Fortlassen der Salvarsaninjektionen mit Quecksilber und subkonjunktivalen Injektionen Besserung erzielt wurde, nachdem zwei Salvarsaninjektionen gut vertragen wurden und bei der dritten dichte Glaskörpertrübungen aufgetreten waren.

Behandlung mit Radium.

Hierüber findet sich nur eine kurze Diskussionsbemerkung von WILLIAMS (1296), daß er mit Radium, welches vom Auge sehr gut vertragen würde, ausgezeichnete Erfolge gehabt habe. Trotzdem scheint mir mit diesem für das Auge schwer dosierbaren Mittel Vorsicht geboten.

Die Behandlung mit Elektrokolloiden.

Nachdem schon DE GAMA PINTO (1345) in einigen Fällen Versuche mit Kallargol gemacht hatte, ist die Anwendung dieser Kolloide neuerdings wieder warm empfohlen worden. In einem Briefe aus der Kriegslazarettabteilung des I. bayrischen Armeekorps macht SCHLÖSSER (1663) neuerdings die Bemerkung, daß die ganze sympathische Ophthalmie ihren Schreken verloren habe, seit wir die intravenöse Therapie mit Elektrokolloiden kennen. Auf briefliche Anfrage teilte mir Herr Kollege SCHLÖSSER mit, daß er Elektrargol, Elektokuprol und Elektroselenium versucht habe. Die Präparate seien französischen Ursprungs gewesen (von CLIN), es gäbe aber auch ein deutsches Präparat, Elektrokollargol, von dem er nicht wisse, ob es gleichwertig sei. Mit Elektrargol könne man mit Sicherheit bei intravenöser Einspritzung jede sympathische Ophthalmie zum Stillstand und nach

4—8 Einspritzungen auch zur Abheilung bringen. Rezidive habe er nicht mehr gesehen und von der Enukleation sympathisierender Augen Abstand nehmen können.

In einer weiteren brieflichen Mitteilung teilte mir Herr Kollege Schlösser mit, daß er schon seit 1 Jahr in seiner Klinik schwere Fälle von exsudativer Chorioiditis mit Erfolg durch intramuskuläre Einspritzungen von Kollargol behandelt habe, besonders bei sympathischer Ophthalmie habe sich das Mittel bewährt, und diese Wirkung beruhe wohl kaum auf einer Argentumwirkung, weil auch Elektrokuprol und Elektroselenium eine ähnliche Wirkung zeigten. Bei dieser Gelegenheit gibt Schlösser nochmals seiner Überzeugung Ausdruck, daß durch intravenöse und intramuskuläre Einspritzungen eine jede sympathische Ophthalmie vollständig geheilt werden könne. Wichtig sei auch die prophylaktische Anwendung bei Augenverletzungen. Schlösser sowohl wie andere Kollegen hätten dieses Mittel im Felde mit Erfolg angewendet. Es ist verständlich, wenn Schieck (1722) der Befürchtung Ausdruck gibt, daß auf diese Weise Augen erhalten würden, welche später eine sympathische Entzündung auszulösen imstande sind. Diese Warnung ist sicherlich berechtigt, bis ausreichende Erfahrungen über dieses Mittel vorliegen. Wenn aber ein so geschätzter Praktiker wie Schlösser sich in dieser Weise über die Wirksamkeit des neuen Mittels äußert, so erwächst uns meines Erachtens die Verpflichtung, ebenfalls damit Versuche zu machen, und so habe ich in 3 Fällen von sympathischer Ophthalmie das Mittel intramuskulär verabreicht. (Genaueres findet sich in der Dissertation von Herrmann [1715].)

In dem ersten Falle trat schon nach der ersten Injektion eine ganz auffallende Besserung ein, und es konnte der Patient mit gänzlich reizfreiem Auge entlassen werden. Es hat die Heilung bis jetzt angehalten, nachdem nahezu 2 Jahre verflossen sind. Die anatomische Untersuchung des enukleierten Auges ergab die typischen Merkmale der sympathisierenden Entzündung.

Im zweiten Falle wurde das Kollargol nicht konsequent genug angewendet und es gelangte auch noch Quecksilber zur Anwendung. Es erfolgte jedoch nach einer Injektion von Kollargol eine ganz auffallende, wenn auch vorübergehende Besserung.

Der dritte, von Herrmann erwähnte Fall muß ausscheiden, weil hier bei der nachträglichen Untersuchung des geschrumpften Augapfels nur eine leichte zellige Infiltration des Optikus und auch an einzelnen Stellen der Aderhaut sich fand, die nicht mit Sicherheit als der Ausdruck der sympathisierenden Entzündung angesprochen werden kann, wie auch in diesem Falle eine Perforation nicht vorausgegangen war. Es handelt sich hier wohl um eine ablaufende spontane Iridozyklitis.

Auch in dem vierten Falle, in dem es sich gleichfalls um eine perforiertes Hornhautgeschwür bei Phthisis bulbi handelte, fand sich eine auffallend günstige Wirkung des Mittels bei typischer sympathischer Iridochorioiditis. Ferner wurde festgestellt, daß bei einigen schweren Verletzungen des Auges, bei denen die Wunde den Ziliarkörper durchsetzte, bei prophylaktischen Kollargoleinspritzungen die Heilung eine überraschend günstige war. Die in der Dissertation meines Schülers Herrmann mitgeteilten Erfahrungen sind mittlerweile in anderen Fällen noch bestätigt worden, so daß ich in meiner Klinik bei schweren perforierenden Verletzungen, sowie bei spontanen Iritiden unbekannter Herkunft das Kollargol zur Anwendung bringe. Wenn ich auch jetzt keineswegs an Hand dieser Erfahrungen dem Urteil Schlössers beitreten möchte, weil ich erst weitere Erfahrungen sammeln will, so kann doch andererseits dieses Mittel sowohl bei intramuskulärer wie bei intravenöser Verabreichung als ein durchaus unschädliches bezeichnet werden, welches bei Erwachsenen und Kindern unbedenklich angewendet werden kann, und so sind weitere Versuche mit dem Mittel in prophylaktischer und therapeutischer Hinsicht geboten.

In einem neueren Falle von Wessely (1744) versagte das Mittel. Auch Best (1749), der im übrigen von der prophylaktischen Anwendung des Elektrokollargols ausgiebigen Gebrauch machte, gibt an, daß ihm ein ungünstig verlaufener Fall von sympathischer Ophthalmie bekannt geworden sei. Er selbst habe keinen solchen beobachtet. Gilbert äußert sich in der Diskussion zu dem Vortrage von Best dahin, daß das Mittel kein sicheres Prophylaktikum sei und die wirksamste Prophylaxe, die Enukleation, erschwere, weil man dem Mittel zu großes Lob gespendet habe. Kramer dagegen sah einen günstig verlaufenen Fall von seröser Uveïtis sympathica, während Hertel in einem Falle keinen Erfolg hatte.

Versuche mit Augenextrakten und mit Serum.

Einen sehr eigenartigen organtherapeutischen Versuch unternahm Dor (1045), nachdem bei einem schweren Falle andere Behandlungsmethoden versagt hatten. Von dem Gedanken ausgehend, daß die Epithelien der Ziliarfortsätze chemische Stoffe enthalten, die Fibrin und Eiweiß zurückhalten und in kranken Augen fehlen, träufelte er ein Ziliarkörperextrakt aus Ochsenaugen in den Bindehautsack ein oder injizierte die Lösung unter die Bindehaut. Über den Erfolg der Behandlung habe ich Notizen nicht finden können. Einen Nachahmer hat das Verfahren bisher nur in Heckel (1530) gefunden, der auf diese Weise 2 Fälle erfolglos behandelte.

Bei dem Umsichgreifen der Serumtherapie konnte es nicht fehlen, daß auch auf dem Gebiete der sympathischen Ophthalmie Versuche gemacht wurden. Der erste rührt her von Gasparrini (1428), der in einem Falle von Neuritis optica, deren sympathische Natur mir sehr zweifelhaft erscheint, weil das erste Auge atrophisch, aber reizlos war, in der Bindehaut Diphtheriebazillen fand und nun in der Annahme, daß entsprechend seinen

Tierversuchen die Bazillen auf dem Optikuswege zum anderen Auge wanderten, eine Injektion von Diphtherieheilserum machte. Der Aufforderung zu weiteren therapeutischen Versuchen dieser Art ist meines Wissens nicht Folge geleistet worden, augenscheinlich deshalb, weil die Migrationstheorie inzwischen sehr an Boden verloren hatte.

Von ganz anderen Gesichtspunkten ging ZUR NEDDEN (1316) aus, nachdem er mit dem Blute von Patienten, die an sympathischer Ophthalmie erkrankt waren, bei Kaninchen schwere Veränderungen im Augeninnern erzeugt hatte. Er entnahm einer an sympathischer Ophthalmie kurz zuvor erblindeten Patientin 20 ccm Serum und spritzte dieses einer anderen Patientin ein, die seit 12 Wochen an der Entzündung litt. Der Erfolg war überraschend, indem schon vom 2. Tage ab die Entzündungserscheinungen sehr schnell nachließen, und ZUR NEDDEN nimmt an, daß hier Antikörper im Spiele gewesen seien.

Diese von ZUR NEDDEN gegebene Anregung wurde von BRONS (1329) bei torpiden Fällen von sympathischer Ophthalmie befolgt, jedoch ohne jeden Erfolg, während DERBY (1559) in einem vorher mit Salizyl und Quecksilber erfolglos behandelten Falle Besserung beobachtet haben will. Er fügt hinzu, daß in anderen Fällen, wo die »verschiedensten Sera« verwendet wurden (vgl. Referat Zentralbl. f. Augenheilk., 1912, S. 20) ein unzweideutiger Erfolg ausgeblieben sei, und CLAIBORNE machte in der Diskussion die Mitteilung, daß er vor mehreren Jahren Versuche dieser Art ohne jeden Erfolg angestellt habe.

Etwas ermutigender lauten die Mitteilungen über die Anwendung des Tuberkulins. So berichtete zuerst BERNHEIMER (1509) über den günstigen Verlauf eines Falles bei einem schwächlichen Mädchen, bei dem die Reaktion mit Alttuberkulin positiv ausfiel und die Behandlung mit Bazillenemulsion bald nach Ausbruch der schweren Iridozyklitis eingeleitet wurde. BERNHEIMER glaubt, daß durch das Tuberkulin auch andere, nicht spezifische Antikörper freigemacht und eine vermehrte Phagozytose herbeigeführt wird. Ähnliche Erfahrungen machte ZIRM (1583) bei einem schweren, durch Quecksilber gar nicht beeinflußten Falle, ferner STOEWER (1627) in einem Falle, der höchst wahrscheinlich als sympathische Entzündung zu deuten war, während in einem zweiten Verdacht auf Iritis tuberculosa vorlag. Von Interesse ist auch die Mitteilung von BERNEAUD (1636), daß nach erfolgter Behandlung mit Quecksilber und Benzosalin die Tuberkulinkur Besserung herbeiführte, und zwar nach jeder Temperatursteigerung. Mit erfolgter Heilung wurde die früher positive ABDERHALDENsche Reaktion negativ. Auch NORMAN (1687) berichtet über einen günstig verlaufenen Fall. Während RUSS WOOD (1764) in 2 Fällen keinen Erfolg sah.

Weitere Versuche müssen abgewartet werden, ehe man die Frage, ob hier eine zufällige Erscheinung vorliegt, beantworten kann. Nach dieser

Richtung hin ist ein Fall von Kraupa (laut schriftlicher Mitteilung) interessant, der einen Fall mit Tuberkulin behandelte, bei dem 2 Tage nach Exenteration die sympathische Ophthalmie ausgebrochen war. Ich setze voraus, daß es sich um eine frische Verletzung und demgemäß nur um eine »vermeintliche sympathische Ophthalmie gehandelt hat.

Wie ich einem kurzen Referat entnehme, hat Darling (1750) das Leiden mit Typhusserum zu beeinflussen gesucht. Mit welchem Erfolg, wird nicht gesagt. Neuerdings empfiehlt Mayweg (1758) das Diphtherieserum, welches ihm auch bei anderweitigen Entzündungen gute Dienste leistete. Es handelt sich hier wohl um die Wirkung einer parenteralen Eiweißzufuhr, die neuerdings auf dem Wege der Milchinjektionen vielfach versucht wurde. Bei sympathischer Ophthalmie versuchte sie Berneaud (1748) in 2 Fällen ohne Erfolg, während in einem dritten Falle eine beginnende Entzündung anscheinend mit gutem Erfolge behandelt wurde, indem die Beschläge der Kornea verschwanden. Dasselbe war der Fall, als die Entzündung nach 3 Monaten rezidivierte.

Sonstige Behandlungsmethoden nicht lokaler Art.

Von anderweitigen Medikamenten, die gegen die sympathische Entzündung Verwendung gefunden haben, seien hier noch das Jod erwähnt, welches auch hier wie gegen andere Entzündungen früher oft zum Zwecke der Resorption von Exsudaten gebraucht wurde, und das Chinin, mit welchem z. B. Pagenstecher (77) Rezidive zu verhüten suchte.

Alle diese medikamentösen Behandlungsmethoden sind gelegentlich mit einigen anderen Maßnahmen kombiniert worden, auf die man besonders in früherer Zeit großen Wert legte. Hierher gehört vor allem die Schwitzkur, die ich ebenso wie Schirmer (1147) in milder Form, etwa alle 3—4 Tage, bei kräftigen Leuten anwende, ohne daß ich Pilokarpin zu Hilfe nehme. Es genügt nach meinen Erfahrungen vollständig, etwa $^1/_4$ Stunde lang reichlich in einem Schwitzapparate schwitzen zu lassen. Die ausgiebigere Anwendung greift den Organismus meistens über Gebühr an.

Eine große Rolle spielten in früherer Zeit die Blutentziehungen an der Schläfe, und ich kenne bei einer akuten Iritis mit heftigen Schmerzen auch heute noch kein Mittel, welches rascher Erleichterung schafft. Aus diesem Grunde lasse ich drei Blutegel setzen, wenn die sympathische Iritis sehr heftig einsetzt.

Auch Eversbusch (1435a) lobte die Blutentziehungen sehr. Nur finde ich das von ihm gewählte Beispiel nicht gerade günstig, indem nach Entfernung einer Nasenmuschelschwellung zwar eine reichliche Blutung, sehr bald aber ein Rezidiv der sympathischen Erkrankung auftrat.

Die Besserung, welche Komoto (1487) durch Exstirpation des Orbitalgewebes der anderen Seite erzielte, wird von Gilbert (1483) mit einer

Entlastung des orbitalen Kreislaufes erklärt, auf die Eversbusch großes Gewicht legte.

Zu diesen Maßnahmen gesellte sich früher noch die Dunkelkur, welche besonders von Hirschberg (1196) und neuerdings noch von Derrick (1196) gelobt wurde. Ich selbst habe seit längeren Jahren gänzlich davon abgesehen und begnüge mich mit der Verordnung einer Dunkelbrille und dem Tragenlassen eines Schutzverbandes, und ich stimme ganz mit da Gama Pinto (1345) überein, wenn er die Dunkelkur aus dem Grunde ablehnt, weil die Patienten in ihrem Allgemeinbefinden zu sehr herunterkommen.

Schließlich sei noch erwähnt, daß zur Nedden (1316) mit der Bierschen Stauung in einem seiner Fälle keinen Erfolg sah.

Überblickt man die Resultate dieser verschiedenen allgemeinen Behandlungsmethoden in ihrer Gesamtheit, so steht das Quecksilber immer noch unbestritten an erster Stelle, solange noch über die Behandlung mit Kolloiden keine weiteren Erfahrungen vorliegen. Im Einzelfalle muß man jedoch mit der Wertschätzung der einzelnen Mittel sehr vorsichtig sein, weil einzelne Fälle auch ohne Behandlung ausheilen. In dieser Beziehung ist ein Fall von Natanson (1183) sehr lehrreich, der vergeblich mit Quecksilber einen Patienten behandelte, der sich dann der Behandlung entzog und trotzdem besser wurde.

cc) Die lokale Behandlung.

§ 88. Jede sympathische Entzündung erfordert die Anwendung einiger lokaler Mittel, die für die Behandlung einer jeden Iritis, gleichgültig welcher Herkunft, unentbehrlich sind. In erster Linie gehören hierher die pupillenerweiternden Mittel, die zu dem Zwecke eingeträufelt werden, um bereits vorhandene hintere Synechien zu lösen und weitere zu verhüten. Die gebräuchlichsten sind das Atropin in 1%iger und das Skopolamin in $1/5\%$iger Lösung. Wegen der bekannten Nachteile, die der länger dauernde Gebrauch des Atropins mit sich bringt, ziehe ich das Skopolamin vor und wechsele gelegentlich, wie auch sonst bei Iritis, mit beiden Mitteln ab. Im allgemeinen bediene ich mich der Lösungen, und nur dort, wo eine rasche, intensive Wirkung entfaltet werden soll, wird das Skopolamin in Salbenform gegeben.

Die auf diese Weise erzielte Pupillenerweiterung ist bekanntlich ein guter Indikator für die Schwere der Erkrankung. Bleibt die Pupille bei mäßigen Dosen weit, so ist dies im allgemeinen als ein günstiges Zeichen aufzufassen. Nur muß man stets darauf gefaßt sein, daß ein schleichend einsetzendes Rezidiv die Iris in ihrer retrahierten Form fixieren kann, und es muß die Anwendung des Mydriatikums noch wochenlang nach Abklingen aller Reizerscheinungen fortgesetzt werden.

Sind bei schwereren Fällen flächenhafte Verwachsungen zwischen Iris und Linsenkapsel oder zirkuläre hintere Synechien durch ein dichtes Pupillarexsudat entstanden, so nützt die weitere Anwendung der Mydriatika nicht viel mehr. Ich pflege sie jedoch unter allen Umständen fortzusetzen, weil beim Nachlassen der Entzündungserscheinungen auf diese Weise gelegentlich noch eine kleine Lücke zu erzielen ist. Schwieriger wird die Sache, wenn der Pupillarabschluß zu einem Sekundärglaukom zu führen droht oder gar schon geführt hat. Hier nützt die Anwendung der Miotika nur wenig, weil der Kammerwinkel sehr häufig mit Entzündungsprodukten durchsetzt und insbesondere das Kammerwasser sehr fibrinreich ist, und man kann höchstens durch die Zerrung am Irisgewebe Schaden stiften. Aus diesem Grunde habe ich die Mydriatika in mäßiger Dosis beibehalten, wie dies auch Schirmer empfiehlt. Im übrigen ist der Verlauf dieser Sekundärglaukome unberechenbar, indem die deletärsten Fälle anderen mit günstigem Ausgang gegenüberstehen.

Unterstützt wird die Wirkung der Mydriatika durch feuchtwarme Umschläge, die ich 5 mal täglich je $^1/_4$ Stunde lang im Liegen auf die leicht geschlossenen Augenlider applizieren lasse. Zusätze von Medikamenten sind hierbei durchaus entbehrlich. Feuchtwarme Dauerumschläge werden hier und dort angenehm empfunden; jedenfalls benutze ich sie nur in Ausnahmefällen, weil ich die Erfahrung gemacht habe, daß danach das betreffende Auge öfters sehr empfindlich wird.

Besonders von französischen Autoren wurden die subkonjunktivalen Injektionen bei der Behandlung der sympathischen Ophthalmie empfohlen und es gibt wohl kaum einen Augenarzt, der diese Behandlungsmethode als solche missen möchte. Nur ist man im Laufe der Zeit mehr und mehr davon abgekommen, dem Vorschlage von Abadie (828), Darier (1012) u. a. gemäß, die Sublimatinjektionen anzuwenden, die neuerdings von Jones (1366) und von Nobbe (1372), vor allem aber von Darier (1474) empfohlen werden, der früher auch mit Quecksilberoxyzyanid gute Erfolge gesehen haben will.

Es liegt dies daran, daß man in letzter Zeit mehr und mehr Zweifel in die infektiöse Natur der sympathischen Ophthalmie gesetzt hat, nicht zum wenigsten aber auch an dem Umstande, daß es bisher nicht gelungen ist, im Inneren des Auges Quecksilber nachzuweisen. Es sind daher viele Augenärzte zu den subkonjunktivalen Kochsalzinjektionen übergegangen, die nach den bekannten Untersuchungen von Mellinger eine Anregung der Lymphzirkulation bewirken. Ich selbst wende bei der sympathischen Ophthalmie im Entzündungsstadium die subkonjunktivalen Injektionen überhaupt nicht an und bediene mich ihrer nur dann, wenn es sich um die Aufhellung von Glaskörpertrübungen oder um die Beeinflußung chorioiditischer älterer Herde im entzündungsfreien Auge handelt. Es scheint mir bedenklich, an so empfindlichen Organen stärkere Hyperämien hervorzurufen, und ich habe auch bei anderen Augenentzündungen niemals solche Erfolge gesehen, wie sie die französischen Autoren beschreiben. Wenn z. B. ZOSSENHEIM (998) in einem schweren Falle eine erhebliche Besserung des Sehvermögens erzielte, so beweist dieser Einzelfall im Hinblick auf die bekannten Spontanheilungen gar nichts. Auch WEIGELIN (1669) empfiehl neuerdings wieder die Kochsalzinjektionen.

Aus demselben Grunde, der mich abhält, bei akuten Entzündungen Injektionen zu machen, vermeide ich auch das zur Behandlung der Iritis gelegentlich empfohlene Dionin.

dd) Die operative Behandlung des sympathisch erkrankten Auges.

§ 89. Die Darstellung, welche SCHIRMER in der II. Auflage dieses Handbuches von der operativen Behandlung des sympathisch erkrankten Auges gibt, ist, von geringen Einzelheiten abgesehen, auch heute noch zutreffend, so daß ich im wesentlichen auf diese Darstellung verweisen und mich darauf beschränken will, einige Ergänzungen hinzuzufügen.

Die Bestrebungen der früheren Zeit gingen, vor allem auf die Empfehlung von ALBRECHT V. GRAEFE (41), dahin, die bestehende Entzündung durch eine möglichst frühzeitige breite Iridektomie zu bekämpfen, und in der Tat konnte SCHIRMER (1147) (S. 152) einige Fälle anführen, in denen eine günstige Beeinflußung des Leidens erzielt wurde, z. B. die von MÜLLER, RÉCLUS und einige von NETTLESHIP. Mit Recht hebt jedoch SCHIRMER hervor, daß diese Fälle an Zahl zu gering sind, um die Erfahrung zu erschüttern, daß in der überwiegenden Mehrzahl der Fälle der operative Eingriff im Stadium der floriden Entzündung eine Steigerung der entzündlichen Exsudation herbeiführt, und hierfür bringt SCHIRMER einige beweisende Krankengeschichten. Es ist daher diese sogenannte antiphlogistische Iridektomie in neuerer Zeit gänzlich verlassen worden.

Es gilt diese Warnung jedoch nicht nur dem frühzeitigen Eingriffe. Auch später vorgenommene Iridektomien, die in die Zeit eines völlig entzündungsfreien Intervalles fallen, können von einem Wiederaufflackern der Entzündungserscheinungen gefolgt sein, und hierin liegt eine große Gefahr, wenn man aus der Indikation einer Drucksteigerung heraus zu operieren genötigt ist oder der Drucksteigerung bei bestehenden Zirkulationshindernissen vorbeugen will. Gelingt es, bei einer Iridektomie in solchen Fällen ein breites Stück Iris zu entfernen, so kann in der Tat der Druck normalisiert oder die Drucksteigerung verhütet werden. Mit Recht hebt jedoch SCHIRMER hervor, daß man diesen Erfolg nur dann erwarten darf, wenn zirkuläre Synechien vorliegen und keine infiltrierende Entzündung im Bereiche des Kammerwinkels besteht, und bei der Synechienbildung muß man wiederum strenge zwischen der ringförmigen und der flächenhaften Synechienbildung unterscheiden. Im letzteren Falle sind die erzielten Öffnungen zu klein und außerdem werden sie bald wieder durch Exsudat verlegt, so daß nach SCHIRMER die Iridektomie in derartigen Fällen stets erfolglos war.

Bestehen dagegen ringförmige Synechien ohne Flächenverklebung, so muß man zwar auch hier stets darauf gefaßt sein, daß neue Exsudatbildung das Kolobom wieder verlegt. Immerhin gelingt es öfters, eine genügende Öffnung zu erzielen, und die Chancen für diesen Erfolg steigen um so mehr, je weniger ausgesprochen die entzündlichen Erscheinungen sind, weshalb der Eingriff nach Möglichkeit hinauszuschieben ist.

Erscheint ein solcher unerläßlich, weil die Drucksteigerung mit zu starken Schmerzen einhergeht, oder die Erblindung droht, so wird man, wenn z. B. eine Parazentese oder eine Sklerotomie erfolglos geblieben ist, mit der Iridektomie nicht zögern dürfen.

Bei den flächenhaften Synechien empfielt SCHIRMER (1147) unter allen Umständen mit der Sklerotomie auszukommen. In einem schweren Falle aus meiner Klinik, den BRÄUTIGAM (1553) veröffentlichte, war die vordere Kammer völlig aufgehoben, der Schmerz enorm und das Auge steinhart, weshalb ich mich zu dem erfolglosen Versuch einer Iridektomie entschließen mußte.

Über die Erfolge der Sklerotomie bringt SCHIRMER (1147) einige Beispiele, und diese Operation hat mit der Parazentese das gemeinsam, daß sie die Entzündung bei weitem nicht in dem Maße anfacht, wie die Iridektomie, und es scheint in der Tat, worauf HIRSCHBERG (1137) hingewiesen hat, das Anfassen der Iris mit der Pinzette das Schädliche zu sein. Vorkommenden Falles würde ich mich bei starker Verbuckelung der Iris auch der von FUCHS empfohlenen Tranfixion bedienen, ehe ich eine Iridektomie wagte.

Die Iridektomie kommt am sympathisch erkrankten Auge weiterhin in Betracht, wenn es gilt, die optischen Verhältnisse zu verbessern. Voraussetzung für die Vornahme des Eingriffes ist, daß das Auge schon seit Monaten frei von Entzündungserscheinungen ist, und es kommen hauptsächlich solche Fälle in Frage, in denen die Pupille durch Exsudat völlig verlegt ist, ohne daß eine Flächensynechie besteht. Faßt man in solchen Fällen die Iris etwas entfernt vom Pupillarrande mit der Pinzette, um keine traumatische Katarakt zu erzeugen, und zieht die Iris langsam und vorsichtig heraus, so gelingt es in der Tat, oft ein befriedigendes Kolobom zu erzielen.

Auch bei flächenhaften Synechien kann man nach Ablauf der Entzündung eine Iridektomie versuchen, wenn man auch darauf gefaßt sein muß, daß man die Entzündung und damit die Exudation wieder anfacht, welche die kleinen Öffnungen der Iris wieder verlegt, und der optische Effekt wird auch beeinträchtigt, wenn in der Lücke Pigment auf der Linsenkapsel haften geblieben ist. Mit Recht hebt jedoch SCHIRMER hervor, daß man mit der Operation nicht allzu ängstlich zu sein braucht, weil bei einer

Schädigung der Linsenkapsel und im Falle des Mißlingens der Iridektomie
die klare Linse extrahiert werden kann und muß.

Für die Extraktion der Linse, die sich im Verlaufe einer sympathischen Ophthalmie sehr häufig trübt, kommen folgende Regeln in Frage.
Mehr noch als bei der Iridektomie ist mit üblen Folgen der Operation zu
rechnen, die zu einem Wiederaufflackern der Entzündung Veranlassung geben
und durch starke Blutungen das Resultut gefährden kann. Vor allen Dingen
ist auch mit der Möglichkeit zu rechnen, daß ein Auge, welches langdauernde
Entzündungen durchgemacht hat, auf größere Eingriffe auch ohne daß eine
Infektion eintritt, mit einer Schrumpfung antworten kann, und deshalb ist
die Extraktion der Linse ein Eingriff, der zwar eine erhebliche Besserung
des Sehvermögens schaffen, aber auch vom totalen Verlust des Auges gefolgt sein kann. Unterläßt man den Eingriff, so ist mitunter eine spontane
Besserung zu verzeichnen, wie besonders aus einem von LAQUEUR (973)
mitgeteilten Falle hervorgeht. Jedenfalls soll der Eingriff so lange wie
möglich hinausgeschoben werden, weil dann die Aussichten bessere sind.
Daß frühzeitige Eingriffe das Auge nur gefährden bzw. zu Grunde richten
können, dafür bringt SCHIRMER (1147) zwei lehrreiche Beispiele.

Indiziert ist nach SCHIRMER die Extraktion der getrübten oder der
klaren Linse, wenn der eventuell nach längerer Zeit zu wiederholende Versuch einer Iridektomie erfolglos geblieben ist, und er empfiehlt, möglichst
eine breite präparatorische Iridektomie vorauszuschicken, und wenn darnach
erneute Exsudatbildung das Kolobom verkleinert, bei der Extraktion an der
gegenüberliegenden Stelle ein Kolobom anzulegen, um für später nötig
werdende Nachstaroperationen einen größeren Raum zu gewinnen. Bei
diesen sind die Zerrungen möglichst zu vermeiden, wie auch für ausgiebige
Entfernung der Starreste Sorge zu tragen ist, weil diese mit neuen Exsu-
dationen sehr dicke Schwarten bilden.

Handelt es sich um eine flächenhafte Synechie, bei der ein Pupillarexsudat das optische Hindernis bildet und eine Iridektomie unmöglich ist,
so darf man sich vor einer Entfernung der klaren Linse um so weniger
scheuen, als durch ALBRECHT V. GRAEFE (116) nachgewiesen ist, daß dadurch
die Ernährungsverhältnisse des ganzen Auges gebessert werden, derart, daß
ein besserer Tonus des Auges mit einer Abnahme der Entzündungserscheinungen Hand in Hand geht. Aus diesem Grunde kann die Operation
auch noch an Augen versucht werden, deren Kornea flach geworden und
deren Spannung erheblich herabgesetzt ist.

Die Methoden für die Extraktion, die nur bei solchen Linsen vorzunehmen ist, in denen eine Kernbildung, also bei älteren Leuten, zu ver-
muten ist, haben darauf Rücksicht zu nehmen, daß die enge vordere Kammer
ein Hindernis für den gewöhnlichen Starschnitt bildet. Deshalb schlug
WENZEL (6) vor, das Messer gleich durch Iris und Linse hindurchzustechen,

erst die Linse zu entfernen nnd dann aus der Iris und Kapselschwarte mit der Scherenpinzette durch zwei konvergierende Schnitte ein dreieckiges Stück zu exzidieren. Bessert sich der Tonus des Auges, so kann bei erneuter Verlegung des Koloboms durch Blut und Exsudat später eine neue Iridektomie versucht werden.

Handelt es sich um weiche Stare jugendlicher Individuen, so kann man auch auf andere Weise vorgehen. So empfahl Critchett (526) und später Story (892) mit Diszissionsnadeln eine größere Kapselöffnung herzustellen, und diesen Eingriff zu wiederholen, bis die Linse gewissermaßen durchbohrt ist. Trotz der günstigen Resultate, welche die genannten Autoren mit der Methode hatten, — auch de Schweinitz (1150) berichtet über eine ähnliche Erfahrung — glaubt Schirmer (1147), daß die spontane Resorption der Linsenmassen an das Auge zu große Anforderungen stelle. Daß die Linsenquellung die Gefahr der Drucksteigerung heraufbeschwört, lehrte eine Erfahrung von Gutmann (615), und Hirschberg (1104, 1176) macht nachdrücklich auf diesen Nachteil der Critchettschen Operation aufmerksam, die er deshalb durch ein anderes Verfahren ersetzte.

Es wird mit einer verkleinerten Kapselpinzette die Kapselschwarte extrahiert; dann werden die Linsenmassen möglichst entleert und später wird eine Nachstaroperation vorgenommen. Großen Wert legt Hirschberg darauf, daß bei dem ersten Haupteingriffe die Iris nicht berührt wird. Später kann unter Umständen eine Iridektomie vorgenommen werden. Die Bedenken Schirmers, daß es nicht immer gelingen würde, die Kapselschwarte von der Iris zu lösen, und die Linsenmassen durch die enge Öffnung zu entleeren, teilt Hirschberg auf Grund seiner Erfahrungen nicht, und auch in zwei weiteren Fällen leistete ihm das Verfahren gute Dienste.

Im großen und ganzen läßt sich feststellen, daß die Aussichten für ein an sympathischer Ophthalmie erblindetes Auge in manchen Fällen durchaus nicht so trostlos sind, als man nach dem klinischen Bilde ververmuten sollte, und wenn man sich an die Regel hält, operative Eingriffe hinauszuschieben, wofür neuerdings auch Ramsay (1282) und Sauvineau (1417) eintreten, so wird man gelegentlich mit wiederholten Eingriffen Erfolge erzielen können, wo man es nicht erwarten sollte. Charakteristische Fälle dieser Art beschreiben z. B. Wilson (1116a), Neuburger (1184), ferner Browne und Stephenson (1262).

Ich selbst habe kürzlich eine Katarakt bei einem Manne mit gutem Erfolge operiert, der im Jahre 1900 von Axenfeld an einer sehr schweren Form der sympathischen Ophthalmie behandelt worden war. Aus der Krankengeschichte ersehe ich, daß neben hartnäckigen Tensionssteigerungen auch eine unsichere Projektion vorlag. Trotzdem ist der Patient mit einer Sehschärfe von $5/12$ jahrelang arbeitsfähig geblieben, bis er von der Katarakt befallen wurde. Es zeigt diese Beobachtung, daß nach so langer Zeit der Eingriff der Extraktion

von keinerlei Reizung gefolgt zu sein braucht. In einem kürzlich von Reissmann (1760) publizierten Falle extrahierte ich mit Erfolg eine verkreidete Katarakt
mit der Kapselpinzette in einzelnen Stücken.

Andererseits ist zu bemerken, daß derartige Augen trotz erfolgreich
durchgeführter Extraktion noch sehr labil bleiben können. Ein lehrreiches
Beispiel ist der Fall von Hirschberg (1753), der 20 Jahre hindurch beobachtet
werden konnte, wo später bandförmige Hornhauttrübung und noch später
nach einer leichten Kontusion Phthisis bulbi auftrat.

Alle diese Erfahrungen stehen in direktem Widerspruch zu den Ansichten von Berghetti (1389), der einer möglichst weitgehenden operativen
Therapie das Wort redet. Mit Recht zweifelt Brons die sympathische
Natur des Leidens an, welches zu mehreren Eingriffen Veranlassung gegeben
hatte.

Nur in seltenen Fällen wird man genötigt, das sympathisch erkrankte
Auge zu enukleieren, weshalb das Material zu anatomischen Untersuchungen
relativ spärlich fließt. Es sind dies die Fälle von andauernden Schmerzen
infolge von Drucksteigerung, die wegen aufgehobener vorderer Kammer
operativ nicht zu beeinflussen sind. Ein charakteristischer derartiger Fall
ist von Bräutigam (1553) mitgeteilt und in § 38 sind mehrere Fälle auf-
gezählt. Seltener wird ein geschrumpfter Augapfel entfernt werden müssen,
wenn er zu dauernden Schmerzen Veranlassung gibt. Hier und dort wird
auch das Tragen einer Prothese erst durch eine Enukleation ermöglicht.
Die von Schirmer als gleichwertig angesehene Resektion des Optikus würde
ich nicht ausführen, weil die Schmerzen über kurz und lang wieder auftreten können.

b) Die Beeinflussung des sympathisch erkrankten Auges vom anderen Auge aus.

§ 90. Die Beantwortung der Frage, ob und inwieweit das sympathisierende Auge einen Einfluß auf den Verlauf der Erkrankung des anderen
Auges haben kann, muß zunächst von den theoretischen Möglichkeiten
ausgehen, die hierfür in Betracht kommen können. Stellt man sich auf
den Boden der Anschauungen, nach welcher eine Mitreizung des anderen
Auges beim Menschen existiert, welche zu einer Erweiterung der Gefäße
im vorderen Augapfelabschnitt führen kann, so wird man auch die Übertragung dieses Reizzustandes auf den Ziliarkörper annehmen und die Frage
aufwerfen müssen, ob ein solcher eine bestehende sympathische Entzündung
ungünstig zu beeinflussen vermag. Diese Frage wird z. B. von Schirmer
bejaht, und es wird zunächst auf den Fall von Landesberg (432) hingewiesen,
in welchem durch Exzision eines druckempfindlichen Optikusstumpfes die
schweren Reizerscheinungen am anderen Auge zum Verschwinden gebracht
wurden. Es sei daher denkbar, daß auch bei der sympathischen Entzündung

dieser kleine Eingriff von Vorteil sein könne und es wird dabei auf die Erfahrungen von Brailey (835), Hasket Derby (260), Ayres (600) und Rogmann (670) hingewiesen. Meines Erachtens liegt jedoch in diesen Fällen kein strikter Beweis für die günstige Wirkung des Eingriffes vor, weil für eine so geringe Anzahl von Fällen ein günstiger Verlauf unabhängig von der Beseitigung der Druckempfindlichkeit des Optikusstumpfes nicht von der Hand zu weisen ist, ganz abgesehen von der Möglichkeit des Vorliegens einer Hysterie. Dies gilt auch für einen Fall von Sutphen (1084), der Adhäsionen zwischen Lid und Optikusstumpf mit angeblich gutem Erfolge beseitigte, ferner für den Fall von Komoto (1569), der die Exenteration der Orbita mit Erfolg vornahm. Gilbert (1483) führt diesen Erfolg auf die Blutentziehung zurück. In einem Falle von Kalt (929) war die Exenteratio orbitae erfolglos.

Vom Standpunkte der bakteriellen Theorien aus muß angenommen werden, daß bei der Erhaltung des Augapfels die Möglichkeit besteht, daß die Keime noch nach Jahr und Tag auf irgendeinem Wege ins andere Auge gelangen können. Man entfernt mit dem Auge daher den Herd aus dem Körper, in welchem sich, wie Schirmer betont, die Infektionserreger dauernd lebend und virulent erhalten und in Nachschüben immer wieder das zweite Auge erreichen können. Daß diese Annahme für die Fälle gewisse Schwierigkeiten bietet, in denen z. B. ein geschrumpftes Auge jahrelang reizlos geblieben war, wurde bei der Besprechung der Pathogenese betont. Man wird daher mit Rücksicht auf die Möglichkeit, daß die sympathische Entzündung abakteriellen Ursprungs ist, nur soviel sagen dürfen, daß mit der Entfernung des sympathisierenden Auges die Materia peccans beseitigt wird, die zum Ausbruch der Entzündung Veranlassung gegeben hatte, und so spitzt sich die uns interessierende Frage dahin zu: gibt es Beweise dafür, daß die Beibehaltung dieses Reservoirs auf den Verlauf des anderen Auges einen schädlichen Einfluß ausübt, oder daß nach seiner Entfernung der Verlauf der Erkrankung ein milderer wird?

In dieser Frage einwandfreies Material zu erhalten, ist nicht leicht, weil bei Einzelfällen immer das post hoc oder propter hoc einer Erörterung unterzogen werden muß, die nicht immer zum Ziele führen dürfte. Aus Einzelbeobachtungen wird man daher nur dann einen Schluß ziehen können, wenn sie in größerer Zahl vorliegen, oder als Material für eine Sammelforschung gedient haben, und weiterhin wird man die langjährigen Erfahrungen einzelner beschäftigter Operateure würdigen müssen, um ein sicheres Urteil in der vorliegenden Frage zu gewinnen.

Die erste größere Arbeit, die sich mit diesem Problem beschäftigte, war die von Mauthner (54?), der sich dahin ausspricht, daß die Enukleation vorgenommen werden kann, wenn das ganze Auge gänzlich erblindet und nicht in flagrantem Reizzustande und durch Iridocyclitis plastica zu

Grunde gegangen ist. Dagegen dürfe sie nicht vorgenommen werden, wenn das sympathisierende Auge an einfacher Iritis serosa oder plastica leidet. In solchen Fällen wirke die Enukleation direkt schädlich, weil sie zu einer Umwandlung leichter Formen in schwerere Veranlassung gäbe. Demgegenüber weist Schirmer (1147) mit Recht darauf hin, daß der Übergang der serösen Iritis in maligne Iridozyklitis oft genug erfolgt, so daß die Enukleation mit dem Ausbruch der letzteren zusammenfallen kann. Der Nachweis, daß die Operation diesen Umschwung herbeiführe, sei um so weniger geliefert, als z. B. von Miles (624) drei Fälle beschrieben seien, in denen nach der Enukleation der milde Charakter des Leidens bestehen blieb.

Der weitere Verlauf der Dinge hat Mauthner nicht Recht gegeben, indem eine große Anzahl von Mitteilungen vorliegt, in denen der günstige Einfluß der Enukleation doch wohl nicht bestritten werden kann, wenn ihn auch neuerdings wieder Meller (1657) sehr gering anschlägt. Nach dem schon wiederholt angeführten englischen Komitébericht wurde die Enukleation 64 mal kurz nach Ausbruch der spmpathischen Entzündung vorgenommen, und es gingen acht Augen zu Grunde, in 65 Fällen dagegen, in denen gar nicht oder spät enukleiert wurde, 26 Augen.

Auch die Erfahrung an 17 Fällen aus der Breslauer Augenklinik, über welche Kitamura (1367) berichtet, sprechen für einen günstigen Einfluß der Enukleation und in der Statistik von Herrmann (1443) aus der Tübinger Klinik entfallen 11 gute Ausgänge, also 64,7% auf 17 Fälle, in denen enukleiert, und 11 ungünstige Ausgänge = 84,6% auf 13 Fälle, in denen die Operation unterlassen wurde. Die Enukleation wurde möglichst frühzeitig, durchschnittlich 11 Tage nach Ausbruch der Entzündung vorgenommen.

Auch Garcia (1440) plädiert für möglichst frühzeitige Enukleation, und Reis (1576), Alberti 1159), Pihl (1318), Dunbar Roy (1500), sowie Baudry (1261), Ramsay (1282) und Bock (1194) stehen auf demselben Standpunkt, den auch Schirmer in seiner Monographie vertritt, ebenso Terson (1420) in seinem Referat über die Behandlung der Verletzungen des Auges. Einzelbeobachtungen von Colica-Accordino (1166), Chevallereau (1303), Klein (1314) und Péchin (1377) sind natürlich nicht strikte beweisend. Die Autoren können sich aber bei ihren Mitteilungen auf ähnliche Beobachtungen anderer Autoren stützen, z. B. auf Schröter (123), Nettleship (745), Kuhnt (621), Landesberg (697), Wild (593) u. a. Andererseits liegen Beobachtungen vor, in denen ein günstiger Ausgang erzielt wurde, ohne daß das Auge entfernt wurde. So wurden mit einer Inunktionskur in einem Falle von Uhthoff (1291) beide Augen günstig beeinflußt, ebenso berichtet Sourdille (1153) über eine Heilung ohne Enukleation, während in einem Falle von Dehenne und Baillart (1589) trotz Enukleation ein Rezidiv auftrat, was nicht weiter verwunderlich ist, weil noch niemand behauptet hat, daß der operative Eingriff unter allen Umständen günstig wirken müsse.

Dasselbe gilt für einen Fall von Valude (1423), der einen Fall, wo die Enukleation nichts besonderes leistete, einem anderen gegenüberstellt, der relativ günstig verlief, ohne daß enukleiert wurde.

Zugunsten der Enukleation sprechen auch die Erfahrungen, welche in den Fällen gemacht wurden, wo die Entzündung nach vollzogener Enukleation ausbrach. Wie aus der neuesten Statistik meines Schülers Bergmann (1671) hervorgeht, kommen auf 48 Fälle 24 gute Ausgänge bzw. Heilungen und 8 Besserungen, während in 12 Fällen der Ausgang unbestimmt war und 4 Fälle verloren gingen. Dasselbe geht aus der Statistik von Schieck (1761) hervor.

Der günstige Einfluß, welchen Schirmer (1147) der Enukleation bei der sogenannten Papilloretinitis sympathica zuschreibt, beruht wohl darauf, daß es sich hierbei, wie in § 34 ausgeführt wurde, um die mildeste Form der sympathischen Entzündung handelt. Wird diese überhaupt beeinflußt, dann müssen die milderen Formen diesen Einfluß besonders deutlich zeigen, was allerdings mit der Meinung Mauthners nicht harmoniert.

Im großen und ganzen steht wohl die überwiegende Mehrzahl der Operateure heute noch auf dem Standpunkt, daß man die Enukleation ausführen soll und zwar unbekümmert um theoretische Erwägungen, sondern auf Grund vielfacher Erfahrungen. Dieser Satz bedarf jedoch einer erheblichen Einschränkung insofern, als nur dann enukleiert werden darf, wenn das ersterkrankte Auge völlig und dauernd erblindet ist. Besteht noch Sehvermögen oder die geringste Aussicht, ein solches später noch auf operativem Wege zu erhalten, so muß die Operation unterbleiben. Wenn auch darin eine gewisse Inkonsequenz zu liegen scheint, so findet diese Rechtfertigung in den Erfahrungen, welche uns lehren, daß dieser Rest von Sehvermögen eine große Rolle spielen kann, wenn das sympathisch erkrankte Auge völlig zugrunde geht. Den Fällen von Gunn (735) Milles (584, 774), Pooley (184), Galezowski (470) und Hirschberg (969) und aus dem englischen Komitébericht, welche Schirmer anführt, füge ich noch die von Schwarz (1030) und von Alberti (1159), sowie den von Bräutigam (1553) hinzu, der in der hiesigen Klinik beobachtet wurde, ferner die Fälle von Krusius (1488), Krailsheimer (1656) und von Fuchs (1438), in welch letzterem das sympathisch erkrankte Auge nicht völlig erblindete. Noch günstiger ist es, wenn beide Augen erhalten werden, wie dies in den Fällen von Nettleship (745), Gunn (735), Samelsohn (276) und Uhthoff (1291) zutraf.

Die Entscheidung darüber, ob ein sympathisierendes Auge als vollständig verloren anzusehen ist, ist oft nicht leicht, denn, wie in § 89 ausgeführt wurde, kann sogar durch Entfernung der Linse in bereits phthisisch gewordenen Augen eine Besserung der ganzen Ernährungsverhältnisse des Auges und Sehvermögen erzielt werden. Auch ungenügender Lichtschein und schlechte Lokalisation sind durchaus keine Anzeichen für den völligen Verlust des Auges, und Schirmer (1147) bemerkt mit Recht, daß nach der Beseitigung optischer Hindernisse oft ein sehr defektes Sehvermögen sich noch erheblich bessern kann.

Unter diesen Umständen wird man nur solche Augen entfernen dürfen, die völlig amaurotisch oder sehr stark geschrumpft und seit längerer Zeit weich geworden sind. Auch diffuse Hornhauttrübungen gehören hierher. Ist die Wiederherstellung des Sehvermögens ausgeschlossen, dann soll man auch mit der Vornahme der Enukleation nicht zögern, weil der günstige Einfluß möglichst frühzeitig einwirken soll, um weitere Verschlechterungen zu verhindern. Ist man aber im Zweifel, dann wird man abwarten müssen.

Zur Illustration, wie schwer das Schicksal eines solchen Auges im Voraus zu bestimmen ist, dient der von Schirmer ausführlicher mitgeteilte Fall von Samelsohn.

Zur Entfernung des Krankheitsherdes, der das andere Auge in Mitleidenschaft ziehen kann, genügt die Enukleation und die vollständig ausgeführte Exenteration, sofern nicht bei der Zertrümmerung des Augapfels Skleralstücke mit anhaftenden Uvealgewebe abgerissen wurden, die im Orbitalgewebe und in seiner Nachbarschaft aufgesucht und restlos entfernt werden müssen. Es ist jedoch meines Erachtens eine Übertreibung aus theoretischen Erwägungen, wenn de Wecker (868) obendrein den Zwischenscheidenraum des Optikus mit Sublimatlösung ausspülen will, die niemals zum zweiten Auge gelangt, und mit Recht bemerkt Schirmer zu dem Versuche desselben Autors, den Sehnerv bis zum Chiasma herauszureißen, daß dies glücklicherweise an der Festigkeit desselben gescheitert sei.

Als therapeutische Übertreibungen müssen auch die Versuche anderer französischer Autoren angesehen werden, das sympathisch erkrankte Auge dadurch zu beeinflussen, daß man in das ersterkrankte Auge 1—2 Tropfen einer 1:1000 Sublimatlösung einspritzt. Nachdem Abadie (828) diese Methode empfohlen und besonders dann zur Anwendung gebracht hatte, wenn die Entfernung des sympathisierenden Auges verweigert worden war, fand sie in Darier (1012), der überhaupt von der Injektionstherapie im Bereiche des Auges große Stücke hält, einen eifrigen Lobredner, und Abadie (1388) selbst empfahl die Methode im Jahre 1908 von neuem unter Hinweis auf einen günstigen Fall von Terson.

Mit Recht wies de Wecker (868) auf die Gefahren dieser Methode hin, welche Schrumpfung des Augapfels und Katarakt erzeugen kann, und er gibt der Vermutung Ausdruck, daß in den angeblich günstig verlaufenden Fällen die Lösung gar nicht ins Auge gelangt ist. Es ist ein eigentümlicher Zufall, daß gerade de Wecker diese Methode zu Fall bringen half, nachdem er selbst von Übertreibungen sich nicht frei gehalten hatte.

Auch diese DE WECKERsche Anregung fiel auf fruchtbaren Boden. Wenn der Autor dieser Methode die Absicht hatte, den Zwischenscheidenraum mit Sublimatlösung auszuspülen, so gehörte dazu schon ein gewisser therapeuthischer Optimus. Wie aber eine Oxyzyanatlösung, die in das Orbitalgewebe eingespritzt wird, die Optikusscheide erreicht und von da in das sympathisch erkrankte Auge gelangt, bleibt das Geheimnis einiger ausländischer Autoren. Wenn VELEZ und GRANE (1324) sogar eine sympathische Reizung mit dieser Methode beseitigen konnten, so ist das nur ein weiterer Beweis dafür, daß man mit der Diagnose einer solchen vorsichtig sein soll, und ein zweiter Fall, wo es sich um sympathische Ophthalmie handelte, war nur kurze Zeit beobachtet. Das Material, welches diese Autoren der Mexikanischen ophthalmologischen Gesellschaft unterbreiteten, war demnach sehr dürftig.

In der Diskussion lobten auch ALONSO und CHAVEZ die Methode, welche nach VALOIS gute Resultate lieferte, und auch von ABADIE (1388) gerühmt wird. Das Lob, welches ihr KALT (929) spendet, ist angesichts des Verlaufes seines Falles sehr zweifelhafter Natur, weil das zeitweilig gebesserte Auge später völlig erblindete.

Als seiner Zeit die intraokularen Eiterungen durch Einführung von Jodoformplättchen zu bekämpfen versucht wurden, gab MAYWEG (1140) der Hoffnung Ausdruck, daß man auf diese Weise auch die sympathische Ophthalmie vermeiden könnte. Fälle von LAAS (1239) und von v. GROSZ (1232) lehrten jedoch bald, daß diese Hoffnung eine trügerische war.

Es liegt demnach kein Grund vor, die Enukleation zugunsten dieser Methode zu verlassen.

Besitzt das sympathisierende Auge noch Sehvermögen, so ist eine symptomatische Behandlung am Platze, wobei die Mydriatika die Hauptrolle spielen und vor allem damit gerechnet werden muß, daß eine Allgemeinbehandlung, speziell mit Quecksilber, auch dem sympathisierenden Auge zugute kommt. Operative Eingriffe unterliegen denselben Indikationen, wie an verletzten Augen überhaupt, und man wird mit den Eingriffen warten, bis die Entzündungserscheinungen abgeklungen sind. Ist ein solcher Eingriff bei dem Zustande des ersterkrankten Auges einmal angezeigt, dann wird man einen Einfluß auf das andere Auge kaum erwarten dürfen.

Schließlich sei noch erwähnt, daß ABADIE (1219) das zweite Auge auch dadurch zu beeinflussen sucht, daß er perforierende Wunden des ersten tief kauterisiert. Auch hierbei muß an das Wort post hoc oder propter hoc? erinnert werden.

Es muß weiteren Erfahrungen vorbehalten bleiben, zu entscheiden, ob die Enukleation erblindeter Augen in Zukunft mehr eingeschränkt werden kann, wie es z. B. von SCHLÖSSER geschieht, seitdem er die sympathische Ophthalmie mit subkutanen Injektionen von Elektrargol behandelt.

14. Die Prophylaxe.

a) Die Enukleation.

§ 91. Das Bestreben, das zweite Auge vor der verderblichen Erkrankung zu schützen, reicht sehr weit zurück. Die interessante Darstellung von Hirschberg (1651) weist darauf hin, daß Wardrop schon im Jahre 1818, als er von der Sympathika der Augen spricht und bemerkt, »daß diese Sympathie auch zwischen den einzelnen Geweben beider Augen, z. B. der Iris besteht, die alte Erfahrung der Roßärzte erwähnt, die bei der spezifischen Augenentzündung der Pferde das andere Auge freibleiben sehen, wenn das erste Auge eitert und schrumpft. Zu dem Zwecke zerstören sie gleich das ersterkrankte mit Kalk oder mit einem Nagel. Mir gelang oft, so das zweite Auge des Pferdes zu retten, aber ich zerstörte das erste Auge durch Einschnitt in die Hornhaut und Entleerung von Linse und Glaskörper. Dies könnte gelegentlich auf den Menschen angewandt werden.«

Wardrop berichtete 1834 über einen derartig operierten Fall, und Barton (19) versuchte das Verfahren (1835) in 7 Fällen.

Erst im Jahre 1851 wurde zum ersten Male die Enukleation ausgeführt, und zwar von Pritchard (28), zu dem Zwecke eine sogenannte sympathische Reizung zu beseitigen. 3 Jahre später empfiehlt derselbe Autor die Enukleation, sobald sich des nicht verletzten Auges eine Entzündung der inneren Teile bemächtigt. Wenn Pritchard auch hier nicht zwischen Entzündung und Reizung unterscheidet, und auch mit Sicherheit das zweite Auge beeinflussen zu können glaubt, so is er doch, wie Hirschberg sich ausdrückt, durch seinen Vorschlag zu einem Wohltäter der Menschheit geworden.

Mit Begeisterung wurde der Vorschlag gerade nicht aufgenommen. So entschließt sich Cooper (30) nur ungern zu dem »furchtbaren« Eingriff, ein Auge herauszunehmen, und Taylor (37) berichtet noch 1855 über 8 Fälle, die erfolgreich durch Entfernung der Hornhaut und der Linse behandelt wurden. 1856 empfahl v. Graefe noch die Iridektomie und hielt die Enukleation für überflüssig, und 1857 berichtet er über die Versuche, durch Einlegung eines Fadens durch den Augapfel Panophthalmie zu erzeugen und damit die sympathische Entzündung zu verhüten. Bald darauf wandte sich v. Graefe jedoch, wie Mooren berichtete, der Enukleation zu, deren Indikationen besonders durch einen Vortrag von Critchett (84) in Heidelberg festgelegt wurden. Critchett hält nicht viel von der Einwirkung der Enukleation auf die bereits im Gange befindliche Entzündung, fordert aber um so entschiedener aus prophylaktischen Gründen die Entfernung schwer verletzter erblindeter Augen. In diesem Sinne halten sich auch die Ausführungen von Lawson (106) (1865), der auch ein noch sehendes Auge unbedenklich opfern will.

Seit dieser Zeit hat sich die prophylaktische Enukleation immer mehr eingebürgert, und sie ist trotz aller Versuche, Ersatzoperationen zu schaffen, die herrschende Methode geblieben. An dieser Auffassung hat auch die Tatsache nichts geändert, daß inzwischen die Möglichkeit einer abakterriellen Entstehung mehr und mehr diskutiert wurde und schon mit Rücksicht auf diesen Umstand ist es nicht richtig, wenn SCHIRMER, unter dem Einfluß der Migrationstheorie nicht nur den bakterienhaltigen Bulbus entfernen, sondern auch ein Stück des Sehnerven bis zum Foramen opticum exzidieren will, ganz zu schweigen von der von DE WECKER empfohlenen Ausspülung der Optikuszwischenscheidenräume mit Sublimat oder von dem Vorschlage von DUNN (1363), vor der Enukleation den Bindehautsack auszuspülen, um den Ausbruch der sympathischen Entzündung hintenanzuhalten.

Was nun die Indikation zur prophylaktischen Enukleation angeht, so verlangte SCHIRMER (1147) die Entfernung jedes sympathiefähigen Auges, d. h. solcher Augen, die eine auf ektogener Infektion beruhende Uveïtis in sich beherbergen, falls nicht Heilung derselben in absehbarer Zeit zu erwarten ist und das Vorhandensein eines Restes von Sehvermögen bilde, unter Berufung auf die Äußerungen von MICHEL (Lehrbuch), CZERMAK und STILLING (942, Lehrbuch) keine Kontraindikation, da es bei unheilbarer Uveïtis ohnehin dem Untergange geweiht sei.

Ist schon dieser SCHIRMERsche Satz aus dem Grunde nicht haltbar, weil auch Uveïtisformen endogenen Ursprungs in Betracht kommen, so ist auch die ektogene Infektion als solche bestritten worden, und darum ist mit dieser von SCHIRMER aufgestellten Forderung heute nichts mehr anzufangen. Wir sind bekanntlich nicht in der Lage, die sympathisierende Uveïtis mit Sicherheit von anderen Formen zu unterscheiden, und darum werden wir stets mehr Augen entfernen, als zum Schutze des anderen Auges nötig ist. Freilich soll man sich dabei von Übertreibungen fernhalten und nicht jedes durch Verletzung erblindete Auge enukleieren, sondern nur solche, die mit einer chronischen Uveïtis behaftet sind, die den therapeutischen Einwirkungen gegenüber hartnäckig ist oder gar rezidiviert. Trotz alledem werden dem erfahrensten Augenarzte immer wieder gelegentlich Fälle mit unterlaufen, die ihm eine herbe Enttäuschung bereiten, und es ist richtig, wenn SCHIRMER das persönliche Moment hervorhebt, welches den Staroperateur unter Umständen zögern läßt, ein durch Operation verloren gegangenes Auge zu entfernen. Jedenfalls soll die prophylaktische Enukleation so frühzeitig wie möglich gemacht werden, d. h. sobald der Verdacht der bestehenden sympathisierenden Entzündung vom klinischen Standpunkte aus begründet ist. In diesem Sinne sprechen sich eine Reihe von Autoren, z. B. OLIVER (1373), DUNBAR ROY (1500) und andere aus. Daß dabei die Enukleation nicht von einem Reizzustand des zweiten Auges abhängig gemacht werden darf, ist schon früher auseinandergesetzt und neuerdings wieder von Jung (1313) betont worden, im Gegensatz zu Mauthner (543), der bei intelligenten Patienten mit der Enukleation zu warten anrät, bis Störungen im zweiten Auge auftreten. Nicht scharf genug kann betont werden, daß dieser Grundsatz falsch ist, weil Prodromalerscheinungen in Form eines Reizzustandes völlig fehlen können und beim Eintritt von Sehstörungen die Operation zu spät kommt. Über die Berechtigung der von Ramsay und Sutherland (1346) aufgestellten Forderung, daß die Enukleation sofort zu machen sei, wenn am zweiten Auge eine Vergrößerung des blinden Fleckes zu bemerken ist, liegen noch keine weiteren Erfahrungen vor.

Daß man mit der präventiven Enukleation keinen Mißbrauch treiben soll, wurde schon hervorgehoben. Wenn aber Chiralt (1124) diesen Mißbrauch für um so größer hält, als die Enukleation eine lebensgefährliche Operation sei, so steht er wohl mit seiner Ansicht allein, und es ist ein sehr gefährlicher Standpunkt, wenn Poulard (1738) die Enukleation mit Rücksicht auf die eminente Seltenheit des Leidens gänzlich verwirft. Auch bedeutet es einen Widerspruch, wenn Dufour (1751) auf der einen Seite behauptet, daß man aus Angst vor der sympathischen Ophthalmie viel zu viel enukleiert habe und andererseits bestätigt, daß man in der Tat sehr wenige Fälle von sympathischer Ophthalmie im Kriege gesehen habe.

Es wird stets von den Erfahrungen des einzelnen Operateurs abhängen, ob die Enukleation nach schweren perforierenden Verletzungen häufiger oder weniger häufig gemacht wird. Ich für meine Person stehe auf dem Standpunkt, den Saemisch vertrat, wenn er erblindete Augen, die einen Reizzustand nicht vorübergehender Art aufwiesen, entfernte, und diesem Vorgehen schreibt Reis (1576) meiner Ansicht nach mit Recht das Resultat zu, daß an der Bonner Universitäts-Augenklinik die Anzahl der sympathischen Entzündungen trotz hoher Verletzungsziffern eine sehr geringe war. Im allgemeinen befolge ich den Grundsatz, ein erblindetes Auge zu entfernen, welches 14 Tage nach einer perforierenden Verletzung einen Reizzustand aufweist, der nicht in deutlichem Abklingen begriffen ist, ein Vorgehen, wie es auch von Lagrange (1203) und neuerdings von Dehenne und Baillart (1589) sowie von Morax (1736) empfohlen wird. Auch Lawson (1339) steht auf einem ähnlichen Standpunkt und dieses findet vor allem seine Begründung in der von Fuchs (1307) ermittelten Tatsache, daß die ersten anatomischen Kennzeichnung der sympathisierenden Entzündung nicht vor dem 14. Tage zu finden sind, und andererseits ist zu berücksichtigen, daß von da ab jederzeit mit der Möglichkeit des Ausbruches der Erkrankung zu rechnen ist.

Wenn auf der vorletzten Versammlung der Ophthalmologischen Gesellschaft in Heidelberg von Schieck festgestellt werden konnte, daß bisher im deutschen Heere 8 Fälle von sympathischer Ophthalmie beobachtet wurden, von denen einer, weil die anatomischen Merkmale der sympathisierenden

Ophthalmie fehlten, ausgeschaltet werden muß, so ist diese Zahl im Verhältnis zu den enorm zahlreichen Augenverletzungen sicherlich eine sehr geringe zu nennen und man wird nicht fehlgehen, wenn man daran einen Erfolg der prophylaktischen Enukleation erblickt, wie dieses auch von Jessop (1678), Blanco (1636), v. Grosz (1674a) und Bergmeister (1747) betont wird. Freilich muß auf der anderen Seite hervorgehoben werden, daß die Kriegserfahrungen uns gelehrt haben, daß an der Front die Enukleationen vielfach zu frühzeitig vorgenommen werden, zu einer Zeit, wo die Schwellung der Weichteile und besonders des Orbitalgewebes eine glatte Ausschälung des Augapfels erschweren. Dadurch wird, wie auf jener Versammlung von mehreren Rednern hervorgehoben und ich es auf Grund eigener Erfahrungen bestätigen kann, die Gefahr heraufbeschworen, daß ein Bulbusrest zurückbleibt, der, wenn er Uvealgewebe enthält, das andere Auge in Gefahr bringen kann. Da man mit der prophylaktischen Enukleation mindestens 10 Tage Zeit hat, so könnten derartige Verletzungen technisch besser und wirksamer behandelt werden, wenn man auf die Enukleation in den Sanitätskompanien und Feldlazaretten verzichtete und die Kranken sofort in die weiter rückwärts gelegenen Sanitätsformationen überführte. In demselben Sinne spricht sich auch Oppenheimer (1737) auf Grund seiner Kriegserfahrungen aus, ebenso Bergmeister (1747), der besonders auf die Gefahren der zu frühen und darum oft unvollständigen Enukleationen hinweist, ebenso wie van Schevensteen (1740) und Weekers (1743).

Ist durch eine Verletzung oder Operation mit nachfolgender Iridozyklitis ein Auge phthisisch geworden, so wird man sich leichten Herzens zur Enukleation entschließen, insbesondere, wenn der Augapfel spontan oder auf Druck schmerzhaft ist. Dagegen ist es unrichtig, jeden Augenstumpf zu entfernen, wie es früher gelegentlich vorgeschlagen wurde, weil die durch Eiterung geschrumpften Augen im allgemeinen nicht gefährlich sind. Man wird sich hier von dem nachträglichen Auftreten von Reizerscheinungen im Bereiche des Stumpfes leiten lassen müssen.

Wenn früher die Ansicht galt, daß Schrotschußverletzungen des Auges das andere Auge nicht gefährden, so kann dieser Satz angesichts der Befunde von Günther (1442) nicht aufrechterhalten werden, der die Zeichen der sympathisierenden Entzündung feststellen konnte. Im allgemeinen verfallen derartige Augen wegen starker Reizzustände der frühzeitigen Enukleation.

Mit Rücksicht darauf, daß die Sympathiefähigkeit eines Auges sehr lange dauert bzw. noch spät auftreten kann, warnt Galezowsky (1199) davor, schwer verletzte Augen aus kosmetischen Gründen zu tätowieren.

So leicht es ist, sich zur Enukleation eines erblindeten Auges zu entschließen, so schwer kann dieser Entschluß werden, wenn noch eine Spur Sehvermögen vorhanden ist. Hier bedarf es großer Erfahrung, zu entscheiden, ob dieser Rest von Sehvermögen voraussichtlich gänzlich schwinden wird oder bleiben kann. Die Fälle von BRÄUTIGAM (1553) und anderen, die in § 87 erwähnt sind, reden eine deutliche Sprache insofern, als hier die prophylaktische Enukleation unterblieb, das zweite Auge erblindete und das verletzte ein brauchbares Sehvermögen erhielt. Es ist daher eine Übertreibung, wenn BÄCK (1121) auch sehende Augen opfern will, sofern nach 3 Tagen ein Reizzustand unter Kokaineinwirkung nicht rückgängig wird. Allgemeine Regeln lassen sich hier nicht aufstellen.

Wenn CHAILLOUS (1586) mit Rücksicht auf die angeblich günstige Wirkung des Salvarsans bei sympathischer Ophthalmie vorschlägt, gleich nach der Enukleation Salvarsan in die Blutbahn einzuspritzen und dort, wo die Enukleation nicht möglich ist, dasselbe zu tun, so wird man das letztere gelten lassen, wenn weitere Erfahrungen die günstige Wirkung des Mittels bestätigen, was bisher nicht der Fall ist (siehe § 87); dagegen finde ich den ersten Vorschlag zu weitgehend.

Dasselbe gilt für die Anregung von MORETTI (1344) in solchen Fällen, wo die Eltern die Einwilligung zur Operation bei minorennen Kindern versagen, ein Kollegium von drei Augenärzten in Tätigkeit treten zu lassen, denen die Entscheidung zustehen soll. Gegen einen derartigen gesetzlichen Zwang bestehen große Bedenken und je weiter Bildung und Aufklärung fortschreiten, um so weniger ist er nötig.

Daß eine nicht regelrecht ausgeführte Enukleation dann Schaden stiften kann, wenn der Sehnerv zu dicht am Auge abgeschnitten und dieses dabei gefenstert wird, muß ohne weiters zugegeben werden. Ein solcher Fall ist meines Wissens jedoch bisher nicht beobachtet, so daß man wohl sagen darf, daß eine rite ausgeführte Enukleation, falls sie nicht schon zu spät kommt, imstande ist, das andere Auge zu schützen, weil sie die krankheitserregende Noxe mit Sicherheit und vollständig entfernt, auch ohne daß man größere Stücke des Sehnerven mit fortnimmt oder gar das Orbitalgewebe exzidiert. Selbst wenn die Migrationstheorie richtig wäre, müßte es immer als ein Spiel des Zufalls betrachtet werden, wenn die Keime in der Optikusscheide gerade nur soweit vorgedrungen sein sollten, daß sie bei der Exzision vollständig entfernt würden.

Alle diese Vorschläge, die Enukleation noch durch derartige weitere Eingriffe zu ergänzen, basieren auf theoretischen Erwägungen, so z. B. auch die Empfehlung der Exenteratio orbitae durch GOLDZIEHER (1598), der dadurch die aszendierende Neuritis vermeiden will. In praktischer klinischer Beziehung ist jedoch noch kein Beweis geliefert, daß die kombinierten Eingriffe der einfachen Enukleation überlegen sind. Immerhin muß mit einer Möglichkeit gerechnet werden, auf welche FUCHS aufmerksam gemacht hat, nämlich mit der Tatsache, daß die sympathisierende Infiltration sich durch die Gefäß- und Nervenscheiden nach außen hin fortpflanzen kann.

Diese Fälle sind sicherlich nicht häufig, und es dürfte deshalb genügen, die Exstirpation der oberflächlichen Teile des Orbitalgewebes an die Enukleation anzuschließen, wenn an der Oberfläche des herausgenommenen Augapfels irgend welche Veränderungen erkennbar sind. Man wird ferner darauf achten müssen, ob bei schweren Zertrümmerungen des Augapfels nicht ein kleiner Teil von Uvealgewebe in das Orbitalgewebe implantiert ist. Diese Reste müssen unter allen Umständen entfernt werden, ja KRÜCKMANN empfiehlt sogar, bei frischen Verletzungen der Nebenhöhlen auf versprengte Uvealfetzen zu achten. Auch MELLER (1757) betont die Wichtigkeit der gründlichen Enukleation schwer verletzter Augen.

Da die Enukleation ein Eingriff ist, der von den Patienten aus mancherlei Gründen vielfach außerordentlich gescheut wird, so ist es erklärlich, daß man sich schon frühzeitig nach Ersatzmethoden umgesehen hat.

Zunächst ist die Frage zu erörtern, ob die Enukleation an sich eine gefährliche Operation ist. Nach ELSCHNIG-CZERMAK (die augenärztlichen Operationen) stellten BRÜCKNER und DEUTSCHMANN im Jahre 1885 26 Fälle und BECKER 1885 43 Fälle zusammen, in denen die Operation von Meningitis gefolgt war, und tödliche Ausgänge sind seitdem von RAMM, KALT, RISLEY und KUWABARA beobachtet worden. Da der größte Teil dieser Fälle vor der Einführung der modernen Wundbehandlung operiert wurden, so ist ein Teil der Fälle auf Rechnung der Operation zu setzen, und andererseits berichtet ELSCHNIG, daß BECKER unter 1000 Enukleationen und NOYES unter 1164 Enukleationen keinen Todesfall beobachtete.

Danach ist die Enukleation, von außergewöhnlichen Umständen abgesehen, als eine fast gefahrlose Operation zu betrachten, seitdem man die Gefahren der Allgemeinnarkose durch die Lokalanästhesie umgehen oder durch Anwendung des ersten Ätherrausches auf ein Minimum reduzieren kann. Dieser Satz gilt jedoch nur, wenn man die Operation bei ausgesprochener Panophthalmie vermeidet, weil danach Todesfälle beobachtet sind und zwar viel häufiger als nach Enukleation nicht eitrig erkrankter Augen.

b) Die Exenteration.

§ 42. Die als Ersatz der Enukleation von GRAEFE und BUNGE (460) vorgeschlagene Exenteration kann daher nicht aus dem Grunde empfohlen werden, weil die Enukleation gefährlich ist. Ein anderer Grund wäre der, daß ein nach Exenteration zurückbleibender Stumpf einer Prothese besseren Halt gewährt, und ich würde nicht einen Moment Bedenken tragen, die Operation grundsätzlich an die Stelle der Enukleation zu setzen, wenn sie absoluten Schutz gegen das Auftreten der sympathischen Entzündung gewährte. Das ist aber nicht der Fall.

Im Jahre 1899 konnte SCHIRMER aus der Literatur 9 Fälle ausfindig machen, in denen die Entzündung 8mal innerhalb der ersten drei Wochen nach der Operation ausgebrochen war, also innerhalb einer Frist, in der die Enukleation ebenfalls keinen sicheren Erfolg verbürgt. Nur ein Fall von Waldispühl (917) hatte ein längeres Intervall und hier wird die Beweiskraft von Schirmer in Übereinstimmung mit Axenfeld angefochten, u. a. weil eventuell Reste der Uvea zurückgeblieben seien.

Trotzdem tritt Schirmer für die radikalere Methode der Enukleation ein, weil bei der Exenteration die in der Gegend des Optikus befindlichen Keime nicht unschädlich gemacht würden und trotz aller Sorgfalt Uvealreste zurückbleiben könnten.

Den ersten Grund kann man nicht eher als richtig anerkennen, bis die bakterielle Entstehung der sympathischen Ophthalmie bewiesen ist. Der springende Punkt ist der zweite. In der Tat sind Fälle bekannt geworden, wo der anatomische Nachweis geführt werden konnte, daß bei der Exenteration zurückgebliebenes Uvealgewebe den Ausgangspunkt der sympathischen Entzündung bildete, weil es die typischen Merkmale der sympathisierenden Infiltration aufwies.

Der erste Fall ist von Pflüger (1025) beschrieben und von Deutschmann untersucht. Hier fanden sich tatsächlich Entzündungserscheinungen im unzureichend entfernten Uvealgewebe, die als sympathisierende anerkannt werden müssen. In einem Falle von Schmidt-Rimpler (1149) waren Uvealreste in eine Skleralwunde eingeklemmt und auch in einem Falle von Ruge (1186) fand sich pigmenthaltiges Uvealgewebe. Ähnliche Beobachtungen machten Trousseau (1422) und Berneaud (1636), ferner Schieck (1579), Komoto (1569), Snellen (1501) [2 Fälle] und Wessely (1744) [2 Fälle]. In den letzteren Fällen handelte es sich nur um minimale Reste von Uvealgewebe. Man wird demnach die Exenteration nicht an Stelle der Enukleation setzen dürfen, wenngleich sie manchmal nicht zu umgehen ist. Dies gilt besonders für die Fälle von schweren perforierenden Verletzungen, bei denen die beginnende Panophthalmie jede Aussicht auf Rettung vernichtet. In diesen Fällen ist die Uvea jedoch meistens sehr glatt mit dem Löffel zu entfernen und es ist meines Erachtens auch zu weit gegangen, wenn Ruge (1186) die vollständige Entfernung der Uvea durch Exenteration für unmöglich hält.

Die Gefahr der sympathischen Ophthalmie wird, wenn man die Exenteration nur bei beginnender Panophthalmie vornimmt, eine sehr geringe sein, weil die eitrigen Infektionen meistens sehr rasch nach den Verletzungen und operativen Eingriffen einsetzen, ehe sich eine sympathisierende Entzündung entwickelt. Die Regel ist, zu enukleieren und die Exenteration auf seltene Ausnahmefälle zu beschränken, wobei, wie Schmidt-Rimpler meint, auch der Umstand zu berücksichtigen ist, daß bei Kindern die Orbita nach der Enukleation im Wachstum zurückzubleiben pflegt.

Daß die Exenteration keinen ausreichenden Schutz gewährt, wird u. a. auch von Becker (1301), Bernheimer (1509), Baudry (1261) und von Boulai (1584) betont, während neuerdings Carpenter (1639) für die kosmetisch weniger störende Exenteration oder für die Mulessche Operation (Einsetzen einer Glaskugel) eintritt. Auch Elschnig (1731) beobachtete diesen einschlägigen Fall, ebenso Alsen (1671), neuerdings Morax (1735), nachdem das erste Auge am vierten Tage entfernt war. Pagenstecher jun. (1690) hält ebenfalls die Exenteration nicht für einen sicheren Schutz des anderen Auges, während andererseits Poulard (1738) die Enukleation für eine Verstümmelung hält und die Eviszeration vorzieht, wenn konservatives Verhalten nicht ausreicht. Auch Weekers (1743) und Oppenheimer (1737) bevorzugen die Exenteration, ebenso Kraupa (laut brieflicher Mitteilung), während Bergmeister (1747) sie nur bei Panophthalmie ausführt, dagegen bei chronischer Uveïtis enukleiert, ein Standpunkt, den ich ebenfalls einnehme. In gleichem Sinne spricht sich van Schevensteen (1740) aus.

c) Ausbruch der Entzündung nach Enukleation.

§ 93. Es bleibt nun noch die wichtige Frage zu erörtern, wie lange Zeit nach einer präventiven Enukleation die sympathische Entzündung noch zum Ausbruch kommen kann. Die Beantwortung dieser Frage ist von hohem theoretischen wie auch praktischem Interesse, weil wir dadurch nicht nur Aufschluß erhalten über die Dauer der sogenannten Inkubation der Entzündung, sondern auch von einem gewissen Zeitpunkte ab dem Patienten die beruhigende Versicherung geben können, daß ihm nichts mehr passieren kann. Wer es sich zur Regel macht, erblindete Augen, die den Verdacht der sympathisierenden Entzündung hervorrufen, in der dritten Woche nach einer perforierenden Verletzung zu entfernen, wird wohl nur höchst selten den späteren Ausbruch der Entzündung zu beklagen haben, da das sogenannte Mindestintervall, von ganz wenigen Ausnahmen (s. § 50) abgesehen, 14 Tage beträgt. Nach diesem Zeitraum muß man trotz vollzogener Enukleation auf das gefürchtete Ereignis gefaßt sein. Das Material, welches Schirmer seiner Zeit sammeln konnte, belief sich auf 30 Fälle, und daraus konnte der Schluß gezogen werden, daß das zweite Auge mit Sicherheit als gerettet gelten kann, wenn 4 Wochen nach der Enukleation verflossen sind. Die beiden Fälle von Nettleship (745), in denen die Entzündung noch nach 5 resp. 7 Wochen ausgebrochen sein soll, sind nach Schirmer nicht einwandsfrei, weil der eine einen Rheumatiker betraf und in beiden die Enukleation schon 1—2 Tage nach dem Trauma erfolgt war, zu einem Zeitpunkt, wo von einer sympathisierenden Entzündung noch keine Rede sein kann. Auch Czermak gibt in seiner Operationslehre an, daß man nach 4—5 Wochen vor der Erkrankung sicher sein könne.

Eine neuere Statistik lieferte Jampolsky (1652 a) nebst Mitteilungen von Fällen aus der Fuchsschen Klinik. Sie umfaßt 65 Fälle. Davon sind 30 Fälle aus dem englischen Komitébericht von 1886. Bezüglich dieser Fälle ist zu bemerken, daß sie mit Ausnahme von sieben nicht genauer ausgeführt und demnach nicht zu verwerten sind. Aber auch die 7 Fälle müssen ausgeschieden werden, wie aus einer Zusammenstellung meïnes Schülers Bergmann (1671) hervorgeht, und auch in der Statistik von Jampolsky sind einige Fälle enthalten, die einer schärferen Kritik nicht Stand halten.

Folgen wir der Statistik von Bergmann, so müssen zunächst diejenigen Fälle ausgeschieden werden, in denen der Zeitraum zwischen Verletzung und Enukleation weniger als 14 Tage betrug, ferner diejenigen, in denen das Intervall zwischen Enukleation und Ausbruch der Entzündung zu groß war, als daß letztere noch mit Sicherheit angenommen werden konnte, und alle Fälle, in denen die Natur der Entzündung zweifelhaft war.

Es sind dies im Ganzen 30 Fälle: Nettleship (502), Adam Frost (577), Bewers (603), Nettleship (664), Fuchs (655), Deutschmann (688, 689). 7 Fälle aus dem englischen Komitébericht, Gunn (764) [Fälle über die keine genaueren Notizen zu erhalten waren], Weiss (921), Cabannes et Ulry (1040), Fage (1047), Bickerton (1064), Ferdinands (1072) [2 Fälle], Zentmeyer (1158), Herm (1174), Nuel (1243), Mathewson (1413), Wellhausen (1425), Algan (1468).

Die Ausschaltung dieser Fälle ist erfolgt, weil sie nach dem mir zur Verfügung stehenden Materiale nicht sicher genug erscheinen, und es soll damit keineswegs gesagt sein, daß nicht der eine oder andere Fall wirklich in die in Rede stehende Kategorie gehört.

Es bleiben in der Statistik von Bergmann noch 48[1]) Fälle übrig, die wir, abgesehen von einem Falle von Shaw (1152), der von Collins angezweifelt wurde, als ziemlich sichere Grundlage anerkennen müssen, wenn es gilt, die Frage zu entscheiden, nach welcher Zeit das andere Auge als gesichert gelten kann. Die dort beigefügte Tabelle zeigt, daß in mehreren Fällen der Ausbruch der Entzündung erfolgte, obwohl die Enukleation schon 14, 15, 16, 18, 19 und 21 Tage nach perforierenden Verletzungen stattgefunden hatte, die das Hauptkontingent stellen, gegenüber einem Falle nach Staroperation und einem nach Iridektomie (Frost, 577). Daraus geht hervor, daß man schon in der dritten Woche nach einer perforierenden Verletzung mit der Enukleation zu spät kommen kann.

---

1) Hiervon gehen ab die beiden Fälle von Becker und von Liehr, weil, worauf Schieck (1761) aufmerksam machte, hier eine Exenteration gemacht worden war. Die Zusammenstellung von Bergmann basierte auf dem Jahresbericht für Ophthalmologie, welcher die irrtümliche Angabe in beiden Fällen enthält, daß die Entzündung nach vorausgegangener Enukleation ausgebrochen sei.

Wie aus der Tabelle[1]) hervorgeht, erfolgte der Ausbruch der Entzündung in nicht weniger als 43 Fällen innerhalb 4 Wochen nach der Enukleation. Nur die Fälle von CARTER (462a) [38 Tage], SHAW (1187) [40 Tage], STEPHENSON (1187) [53 Tage], SNELL (1320) [32 Tage], JAMPOLSKY (1652a) [38 Tage] machen eine Ausnahme. Im ganzen wird man immer noch an dem schon von SCHIRMER aufgestellten Satze festhalten können, daß nach 4 Wochen der Schutz im allgemeinen erreicht ist. Immerhin ist das spätere Auftreten von Wichtigkeit, um so mehr, als in dem Falle von JAMPOLSKY der anatomische Nachweis der sympathisierenden Entzündung erbracht ist, was auch noch in den Fällen von WELTON (der mir nicht zugänglich war) und in 7 Fällen von MELLER (1657) und in dem Falle von BERGMANN (1671) geschehen ist.

So stand die Frage, als ich im Frühjahr 1915 diese Arbeit abgeschlossen hatte. Inzwischen ist noch weiteres wertvolles Material hinzugekommen, vor allen Dingen eine ausführliche Arbeit von SCHIECK (1761).

Die Häufigkeit der sympathischen Ophthalmie nach Enukleation ist nach SCHIECK erheblich überschätzt worden. Vor allen Dingen von ELSCHNIG (1731), der unter 8 Fällen von sympathischer Ophthalmie nach Kriegsverletzungen in 4 Fällen die Erkrankung nach der Enukleation auftreten sah und das Ereignis demgemäß für ein relativ häufiges hält. SCHIECK weist darauf hin, daß auf eine Rundfrage von DIANOUX im Jahre 1903 DE WECKER erwidert, daß er unter einer großen Anzahl von Operationen niemals eine sympathische Ophthalmie beobachtet habe, was allerdings nach Exenteration ab und zu vorgekommen sei.

Ebenso meldete DOR, daß er unter 400 Fällen nichts derartiges beobachtet habe. In demselben Sinne antworteten DE LAPERSONNE, TRUC und TROUSSEAU, wie auch DIANOUX selbst keinen derartigen Fall zu beklagen hatte. GALEZOWSKY erblickt in der Enukleation einen unbedingten Schutz gegen die gefürchtete Erkrankung. Dieser Rundfrage stellt nun SCHIECK eine andere an die Seite, die er veranstaltete. 92 Kollegen des In- und Auslandes antworteten, und es gelang auf diese Weise 24 neue Fälle ausfindig zu machen.

Es geht daraus hervor, daß eine ganze Reihe von beschäftigten Fachkollegen niemals einen solchen Fall sahen, obwohl sie ein großes Verletzungsmaterial zu bewältigen hatten; deshalb bleibt SCHIECK bei seiner Meinung, daß das Auftreten der sympathischen Ophthalmie trotz erfolgter Präventivoperation eine Seltenheit sei.

Von den 24 Beobachtungen, über welche SCHIECK auf Grund seiner Sammelforschung verfügt, scheiden drei aus, die schon in der Literatur

---

1) Nicht darin enthalten ist ein Fall von DUJARDIN (1593a), in welchem die sympathische Entzündung am 53. Tage nach der Verletzung und 10 Tage nach der Enukleation auftrat. Auch hier war der Ausgang ein günstiger.

verzeichnet sind. Es sind das die Fälle von KRAMER, BLEISCH und WESSELY. Weiterhin schaltet er einen Fall von RATH aus, in welchem wahrscheinlich Tuberkulose vorlag, ebenso einen weiteren Fall von HERTEL und einen Fall von KYRIELEIS. Mit jenen 3 Fällen seien es demnach 21 gewesen, die vor der Kritik bestehen könnten. Von den 30 Fällen des Londoner Komitéberichtes erkennt SCHIEK 24 Fälle an im Gegensatz zu BERGMANN, der Bedenken trug, sie als beweiskräftig gelten zu lassen.

Von weiteren 45 Fällen, die in der Literatur seit dem Londoner Komitébericht aufgetaucht sind, hält SCHIECK (1761) den Fall von FERDINANDS für zweifelhaft, ebenso einen Fall von WEISS und von KUHNT. Im ganzen erkennt SCHIECK 83 Fälle als beweiskräftig an, und es sei hier gleich hinzugefügt, daß in der Statistik von SCHIECK nicht enthalten sind die Fälle von CANTONNET (1674), BARRIE-BROWNLIE (1706), PEARSON (1691), POULARD (1739), MORAX (1736) und von STARGARDT (1762). Der Ausbruch der Erkrankung erfolgte in dem Falle von PEARSON 11 Tage, in dem Falle von BLEISCH 14 Tage und in dem Falle von POULARD 4 Monate, bei WESSELY 14 Tage, bei BARRIE-BROWNLIE 4 Wochen nach der Verletzung. 2 weitere Fälle dieses Autors mit Intervallen von 6 Monaten und 30 Jahren sind wohl mit Recht anzuzweifeln.

Die Mißerfolge der Präventivoperation sind nach SCHIECK zu suchen in sympathisierenden Augen, wenn die Enukleation nicht vollständig war, der Bulbus bei der Operation platzte, oder Uvealgewebe durch die Sklera in die Orbita hindurchgewuchert war. Das sympathisch erkrankte Auge kann die Schuld tragen, wenn die Noxe schon in der Überwanderung begriffen war, als die Enukleation erfolgte, oder aber das zweite Auge war schon erkrankt, ohne daß die Erkrankung erkennbar war, oder die Noxe stammte nicht aus dem ersten Auge, sondern aus dem übrigen Organismus und viertens kann die Diagnose falsch sein.

Nach SCHIECK hält in einem großen Prozentsatz der Fälle eine Präventivoperation das Leiden nicht auf, weil die Infektion auf beiden Augen erfolgte. Die Zahl dieser Fälle wird durch die Anwendung der Nernstspaltlampe nach Ansicht von SCHIECK erhebliche Einschränkungen erfahren, wofür ein beweisender Fall mitgeteilt wird, in welchem sympathische Ophthalmie 6 Tage nach der Enukleation gebucht worden wäre, wenn es nicht gelungen wäre, mit Hilfe der Nernstspaltlampe die Diagnose der sympathischen Entzündung früher zu stellen, als es sonst möglich war.

Die letzte Möglichkeit des Ausbruches der Erkrankung ist nach SCHIECK 7 bis 8 Wochen, und er stimmt BERGMANN zu, daß gewöhnlich nach 4 Wochen die Gefahr vorüber ist. Aus einer genaueren Zusammenstellung entfallen auf die erste Dekade 35, auf die zweite 21, auf die dritte 14, auf die vierte 4 und auf die fünfte 3 Fälle, und nur in 2 Fällen betrug das Intervall 53 Tage.

Den mikroskopischen Nachweis der sympathischen Entzündung will SCHIECK nicht als ausschlaggebend gelten lassen, weil die Erkrankung des zweiten Auges ausbleiben und andererseits in 4% der Fälle nach MELLER sympathisierende Entzündung fehlen kann.

Die Prognose der nach Enukleation auftretenden sympathischen Ophthalmie ist im allgemeinen eine bessere als sonst.

So geht aus der Tabelle von BERGMANN hervor, daß der Verlauf der Erkrankung zumeist ein günstiger war, indem 24 Fällen von Heilung und 8 Fällen von Besserung ein unbestimmter und ungünstiger Ausgang in 16 Fällen gegenüberstand, und damit besteht eine gewisse Übereinstimmung mit der Statistik aus dem englischen Komitébericht, welche 18 Heilungen, 9 partielle und 3 gänzliche Verluste verzeichnete. Auch NETTLESHIP und FUCHS heben diese Tatsache hervor, aus welcher SCHIRMER den Schluß zieht, daß die Enukleation nicht nutzlos gewesen sei. Ob dies zutreffend ist, läßt sich mit Sicherheit nicht entscheiden, solange das Wesen der Erkrankung unaufgeklärt ist.

Bezüglich des Verlaufes der nach der Enukleation ausbrechenden Erkrankung macht MELLER (1657) auf Grund von 7 anatomisch untersuchten Fällen folgende Angaben.

Die Ophthalmie kann leicht und schwer verlaufen. Dieser Verlauf hängt nicht von der Schwere des Krankheitsbildes im ersten Auge ab, sondern die Erkrankung des zweiten Auges geht selbständig ihren Weg. Es besteht auch kein Zusammenhang zwischen der Schwere der Erkrankung des zweiten Auges und der Größe des Intervalles zwischen Enukleation und Ausbruch der Ophthalmie; ebensowenig besteht ein solcher in Bezug auf das Intervall zwischen Verletzung und Enukleation.

Weitere histologische Untersuchungen müssen entscheiden, ob diese Angaben MELLERS zutreffend sind.

Mit Recht macht SCHIECK (1761) auf die forensische Bedeutung dieser Fragen aufmerksam, weil es wahrscheinlich später nicht selten vorkommen wird, daß Kriegsbeschädigte Ansprüche erheben, wenn das zweite Auge erkrankt, nachdem das erste verletzt war. Man wird sich durchaus damit einverstanden erklären können, wenn SCHIECK auf Grund der bisherigen Statistik Entzündungen des zweiten Auges, die mehr als 50 Tage nach der Enukleation auftreten, als nicht zur sympathischen Ophthalmie gehörig angesehen werden müssen.

Im übrigen wird bezüglich der Ausführungen von SCHIECK zur Entstehung der sympathischen Ophthalmie auf § 84 u. a. verwiesen.

d) Weitere Ersatzmethoden für die Enukleation.

§ 94. Das Bestreben, die Enukleation auch bei anderen Augenleiden möglichst einzuschränken, basiert auf der Erwägung, daß das Tragen eines

künstlichen Auges mit vielen Belästigungen verbunden ist, und daß der
Besitz eines krankhaft veränderten Auges von vielen Menschen dem Ersatz
durch eine Prothese vorgezogen wird, ferner auf der Erfahrung, daß bei
Kindern nach Entfernung des Augapfels die Orbita im Wachstum zurückbleibt. Alle diese Erwägungen galten auch für die durch operative Eingriffe oder Verletzungen veränderten Augen, die die Gefahr der sympathischen Entzündung heraufbeschwören können. So war man schon frühzeitig
darauf bedacht, auch in diesen Fällen die Enukleation zu umgehen. Unter
dem Einfluß der Migrationstheorie suchte man das zweite Auge von dem
ersterkrankten Auge derartig zu trennen, daß eine Überwanderung der
Keime unmöglich gemacht wurde, und die Anhänger der Ziliarnerventheorie mußten von einer totalen Durchtrennung der Ziliarnerven Erfolge
erwarten.

Beiden Ansprüchen schien zuerst die Neurotomie des Sehnerven
zu genügen, ein Eingriff, bei welchem gleichzeitig die Ziliarnerven durchtrennt wurden, wie es Boucheron (309, 409) zuerst auf Grund von Experimenten am Tiere empfohlen hatte.

Zahlreiche Erfahrungen lehrten jedoch bald, daß nicht allein die Sensibilität sich nach diesem Eingriffe nach einiger Zeit wiederherstellte, sondern auch eine narbige Verbindung zwischen den beiden Optikusenden
geschaffen wurde, so daß die theoretischen Voraussetzungen betreffs der
Unmöglichkeit der Überleitung des Reizes oder die Entzündung sich als
unzutreffend erwiesen. Engte sich dadurch schon das Gebiet der Neurotomie überhaupt erheblich ein, so mußte dies bei der sympathischen Ophthalmie um so mehr der Fall sein, als Fälle bekannt wurden, in denen
dieser Eingriff den Ausbruch der Entzündung auf dem zweiten Auge nicht
hatte verhüten können.

Die erste Beobachtung stammte von Leber (539). Hier trat die sympathische Entzündung erst zu einer Zeit auf, in der die Enukleation sicher
nicht mehr von einer solchen gefolgt sein würde, und es zeigte sich, daß
die beiden Optikusenden nicht einmal miteinander verwachsen waren und
in einem Falle von Scheffels (863) wurde das andere Auge nach Monaten
beteiligt, obwohl noch völlige Anästhesie bestand.

Auch in einem Falle von Wzazidlo (1218) erwies sich die Neurotomie
als unzureichend und auch Boucheron (833) scheint nach dem Titel der
mir nicht zugänglichen Arbeit Ähnliches beobachtet zu haben.

Auf Grund dieser Erfahrungen wurde die Neurotomie bald gänzlich
verlassen und durch die entschieden wirksamere Neurectomia optico-ciliaris
ersetzt, welche zuerst 1878 von Pflüger empfohlen und seit 1880 allgemeiner ausgeführt wurde, nachdem Schweigger (396) die Operation als durchaus genügende Prophylaxe gegenüber der sympathischen Ophthalmie
bezeichnet hatte. 1898 konnte Grote (1073) über 352 Fälle aus der

Schweiggerschen Klinik berichten, in denen die ausgiebige Resektion eines Sehnervenstückes gemacht worden war. Es fehlte jedoch hier die Bewertung der Dauerresultate, und es ist deshalb nicht ausgeschlossen, daß später noch sympathische Ophthalmien aufgetreten sind, ein Mangel, der auch einer Statistik von Peppmüller (981) aus der Hallenser Klinik anhaftet, so daß eigentlich nur die Arbeiten von Scheffels aus der Pagenstecherschen Klinik über eine größere Anzahl länger beobachteter Fälle verfügt, und da diese durchweg günstig verliefen, so ist die Methode seitdem in verschiedenen Kliniken häufiger angewendet worden.

Es zeigte sich jedoch bald, daß auch dieser Eingriff keinen absoluten Schutz gewährte, wie mehrere Beobachtungen lehrten. Wenn man die Fälle von Clausen (723) und von Abelsdorff (1000) ausschaltet, weil hier in der kurzen Frist von 17—20 Tagen der Ausbruch der Erkrankung auch nach Enukleation möglich gewesen wäre, so sind doch die Beobachtungen von Trousseau (894) und von Schmidt-Rimpler (888) einwandfrei, und auch der Fall von Ohlemann (857), sowie der von Röhmer (910) gehören wahrscheinlich hierher. Auch Schieck (1761) berichtet neuerdings über einen einschlägigen Fall. Sehr lehrreich sind auch die Untersuchungen von Löhlein (1490), der das Material der Greifswalder Klinik einer Nachprüfung unterzog, wo früher unter Schirmer viele Resektionen gemacht worden waren. Bezüglich der prophylaktischen Resektion zeigte sich bei 9 Fällen, daß nicht nur der kosmetische Effekt ein sehr unbefriedigender war, indem Phthisis bulbi, Ptosis und Schielen beobachtet wurde, sondern auch in einem Falle eine möglicherweise auf sympathischer Entzündung beruhende Makulaaffektion vorhanden war, während in einem weiteren Falle irrtümlicherweise eine sympathisierende Iridozyklitis angenommen und die rechtzeitige Enukleation bei Chorioidalsarkom versäumt worden war.

Diese Erfahrungen sind nicht geeignet, die Resektion des Sehnerven allgemein als Ersatzmethode der Enukleation zu empfehlen, und ich selbst habe sie bisher niemals ausgeführt. Auch Schirmer hält sie für einen nur relativen Schutz, und er empfiehlt die Resektion besonders für diejenigen Fälle, in denen die Enukleation verweigert wird, wie auch Pagenstecher jun. (1690) hervorhebt, daß in der Wiesbadener Klinik bei zu befürchtender sympathischer Ophthalmie die Resektion aus diesem Grunde ausgeführt wird, während Dianoux (1517) dieser den einzigen Vorzug einräumt, daß sie uns nicht des anatomischen Untersuchungsmateriales beraubt. Auch Cohn (1331), der unter Silex' Leitung eine Statistik anfertigte, kommt zu dem Schlusse, daß die Enukleation die sicherste Methode ist, und auf demselben Standpunkt steht Löhlein. Es ist sehr bezeichnend, daß sowohl Silex, der das Material der Schweiggerschen Klinik kannte, und Löhlein, der das Schirmersche Material bearbeiten konnte, zu dem Schlusse kommen, daß die Enukleation an Sicherheit nicht übertroffen

werden kann, eine Feststellung, der auch Schieck (1761) an der Hand
des Kriegsmateriales zustimmt, wie auch neuerdings Meller (1757) der
Überzeugung Ausdruck gibt, daß keine der Ersatzmethoden, was die Sicherheit des Erfolges betrifft, an die Enukleation heranreichen kann.

Zu der Befestigung dieser Anschauung, die heute wohl allgemein verbreitet ist, hat nicht zum wenigsten der Umstand beigetragen, daß inzwischen
die Theorie der metastatischen Entstehung der sympathischen Ophthalmie,
sei es durch Bakterien, sei es durch Toxine, immer mehr an Boden gewonnen hat, und es hat daher nur mehr historisches Interesse, wenn man
an die experimentellen Versuche erinnert, die unter der Herrschaft der
Ziliarnerventheorie oder der Migrationstheorie angestellt wurden, um die
völlige Abtrennung des einen Auges zu beweisen oder zu bestreiten. Bezüglich der Ziliarnerven mußte man schon frühzeitig die Erfahrung machen,
daß die Sensibilität sich bis zu einem erheblichen Grade in einiger Zeit
wiederherstellt, auch ohne daß die durchschnittenen Nervenenden sich
direkt berühren und zwar dadurch, daß aus den zentralen Nervenstümpfen,
wie F. Krause (583) nachwies, zahlreiche Nervenfibrillen an den verschiedensten Stellen in den Bulbus hineinwachsen.

Bezüglich des Opticus lehrten die Versuche Redards (509), daß bei
Kaninchen und Hunden die Stümpfe nach Neurotomie regelmäßig wieder
miteinander verwachsen, was auch nach Mauthner (543) beim Menschen
vorkommen, und wie Leber (539) beobachtete, ausbleiben kann. Wird
daher ein längeres Stück des Opticus herausgeschnitten, so bildet sich
zwischen den beiden Nervenenden, die an ihrer Stelle bleiben, ein fibril-
läres Narbengewebe, welches daraufhin geprüft wurde, ob es für Bakterien
durchlässig ist. Untersuchungen an toten Tieren, die von Deutschmann (924),
Velhagen (953), Bach (1004) und Zimmermann (1035) angestellt wurden,
lehrten, daß die Narbe für injizierte Tuschepartikel oder Berliner Blau undurchgängig ist. Am lebenden Tiere dagegen konnten die Farbstoffe, in
Lymphozyten eingeschlossen, in der Nachbarschaft des Stranges beobachtet
werden, und merkwürdigerweise wurde die Narbe dann leichter durch-
wandert, wenn das Auge vorher geschrumpft war.

Wenn auf diese Weise die Durchlässigkeit der Narbe nicht absolut
bestritten werden konnte, so haben die so ermittelten Daten für die
Theorie der metastatischen Entstehung des Leidens keinerlei Bedeutung
und hatten nur Interesse, so lange die Diskussion sich um die Migrationstheorie drehte.

Neuere Untersuchungen von Bietti (1092) lehrten, daß bei Tieren die
Ziliarnerven auch dann in den Bulbus einwachsen, wenn eine Neurotomie
gemacht worden war, und die beiden Optikusenden durch eine dicht
fibröse abschließende Narbenmasse getrennt waren. Ähnliches konnte Löhlein (1490) an menschlichen Augen bezüglich der Ziliarnerven nachweisen,

so daß auf Grund seiner Untersuchungen das Indikationsgebiet für die Sehnervenresektion, abgesehen von der sympathischen Ophthalmie, wo sie verlassen ist, immer mehr eingeengt wird.

Zusammenfassend kann man sagen, daß die Sehnervenresektion keine absolute Sicherheit gewährt. Andererseits ist es auffallend, daß z. B. SCHWEIGGER und PAGENSTECHER[1]) keine üblen Erfahrungen zu verzeichnen hatten, obwohl sie eine größere Zahl prophylaktischer Operationen ausführten. Wie dem auch sein mag, so viel dürfte sicher sein, daß aus dem bisher vorliegenden Materiale keine Schlüsse betreffs der Pathogenese abzuleiten sind.

Eine weitere Ersatzoperation ist von WICHERKIEWICZ (1426) angegeben worden. Von der Erwägung ausgehend, daß die bei geschrumpften Augäpfeln zu beobachtenden Schnürfurchen auf die Möglichkeit hindeuten, daß die äußeren Augenmuskeln einen zu starken Druck und damit einen dauernden Reiz ausüben, machte er eine Tenotomie der 4 geraden Augenmuskeln mit dem Erfolge, daß der Habitus des Bulbus, sowie der Lichtschein ein besserer wurde. Gewiß wird man diese Druckentlastung gelegentlich versuchen können, wenn auch in der Regel die Entfernung des Auges zweckmäßiger ist, auch wenn kein Verdacht auf sympathisierende Entzündung besteht. Ist dieser vorhanden, so würde ich die Operation nicht riskieren. ORLOW (1688) ist ebenfalls so wenig von dem prophylaktischen Werte der Operation überzeugt, daß er sie nur dann ausführt, wenn der Kranke nicht in die Entfernung des Auges einwilligt.

Nachgeahmt ist die Methode von RUSCHKOWSKY (1624), über dessen Erfolge ich nichts in Erfahrung bringen konnte, und von ORLOW (1661), der »vorübergehenden« Erfolg sah. Später fügte er noch eine Sehnervenresektion hinzu, so daß der Bulbus nur noch an den Obliqui befestigt war, und schließlich gelangte dieser Autor zu dem Verfahren der temporären Enukleation, d. h. der Augapfel wird wieder in die Orbita geschoben, wo er gut einheilen soll. In einem Falle wurde demnach der Ausbruch einer sympathischen Ophthalmie beobachtet und damit ist auch dieses wunderliche Verfahren erledigt.

Für mich gilt wie für viele andere der Grundsatz: Wenn ein erblindetes Auge den Verdacht auf sympathisierende Entzündung erweckt, dann fort damit.

Von ELSCHNIG (1521) ist nun noch die Frage aufgeworfen, ob man sich mit der prophylaktischen Enukleation begnügen oder noch eine Allgemeinbehandlung hinzufügen soll. Nach den Erfahrungen dieses Autors, der den Allgemeinstörungen eine wichtige Rolle beim Ausbruch der ana-

---

1) Auch in einer neueren Arbeit von PAGENSTECHER jun. (1690) wird nichts von üblen Erfahrungen berichtet.

phylaktischen Uveïtis zuschreibt, sind diätetische Maßnahmen von großem Erfolg. Elschnig glaubt es diesem Umstande zuschreiben zu dürfen, daß er in fast 4 Jahren an der Klinik keine sympathische Ophthalmie habe auftreten sehen. Von der weiteren Entwicklung der Lehre von der Pathogenese der sympathischen Ophthalmie wird es abhängen, ob diese Vorschläge allgemeinere Anwendung in der Praxis finden. Jedenfalls sind sie beachtenswert.

e) Verhütung der sympathisierenden Entzündung.

§ 95. Die wirksamste Prophylaxe gegenüber der sympathischen Ophthalmie ist natürlich die Verhütung der sympathisierenden Entzündung. Wer auf dem Boden der Infektionstheorie steht und bei perforierenden Verletzungen ein Eindringen der Erreger durch die Wunde annimmt, wird bestrebt sein müssen, diese Eingangspforte möglichst früh zum Verschluß zu bringen, und so behauptet Verwey (1700) in der Tat, durch die Kuhntsche Konjunktivalplastik werde die Gefahr erheblich verringert.

Eine weitere prophylaktische Methode ist die Anwendung der Elektrokolloide nach Schlösser, der, wie er mir auch neuerdings schriftlich wiederholt hat, davon überzeugt ist, daß man auf diese Weise die Anzahl der prophylaktischen Enukleationen erheblich reduzieren kann. Wenn es auch verständlich ist, daß man in Fachkreisen, wie dies auf der vorletzten Tagung der Ophthalmologischen Gesellschaft in Heidelberg zutage trat, die Besorgnis hegt, es würde dadurch in Zukunft manche durchaus notwendige Enukleation unterlassen und damit die Zahl der sympathischen Entzündungen vermehrt werden, so kann ich doch auf Grund eigener Erfahrungen, die in der Dissertation meines Schülers Herrmann (1715) niedergelegt sind, der Überzeugung Ausdruck geben, daß, wenn man die Versuche zur Erhaltung schwer verletzter Augen nicht zu lange ausdehnt, bei dieser absolut unschädlichen Methode eine Reihe von Augen zur Heilung gelangten, die anfangs für die Enukleation reif erschienen. Hier gilt es, weitere Erfahrungen zu sammeln, ehe über die Wirksamkeit des Verfahrens ein endgültiges Urteil abgegeben werden kann.

15. Prognose.

§ 96. Die Prognose der sympathischen Ophthalmie im Einzelfalle zu stellen, ist ebenso schwierig als Material zu gewinnen, zur Entscheidung der Frage, wieviel Fälle heilbar sind. Der einzelne Augenarzt kann zufällig mehr schwere oder leichte Fälle beobachten, als ein anderer. Aus diesem Grunde werden die Statistiken sehr verschieden ausfallen. Es spielt hierbei ferner der Umstand eine Rolle, ob eine zweckmäßige Behandlung stattgefunden hatte, und ob die Diagnosenstellung eine einwandfreie war. Erst seitdem wir imstande sind, die sympathisierende Entzündung wenigstens im anatomischen Präparate mit großer Sicherheit zu stellen, ist die Aussicht gegeben, Fälle auszuschalten, die nicht hierher gehören und für die Zukunft beweiskräftiges Material zu erlangen.

Im allgemeinen wurde die Prognose früher als eine recht schlechte angesehen, indem Heilungen als Ausnahmefälle galten. So sagt ROGMANN (987), der in einer aus dem Jahre 1895 stammenden Arbeit diesen Standpunkt vertritt, von den 4 geheilten Fällen, über die WALDISPÜHL (917) aus der Baseler Klinik berichtet, daß diese Zahl für einen 10jährigen Zeitraum wirklich nicht erheblich sei. Die Anzahl der seit 1880 beobachteten Dauerheilungen sei eine sehr geringe; es sei ein Fall von HIRSCHBERG (881), einer von LAQUEUR (973) und 3 Fälle von SCHIRMER (912a) und 2 eigene. Hier betrug die Beobachtungszeit mindestens 2 Jahre bis zu 9 Jahren. In Wirklichkeit berichtete SCHIRMER im Ganzen über 5 Fälle, und eine Statistik von GUMPPER (1074) umfaßt 65 Heilungen, von denen nur 25 länger als 1 Jahr Bestand hatten. Weitere konnten nicht ermittelt werden, und mit Recht macht SCHIRMER darauf aufmerksam, daß die geheilten Patienten sich vielfach der weiteren Kontrolle entziehen. Deshalb sei auch eine Statistik, die er in Königsberg anstellte, vielleicht noch zu ungünstig ausgefallen, indem von den 35 früheren Patienten nur 32 die Anfrage beantworteten und von diesen seien 5 seit 6—11 Jahren geheilt geblieben. Der Prozentsatz der geheilten Fälle sei wahrscheinlich höher, wenn auch sehr schwere darunter gewesen seien. In Greifswald konnte SCHIRMER bei 10 Fällen 4mal gute, 2mal leidliche und einmal schlechte, aber durch Operation besserungsfähige Sehschärfe beobachten.

Auch LAQUEUR (973) berichtete über einige geheilte Fälle, von denen einer sehr schwer verlief, und KITAMURA (1367) gibt an, daß unter 22 Fällen der Breslauer Klinik 5mal Heilung gesehen wurde, davon standen 3 Fälle 7 Monate bis 7 Jahre in Beobachtung.

Eine eingehende Statistik von STEINDORFF (1322) aus der HIRSCHBERGschen Klinik bringt 10 Fälle, die 3—26 Jahre beobachtet wurden. Davon waren 8 überhaupt nicht operiert.

Mit Recht wird von verschiedenen Autoren immer wieder betont, daß mit Rücksicht auf die Rezidive, die noch nach Jahr und Tag eintreten können, die Beobachtungsdauer eine möglichst lange sein muß, und dieser Anforderung entspricht z. B. die Statistik von GUNN (735) nicht, der nur das unmittelbare Resultat feststellte und auf diese Weise bei 47 Fällen 17 Heilungen herausrechnet. Auch die Statistik von GUMPPER trägt dieser Forderung nicht genügend Rechnung, und deshalb schlägt auch IMRE (1606), die in 25% der Fälle beobachtete Besserung nicht allzu hoch an, weil die später eintretenden Verschlechterungen nicht genügend berücksichtigt seien.

Besser steht es in dieser Beziehung mit Einzelbeobachtungen, die in größerer Zahl veröffentlicht sind und zum Teil Fälle betreffen, die mit

voller Sehschärfe ausheilten. Ich nenne hier nur die Beobachtungen von
DE SCHWEINITZ (1150), v. GROSZ (1231), HIRSCHBERG (1177), MATZ (1139),
HENKE (1173), FURUKAWA (1434), ROLL (1542), COPPEZ (1556), HEATH (1601a)
und FISHER (1198), und die Fälle von VAIL (1215) und von AXENFELD-GRAF
(1335, 1298) sind dadurch bemerkenswert, daß beide Augen vollkommen
heilten.

In mehreren Fällen, z. B. von HENKE, wird ausdrücklich angegeben,
daß es sich um eine seröse Form der Ophthalmie gehandelt habe, und
ähnlich lag es in den 4 Fällen, über welche ALBERTI (1159) berichtet.
Diese Fälle gelten von vorneherein als prognostisch günstiger; im Einzelfalle
jedoch kann niemand wissen, ob nicht eine schwere fibrinöse Uveïtis mit
zahlreichen Nachschüben das Bild gänzlich verändern kann. Nur die Papillo-Retinitis sympathica soll nach SCHIRMER eine durchaus gute Prognose
haben. Ganz abgesehen davon, daß diese Form kein selbständiges Krankheitsbild darstellt, darf man doch nur sagen, daß in einzelnen Fällen die
Erkrankung auf die Gegend der Papille beschränkt bleibt. Wie oft aber
in solchen Fällen anderweitige Erscheinungen hinzukommen, darüber existiert keine brauchbare Statistik.

Auch bezüglich des Erfolges der Therapie muß man eine gewisse
Zurückhaltung üben, wie der englische Komiteebericht (NETTLESHIP 745)
lehrt, indem auf 90 Fälle 50 Heilungen kamen und von diesen 50 Fällen
waren 25 mit und 25 ohne das damals therapeutisch fast allein gebrauchte
Quecksilber behandelt worden. So kann es auch Zufall sein, wenn LINDAHL
(1276) in 12 Fällen 10mal Heilung, darunter 8mal nach Salizyl, Genesung
eintreten sah, und dadurch 67 % Heilungen durch dieses Mittel anführt,
während SCHIRMER (1147) in 35 Fällen nur 5mal, FUCHS (1438) in 29 Fällen
3mal und STEINDORFF (1322) in 42 Fällen 10mal Genesung beobachtete.
Von SCHIRMER (1147) und später von STEINDORFF (1322) wird hervorgehoben, daß die Prognose der sympathischen Entzündungen in der neueren
Zeit entschieden günstiger geworden ist. Auch DESLIOUX (1373) und OLIVER
(1373) sind dieser Ansicht. SCHIRMER führt dies ebenso wie STEINDORFF
zunächst auf eine Verbesserung unserer therapeutischen Maßnahmen, insbesondere auf die Vermeidung von operativen Eingriffen, die früher an
der Tagesordnung waren, zurück, und DESLIOUX hält die bessere Wundbehandlung für wesentlich, während OLIVER einer Reihe von Faktoren eine
Mitwirkung zuerkennt, so z. B. der besseren ärztlichen Hilfe und der besseren Ernährung.

Weiterhin hatte SCHIRMER den »Eindruck«, als ob die leichteren Formen
der Entzündung häufiger geworden seien. Es ist das möglich, andererseits ist jedoch zu berücksichtigen, daß man früher die Papilloretinitis
nicht kannte und vielleicht auch manche Fälle aus dem Grunde nicht als
zugehörig betrachtete, weil sie einen günstigen Verlauf nahmen.

Aus der Kriegszeit stammen die Mitteilungen von Lapersonne (1679), der die Bemerkung macht, daß die schwere Form der sympathischen Ophthalmie seltener geworden sei. Nach Dunn (1712) ist die Prognose wesentlich besser geworden, weil die moderne Wundbehandlung auf die verletzten Augen einen günstigen Einfluß habe, eine Anschauung, die gar nicht mit der Möglichkeit der Entstehung der sympathisierenden Entzündung auf endogenem Wege rechnet.

Daß der Verlauf der Entzündung im allgemeinen ein milderer ist, wenn sie nach vollzogener Enukleation des anderen Auges beginnt, wurde schon in § 93 ausgeführt.

Während Bunge (460) betonte, daß bei Kindern die Prognose ungünstiger ist, will Laqueur (973) dies nicht anerkennen, und Hirschberg(1177) weist ausdrücklich darauf hin, daß Kinder nicht günstiger gestellt seien, und die schon erwähnte Statistik seines Schülers Steindorff (1322) stellt fest, daß weder Alter noch Geschlecht, noch die Art der einwirkenden Schädlichkeit oder gar die Jahreszeit von Bedeutung sind.

Literatur.

1583.   1. Bartisch von Königsbrück, Augendienst. Dresden. S. 205. — 2. Aufl. Nürnberg 1686. S. 340.

1696.   2. Bartholinus, Bibliotheca medico-pratica. III. p. 636.

1722.   3. Saint-Yves, Nouveau traité des maladies des yeux. Paris.

1741.   4. Le Dran, Traité ou réflexions titrées de la pratique sur les plaies d'armes à feu. p. 96. Amsterdam.

1792.   5. Beer, Lehre der Augenkrankheiten. Wien.

1808.   6. de Wenzel, Manuel de l'Oculiste. I. Paris.

1813.   7. Beer, Lehre von den Augenkrankheiten. Wien.

8. Demanche, Réflexions sur l'amaurose sympathique qui survient à la suite des blessures en diverses parties du corps. Thèse de Paris.

1818.   9. Demours, Traité des maladies des yeux. II. p. 492, 504 et 509. Paris.

1819.   10. Wardrop, Morbid anatomy of the human eye. II. p. 139. London.

1821.   11. Demours, Précis théorique et pratique sur les maladies des yeux. Paris.

1825.   12. Augey, Essai sur les sympathies qui ont rapport à la médecine. Thèse de Paris.

1829.   13. Duddel, A treatise on the diseases of the horny coat. Surgeon and Oculist. London.

1830.   14. Mackenzie, Practical treatise on the diseases of the eye. 1. Aufl. London.

15. Rosas, Handbuch der theoretischen und praktischen Augenheilkunde. Wien.

1832.   16. Mackenzie, Praktische Abhandlung über die Krankheiten des Auges. Übersetzt nach der 1. Aufl. Autor ungenannt. Weimar.

1833.   17. Jobert de Lamballe, Sur les plaies d'armes à feu. Paris.

18. Laurence, Treatise on the diseases of the eye. p. 147. London.

1835.   19. Barton, Medical Gazette. London.

20. Mackenzie, A practical treatise on the diseases of the eye. 2. Aufl. London.

1837.   21. Crompton, Medical Gazette. XXI. p. 175.

1838.   22. v. Ammon, De iritide. Preisschrift. S. 24. Leipzig.

1840. 23. Mackenzie, Treatise etc. 3. Aufl. London.
1843. 24. Himly, Die Krankheiten und Mißbildungen des menschlichen Auges und deren Heilung. I. S. 450. Berlin.
1844. 25. Mackenzie, Traité pratique des maladies des yeux. Übersetzt von Laugier u. Richelot nach der 3. Aufl. Paris.
1849. 26. Tavignot, Iritis sympathique. Gaz. des hôp. de Paris. No. 124. p. 496.
1850. 27. Barrier, Quelques faits intéressants de clinique ophtalmologique. Ann. d'ocul. XXIV. p. 83.
1851. 28. Pritchard, Provincial medical and surgical Journal. 5. Febr. p. 1866.
1853. 29. Arlt, Die Krankheiten des Auges. II. S. 51.
1854. 30. Cooper, Med. Times and Gaz.
31. Mackenzie, Practical treatise on the diseases of the eye. 4. Aufl. London.
32. Nélaton, Eléments de pathologie chirurgicale. Iritis sympathique. III. p. 127. Paris.
33. Pritchard, B., Association; med. Journ. Oct.
1855. 34. Albertotti, Observations de la clinique de Borelli. Gaz. med. ital., stati Sardi et Ann. d'ocul. XXXIII. p. 146.
55. Denonvilliers et Gosselin, Traité théorique et pratique des maladies des yeux. p. 39. Paris.
36. Hutchinson, Reflex ophthalmitis. Lancet. No. 21.
37. Taylor, On the sympathetic inflammation of the eyeball. Med. Times and Gaz. II. p. 439.
38. Wharton, Jones, Principles of ophthalmic. Med. and Surg. London.
1856. 39. v. Graefe, Sympathische Ophthalmie. Arch. f. Ophth. II, 2. S. 188.
1857. 40. Desmarres, Traité des maladies des yeux. III. p. 751. Paris.
41. v. Graefe, Über sympathische Amaurose eines Auges bei Iridochorioiditis des anderen und über deren Heilung. Arch. f. Ophth. III, 2. p. 442.
42. Mackenzie, Traité pratique des maladies de l'œil. Übersetzt von Warlomont u. Testelin nach der 4. Aufl. Paris.
43. Salomon, Exstirpation d'un œil désorganisé à cause d'une affection sympathique de l'autre. Med. Times and Gaz.
44. Testelin et Warlomont, Ann. d'ocul. XXXIV. p. 262 et traduction française du Traité des maladies des yeux de Mackenzie. II. p. 117. Paris et Supplément. p. 382. 1867.
45. Walton, On sympathetic inflammation of the eye-ball. Brit. med. Journ. 14. April and Lancet. 1858.
1858. 46. Brondeau, Des affections sympathiques de l'un des deux yeux à la suite d'une blessure de l'autre œil. Thèse de Paris.
47. Müller, Anatomische Beiträge zur Ophthalmologie. Arch. f. Ophth. II, 1. S. 368.
1859. 48. Arlt, Über sympathische Augenentzündung. Zeitschr. d. Ges. d. Ärzte zu Wien. Nr. 10. (Wiener med. Wochenschr. 1873; Graefe-Saemisch. III, 1. 1874).
49. Cooper, On wounds and injuries of the eye. p. 330. London.
50. Cooper, A case of excision of the eye-ball. Lancet. Oct. II.
51. Critchett, Ann. d'ocul. XLII. p. 230.
52. Dixon, Med. Times and Gaz. 1860. Mars et Union méd. de Paris. 21. Août. 1866. p. 333 et Ann. d'ocul. XLIV. p. 150.
53. Dubois, Ann. d'ocul. XLI. p. 7.
54. Kittell, Über Iridochorioiditis sympathica dextra, bedingt durch Cataracta natalis sinistra. Allg. Wiener med. Ztg. Nr. 45—46.
55. Michel, Des corps étrangers pénétrants de l'œil. Thèse de Paris.
56. Pritchard, A case of sympathetic ophthalmia. Enucleation. Brit. med. Journ. 23. April.
57. Richardson, Dublin. quart. journ. of med. science. Nov. 1859 et Arch. gén. de méd. Paris 1860.

1860. 58. **Bader**, Ann. d'ocul. XLII. p. 125 et Rapport sur les excisions du globe faites au royal London ophthalmic Hospital. Ann. d'ocul. XLIII. p. 43.

59. **Blodig**, Zur Kasuistik der Enucleatio bulbi. Wiener Zeitschr. Nr. 29.

60. **Dion**, Altérations graves de l'un des yeux devenu impropre à la vision et irritation sympathique de l'autre œil; exstirpation de l'œil malade, guérison. Ann. d'ocul. XLIV.

61. **v. Graefe**, Über ein neues Operationsverfahren in verzweifelten Fällen chronischer Iritis und Iridozyklitis. Arch. f. Ophth. VI, 2. S. 97.

62. **Guépin fils**, Ann. d'ocul. XLIV. p. 189.

63. **Holmes**, Sympathetic ophthalmitis and certain forms of chronic iritis. Chicago. M. J. XVIII. p. 503.

64. **Huchler**, Vollständige Heilung einer sympathischen Erblindung. Memorabilien. V. p. 98. Heidelberg.

65. **Pagenstecher**, Knochenschale und sympathische Ophthalmie. Arch. f. Ophth. VII. S. 108.

66. **Pamard**, Ann. d'ocul. XLIII. p. 23.

67. **Schweigger**, Beiträge zur anatomischen Klinik der Augenkrankheiten. Arch. f. Ophth. VI, 2. S. 267.

68. **Walton**, Sympathetic irritation of the eye-ball. Brit. med. Journ. Oct. p. 811.

1861. 69. **Kupinskii**, On simpaticheskiche stradaniiache glaze. Med. pribar k. morsk. sbornikn. I. p. 212. Saint-Petersb.

70. **Narkiewicz**, Sympathetic ophthalmia. Pan. Fowarz hek-Warszawa. XIV. p. 209.

71. **Salomon**, Névrotomie contre l'ophtalmie sympathique. Med. Times and Gaz. p. 327.

72. **Trug**, Influence de l'énucléation d'un œil à glaucome simple ou irritatif; glaucome-sympathique. Bull. et mém. Soc. franc. d'opht. Paris. XIV. p. 487.

1862. 73. **Clarke**, De l'exstirpation dite immédiate du globe de l'œil après des blessures. Brit. med. Journ. 22. Mars.

74. **Derby**, Enucleation of right eye on account of threatened sympathetic affection of left. Extr. Rec. Bost. Soc. m. Improv. V. (app.) p. 221. 1862—66.

75. **Deval**, Traité théorique et pratique des maladies des yeux. Paris. p. 312.

76. **Hulke**, Conjunctivitis purulenta; twelve months after followed by shrinking of the eye etc. Med. Times and Gaz. London. II. p. 85.

77. **Pagenstecher**, Klinische Beobachtungen aus der Augenheilanstalt Wiesbaden. Solut. retin.

78. **Watson**, Sympathetic irritation of the left eye resulting from advanced disease of the right; exstirpation of the latter with an excellent result. Med. Times and Gaz. London. II. p. 681.

79. **Watson**, Sympathetic inflammation of the eyeball; its danger, and the means of arresting it. Brit. med. Journ. London. II. p. 34.

1863. 80. **Colberg**, Cysticerque ayant déterminé une ophtalmie sympathique. Klin. Monatsbl. f. Augenheilk. I. p. 211; un deuxième cas a été publié par de Graefe et un troisième par Jacobson dans les Arch. f. Ophth.

81. **Critchett**, Über sympathische Ophthalmie. Klin. Monatsbl. f. Augenheilk. I. p. 440. Heidelberger ophth. Ges.

82. **v. Graefe**, Sympathische Entzündung nach Iridodesis. v. Graefes Arch. f. Ophth. IX.

83. **Hart**, Sympathetic Ophthalmitis. Lancet. 19. January.

84. **Hart**, Old injury of right eye; sympathetic ophthalmitis of left; loss of vision; removal of right eye; improvement of vision. Lancet. January.

85. **Lawson**, Inflammation sympathique après lésion grave de l'autre œil. Lancet. Janvier. No. 3.

1863. 86. Liebreich, Diskussion über die sympathische Ophthalmie. Klin. Monatsbl.
f. Augenheilk. I. S. 450.

87. Salomon, A·note on reflexe disease of the eye, of traumatic origin.
Dublin G. J. M. Sc. XXXV. p. 58.

88. Sichel, Ann. d'ocul. XLIX. p. 154.

89. Volkart, Über sympathische Iridochorioïditis und Enukleation. Zürich.

1864. 90. Avelan, On phtisis bulbi och sympatisk affection af andra ögat. Helsingfors.

91. Donders, Ann. d'ocul. LI. p. 236.

92. Haenel, Klin. Monatsbl. f. Augenheilk. S. 337.

93. Hansen, Om den sympathiske Ophthalm. Biblioth. f. Laeger. Kjovenh.
R. IX. p. 29.

94. Lawson, Sympathetic ophthalmia, its nature and treatment. Lancet.
London. II. p. 432.

95. Nélaton, Elements de pathol. chirurg. — Iritis sympathique. Paris.

96. Rheindorf, Ein Fall von sympathischer Neuroretinitis. Nagels Jahresbericht 1871. S. 273.

97. Steffan, Zur Iridodesis. v. Graefes Arch. f. Ophth. X, 1.

98. Tavignot, Iridectomie contre l'iritis sympathique. Gaz. méd. de Paris.
No. 10.

99. Wells, Ann. d'ocul. LI. p. 236.

100. Zander und Geißler, Die Verletzungen des Auges. Leipzig. S. 371—385.

1865. 101. Cornelius, De l'ophtalmia sympathica. Bonn.

102. Derby, Ann. d'ocul. LIV. p. 238.

103. Guépin, Quelques notes pour servir à l'étude de l'ophtalmie sympathique. Ann. d'ocul. LIII. p. 232.

104. Höring, Notizen zur Iridodesis. Klin. Monatsbl. f. Augenheilk. S. 42.

105. Jakobson, Zwei Fälle von intraokularem Zystizerkus mit Sektionsbefund. Arch. f. Ophth. XI, 2. S. 162 Anm.

106. Lawson, Sympathetic Ophthalmia. London. p. 42.

107. Maats, De sympathische Andoeningen van het Oog. Utrecht.

108. Rheindorf, Soixante-quinze observations d'ophtalmie sympathique.
Bull. méd. du Nord de la France. Lille.

109. Salomon, Dublin. Quaterly Journ. XXXV. No. 58. Février.

110. Wecker, De l'énucléation de l'œil comme moyen préservatif des ophtalmies sympathiques. Gaz. des hôpitaux civils et militaires. p. 271 et
Union méd. No. 93.

1866. 111. Dolbeau. De l'ophtalmie sympathique. Union méd. Paris. No. 70.

112. Dublanchet, Étude clinique sur les plaies du globe oculaire. Thèse
de Paris.

113. Fortin, De l'ophtalmie sympathique (réflexe). Union méd. Paris.
XXXI. p. 20.

114. v. Graefe, Arch. f. Ophth. III, 2. S. 442—455 u. Ann. d'ocul. LIV. p. 142.

115. v. Graefe, Arch. f. Ophth. IV, 1. S. 123—128.

116. v. Graefe, Arch. f. Ophth. XII, 2. S. 100, 149 u. 154; Névrotomie ciliaire
p. 171 et Ann. d'ocul. XLIX. p. 181 et LIX. p. 180.

117. v. Graefe, Zur Lehre der sympathischen Ophthalmie. Arch. f. Ophth.
XII, 2. S. 149.

118. Lawrence, Encephaloid cancer of the eyeball. Ophth. Review. II. p. 378.

119. Lawson, Loss of the left eye from the lodgement within it of a portion
of a guncap., etc. Ophth. Hosp. Rep. V.

120. Lawson, On sympathetic ophthalmia. Ophth. Review. II. p. 398.

121. Pagenstecher, Über Enucleatio bulbi und sympathische Augenentzündung. Klinische Beobachtungen aus der Augenheilanstalt zu Wiesbaden.
II. S. 44—73.

122. Rondeau, Des affections oculaires réflexes et de l'ophtalmie sympathique. Thèse de Paris.

1866. 123. Schröter, Zur Entstehung der Rupturen. Klin. Monatsbl. f. Augenheilk.
            IV. S. 242.
1867. 124. Calderini, Enucleazione del bulbo dell' occhio in rapporto alla exstir-
            pazione, alle influenza snell' occhio che rimane, all' anatomia pathologica
            e alle protesi oculare.
      125. Czerny, Bericht über die Wiener Augenklinik. S. 181. Wien.
      126. Foucher, Des ophtalmies sympathiques. Journ. des Connaiss. méd.-
            chir. p. 339.
      127. v. Graefe, Über Durchschneidung des Optikus. Berliner klin. Wochen-
            schrift. S. 320.
      128. Heurteloup, Des ophtalmies sympathiques. Rev. de thérap. méd.-chir.
            XV. p. 339.
      129. Hutchinson, Injury to one eye, followed by reflex iritis in the other;
            excision of the injuried globe; iridectomy for the recurrent iritis. Ophth.
            Hosp. Rep. London. VI. p. 159.
      130. Lawson, Sympathetic ophth. caused by a propagation of the irritation,
            etc. Ophth. Hosp. Rep. VI. p. 123.
      131. Lawson, Injuries of the eye, orbit and eye-lids; their immediate and
            remote effets. London.
      132. Meyer, De l'ophtalmie sympathique et de son traitement par la section
            des nerfs ciliaires. Ann. d'ocul. LVIII. p. 129.
      133. Mooren, Ophthalmiatrische Beobachtungen. Berlin. S. 143.
      134. Wecker, Traité des maladies des yeux. Paris. I. p. 413.
1868. 135. Berlin, Beobachtungen über fremde Körper im Glaskörperraum. Arch.
            f. Ophth. XIV, 2. S. 328.
      136. Bickerton, Clinical remarks upon sympathetic irritation and inflamma-
            tion following injuries of the eye. Liverpool Med. and Surg. Rep.
            London. II. p. 48.
      137. van Dooremaal, Sympt. Ophthalmie na verwonding. Geneesk.-Tijdschr.
            v. de Zeemagt, Gravenh. VII. p. 307.
      138. v. Graefe, Zur Lehre der sympathischen Ophthalmie. Arch. f. Ophth.
            XII, 2. p. 100.
      139. Green, A case of sympathetic ophthalmitis following a penetrating
            wound, with lodgement of a fragment of a percussion cap in the other
            eye. Saint-Louis M. and S. J. N. S. v. p. 204.
      140. Holmes, Forty six cases of sympathetic ophthalm. Amer. Ophth. Soc.
            5th annual Meeting.
      141. Jeffries, Section of the optic nerve and ciliary nerves, instead of
            enucleation, for sympathetic ophthalmia. Boston Med. and Surg. Journ.
            p. 55.
      142. Knapp, Die intraokularen Geschwülste. Karlsruhe.
      143. Laurence, A case of sympathetic ophth. cured by neurotomy; a sub-
            stitute for removal of eye-ball. Lancet. p. 633.
      144. Lawson, Sympath. ophthalm. caused by wearing an artificial eye.
            Roy. London Ophth. Hosp. Rep. VI. p. 123.
      145. Meyer, Communication sur la section des nerfs ciliaires dans l'oph-
            talmie sympathique. Congr. périod. internat. d'opht. 1867. Paris. III.
            p. 135.
      146. Meyer, Über die Durchschneidung der Ziliarnerven. Heidelberger ophth.
            Ges. S. 380.
      147. Noyes, Enucleation of eye for sympathetic ophthalmia. Transact. Amer.
            Ophth. Soc. New York. 4th sess. p. 97.
      148. Solomon, A case of sympathetic ophthalm., cured by neurotomy; a
            substitute for removal of the eyeball. Lancet. Dec.
      149. Tacquet, Essai sur les sympathies. Thèse de Paris.
      150. Taylor, Neurotomy in sympath. ophthalm. Lancet. Dec.

1868. 151. **Watson**, Case of sympathetic ophthalmitis, the result of injury; successful result of the injured eye. Transact. Path. Soc. London. XX. p. 303.

1869. 152. **Adamück**, Neue Versuche über den Einfluß des Sympathikus und Trigeminus auf Druck und Filtration im Auge. Sitzungsbericht d. Akad. d. Wissensch. LIX, 2.

153. **Colsmann**, Sympathische Augenentzündung nach Iriseinklemmung in eine Sklerokornealwunde. (2 Fälle.) Mon. f. Augenheilk. VII. S. 49.

154. **Handy**, Case of symp. ophth. Boston Med. and Surg. Journ. IV. p. 15.

155. **Herrick**, Exstirpation of left eye for sympath. ophthalm. of the right. New Orlean Journ. med. XXII. p. 286.

156. **Hirschberg**, Anatomischer Beitrag zu der Lehre von den sympathischen Augenentzündungen. Klin. Monatsbl. f. Augenheilk. VII. S. 297.

157. **Hixson**, Sympath. ophthalmitis. Leavenworth Med. Herald. III. p. 433.

158. **Holmes**, Sympathetic ophthalmitis. Abstract of history of forty-six cases. Transact. of the Amer. Ophth. Soc. p. 38.

159. **Hulke**, Ophth. Hosp. Rep. 1V et Ann. d'ocul. LXII. p. 43.

160. **Iwanoff**, Beiträge zur normalen und pathologischen Anatomie des Auges. Arch. f. Ophth. XV, 2. S. 35.

161. **Knapp**, Bericht über ein drittes Hundert Staroperationen. Arch. f. Augenheilk. I. S. 53.

162. **Laqueur**, Sur les affections sympathiques de l'œil. Thèse de Paris.

163. **Mooren**, Über sympathische Gesichtsstörungen. Berlin, Hirschwald.

164. **Mooren**, Prof. Schweigger und die Kritik meiner Schrift über sympathische Gesichtsstörungen. Deutsche Klinik. Nr. 46.

165. **Noyes**, Enucleation of eye for sympathetic ophthalmia. Transact. of Amer. Ophth. Soc. p. 97.

166. **Pooley**, Injury of the lef eye; sympathetic ophthalmia of the right; loss of vision in the eye secondarily affected; vision retained in the injured eye. Arch. of Ophth. and Otol. New York. I. p. 553.

167. **Popp**, Die sympathische Ophthalmie. München.

168. **Schweigger**, Die sympathischen Gesichtsstörungen von A. Mooren. Deutsche Klinik. XXI. S. 459. Berlin.

169. **Smith**, Enucleation of the eye in sympathetic ophthalmia. Buffalo M. and S. Journ. IX. p. 90.

170. **Watson**, Sympath. ophthalm. after injury by a chief of iron. Brit. med. Journ. Oct.

171. **Wells**, Injury of the left eye from foreign body, 26 years afterwards symp. inflam. etc. Lancet. II. p. 839.

1870. 172. **Businelli**, Tre casi di ferita penetrante nell' orbita. Giorn. d'oftalm. italia.

173. **Coccius**, De vulneribus oculi in nosocomio ophtalmiatrico a 1868 et 1869 observatis et de oculi vulnerati curandi modo. Lipsiae.

174. **Fox**, Case of sympathetic diseases of the eye. Manchester Med. and S. Rev. I. p. 64.

175. **Galezowski**, Sur les blessures du globe de l'œil et leurs conséquences. Gaz. des Hôp. p. 469.

176. **Hirschberg**, Erster Bericht über seine Augenklinik. p. 551.

177. **Holmes**, Contribution à l'histoire de l'ophtalmie sympathique. Soc. d'opht. amér. Compte-rendu rapport pour 1867 et Ann. d'ocul. LXIV. p. 37.

178. **Jacob**, Some varieties of luxation of the cristallin. Brit. med. Journ. March. p. 226.

179. **Knapp**, Sympathetic ophthalmia. Med. Rec. New York. p. 90.

180. **Lebrun**, Sangsue appliquée sur l'œil, ophtalmie symp. à l'autre œil. Ann. d'ocul. LXIV. p. 136.

1870. 181. Mason, A case of exstirpation of the eyeball. Med. Bote. Petersburg. XII et Ann. d'ocul. LXXV. p. 212.

182. Noyes, Sympathetic ophthalmia. Transact. Med. Soc. Mich. Lausing. p. 29.

183. Noyes, Cases of foreign bodies in the vitreous humour. Transact. Amer. Ophth. Soc. p. 104.

184. Pooley, Sympathetic ophthalm. New York med. Journ. Oct.

185. Reich, Verletzung des linken Auges, sympathische Ophthalmie des rechten etc. Arch. f. Augen- u. Ohrenheilk. I, 2. S. 197.

186. Reich, Über die sympathische Zyklitis und Spasmus des Ziliarmuskels. Med. Bote. Petersburg. XII.

187. Robertson, Some curious phenomena resulting from reflex nervous action in consequence of traumatic lesion of the eye. Transact. Amer. Ophth. Soc. p. 110.

188. Schrag, Einige Fälle von Rupturen der Sklera und Chorioidea. Inaug.- Diss. Leipzig.

189. Secondi, Sur la névrotomie ciliaire et ophtalmie sympathique. Ann. d'ocul. LXIV. p. 256.

190. Terson, Corps étranger ayant séjourné 43 ans dans l'œil, excision et autopsie de cet organe. Rev. méd. de Toulouse. Janv. p. 12 et Ann. d'ocul. LXIII. p. 85.

191. Watson, Traumatic ophthalmitis. Brit. med. Journ. II. p. 128.

192. Watson, A case of sympathetic ophthalmitis, the result of injury. Succesful result of exstirpation of the injured eye. Transact. of the Path. Soc. XX et Lancet. I. p. 821. 1871.

193. Wilson, On suppuration of the eyeball after injury. Dublin quart. Journ. of Med. Science. XLIX. p. 500.

1871. 194. Berch, Om sympatisk oftalmi. Hygiea. p. 49. Nord. med. Arkiv. III, 4. p. 20.

195. Businelli, Sympath. ophthalm. Ann. d'ocul. LXV. p. 151.

196. Cohn, Eigentümliche Form sympathischer Erkrankung nach Schuß- verletzungen. Klin. Monatsbl. f. Augenheilk. IX. p. 460.

197. Cohn, Schußverletzungen des Auges. Fischers Kriegschirurgische Be- obachtungen. Erlangen.

198. Creus, Traumat. grave de l'œil gauche, décollement de la rétine, etc. Gaz. méd. p. 147.

199. Galezowski, Sur les blessures de l'œil et leurs conséquences. Con- férences publiques faites à l'école de médecine pendant le siège de Paris. Gaz. des Hôp. civils et militaires, de octobre à décembre.

200. Hoering, Iridocyclitis traum. Ophthalm. symp. Enucleatio bulbi. Klin. Monatsbl. f. Augenheilk. p. 262.

201. Knapp, Über Knochenbildung im Auge. Arch. f. Augenheilk. II. p. 133.

202. Ledoux, Sur les affections sympath. de l'œil. Thèse de Paris.

203. Lohman, Sur un cas d'ophtalmie intermittente. Ann. d'ocul. et Gaz. Milano. p. 185.

204. Nagel, Sympathische Ophthalmie. Jahresbericht der Ophthalmologie. S. 301.

205. Noyes, Sympath. ophthalm. in right eye from fragment of iron in left eye. The Detroit Review of medicine. No. 6.

206. Pagenstecher, Beiträge zur Lehre von hämorrhagischem Glaukom etc. v. Graefes Arch. f. Ophth. XVII, 2. S. 98.

207. Peppmüller, Über sympathische Augenaffektionen. Arch. f. Heilkunde. S. 219—243.

208. Pooley, Sympathische Augenentzündung mit Neuroretinitis. Arch. f. Augenheilk. II. S. 261.

209. Power, Reports of the cases treated in the ophthalmic departement. Saint-Georges Hosp. V.

1871. 210. Robertson, A., Case of sympathetic retinitis pigmentosa. Ophth. Hosp. Rep. VII. p. 161.

211. Schweigger, Handbuch der speziellen Augenheilkunde. S. 331.

212. Snellen, Durchschneidung des Ziliarnerven bei anhaltender Neuralgie eines amaurotischen Auges. Arch. f. Ophth. XIX, 1. S. 259.

213. Verneuil, Gaz. hebd. Paris. p. 473 et Ann. d'ocul. LXVII. p. 221.

214. Watson, A case of bony deposit in the eye, the result of injury and cause of sympathetic ophthalmia. Transact. of the Path. Soc. of London. XXII. p. 226.

215. Watson, Case of sympathetic ophthalmia, the result of injury, enucleation of the injured eye, followed by a mercurial, etc. Lancet. I. p. 821.

1872. 216. Arlt, Über sympathische Augenentzündung. Wiener med. Wochenschr. Nr. 5. 1. Febr. S. 97, 121 u. 145. 1873.

217. Billaux, Über sympathische oder reflektierte Ophthalmie. Presse méd. XXIV, 34.

218. Carter, Clinical lecture on the three periods of a case of sympath. irritation of the eye. Practitioner. No. 49.

219. Cohn, Schußverletzungen des Auges. Erlangen.

220. Gomez, Des blessures de l'œil. Thèse de Paris.

221. Gosselin, Choroïdite sympathique atrophique et exsudative. Leçon recueillie par Paul Berger et Lecerf. Journ. d'opht. I. p. 9.

222. Hall, Bony tumour in the eyeball producing symp. irritation of the other eye, enucleation, recovery. Philadelphia Med. and Surg. Rep. p. 400.

223. Harlen, Fälle von sympathischer Ophthalmie. Philadelphia med. Times. III. 31. Oct.

224. Just, Enucleatio bulbi mit tödlichem Ausgange. Klin. Monatsbl. f. Augenheilk. S. 253.

225. Knapp, Arch. f. Augen- u. Ohrenheilk. II. Abt. 1. S. 230 u. II. S. 188 u. Ann. d'ocul. LXVIII. p. 253.

226. Little, Injury of the eye, enucleation. Brit. med. Journ. II. p. 252.

227. Lüders, Ein Beitrag zur Lehre von der sympathischen Ophthalmie. Inaug.-Diss. Würzburg.

228. Mills, Two cases of sympathetic ophthalmia. Philadelphia med. Times. 26. Oct.

229. Tay, Sympathetic ophthalmia of the other eye in five weeks. Ophth. Hosp. Rep. VII. p. 505—512. 1873.

230. Testelin, Ophth. Hosp. Rep. VI. 3. partie (suite, V. t. LXVI. p. 54), traduc. des observations de Vernon, Cooper, Lawson, Bowman, Streatfield, Hutchinson. Ann. d'ocul. LXVIII. p. 215.

231. Tillaux, Du traitement chirurgical de l'ophtalmie sympathique. Nouveau procédé d'énucléation du globe de l'œil. Bull. générale de thérapie. LXXXIII. p. 24.

232. Warlomont, De l'ophtalmie sympathique. (Congrès de Londres.) Compte rendu. p. 16.

1873. 233. Arlt, Über sympathische Augenentzündung. Wiener med. Wochenschr. S. 97.

234. Barbar, Über einige seltenere syphilitische Erkrankungen des Auges. Diss. Zürich. S. 14 Anm.

235. Carreras y Arago, De la enucleacion del ojo, como el mejor preservativo de las oftalmias simpaticas. La Cronica oftalm. III.

236. Delacroix, Luxation sous-conjonctivale du cristallin gauche remontant à trois ans. Ophtalmie sympathique de l'œil droit. Bull. de la Soc. méd. de Reims.

1873. 237. Dransart, Document pour servir à l'histoire des affections sympathiques de l'œil. Thèse de Paris.

238. Fenoglio, Della ciclite semplice e simpatica lezione. Gazz. med. ital. Prov. Venete. p. 197 e 205.

239. Hall, Sympathetic ophthalmia, with a case. Philadelphia med. Times. p. 476.

240. Jeffries, Two cases of herpes zoster ophthalm., destroying the eye. Transact. Amer. Ophth. Soc. p. 73.

241. Lawrence, Med. Times and Gaz. 5. Dez.

242. Lindner, Zwei Fälle von sympathischer Augenentzündung. Wiener med. Presse. Nr. 17.

243. Monchotte, Des blessures de l'œil par les corps étrangers. Thèse de Paris.

244. Mooren, Ophthalmologische Mitteilungen aus dem Jahre 1873. Berlin. S. 122.

245. Müller, Zur Kasuistik der Zyklitis. Inaug.-Diss. Greifswald.

246. Nettleship, Curators pathological Report. Ophth. Hosp. Rep. VII. p. 528.

247. Noyes, Herpes zoster ophthalmicus of the left side, causin gloss of the corresponding eye, and subsequent loss of the opposite eye. Transact. Amer. Ophth. Soc. p. 71.

248. Pagenstecher, Meningitis mit letalem Ausgang nach Enukleation. Klin. Monatsbl. f. Augenheilk. S. 123.

249. Pomeroy, Glaucomatous inflammation of the fellow eye etc. Med. Record. March. p. 104.

250. Power, A case of sympath. ophthalm. from a foreign body loged in the vitreous space. Enucleation. Recovery of the sympathetically affected. Lancet. p. 663.

251. Schenkel, Arch. f. Dermatol. u. Syphilis. V. S. 137.

252. Snellen, Durchschneidung der Ziliarnerven. v. Graefes Arch. f. Ophth. XIX, 2. S. 255.

253. Soelberg, Traité pratique des maladies des yeux, traduct. française. Paris. p. 204—217 et 699.

254. Tay, Wound of eyeball in sclero-corneal region, etc. Ophth. Hosp. Rep. VII. p. 505.

255. Watson, Ophthalmit and sympath. ophthalmia from a foreign body loged in the vitreous space. Enucleation. Recovery of the sympathetically, affected eye. Lancet. p. 663.

1874. 256. Agnew, Foreign body in the eye; sympathetic kerato-iritis of fellow eye; enucleation; recovery. Arch. Opht. and Otol. New York. IV. p. 389.

257. Alexander, Bericht d. Ophth. Ges. zu Heidelberg. Diskussion.

258. Brecht, Über konzentrische Einengung des Gesichtsfeldes, sympathisch entstanden. Arch. f. Ophth. XX. S. 97.

259. Calhoun, Sympathetic ophthalmia. Atlanta Med. and Surg. Journ. XII and Georgia med. Assoc. Atlanta. XXV.

260. Derby, Sympathetic ophthalmia after enucleation. Removal of extremity of optic nerve and surrounding tissues. Recovery. Transact. Amer. Ophth. Soc. p. 198.

261. Gad, Om de sympatiske öjenaffectioner. Inaug.-Diss. Köbenhaven (danois).

262. Galezowski, Sur une forme particulière d'ophtalmie sympathique antérieure. Recueil d'opht. p. 354.

263. Hale, Knochenschale und sympathische Ophthalmie. Philadelphia Med. and Surg. Rep.

264. Hegele, Sympathische Augenentzündung. Zeitschr. f. Wundärzte u. Geburtshelfer.

265. Hirschberg, Klinische Beobachtungen. Wien. S. 35.

1874. 266. Jakobi, Vorzeitige und akute Entfärbung der Wimpern, beschränkt auf die Lider eines sympathisch erkrankten Auges. Klin. Monatsbl. f. Augenheilk. XII. S. 153.

267. Jeffries, A foreigen body in the globe only producing sympath. trouble after thirteen years. Transact. Amer. Ophth. Soc. p. 203.

268. Klein, Über sympathische Ophthalmie nach Staroperation. Klin. Monatsbl. f. Augenheilk. S. 334.

269. Magni, Analisi clinice di due occhi alterati per iridocoroidite ... Rivist. clin. di Bologna. Febr. et marzo 1875.

270. Mandelstamm, Sympathische Ophthalmie. Petersburger med. Wochenschrift. Nr. 24.

271. Mooren, Ophthalmologische Mitteilungen. Berlin.

272. Norris, On symp. irritation. Philadelphia med. Times. p. 65.

273. Osio, Ophtalmie sympathique. Enucléation. Résultat inespéré. Cronica oftalm. Ann. d'ocul. LXXIII. p. 186.

274. Pomeroy, Glaucomatous inflam. of the fellow eye, resulting from the linear extraction of a traumatic cataract; early indectomy; cure. New York med. Record. March.

275. Rémy, Sarcome de la choroide. Bull. de la Soc. Anat. de Paris. p. 128.

276. Samelsohn, Zur Nosologie und Therapie der sympathischen Erkrankungen. Arch. f. Augenheilk. IV, 2. S. 280.

277. Samelsohn, Über vasomotorische Störungen des Auges. Eine vasomotorische Neurose des Ziliarkörpers. Cyclitis vasomotoria. v. Graefes Arch. f. Ophth. XXI, 13. S. 29—99.

278. Savary, Corps étranger ayant séjourné cinq ans dans un œil sans réaction sympat. sur l'autre. Ann. d'ocul. LXXII. p. 17.

279. Schmidt-Rimpler, Sympathische Ophthalmie. Klin. Monatsbl. f. Augenheilk. S. 177.

280. Shaw, Two cases of sympathetic disease following long standing penetrating wounds ... New York med. Record. 20. March 1875.

281. Steffan, Sympathische Ophthalmie. Jahresbericht der Augenheilanstalt Frankfurt.

282. Verneuil, De l'occlusion permanente des paupières par la blépharoraphie dans certains cas d'ophtalmie sympathique. Gaz. hebdom. p. 19.

283. Watson, On sympathetic ophthalmia with an analysis of 14 cases treated by enucleation. Practitioner. March.

284. Willard, Enucleation of the eye for sympathetic ophthalmia. Extr. Rec. Bost. Soc. M. Improve. VI. p. 59.

1875. 285. Bowen, Two cases of sympathetic disease following long standing penetrating wounds and lodgement of foreign bodies in the eye. New York med. Record. p. 207.

286. Brière, Cas de cécité des deux yeux, causée d'un côté par un vaste, etc. Gaz. des Hôp. No. 90. p. 175.

287. Carter, Sympathetic ophthalmia. Letter to the Editor. Lancet. 9. Oct. p. 543.

288. Dransart, Documents pour servir à l'histoire des affections sympathiques de l'œil. Thèse de Paris.

289. Follin et Duplay, Traité élémentaire de pathologie externe (ophtalmie sympathique). IV. p. 430.

290. Großmann, Beitrag zur sympathischen Augenentzündung. Berliner klin. Wochenschr. p. 178.

291. Hogg, Clinical remarks on staphyloma. Med. Press. March. 35.

292. Holmes, Sympathetic ophthalmitis. Chicago M. J. and Exam. XXXII. p. 148.

293. Keyser, Sympathetic ophthalmia. Philadelphia Med. and Surg. Rep. Dec. p. 465.

1875. 294. Knapp, Anterior staphyloma of the eyeball. New York med. Rev. Jan.
       295. Massi, Déplacements du cristallin sous la conjonctive. Thèse de Paris.
       296. Nolte, Zur Kasuistik sympathischer Augenerkrankungen. Inaug.-Diss.
            Greifswald.
       297. Pflüger, Zur sympathischen Ophthalmie. Korrespondenzbl. f. Schweizer
            Ärzte. Nr. 78.
       298. Ruvioli, Nevrosi bioculare sostenuta da ossificazione retinica, guarita
            prontamente coll' avulsione del bulbo ossificato. Ann. di Ottalm. IV.
            p. 119.
       299. Salvioli, Studio clinico-anatomico di due case di sarcoma della coroidea.
            Ann. di Ottalm. IV. p. 445.
       300. Solomon, Sympathetic ophthalmia; an historical correction. Brit. med.
            Journ. II. p. 360.
       301. Walton, Sympath. ophthalm. Med. Times and Gaz. p. 327.
       302. Williams, Über vasomotorische Störungen des Auges, etc. v. Graefes
            Arch. f. Ophth. XXI, 3. S. 29.
1876. 303. Abadie, Traité des maladies des yeux. p. 211.
       304. Abadie et Beurmann, Amblyopie symp. tardive, énucléation du moignon
            ossifié d'un œil perdu vingt-cinq ans, guérison. Bull. de la Soc. Anat.
            de Paris. p. 781.
       305. Alt, On the anatomical cause and the nature of sympathetic ophthalmia.
            Arch. Ophth. and Otol. New York. V. p. 395.
       306. Alt, On sympathetic neuro-retinitis. Report of the 5th internat. ophth.
            Congr. p. 37.
       307. Ayres, Sympathetic ophthalmia. Report of five cases. Arch. of Ophth.
            and Otol. V, 2.
       308. Bertlett, Sympathetic ophthalmia (3 cases). Transact.. Visconsin m.
            Soc. Milwaukee. X. p. 77.
       309. Boucheron, Sur la section des nerfs ciliaires et du nerf optique en
            arrière de l'œil, substituée à l'énucléation du globe oculaire dans le
            traitement de l'ophtalmie sympathique. Gaz. hebdom. de Méd. No. 25.
            p. 395 et Gaz. méd. de Paris. p. 442.
       310. Brailey, Curators pathological Report. Ophth. Hosp. Rep. IX. p. 57.
       311. Frothingham, Sympathetic ophthalmia. Transact. Med. Soc. Mich.
            Lansing. VI. p. 432.
       312. Gosetti, Glaucoma cronico simplice dell occhio destro ribell all' iridec-
            tomia. Fenomeni simpatici consecutivi all' atto operativo. Ann. di
            Ottalm. V. p. 353.
       313. Hirschberg, Historische Notiz in betreff der sympathischen Ophthalmie.
            Arch. f. Augen- u. Ohrenheilk. V, 1. S. 209.
       314. Hirschberg, Zur sympathischen Reizung und Entzündung. v. Graefes
            Arch. f. Ophth. XXII, 4. S. 135.
       315. Hirschberg, Beiträge zur pathologischen Anatomie des Auges. Arch.
            f. Ophth. XXII, 4. S. 142.
       316. Hirschberg, Beiträge zur praktischen Augenheilkunde. S. 17.
       317. Krenchel, Meddelelser fra Dr. Edm. Hansens Oienklinik for Aaret. Ref.
            in Nagels Jahresbericht. 1878. S. 327.
       318. Lambert, Enucleation of eye for sympath. ophthalm. The Cincinnati
            Lancet and Observer. p. 227.
       319. Reich und Savary, Cyclite et ophtalmie symp. Ann. d'ocul. LXXV.
            p. 13.
       320. Reich, Un cas d'inflammation (probablement sympathique) du corps
            ciliaire avec spasme de ce muscle. Ann. d'ocul. p. 14.
       321. Renton, Enucleation for sympathetic ophthalmia. Ophth. Hosp. Rep.
            London. IX. p. 342.
       322. Rheindorf, De l'ophtalmie sympathique. Neuß. 59 S.

1876. 323. Rossander, Contribution à l'étude des opht. symp. Ref. Ann. d'ocul. LXXV. p. 13.

324. Savary, Contribution à l'étude des ophtalmies sympathiques. Ann. d'ocul. p. 19.

325. Savary, Nouvelle observation à joindre au dossier des opht. symp. Ann. d'ocul. LXXVI. p. 151.

326. Teillais, Ophthalmie sympathique; énucléation de l'œil. Journ. de méd. de l'Ouest. Nantes. X. p. 78.

327. Warlomont, Ann. d'ocul. LXXV. p. 29 et LXXVI. p. 155.

328. Webster, Sympathische Kerato-Iritis. Arch. f. Augenheilk. V. S. 394.

329. Wecker, Die Erkrankungen des Uvealtraktus. Dieses Handbuch. 1. Aufl. Bd. IV. S. 519.

330. Wolfe, A form of iridectomy applicable to cases of sympath. ophthalmia. Med. Times and Gaz. LII. p. 57.

331. Zehender, Nachschrift zu einem Referat über »Samelsohn, Zur Nosologie und Therapie der sympathischen Erkrankungen«. Klin. Monatsbl. f. Augenheilk. p. 106.

1877. 332. Alt, Studien über anatomische Gründe und das Wesen der sympathischen Ophthalmie. Arch. f. Augen- u. Ohrenheilk. VI, 1 u. 2.

333. Badal, Ophtalmies sympathiques. Gaz. des Hôp. Janv.

334. Becker, Pathologie und Therapie des Linsensystems. Dieses Handbuch. 1. Aufl. V. S. 408.

335. Brière, Des ophtalmies sympathiques. Ann. méd. Caen. III. p. 34.

336. Chenantais, Ophtalmie sympathique. Journ. de Méd. de l'Ouest. Nantes. 2. s. I. p. 253.

337. Colsmann, Über Neuritis migrans (sympathica) nach Enukleation. Berliner klin. Wochenschr. Nr. 12.

338. Galezowski, Névrite optique sympath., énucléation de l'œil blessé, amélioration. Recueil d'opht. IV. p. 358.

339. Goldzieher, Zur pathologischen Anatomie der Ziliarnerven. Klin. Monatsbl. f. Augenheilk. XV. S. 405.

340. Herter, Sympathische Neuroretinitis und Iridochorioiditis. Char.-Ann. p. 510.

341. Higgens, On the causes of preventable blindness. Guys Hosp. Rep. XXII. p. 140.

342. Horstmann, Sympathische Iridochorioiditis. S. 536. Jahresbericht d. Kgl. (Berliner) Univ.-Poliklinik für Augenkranke.

343. Jany, Glaucoma acutum sympathicum. Zentralbl. f. prakt. Augenheilk. August.

344. Jones, Knochenschale und sympathische Ophthalmie. Dublin Journ. of med. sciences.

345. Knies, 16 Fälle von Aderhautsarkom. Arch. f. Augenheilk. VI. S. 170.

346. Küfferath, Iridochorioidite ancienne. Accidents sympathiques. Résection partielle de l'œil. Guérison. Presse méd. Belge. No. 41.

347. Landesberg, On sympathetic ophthalmia. Philadelphia Med. and Surg. Rep. p. 223.

348. Landouzy, Contribution à l'étude des accidents symp. oculaires, etc. Bull. Soc. Anat. Paris. II. p. 160.

349. Leber, Die Krankheiten der Netzhaut und des Sehnerven. Dieses Handbuch. 1. Aufl. V. S. 974.

350. Levis, Enucleation of the eyeball to prevent sympath. inflam. of the other eye. Philadelphia Med. and Surg. Rep. XXXVII. p. 448.

351. Macnaughton, Curious case of ossifications of eyeball, removed for sympathetic mischief in the fellow eye. Dublin Journ. of med. Science. July.

1877. 352. Meyhoefer, Sympathische Entzündung hervorgerufen durch einen nach Blennorrhoe phthisisch gewordenen Bulbus. Klin. Monatsbl. f. Augenheilk. XV. S. 102.

353. Odevaine, Sympathetic implication of left eye, from diseased condition of right. Indian Med. Gaz. Calcutta. XII. p. 67.

354. Savary, Quatre cas d'énucléation préventive. Ann. d'ocul. LXXVIII. p. 29.

355. Schmidt-Rimpler, Über prophylaktische Enukleationen. Bericht über d. 50. Vers. deutscher Ärzte u. Naturforscher. S. 334.

356. Schöler, Ein neues Operationsverfahren, die Neurotomia optico-ciliaris. Jahresbericht d. Schölerschen Augenklinik. Berlin. S. 26.

357. Snell, Case of long continued sympathetic ophthalmia. Lancet. p. 498.

358. Steinheim, Glioma retinae traumaticum und sympathische Iridochoroiditis. Zentralbl. f. prakt. Augenheilk. Sept.

359. Taubner, Zur Kasuistik der sympathischen Ophthalmie nach Chorioidealverknöcherung. Inaug.-Diss. Greifswald.

360. Vignaux, De l'ophtalmie sympathique et spécialement de son traitement par l'énucléation. Résultats immédiats et éloignés de 90 cas observés et traités par cette methode dans les hôp. de Lyon. Paris. p. 203.

361. Wadsworth, Osseous deposits in chorioidea. Med. and Surg. Journ. Boston. March.

362. Walzberg, Gliosarcoma retinae auf traumatischer Basis entstanden. Klin. Monatsbl. f. Augenheilk. XV. S. 172.

363. Warlomont, Sur les indications de l'énucléation du globe de l'œil. Congr. internat. de méd. à Génève et Ann. d'ocul. LXXVIII. p. 105.

1878. 364. Alt, Beiträge zur pathologischen Anatomie des Auges. Arch. f. Augenheilk. VII. S. 370.

365. Angelucci, Aderhauttumoren, beobachtet auf der ophthalmiatrischen Klinik zu Rostock. Klin. Monatsbl. f. Augenheilk. S. 402.

366. Ayres, Fünf Fälle von sympathischer Ophthalmie. Arch. f. Augen- u. Ohrenheilk. VII, 2. S. 313.

367. Behring, Neuere Beobachtungen über die Neurotomia opticociliaris. Inaug.-Diss. Berlin.

368. Bresgen, Zwei Fälle von sympathischem Erkranken des Auges. Wiener med. Wochenschr. XXVIII. S. 1220.

369. Brière, Des ophtalmies sympathiques. L'année méd.; Journ. de la Soc. méd. de Caen et du Calvados. 3. Année. Février. No. 3. p. 34.

370. Castaldi, L'irido-coroeidite simpatica e l'evulsione del bulbo oculare. Ann. di Ottalm. VII. p. 120.

371. Coppez, A propos de l'énucléation du globe de l'œil dans l'ophtalmie sympathique. Congr. périod. internat. de scienc. méd. compte rendu. V. p. 793.

372. Cuignet, Ophthalmie sympathique. Rec. d'opht. p. 193.

373. Dufour, Bull. méd. de la Suisse romande.

374. Dyer, On symp. ophthalm. Transcact. of the med. Soc. of the State of Pennsylvania. XII. p. 124.

375. Galvaô, Ophthalmia sympathica. These inaug. apresentada e defendida perante a Escola medico-cirurgica de Lisboa.

376. Mac Gillavry, Sympathische Ophthalmie. Konink Akad. van Wetenschappen te Amsterdam. Zihting van, 30. Nov.

377. Guaita, Lussazione sottocongiuntivale della lente cristallina e consecutive-ciclite simpatica. Ann. di Ottalm. VII. p. 385.

378. Hirschberg, Über sympathische Ophthalmie, Neurotomie und Enucleatio bulbi. Zentralbl. f. prakt. Augenheilk. S. 129—133; Berliner klin. Wochenschr. Nr. 20 u. J. Hirschbergs ausgewählte Abhandlungen. S. 732.

379. Hirschberg, Beiträge zur praktischen Augenheilkunde. 3. Heft.

1878. 380. Krause, Zwei Fälle von Fremdkörpern im Auge. Inaug.-Diss. Greifswald.
381. Krenchel, Meddelelser fra Dr. Edm. Hansens Oienklinik for Aaret 1876. Hosp. T. R. 2.
382. Laan, Cura da ophtalmia sympathica. Period. d'opht., prat. V. No. 3.
383. Levi, Uno caso di enucleazione del bulbo oculare per ottalmia simpatica. Bull. d'ocul. Firenze. I. p. 133.
384. Mandelstamm, Ein Fall sympathischer Ophthalmie. Petersburger med. Wochenschr. Nr. 24.
385. Mauthner, Die sympathischen Augenleiden. Wiesbaden. 118 S.
386. Mauthner, Bemerkungen über sympathische Augenentzündung. Anzeiger d. Ges. d. Wiener Ärzte. Nr. 11.
387. Panas, Dangers possibles du tatouage de la cornée. Gaz. des Hôp. No. 85.
388. Reclus, Des ophtalmies sympathiques. Paris. S. 209.
389. Renton, Iritis sympath. Glasgow med. Journ. p. 41.
390. Roosa, On sympath. ophthalmia. New York med. Record.
391. Schmidt-Rimpler, Neurotomia opticociliaris. Ärztl. Verein zu Marburg. Sitzung vom 3. Juli.
392. Schöler, Ein Beitrag zur Neurotomia opticociliaris. Berliner klin. Wochenschr. S. 663.
393. Schöler, Zur Enucleatio bulbi, nebst Bemerkungen über Durchschneidung des Sehnerven. Berliner klin. Wochenschr. Nr. 17 u. 32. (Berliner med. Gesellschaft.)
394. Schöler, Zurechtstellung. Klin. Monatsbl. f. Augenheilk. S. 244.
395. Schöler, Ein neues Operationsverfahren — die Neurotomia opticociliaris —, welches die Enucleatio bulbi zu ersetzen bestimmt ist. Bericht d. Augenklinik für 1877. p. 26 und für 1878. p. 10.
396. Schweigger, Über sympathische Augenleiden. Berliner klin. Wochenschrift. Nr. 20.
397. Simi, Sulla enucleazione dell' occhio come cura preventiva della ottalmia simpatica. Imparziale. Firenze. XVIII. p. 449.
398. Smith, Enucleation of the eye. Michigan med. News. I. p. 4.
399. Taubner, Zur Kasuistik der sympathischen Ophthalmie nach Chorioidealverknöcherungen. Inaug.-Diss. Greifswald.
400. Teulon, Ophthalmie sympathique. Dictionnaire encyclopédique des sciences médicales.
401. Tizon, Étude clinique de l'atrophie ou phthisie de l'œil. Thèse de Paris.
402. Vermyne, Photopsy from an injured eye, persisting six months after enucleation. Transact. of the Amer. ophth. Soc. p. 449.
403. Walker, On the treatment of sympathetic ophthalmia. Liverpool and Manchester Med. and Surg. Rep. V. p. 88.
1879. 404. Abadie, De la section des nerfs optiques et ciliaires, substituée à l'énucléation. Soc. de chir. 19. Nov.
405. Ayres, Contribution to injuries of the eye. Cincin. Lancet and Clinic. II. p. 285.
406. Beaver, A case of sympathetic ophthalmia with remarks on the exciting cause of the disease. Philadelphia Med. and Surg. Rep. XI. p. 225.
407. Berger, 5 Fälle von Neurotomia opticociliaris. Bayr. ärztl. Blatt. Nr. 35.
408. Bonagente, Contributo allo' studio delle ferite penetrante dell' occhio. Gaz. med. di Roma. V. p. 49.
409. Boucheron, Du traitement de l'ophtalm. symp. par la section des nerfs cil., etc. C. R. de l'Acad. de Sc. de Paris. XXXIX. p. 647.
410. Brière, Communications ophtalmologiques. (Blessure de l'œil avec enkystement du corps étranger dans la rétine; accidents sympathiques vingt mois après.) Ann. d'ocul. LXXXI. p. 21.
411. Burow, Mitteilungen aus seiner Privatklinik. Königsberg.

1879. 412. Chisolm, Lost eye for thirty four years, now gives evidence of sympath. trouble in the other. New York med. Journ. XXXI. p. 193.

413. Chisolm, Neurotomy, a substitute for enucleation; a new operation in ophthalmie surgery. Richmond.

414. Clacys, De la névrotomie optico-ciliaire. Ann. de la Soc. méd. de Gand. VII. p. 213.

415. Connor, Enucleation of an eye for sympathetic irritation, grey growth inside the enucleated eye. Detroit. Lancet. January.

416. Courssérant, Deux observations de la kératite symp. Ann. d'ocul. LXXXI. p. 21.

417. Crespi, Cyclitis serosa glaucomatosa. Ann. di Ottalm. VIII.

418. Cury, Injuries to the eye. Toledo Med. and Surg. Journ. III. p. 252.

419. Dianoux, De l'énervation du globe de l'œil. Journ. de méd. de l'ouest. p. 41.

420. Dor, Section du nerf optique et des nerfs ciliaires postérieurs. Lyon méd. No. 13 et 2. rapport Ann. de la clin. opht. p. 14.

421. Fano, Contribution à l'histoire de l'ophtalmie dite sympathique. Journ. d'ocul. et chir. Paris. IV. p. 40.

422. Fano, Staphylome sphérique de la cornée droite; iridochorioidite à gauche; énucléation de l'œil droit; pas l'amélioration dans l'état de l'œil gauche. Journ. d'ocul. et de chir. p. 120.

423. Fryer, A clinical lecture on sympath. ophthalm. St. Louis Cour. of Med. I. p. 621.

424. Gilette, De la section des nerfs ciliaires. Gaz. méd. de Paris. No. 50.

425. Mac Gillavry, Über sympathische Iridochorioiditis. Congr. internat. de méd. à Amsterdam. Compte rend.

426. Harlan, Sympathetic neuroretinitis with remarks on sympathetic ophthalmia. Amer. Journ. of med. scienc. XXVII. p. 303.

427. Hirschberg, Beiträge zur Anatomie und Pathologie des Auges. Arch. f. Augenheilk. VIII, 1. S. 55.

428. Hock, Augenverletzungen. Eulenburgs Realenzyklopädie f. d. ges. Heilk. I. S. 605.

429. Keyser, Observations to some forms of affections of the eye, resulting from reflex irritation. Philadelphia Med. and Surg. Rep. XI. p. 199.

430. Knies, Iritis serosa. Bericht d. 12. Vers. d. Ophth. Ges. zu Heidelberg. S. 52.

431. Knies, Beiträge zur Kenntnis der Uvealerkrankungen. I. Iritis serosa nebst Bemerkungen über sympathische Übertragung. Arch. f. Augenheilk. IX, 1. S. 1.

432. Landesberg, Neurosis et Amblyopia sympathica. Klin. Monatsbl. f. Augenheilk. S. 235.

433. Landesberg, Panophthalmitis sympathica. Klin. Monatsbl. f. Augenheilk. S. 233.

434. Leber, Beiträge zur Ätiologie innerlicher Augenentzündungen. Bericht über d. Vers. d. Ophth. Ges. zu Heidelberg. S. 123.

435. Leitner, A case of sympath. inflam. of the eye recovery. Szemeszet. Budapest.

436. Meighan, Case of sympath. irido-cyclitis improved on use etc. Glasgow Med. Journ. XII. p. 49.

437. Mengin, Accidents sympathiques survenus sept ans après une blessure à l'œil; iridectomie, guérison. Recueil d'opht. p. 116.

438. Noyes, Case of spontaneous irido-cyclitis followed by sympathetic ophthalmia. Detroit Lancet. II. p. 104.

439. Oeller, Retinitis und Cyclitis suppurativa bei Zerebrospinalmeningitis. Arch. f. Augenheilk. VIII. S. 357.

440. Pagenstecher, Zur Kasuistik der Augenverletzungen. Arch. f. Augenheilk. VIII. S. 357.

1879. 441. Rause, Du traitement de l'ophtalm. sympt. par la section des nerfs ciliaires et du nerf optique, substituée à l'énucl. de l'œil. Gaz. méd. de Paris. No. 42.

442. Rédard, De la section des nerfs ciliaires et du nerf optique. Thèse de Paris.

443. Renton, Enucleation for sympathetic ophthalmia. Ophth. Hosp. Rep. IX, 3. p. 342.

444. Schieß-Gemuseus, 15. Jahresbericht der Augenheilanstalt in Basel. S. 47.

445. Schneider, Über sympathische Erkrankungen des Auges nach Staroperationen. Inaug.-Diss. Würzburg.

446. Smith, Preventive enucleation. Michigan med. News. Detroit. II. p. 251.

447. Teulon, Neurotom. optico-ciliaire. (Soc. de Chir.) Gaz. méd. de Paris. No. 1 et Progr. méd. No. 51.

448. Wadsworth, Optico-ciliary neurotomy (two cases). Boston Med. and Surg. Journ. p. 773.

449. Warlomont, De l'énervation du globe de l'œil. Ann. d'ocul. LXXXII. p. 223.

450. Webster, Is glaucoma ever of sympathetic origin? Arch. of Med. I. p. 150.

451. Wecker, De l'ophtalmie sympathique. Gaz. des Hôp. p. 508.

452. White, Sympathetic ophthalmia. Virginia M. Month. Richmond. VI. p. 426.

453. Yvert, Du traumatisme, des blessures et des corps étrangers du globe de l'œil. Recueil d'opht. p. 33.

1880. 454. Abadie, De la section extraoculaire des nerfs optique et ciliaires, substituée à l'énucléation du globe oculaire. Gaz. hebd. p. 162.

455. Amick, Ossification of the choroid, malignant tumour, enucleation and symp. ophthalm. Cincinnati med. New. IX. p. 305.

456. Berger, Beiträge zur Anatomie des Auges. Wiesbaden. 1887.

457. Berlin, Über den anatomischen Zusammenhang zwischen den orbitalen und intrakraniellen Entzündungen. Volkmanns Samml. klin. Vorträge. Nr. 185.

458. Boucheron, Section des nerfs ciliaires. Progr. méd. No. 30.

459. Bunge, Klinische Beobachtungen über die sympathische Ophthalmie aus der Prof. Graefeschen Augenheilanstalt in Halle. Dessau. S. 51.

460. Bunge, Klinische Beobachtungen über die sympathische Ophthalmie. Inaug.-Diss. Halle.

461. Burnett, On optico-ciliary neurotomy with a case. Philadelphia med. Times. X. p. 569.

462. Camuset, Cataracte d'origine sympathique. Gaz. des Hôp. p. 483.

462a. Carter, Sympathische Ophthalmie. Transact. of the Clin. Soc.

463. Chisolm, Sympathetic amblyopia rapidly destroying sight; prompt relief by neurotomy of the optic and ciliary nerves of the lost eye. New York med. Journ. XXXI. p. 267.

464. Critchett, On the treatment of sympathetic ophthalmia. Ophth. Hosp. Rep. X. p. 141.

465. Cuignet, Sympathies oculaires. Recueil d'opht.

466. Cury, Sympathetic ophthalmia. Toledo Med. and Surg. Journ. IV. p. 1.

467. Duboury, Exstirpation de l'œil, nécessitée par des troubles sympath. sur l'œil sain. Journ. de méd. de Bordeaux. Mai.

468. Dudon, Ophtalm. symp. de l'œil gauche, énucléation de l'œil droit. Journ. de méd. de Bordeaux.

469. Foucher, Névrotomie optico-ciliaire. Union méd. de Canada. Montréal. IX. p. 49.

470. Galezowski, De quelques formes relativement rares d'ophtalmie symp. Recueil d'opht. p. 641.

471. Giraud Teulon, Neurectomie et énucléation. Gaz. des Hôp. p. 147.

1880. 472. Giraud Teulon, Rapport sur la névrotomie optico-ciliaire, présenté à la Soc. de Chirurgie de Paris.

473. Goldzieher, Die sympathische Augenentzündung. Aus dem Ungarischen übersetzt von C. Stadler. Med.-chir. Zentralbl. XV, 2.

474. Gourlay, D'une forme non encore décrite de l'opht. symp. Ann. d'ocul. LXXXIII. p. 186.

475. Gruening, Neurectomy of the optic nerve for irido-cyclitis. Med. Rev. XVII.

476. Grünhagen und Jesner, Über Fibrinproduktion nach Nervenreizung. Zentralbl. f. Augenheilk. IV.

477. Haenel, Sympathische Erkrankung. Deutsche med. Wochenschr. S. 326. (Sitzung d. Ges. f. Natur- u. Heilkunde. Januar.)

478. Haltenhoff, Présentation d'un cas opéré par névrotomie optico-ciliaire. Communication faite à la soc. méd. de Genève. Séance du 3. nov. et Bull. de la Soc. méd. de la Suisse romande. Nov.

479. Hirschberg und Vogler, Über Fremdkörper im Augeninnern nebst gelegentlichen Bemerkungen über Neurotomia optico-ciliar. Arch. f. Augenheilk. IX, 3. S. 309.

480. Hirschberg, Über Fremdkörper im allgemeinen nebst Diskussion über Neurektomie. Berliner klin. Wochenschr. Nr. 18.

481. Horner, Über die Verbreitung der sympathischen Entzündung. Korrespondenzbl. f. Schweizer Ärzte. LX. S. 22.

482. Jesner, Der Humor aqueus des Auges in seinen Beziehungen zu Blutdruck und Nervenreizung. Arch. f. Physiol. XXIII. S. 14.

483. Knies, Beiträge zur Kenntnis der Uvealerkrankungen. Arch. f. Augenheilk. IX. S. 1.

484. Krause, Beiträge zur Pathologie der sympathischen Augenentzündungen. Arch. f. Augenheilk. S. 173.

485. Krebs, Inaug.-Diss. Kopenhagen.

486. Krückow, Zwei Fälle von sympathischem Augenleiden. Zentralbl. f. prakt. Augenheilk. IV. S. 67.

487. Landesberg, On the occurrence of symp. ophthalm. consequent upon linear extraction of cataract. Med. and Surg. Rep. Philadelphia. XVII. No. 18.

488. Lavell, A case of sympathetic ophthalmia. Transact. of the Minnesota Med. Soc. St. Paul. XII. p. 101.

489. Lawson, On some points in connection with the treatment of symp. ophthalm. Ophth. Hosp. Rep. X. p. 1.

490. Leber, Reflexamblyopie traumatischen Ursprungs, rasch geheilt durch subkutane Morphiuminjektion. Arch. f. Ophth. XXVI, 2. S. 249.

491. Leber, Meningitis nach Enukleation eines nicht von eitriger Panophthalmitis befallenen Auges mit Ausgang in Genesung. v. Graefes Arch. f. Ophth. XXVI, 3. S. 207.

492. Loeberg, Et tilfaelde of sympathisk ophthalmi. Norsk. Mag. f. Läger. R. 3. X. p. 303.

493. Lundy, Neurotomy optico-ciliaris; a new operation in ophthalmic surgery. Michigan med. News. Detroit. III. p. 7.

494. Lundy, Sympathetic affections of the eye. Detroit.

495. Manfredi et Cofler, Tuberculose oculaire. Arch. d'opht. I. p. 44.

496. Martini, Contribution aux études sur l'énervation optico-ciliaire; névrotome. Congr. internat. méd. à Milano.

497. Mengin, Neurotomie optico-ciliaire dans un cas d'irido-choroïdite ancienne, douloureuse avec accidents sympathiques de l'autre œil. Recueil d'opht. p. 11.

498. Meyer, La valeur thérapeutique de la névrotomie optico-ciliaire. Journ. de Thérap. p. 761.

1880. 499. **Meyer**, Neurotomia optico-ciliaris. Congr. internat. méd. à Milano. Compte rendu.

500. **Mikudi**, Über eine gelungene Enervation. Parn. Tow. Lekarks. p. 732.

501. **Mooren und Rumpf**, Über Gefäßreflexe am Auge. Zentralbl. d. med. Wissensch. Nr. 19.

502. **Nettleship**, Three cases of symp ophthalmia setting in three weeks after excision of the other eye. Transact. of Clin. Soc. of London. XIII. (Ref. in Ophth. Review. I. p. 8. 1882.)

503. **Nettleship**, Sympathetic ophthalmia after excision of the eyeball. Brit. med. Journ. 17. April.

504. **Neumann**, Drei Fälle von sympathischem Augenleiden. Inaug.-Diss. Greifswald.

505. **Nicolini**, Di una enervazione ottico-ciliare. Ann. oftalm. 1880 e 1881.

506. **Noyes**, Ein Fall von melanotischem Epithelialkrebs. Arch. f. Augenheilk. IX. S. 140.

507. **Palmer**, Optico-ciliary neurectomy. Canada Lancet. XIII. p. 4.

508. **Raynaut**, De l'ophtalmie sympathique; étiologie, symptomalagie et traitement. Montpellier.

509. **Redard**, Recherches expérimentales sur les suites éloignées de la section des nerfs ciliaires et du nerf optique. Recueil d'opht. p. 713 et Arch. d'opht. 1881. p. 260.

510. **Samelsohn**, Fall von Neurotomia optico-ciliaris. (Allg. ärztl. Verein zu Köln. Sitzung v. 20. Okt. 1879.) Deutsche med. Wochenschr. S. 220.

511. **Schöler**, Neurotomia optico-ciliaris. Jahresbericht für 1879.

512. **Smith**, Enervation of the globe of the eye, new method of operating. Michigan med. News. April.

513. **Steinheim**, Zur Kasuistik der sympathischen Ophthalmie. Arch. f. Augenheilk. IX. S. 43.

514. **Treitel**, Beiträge zur pathologischen Anatomie des Auges. Arch. f. Ophth. XXVI, 3. S. 109.

515. **Vilas**, Sympathetic ophthalmia. Clinic. Chicago. I. p. 153.

516. **Warlomont**, Matériaux pour servir à l'histoire de l'énervation. Ann. d'ocul. LXXXIII. p. 162 et 169.

517. **Webster**, Sympathetic ophthalmia following operations for cataract. Transact. of the Amer. Ophth. Soc.

518. **Williams**, Neurotomy of the optic and ciliary nerves as a substitute for enucleation of the eyeball. Boston Med. and Surg. Journ. CII. No. 4.

519. **Yvert**, Traité pratique et clinique des blessures du globe de l'œil. Paris.

1881. 520. **Arlt**, Klinische Darstellung der Krankheiten des Auges usw. S. 256 u. 277.

521. **Ayres**, Contribution to the pathology of sympath. inflamm. Arch. of Ophth. X. p. 277.

522. **Brailey**, On the pathology of sympathetic ophthalmitis. Transact. of the internat. med. congr. London. Ophthalmology. p. 35.

523. **Candroy**, Observations recueillies en 1878—1880, sur la section des nerfs ciliaires et du nerf optique. Compt. rend. Congr. de Milano. VI. p. 35.

524. **Chisolm**, Sympath. ophth. Two cases under peculiar circumstances. Arch. of Ophth. X. p. 265.

525. **Chuffard**, Traitement de l'ophtalmie sympathique. Thèse de Paris.

526. **Critchett**, On the treatment of sympathetic ophthalmia. Ophth. Hosp. Rep. X. p. 141.

527. **Culbertson**, Two cases of sympathetic disease of the eye. Amer. Journ. of Ophth. I. p. 161.

528. **Dobrowolski**, Glaucoma sympathicum. Klin. Monatsbl. f. Augenheilk. XIX. p. 123.

1881. 529. Fox, Clin. history of a case of symp. ophth. Transact. of the Amer.
Ophth. Soc. p. 700.

530. Mac Gillavry, Jets over en naar anuleiding van sympath. ophthalmie.
S. et Nederlandsch Tijdschrift voor Geneeskunde.

531. Hirschberg, Zur Pathologie der sympathischen Augenentzündungen.
Berliner klin. Wochenschr.

532. Keyser, Recovery from sympathetic ophthalmia. Med. Bull. Philadelphia.
III. p. 242.

533. Knapp, Über optiko-ciliare Neurotomie und Neurektomie. Arch. f. Augenheilk. X. S. 14.

534. Knies, Über sympathische Augenerkrankung. Festschrift zu Ehren von
Prof. Horner. S. 53.

535. Krause, Beiträge zur sympathischen Augenentzündung. Arch. f. Augenheilk. X. Ergänzungsheft. S. 629.

536. Krause, Spontanheilung eines Falles von schwerster sympathischer
Iridozyklitis. Zentralbl. f. prakt. Augenheilk. Januar.

537. Kuhnt, Bericht über d. 13. Vers. d. Ophth. Ges. zu Heidelberg. S. 92.

538. Landesberg, Zur Neurotomia optico-ciliaris. Klin. Monatsbl. f. Augenheilk. S. 371.

539. Leber, Bemerkungen über die Entstehung der sympathischen Augenerkrankungen. Arch. f. Ophth. XXVII, 1. S. 331.

540. Lippincott, Interesting case of sympathetic ophthalmia. Pittsburgh
med. Journ. I. p. 44.

541. Lundy, Sympathetic eye-trouble, enucleation. Michigan med. News.
Detroit. IV. p. 359.

542. Manfredi und Cofler, Contribution à l'étude clinique et anatomique
de la tuberculose oculaire. Arch. d'opht. I. p. 14.

543. Mauthner, Die sympathischen Augenleiden. Vorträge aus dem Ge-
samtgebiete der Augenheilkunde. Wiesbaden.

544. v. Michel, Über Iritis. v. Graefes Arch. f. Ophth. XXVII, 2. S. 171.

545. Mooren, Zur Pathogenese der sympathischen Gesichtsstörungen. Klin.
Monatsbl. f. Augenheilk. p. 313.

546. Nettleship, Three cases of sympathetic ophthalmitis setting in three
weeks after excision of the other eye; with abstracts of cases allready
published. Transact. of the Clin. Soc. of London. XIII.

547. Nicolini, Di una enervazione ottico-ciliare. Ann. di Ottalm. X. p. 422.

548. Nuel, Ophthalmie sympathique. Dictionnaire Encyclop. des scienc. méd.
XVI. p. 1. Paris.

549. Owen, Injury to one eye, enucleation; sympathetic iritis in the other,
setting in five days afterwards. Brit. med. Journ. I. p. 596.

550. Peck, Sympathetic ophthalmia du to symblepharon, a case. Med. Rec.
New York. p. 428.

551. Ponget, Comment l'ophtalmie sympathique peut-elle se produire après
l'énervation. Transact. of the internat. med. congr. London. Ophthalmology. p. 39.

552. Rava, Palline da cauia paduto nell' orbita. Ann. di Ottalm. X.

553. Rédard, Recherches expérimentales sur la section des nerfs ciliaires
et du nerf optique. Arch. d'opht. p. 260 et 318.

554. Roosa, Sympathetic irritation and sympathetic inflammation of the eye.
N. Engl. M. Month. Newtown. Conn. I. p. 214.

555. Saint John, Sympathetic ophthalmia. Proc. Connecticuth Med. Soc.
Hartford. No. 7. p. 132.

556. Seely, Sympathetic ophthalmia. Cincinnati Lancet and Clin. M. S. VII.
p. 299.

557. Sichel, De l'ophtalmie sympathique consécutive à l'opération de la
cataracte. Rev. d'ocul. du Sud-Ouest. II. No. 9. p. 193.

1881. 558. Sinclair, Sympathetic irritation; leucoma adhaerens in the fellow eye; operation; cure. Mississipi Valley M. Tonth. Memphis. I. p. 10.

559. Smet, Irido-choroïdite; cataracte pierreuse; ophtalmie symp.; amputation de l'œil; guérison. Presse méd. Belge. No. 40.

560. Snellen, Sympathetic ophthalmitis, the mode of its transmission and its nature. Transact. of the internat. med. congr. London. Ophthalmology. p. 34.

561. Uhthoff, Beitrag zur sympathischen Augenentzündung. Deutsche med. Wochenschr. S. 542.

562. de Vincentiis, Enervazione del bulbo oculare. Congr. internat. di Milano.

563. Wadsworth, Neurotomy of the optic and ciliar nerves. Transact. of the Amer. Ophth. Soc. p. 280.

564. Webster, Sympathetic neuro-retinitis. Med. Record. New York. p. 258.

565. Wood, Injury to one eye; enucleation; sympathetic iritis in the other, setting in five days afterwards. Brit. med. Journ. 16. April. p. 596.

1882. 566. Abraham and Story, Micrococci in sympathetic ophthalmia. Dublin. Journ. of med. scienc. p. 152.

567. Andrew, Use of eserine in sympath. irritation of the eye. Lancet. No. 25.

568. Ayres, Sympathische Entzündung. Arch. f. Augenheilk. XII. S. 441.

569. Becker, Über die Entstehung der sympathischen Ophthalmie. Arch. f. Psychiatrie. XII. S. 250.

570. Brailey und Gama Lobo, On choroidal new formations. Ophth. Hosp. Rep. X. p. 405.

571. Brailey, Sympathetic neuritis without other visible structural change. Ophth. Soc. of the Unit. Kingd. p. 87.

572. Brehmer, Ein Fall von sympathischer Entzündung nach diffuser tuberkulöser Entzündung des gesamten Uvealtraktus im ersten Auge. Inaug.-Diss. Königsberg.

573. Brière, Cataracte sénile compliquée de synéchie totale et d'iritis sympathique. Gaz. des Hôp. p. 93.

574. Critchett, On a case of sympathetic ophthalmia. Ophth. Hosp. Rep. X. p. 322.

575. Deutschmann, Ein experimenteller Beitrag zur Pathogenese der sympathischen Augenentzündung. v. Graefes Arch. f. Ophth. XXVIII, 2. S. 291.

576. Eaton, Precautions aigainst sympath. ophthalm. ater injury, illustrated by a remarquable case of foreign body within the eye. Proc. Oregon Med. Soc. Portland. IX. p. 46.

577. Frost, Sympathetic ophthalmitis appearing after enucleation of the injured eye. Transact. Ophth. Soc. of the Unit. Kingd. II. p. 21 and Lancet. No. 20.

578. Fuchs, Das Sarkom des Uvealtraktus. Wien.

579. Galezowski, Du glaucome sympathique. Recueil d'opht. p. 217.

580. Gaurans, Observation d'ophtalmie symp., consécutive à une plaie de la cornée. Union méd. de la Seine Infér. Rouen. XXI. p. 19.

581. Goldzieher, Über die Entstehung der diffusen Glaskörpertrübung bei der sympathischen Entzündung. Pest. med.-chir. Presse. S. A.

582. Gonella, Contribuz. alla nevrotomia ottico ciliare. Giorn. Accad. Med. die Torino.

583. Krause, Über die anatomischen Veränderungen nach der Neurotomia optico-cil. Arch. f. Augenheilk. XI.

584. Milles, On sympathetic ophthalmitis, following extraction of cataract. Ophth. Hosp. Rep. London. X. p. 329.

585. Mooren, Fünf Lustren ophthalmologischer Wirksamkeit. Wiesbaden. S. 145.

1882. 586. Nettleship, Three cases of sympathetic ophthalmia setting in three weeks after excision of the other eye. Transact. of the Clin. Soc. of London. XIII. (Ref. in Ophth. Review. I. p. 8.)

587. Noyes, Optico-ciliary neurotomy or neurectomy as a remedy for sympathetic ophthalmia. Transact. of the Med. Soc. New York. Syracuse. p. 215.

588. Pena, Neurotomia opticociliar para combatir una oftalmia simpatica. Oftal. pract. Madrid. I. p. 16.

589. Pflüger, Über Optikusinjektionen. Heidelberger Kongreß. S. 124.

590. v. Rothmund und Eversbusch, Sympathische Augenentzündung. Mitteil. aus d. Kgl. Univ.-Augenklinik München. I. p. 329.

591. Rothmund, Kasuistischer Beitrag zur Lehre von der sogenannten sympathischen Augenentzündung. Festschrift d. Münchener med. Fakultät zum Jubiläum der Universität Würzburg.

592. Sabaterie, De l'amputation du segment antérieur de l'œil comme traitement des accidents sympathiques oculaires. Thèse de Paris.

593. Snell, Sympathetic iritis occurring 32 days after enucleation of an eye for accident. Ophth. Soc. of Great Britain. 11. Mai.

594. Snell, Mercury in sympathetic ophthalmia. Brit. med. Journ. May.

595. Snellen, Sympathische Ophthalmie. Utrecht.

596. Story, Dublin. Journ. of med. scienc.

597. Thomson, Four cases of traumatic sympathetic ophthalmia. Med. and Surg. Rep. Febr.

598. Walker, Acute sympathetic ophthalmia. Brit. med. Journ. Dec.

599. Wild, Drei ungewöhnliche Fälle von sympathischer Ophthalmie. Inaug.-Diss. Basel.

1883. 600. Ayres, Sympathische Entzündung. Arch. f. Augenheilk. XII. S. 441.

601. Benson, On the frequency of papillitis in sympathetic ophthalmia. Ophth. Review. p. 136.

602. Billinghurst, Oftalmia simpatica y pseudo-melanosis. Rev. Argentina de Oftalm. pratica. Buenos-Ayres. I. p. 35.

603. Bowers, A case of sympathetic ophthalmia setting in 17 days after excision of the other eye. Brit. med. Journ. 26. May. p. 1000.

604. Bowman, Heilung der sympathischen Ophthalmie. Transact. of the Ophth. Soc.

605. Brailey, Various forms of sympathetic ophthalmitis. Lancet. No. 25.

606. Brehmer, Sympathische Entzündung nach diffuser tuberkulöser Entzündung am l. Auge. Diss. Königsberg.

607. Chène, De l'ophtalmie sympathique considérée au point de vue de la pathogénie et du traitement. Thèse de Montpellier.

608. Critchett, On a case of sympathetic ophthalmia. Ophth. Hosp. Rep. X. p. 222.

609. Damsch, Übertragungsversuche von Lepra auf Tiere. Virchows Arch. XCII.

610. Deutschmann, Über experimentelle Erzeugung sympathischer Ophthalmie. v. Graefes Arch. f. Ophth. XXIX, 47. p. 200.

611. Emerson, Notes on sympathetic irritation. Planet. New York. I. p. 78.

612. Fintond des Alles, Énucléation de l'œil par crainte d'opht. symp. Recueil d'opht. p. 315.

613. Galezowski, Du glaucome symp. Recueil d'opht.

614. Gruson, Étude générale des ophtalmo-sympathies. Thèse de Lille.

615. Gutmann, Eine sympathische Leidensgeschichte. Zentralbl. f. prakt. Augenheilk. S. 53.

616. Haltenhoff, 30. Rapport de la Clin. opht. du Molard.

617. Hardridge, Mild case of sympathetic ophthalmia following wound of the cornea with prolapse of the iris. Iridectomy. Recovery. Med. Times and Gaz. II. p. 655.

1883. 618. Hock, 1. Bericht der Privat-Augenheilanstalt. Wien.

619. MacKeown, Sympathetic ophthalmia. Brit. med. Journ. March.

620. Klein, Sympathische Ophthalmie. Eulenburgs Realenzyklopädie. XIII S. 256.

621. Kuhnt, Über die Therapie bei ausgebrochenem sympathischem Augenleiden. Klin. Monatsbl. f. Augenheilk. S. 425.

622. Little, Several specimens of eyes enucleated on account of sympath. irritation in other eye or for fear of its developing. St. Louis Med. and Surg. Journ. XLIV. No. 2.

623. Milles, Cases of recovery of mild sympathetic ophthalmia. Ophth. Soc. of Great. Brit. and Ireland. May.

624. Mills, On sympathetic ophthalmitis following extraction of cataract. Ophth. Hosp. Rep. X. p. 325.

625. Nettleship, Sympathetic iritis after immediate excision. Lancet. No. 25.

626. Ponget, Anatomie pathol. d'un moignon de l'œil ayant subi l'amputation de Critchett et déterminé une opht. symp. (Soc. d'opht. de Paris.) Recueil d'opht. p. 12.

627. Rosmini, Intorno all' oftalmia simpatica ed alla sua cura. Ann. di Ottalm. XII. p. 171.

628. Schäfer, Aniridia et Aphakia traumatica. Arch. f. Ophth. XXIX, 1. S. 13.

629. Snell, Sympathetic ophthalmitis. Lancet. No. 2.

630. Spalding, A case of sympathetic neuro-retinitis. Transact. of the Amer. Soc. p. 486.

631. Steffan, Der periphere flache Lappenschnitt. v. Graefes Arch. f. Ophth. XXIX, 2. S. 167.

632. Taylor, On the operative treatment of sympathetic ophthalmia. Brit. med. Journ. p. 1231.

633. Uhthoff, Beiträge zur pathologischen Anatomie des Auges. Arch. f. Ophth. XXIX, 3. S. 167.

634. Waldhauer, Ein Fall von sympathischer Ophthalmie. Klin. Monatsbl. f. Augenheilk. XXI. S. 387.

635. Walker, Notes on a case of acute sympathetic ophthalmia, in which the sight of both eyes was preseved. Brit. med. Journ. p. 1231.

636. Webster, A case of serous iridochoroiditis supervening upon detachment of the retina and causing sympathetic irritation of fellow eye; enucleation. Planet. New York. I. p. 78.

1884. 637. Abadie, Quelques considérations pratiques sur l'ophtalm. symp. Ann. d'ocul. XCI. p. 145.

638. Alt, A case of sympath. neuro-retinitis etc. Amer. Journ. of Ophth. p. 8.

639. Bäuerlein, Über Star und Staroperationen. Wiesbaden.

640. Bowen, Remarks on a case of sympathetic ophthalm. Austral. med. Journ. Melbourne. VI.

641. Brailey, Sympathetic neuro-retinitis. Ophth. Soc. of the Unit. Kingd. 4. July.

642. Brailey, On the various forms of sympathetic disease of the eye and their bearing of the theories of its transmission. Ophth. Soc. of the Unit. Kingd. p. 62.

643. Brailey, Mucopurulent conjunctivitis of sympathetic origin. Transact. of the Ophth. Soc. of the Unit. Kingd. p. 62.

644. Cheatam, Sympathetic ophthalmia. Amer. Pract. XXX. p. 65.

645. Culbertson, Two cases of sympathetic diseases of the eye. Amer. Journ. of Ophth. p. 161.

646. Daubenton, Sympathische Ophthalmie. Inaug.-Diss. Neederland.

647. Deutschmann, Zur Pathogenese der sympathischen Ophthalmie. v. Graefes Arch. f. Ophth. XXX, 3. S. 77 u. 331; XXX, 4. S. 315.

1884. 648. Dolschenko, Zwei seltene Fälle sympathischer Erkrankung des Auges. Wjestn. Ophth. II. S. 148.

649. Eversbusch und Pemerl, Sympathische Neuritis optica nach Katarakt-diszission usw. Bericht der Augenklinik München. Arch. f. Augenheilk. S. 167.

650. Fauchard, Réflexions sur quatre cas d'ophtalmie sympathique. Thèse de Paris.

651. Fraenkel, Notiz zur Pathogenese der sympathischen Ophthalmie. Zentralbl. f. prakt. Augenheilk. S. 43.

652. Frost, Sympathetic ophthalmia not appearing til after enucleation of injured eye. Ophth. Soc. of the Unit. Kingd. p. 80.

653. Frost, Remarks on sympathetic ophthalm. Ophth. Soc. of the Unit. Kingd.

654. Frost, Ossification of choroid, causing repeeted attacks of sympathetic irritation. Transact. of the Ophth. Soc. of the Unit. Kingd. p. 171.

655. Fuchs, Sympathische Akkommodationslähmung. Klin. Monatsbl. f. Augen-heilk. S. 23.

656. Fulton, A case of sympathetic ophthalm. etc. Arch. of Ophth. XIII. p. 213.

657. Guérin, Du zona ophtalmique. Thèse de Paris.

658. Mc Hardy, Remarks on sympathetic ophthalmitis. Ophth. Soc. of the Unit. Kingd. p. 78.

659. Higgens, Two cases of extraction of cataract in which the eye first operated on successfully was lost from sympathetic ophthalmitis following insuccessfull extraction in the second eye. Lancet. No. 13.

660. Jacobson, Präparatorische Iridektomie und antiseptische Behandlung. v. Graefes Arch. f. Ophth. XXX, 2. S. 261.

661. Katzaurow, Slontchaï simpatetches ko glaukomi. Vestn. oftalm. Kieff. II.

662. Landesberg, Foreign body in the anterior of left eye etc. New York med. Journ. XL. p. 443.

663. Lundy, Two cases of sympathetic disturbance from foreign. body in the eye. Amer. Journ. of Ophth. p. 143.

664. Nettleship, Remarks on sympathetic ophth. Ophth. Soc. of the Unit. Kingd. p. 76.

665. Nettleship, Enucleation within 48 hours of severe contused wounds of eyeball and orbit. Severe subacute iritis etc. Ophth. Soc. of the Unit. Kingd. p. 84.

666. Nettleship, A case of sympathetic ophth. whitening of the eyelashes. Ophth. Soc. of the Unit. Kingd. p. 83.

667. Norton, Primary sympathetic glaucoma. Transact. of the Amer. Homaeo-path. Ophth. and Otol. Soc. VIII. p. 21. Baltimore.

668. Pooley, A case of sympathetic neuro-retinitis. Amer. Journ. of Ophth. p. 69.

669. Renton, Sympathetic irritation; sympathetic ophthalmia and severe pain in the remains of diseased eyes. Glasgow med. Journ. January. p. 61.

670. Rogman, Sur l'opportunité de l'énucléation dans l'ophtalmie sympa-thique. Ann. d'ocul. XCII. p. 181.

671. Schweigger, Resektion des Nervus opticus. Heidelberger Kongr. S. 63.

672. Smith, A case of sympathetic irritation of right eye, caused by ossi-fication of ciliary body and anterior part of choroid of the left eye. Ann. of Ophth. St. Louis. I. p. 254.

673. Story, Remarks on sympathetic ophthalm. Ophth. Soc. of the Unit. Kingd. p. 75.

674. v. Szily, Über Augenverletzungen. Arch. f. Augenheilk. XIII, 1. S. 33.

675. Theobald, Some recent theories regarding the pathogeny of sympa-thetic ophthalmia, viewed from a microscopical stand-point. Arch. of Ophth. New York. XIII. p. 62.

676. Thompson, Sympathetic irritation. North. Western. Lancet. St. Paul. No. 3.

1884. 677. W·aldhauer, Nachträgliches zu dem in dieser Monatsschrift, Oktober-
heft 1883, S. 387 mitgeteilten Fall von sympathischer Ophthalmie. Klin.
Monatsbl. f. Augenheilk. S. 243.

678. Walker, Treatment of sympathetic ophthalmitis. (Ophth. Soc.) Lancet.
No. 13.

679. Watson, Remarks on sympathetic ophth. Ophth. Soc. of the Unit.
Kingd. p. 74.

680. Webster, A case of sympathetic serous iritis, with remarks. Med.
Record. XXV. p. 261.

681. Webster, Clinical history of a case of sympathetic ophthalmia. Transact.
of the Amer. Ophth. Soc. p. 700.

682. Woolley, Three cases of sympathetic irido-cyclitis. Atlanta med. and
Surg. Journ. I. p. 84.

1885. 683. Alt, A case of keratitis phlyctaenulosa of long standing, healed after
enucleation of the phthisic fellow eye. Amer. Journ. of Ophth. II. p. 38.

684. Arkovy, Diagnostik der Zahnkrankheiten. Stuttgart.

685. Brailey, De l'état des nerfs ciliaires dans quelques affections de l'œil.
Recueil d'opht. p. 106.

686. Brailey, Reflex ophthalm. Ophth. Soc. of the Unit. Kingd. and Med.
Times and Gaz.

687. Caudron, Emploi des applications chaudes prolongées dans le traitement de l'opht. symp. Revue gén. d'opht. p. 289.

688. Deutschmann, Zur Pathogenese der sympathischen Ophthalmie.
v. Gräefes Arch. f. Ophth. XXXI, 2. S. 277.

689. Deutschmann, Nachtrag zur Pathogenese der sympathischen Ophthalmie. v. Graefes Arch. f. Ophth. XXXI, 3. S. 371.

690. Dianoux, Du traitement chirurgical de l'ophtalmie sympathique. Communication à la Soc. franç. d'opht., sèance du 27. Avril.

691. Fano, Documents pour servir à l'ophtalmie sympathique. Journ. d'ocul.
No. 152. Oct. p. 399.

692. Frost, Case of sympathetic ophthalmitis; good result; exciting eye not
excised. Transact. of the Ophth. Soc. of the Unit. Kingd. III. p. 73.

693. Fryer, Evisceration of the eye as a preventive of sympath. ophth.
Kansas City Med. Rec. II. p. 399.

694. Gifford, Beitrag zur Lehre der sympathischen Ophthalmie. Arch. f.
Augenheilk. XVII. S. 14.

695. Keyser, Symp. ophth., a case of recovery etc. Arch. of Ophth. XIV.
p. 12.

696. Koorda, Ein Fall von sympathischer Ophthalmie. Wiener med. Presse.
XXVI. S. 1199.

697. Landesberg, Zur Therapie der sympathischen Augenentzündungen.
Klin. Monatsbl. f. Augenheilk. S. 411.

698. Lee, A case of symp. ophth. 47 years after injury. Brit. Med. Journ.
II. p. 397.

699. Manolescu, Aniridie et aphakie traum. à gauche; irido-chor symp. à
droite etc. Arch. d'opht. V. p. 227.

700. Milles, Five cases of recovery from mild sympathetic ophthalmia.
Transact. of the Ophth. Soc. of the Unit. Kingd. III. No. 9.

701. Mules, The preventive treatment of sympathetic ophthalmitis by evisceration of the globe and the use of an artificial vitreous. Lancet.
No. 13.

702. Nettleship, Reflex ophthalmitis. Med. Times and Gaz. No. 1828.

703. Nieden, Fall einer sympathischen Affektion im Gebiet des Auges.
Zentralbl. f. prakt. Augenheilk. Juni.

704. Poulet et Bousquet, Traité de pathologie externe. Opht. sympathique.
II. p. 284.

1885. 705. Prengrueber, De l'ophtalm. symp. Courrier méd. XXXV. p. 377.
706. v. Recklinghausen, Über venöse Embolie und retrograden Transport in den Venen und Lymphgefäßen. Virchows Arch. C. S. 503.
707. Risley, A· case of symp. neuro-retinitis with consecutive serous iritis. Journ. Amer. Med. Assoc. Chicago. IV. p. 43.
708. Schweigger, Über Resektion des Sehnerven. Arch. f. Augenheilk. XV. S. 50.
709. Smith, A case of sympathetic irritation of right eye, caused by ossification of ciliary body and anterior part of the left eye. Amer. Journ. of Ophth. I. p. 254.
710. Tiffany, Sympathetic ophthalmia with ossification etc. Amer. Journ. of Ophth. p. 73.
711. Watson, On a case of sympathetic ophthalmia. Med. Times and Gaz. I. p. 97. (West. London med.-chir. Soc.) and Lancet. I. p. 63.
712. Webster-Fox, Clinical history of a case of sympathetic ophthalmitis. Transact. of the Amer. Ophth. Soc.
713. Williams, A case of sympathetic ophthalmitis. Liverpool med.-chir. Journ. V. p. 186.
1886. 714. Brailey, Intraocular sarcoma exciting sympath. disease. Ophth. Hosp. Rep. XI. p. 53.
715. Brailey, Sympathetic disease of one week standing etc. Ophth. Hosp. Rep. XI. p. 100.
716. Brailey, On the condition of the ciliary nerves in certain diseases of the eye. Transact. of the Ophth. Soc. of the Unit. Kingd. V. p. 98.
716a. Brailey, Häufigkeit der sympathischen Ophthalmie. Med. Kongr. London.
717. Brailey, Microscopical specimens of the condition of the ciliary nerves in a case of symp. disease. Transact. of the Ophth. Soc. of the Unit. Kingd. V. p. 98.
718. Browne, Wound of left eye with almost simultaneous iritis serosa of right. Recovery. Transact. of the Ophth. Soc. of the Unit. Kingd. V. p. 428.
719. Bucklin, Sympathetic disease of the eye. New York med. Rec. p. 39.
720. Bull, Sympathetic ophthalmia. New York med. Journ. XLIII. No. 13. p. 366.
721. Chevallier, De l'ophtalmie sympathique. Thèse de Montpellier.
722. Clark, Sympathetic ophthalmia. Columbia med. Journ. V. p. 193.
723. Clausen, Ein Fall von sympathischer Ophthalmie trotz Resektion des Optikus. Inaug.-Diss. Kiel.
724. Collonna, Du traitement chirurgical de l'ophtalmie sympathique au moyen de l'enervation. Thèse de Paris.
725. Dianoux, Du traitement chirurgical de l'ophtalmie sympathique. (Soc. franç. d'opht. 4. congr.) Recueil d'opht. p. 200.
726. Dujardin, Ophtalmie sympathique guérie sans énucléation. Revue clin. d'ocul. No. 23. p. 279.
727. Dumont, Irido-choroïdite sympathique de l'œil gauche, consécutive à une phtisie de la cornée et du globe du côté opposé par suite d'un traumatisme. Bull. Clin. Nation. Opht. de l'Hosp. des Quinze-Vingts. V. p. 73.
728. Fano, Documents pour servir à l'histoire de l'ophtalmie sympathique. Journ. d'ocul. No. 6. p. 138.
729. Galezowski, De l'épilepsie avec névrite optique guérie par l'énucléation d'un œil blessé (mémoire du à l'Acad. de médecine). Rec. d'opht. p. 1.
730. Gallenga, Sul trattamento dell' irite simpatica. Ann. di Ottalm. XV. p. 442.

1886. 731. Gepner, Eine seltene Art von sympathischer Augenaffektion. Zentralbl. f. prakt. Augenheilk. S. 138.

732. Gifford, Über die Lymphströme des Auges. Arch. f. Augenheilk. XVI. S. 421.

733. Gifford, A contribution to study of symp. ophth. Arch. of Ophth. XV. p. 281.

734. Gunn, Result of operation on eye damaged by severe symp. ophth. Transact. of the Ophth. Soc. of the Unit. Kingd. VI. p. 292.

735. Gunn, On symp. inflam. of the eyeball etc. Ophth. Hosp. Rep. XI. p. 78.

736. Haynes, Enucleation for the cure of symp. ophth. Med. Rev. New York. XXX. p. 401.

737. Hirschberg, Über Staroperation. Deutsche med. Wochenschr. Nr. 18 ff.

738. Hoffmann, Ein Fall von geheilter sympathischer Entzündung ohne vorausgegangene Enukleation. Klin. Monatsbl. f. Augenheilk. S. 121.

739. Hutchinson, On a blood-theory in explication of reflex ophthalm. Transact. of the Ophth. Soc. of the Unit. Kingd. VI. p. 71.

740. Kern, Geschichtliche Bemerkungen zur Kenntnis der sympathischen Augenerkrankung. Deutsche militärärztliche Zeitschr. S. 9.

741. Knapp, Versuche über die Einwirkung von Bakterien auf Augen-operationswunden. Arch. f. Augenheilk. XVI. S. 167.

742. Leber, Bemerkungen über die sympathischen Augenerkrankungen. v. Graefes Arch. f. Ophth. XXXIV. S. 125.

743. Milles, Curator's Pathological Report. I. Cases of intra ocular sarcoma producing sympathetic ophthalmitis. II. Two cases of sympathetic inflammation of the eyeball. Ophth. Hosp. Rep. XI. p. 26.

744. Mules, Evisceration of the eye and its relation to the bacterial theory of the origin of sympathetic ophth. disease. Brit. med. Journ. I. p. 246.

745. Nettleship, Report on sympathetic ophthalm. Transact. of the Ophth. Soc. of the Unit. Kingd. VI. p. 170.

746. Rohmer, Sur le traitement chirurgical de l'ophtalm. symp. Rev. med. de l'Est. XVIII. p. 357.

747. Rolland, Kératite symp. conséc. à la destruction etc. Recueil d'opht. p. 137.

748. Rampoldi, Brevi considerazioni intono a un caso di ottalmia simp. Ann. di Ottalm. XV. p. 32.

749. de Wecker, Traité complet des maladies des yeux. II. p. 310.

750. Wede und Bock, Atlas der pathologischen Anatomie des Auges. Wien. S. 112.

1887. 751. Alt and Ayres, A case of sympathetic neuro-retinitis, anatomical examination of the enucleated eye. Amer. Journ. of Ophth. p. 29.

752. Berger, Beiträge zur Anatomie des Auges. Wiesbaden.

753. Brailey, Intraocular sarcoma exciting sympathetic disease. Ophth. Hosp. Rep. XI. p. 53.

754. Colemann, Sympathetic ophthalmia; cases in practice. Chicago med. Journ. IX. p. 101.

755. Cornwall, A case of sympathetic ophth. 35 years after the injury. Amer. Journ. of Ophth. p. 11.

756. Cross, Sympathetic ophthalm. after evisceration. Ophth. Review. p. 236.

757. Culbertson, Report of a case of irido-chor. etc. Amer. Journ. of Ophth. p. 85.

758. Delapersonne, De la kératite symp. Bull. méd. de Nord Lille. p. 145.

759. Dianoux, Le traitement chirurgical de l'ophtalm. sympath. Bull. de la Soc. anatom. de Nantes. VIII. p. 2.

760. Dibble, Sympathetic iritis, the result of an ill-fitting eye. Kansas City M. Index. VIII. p. 461.

1887.   761. Etienne, Etude critique des différents traitements de l'opht. symp.
             Thèse de Nancy.
        762. Gallenga, Sul trattamento dell' irite simpatica. Ann. di Ottalm. XV.
             p. 440 (Disc. p. 442).
        763. Gifford, Beitrag zur Lehre von der sympathischen Ophthalmie. Arch.
             f. Augenheilk. XVII.
        764. Gunn, On sympathet inflammation of the eyeball. Ophth. Hosp. Rep.
             XI. p. 273.
        765. Gutmann, Neuritis optica nach infektiöser Verletzung des Bulbus usw.
             Deutsche med. Ztg. VIII. S. 913.
        766. Hobby, Sympathetic ophthalmia. Ophth. Review. p. 208.
        767. Hotz, Three cases of sympathetic ophthalmitis arrested by early
             enucleation of the injured eye. Amer. Journ. med. Ass. Chicago. IX.
             p. 203.
        768. Howell, Traumatic sympathetic ophthalmia. North. Car. med. Journ.
             Wilmington. XX. p. 270.
        769. Hirschberg, Wörterbuch der Augenheilkunde. S. 103.
        770. Jackson, Sympathetic ophthalmitis with keratitis; recovery after excision
             of the exiting eye. Polyclinic Philadelphia. IV. p. 335.
        771. Lapersonne, De la kératite sympathique. Bull. méd. du Nord Lille.
             X. p. 145.
        772. Lawford, Curators pathological report. Case XV. Ophth. Hosp. Rep.
             XI. p. 447.
        773. Mazza, Studio clinico-anatomico su di un caso di oftalmia simpatica.
             Ann. di Ottalm. XVI. p. 171.
        774. Milles, Curator's pathol. Reports. Ophth. Hosp. Rep. XI. p. 43.
        775. Minor, Sympathetic ophthalm. New York med. Journ. 9. Marche.
        776. Pardee, A case of sympathetic trouble in the eye twenty-two years
             after an injury to its fellow. Pacif. med. and Surgic. Journ. San Francisco.
             XXX. p. 276.
        777. Sinclair, Sympathetic ophthalmia, with report of cases. South Pract.
             Nashille. IX. p. 355.
        778. Thompson, Sympathetic ophthalmia. Progress. Louisville. II. p. 316.
        779. Watson, A case of sympathetic ophth. Proc. W. London med.-chir. Soc.
             II. p. 22.
        780. Zellweger, Anatomische und experimentelle Studien über den Zu-
             sammenhang von intrakraniellen Affektionen und Sehnervenerkrankung.
             Inaug.-Diss. Zürich.
1888.   781. Alt, On sympathetic diseases of the eye, viewed from a modern
             standpoint. Amer. Journ. of Ophth.
        782. Becker, Die Universitäts-Augenklinik in Heidelberg. Wiesbaden.
        783. van den Bergh., Ophtalmie symp. après excision d'un staphyloma
             cornéen. Ann. d'ocul. C. p. 115.
        784. Bunge, Klinische Beobachtungen über die sympathische Ophthalmie
             aus der Prof. v. Graefeschen Augenheilanstalt in Halle. Dessau 1880.
             51 S. (Über den Wert der Enukleation, gegen die Neurotomia optico-
             ciliaris.)
        785. Chisolm, Neurotomy for stab in the eye involving the ciliary region.
             New York med. Journ. XXXI. p. 196. 1880.
        786. Dinkler, Zwei Fälle von ulcus perforans corneae nach Konjunktival-
             tripper. v. Graefes Arch. f. Ophth. XXXIV, 3. S. 21.
        787. Ducamp, Deux cas d'irritation sympath. etc. Montpellier méd. p. 207.
        788. Dujardin, Rétino-choroïdite sympathique. Journ. des scienc. méd. de
             Lille. 19. Oct.
        789. Galezowski, Traité des maladies des yeux. Paris. p. 725.

1888. 790. **Gifford**, On Dr. Randolphs criticism of my experiments on sympathetic ophthalmia. Arch. Ophth. New York. XVII. p. 362.

791. **Keyser**, Sympathetic ophthalmia. Philadelphia med. Times. XIX. p. 372.

792. **Kirmisson**, Manuel de pathologie externe (ophtalmie sympathique). Paris. II. p. 233.

793. **Knies**, Grundriß der Augenheilkunde. Wiesbaden.

794. **Leplat**, Observation d'ophtalmie sympathique. Ann. de la Soc. méd.-chir. de Liège. XVII. p. 160. Ref. in Nagel-Michel. p. 390.

795. **Mazza**, Über experimentelle sympathische Ophthalmie. Ber. über den VII. internat. ophth. Kongr. zu Heidelberg. S. 416.

796. **Nordenson**, Zentralbl. f. prakt. Augenheilk. S. 20.

797. **Randolph**, A contribution to the pathogenesis of sympathetic ophthalmia, an experimental study. Arch. Opht. New York. XVII. p. 188.

798. **Reid**, Ophthalm. sympathetic ophthalmia following ulcer of the cornea with prolapse of iris. Glasgow med. Journ. XXIX. p. 836.

799. **Sattler**, Die Bedeutung der Bakteriologie für die Augenheilkunde. VII. internat. Ophthalmologenkongreß zu Heidelberg. S. 363.

800. **Sire**, De l'amputation du segment antérieur de l'œil comme traitement de l'ophtalmie sympathique. Thèse de Montpellier.

801. **Stilling**, VII. internat. Ophthalmologenkongr. S. 407.

802. **Weidmann**, Über Verletzungen des Auges durch Fremdkörper. Inaug.-Diss. Zürich.

803. **Ziem**, Sympathische Ophthalmie. Internat. klin. Rundschau. Nr. 10 u. 11.

1889. 804. **Abadie**, Des diverses formes cliniques de l'opht. symp. Recueil d'opht. p. 551.

805. **Berger**, Anatomie normale et pathologique de l'œil. Remarques sur l'ophtalmie sympathique. p. 175. Paris.

806. **Blumenfeld**, Ein Fall von geheilter sympathischer Ophthalmie. Inaug.-Diss. Kiel.

807. **Campbell**, Ossification of a degenerated choroid in an atrophied stump threatening sympathetic ophthalmia. Enucleation under cocaine. History of Case. Journ. of Ophth., Otol. and Laryngol. New York. p. 60.

808. **Carnow**, Sympathetic ophthalmia. Transact. of the Michigan med. Soc. Detroit. p. 174.

809. **Changarnier**, Ophtalmie sympathique; énucléation, guérison, rétablissemént de la vue. Revue mensuelle des maladies des yeux. Février.

810. **Crénicéan**, Die sympathische Ophthalmie und die Art ihrer Entstehung. Szemészet. I.

811. **Deutschmann**, Ophthalmia migratoria (Sympathische Augenentzündung). Hamburg und Leipzig.

812. **Dujardin**, Rétino-chorioidite sympathique. Journ. de scienc. méd. de Lille. 1888. No. 42. p. 361. Ref. in Revue gén. d'opht. VIII. p. 170.

813. **Garcia Calderon**, Produccion ossea en un ojo y ciclitis simpatica. Rev. esp. de oftal. dermat. sif. etc. Madrid. XIII. p. 162.

814. **Gayet**, De l'ophtalmie sympathique. Province méd. Lyon. p. 35.

815. **Grossmann**, De l'ossification dans l'œil. Arch. d'opht. IX. p. 137.

816. **Kondos**, Beitrag zur Kenntnis der Ophthalmia migratoria. Inaug.-Diss. Straßburg.

817. **Louvet**, Pathogénie et formes cliniques de l'ophtalmie sympathique. Thèse de Paris.

818. **Ovio**, Contributo alla natura e patogenesi della nevrite ottica e dell' ottalmia simpat. Riv. Ven. di scienze med. VI, 3. p. 207.

819. **Ovio**, Exame anatomo-patologico di otto bulbi enucleati per ottalmia simp. incipiente. Ann. di Ottalm. XVIII. p. 330.

820. **Rolland**, Kératite symp. Recueil d'opht. p. 165 et Bull. d'ocul. de Toulouse. II.

1889. 821. **Rosmini**, De l'ophtalmie sympath., maladies de la conjonctive etc. Milan.

822. **Ruiz**, Ossification totale de la choroide. Recueil d'opht. p. 29.

822a. **Sachs**, Über traumatische Skleralruptur. Arch. f. Augenheilk. XX. S. 367.

823. **Schöbl**, Über hyperplastische Entzündungen der Augenhäute. Arch. f. Augenheilk. XX. S. 98.

824. **Terson**, Notes sur l'oculistique ancienne. Arch. d'opht. XIX.

825. **Wagenmann**, Über die von Operationsnarben und vernarbten Irisvorfällen ausgehende Glaskörpereiterung. Arch. f. Ophth. XXXV, 4. S. 110.

826. **Wecker**, L'abus de l'énucléation. Ann. d'ocul. CII. p. 192.

1890. 827. **Abadie**, La question de l'opht. symp. devant la société d'opht. de Paris. Ann. d'ocul. CV. p. 108.

828. **Abadie**, Pathogénie et nouveau traitement de l'opht. symp. Ann. d'ocul. CIII. p. 183.

829. **Ayres**, Case of sympathetic inflammation after panophthalmitis of the injured eye. Cincinaty Lancet Clinic. XXV. p. 535.

830. **Barret and Webster**, Retention of foreign body in the eye for 11 years; continued irritation in injured eye; no sympathetic ophth. Austral. med. Journ. XIII. p. 577.

831. **Basevi**, Patogenese microbica dell' oftalmia migratice. Ann. de Oftalm. XIX.

832. **Bock**, Über frühzeitiges Ergrauen der Wimpern. Klin. Monatsbl. f. Augenheilk. S. 484.

833. **Boucheron**, Névrotomie optico-ciliarie; ophthalmie sympathique. Gaz. des Hôp. No. 81. p. 746.

834. **Boucheron**, Nerfs de l'hémisphère antérieur de l'œil. Soc. de Biol. de Paris.

835. **Brailey**, On sympathetic ophthalmitis. X. Congr. internat. de Med. à Berlin. IV. p. 109.

836. **Deutschmann**, Über sympathische Ophthalmie. Verh. d. X. internat. med. Kongr. Berlin. IV, 10. S. 116.

837. **Deutschmann**, Zur Pathogenese der sympathischen Ophthalmie. Entgegnung an Randolph. Arch. f. Augenheilk. XXII. S. 119.

838. **Elschnig**, Zur Kasuistik der Fremdkörper-Verletzungen. Arch. f. Augenheilk. XXII.

839. **Forlanini**, Ossificazione della coroidea etc. Boll. d'ocul. XII. No. 5, 6, 8.

840. **Galezowski**, De l'ophtalmie sympathique et du moyen de traitement par un débridement circulaire du globe oculaire. Recueil d'opht. p. 388.

841. **Galezowski**, Du mode de transmission de l'opht. symp. et de son traitement. Soc. d'opht. de Paris. 3. Oct.

842. **Gayet**, Recherches anatomiques sur une opht. symp. expérimentale. Arch. d'opht. X. p. 97.

843. **Gillmann**, Recovery from sympathetic ophthalmia. Med. Journ. Detroit. VIII. p. 155.

844. **Goode**, A case of sympathetic ophth. two weeks after enucleation of the injured eye. Journ. of the Amer. med. Assoc. July.

845. **Griffith and Scheldon**, Case of sympathetic disease occurring after enucleation of injured eye. Med. Chronicle. Manchester. XII. p. 472.

846. **Guaita**, Studio clinico-anatom. sulla exenterazione del globo oculare. Ann. di Ottalm. XIX. p. 3.

847. **Helm**, Sympathetic ophthalmia occuring fourteen years after received of the original injury. Lancet. 29. Nov.

848. **Hérin**, Sympathetic ophth. 14 years after origin. injury. Lancet. p. 115.

849. **Hotz**, Recovery from sympathetic ophth. induced by a sarcoma of the choroid. Journ. Amer. med. Assoc. 22. Febr.

850. **Kapauner**, Inaug.-Diss. Straßburg.

1890. 851. Lawson, On some points in the treatment of sympathetic ophth. Ophth. Hosp. Rep. X, 1. p. 1.
852. Limbourg und Levy, Untersuchungen über sympathische Ophthalmie. Arch. f. exper. Pathol. u. Pharmakol. XXVIII. S. 153.
853. Luzarey, La résection du nerf optique comme moyen préventif et curatif de l'opht. symp. Thèse de Bordeaux.
854. Magnus, Einige neuere Erscheinungen im Gebiete der Ophthalmologie. Deutsche med. Wochenschr. Nr. 32.
855. Marchal, Comparaison entre la résection du nerf optique et l'énucléation dans le traitement de l'opht. symp. Thèse de Nancy.
856. Meyer, Quelques remarques sur l'ophtalm. symp. Rev. gén. d'opht. p. 481.
857. Ohlemann, Die perforierenden Augenverletzungen mit Rücksicht auf das Vorkommen der sympathischen Ophthalmie. Arch. f. Augenheilk. XXII. S. 94.
858. Ovio, Tre casi gravi di ottalmia simpatica. Ann. di Ottalm. XIX. p. 243.
859. Parisotti, Über sympathische Ophthalmie (Diskussion). X. internat. med. Kongr. Berlin (s. Brailey).
860. Randolph, Ein Beitrag zur Pathogenese der sympathischen Ophthalmie; eine experimentelle Studie. Arch. f. Augenheilk. XXI. S. 159.
861. Risley and Randall, Cyst of the iris, following a penetrating wound which had caused sympathetic neuro-retinitis. Tr. Amer. Ophth. Soc. Hartford. V, III. p. 718.
862. Rolland, Traitement préventif de l'opht. symp. Recueil d'opht. p. 527.
863. Scheffels, Über Sehnervenresektion. Klin. Monatsbl. f. Augenheilk. S. 197.
864. Secondi, Cura dell' oftalmia migratoria. Policlin. gen. di Torino. No. 7.
865. Story, Operations upon eyes blinded by sympathetic ophth. Ophth. Review. March.
866. Teillais, Deux cas d'opht. symp. (Soc. franç. d'opht. Séance du 5. Mai). Rev. gén. d'opht. p. 204.
867. Ulrich, Neue Untersuchungen über die Lymphströmung im Auge. Arch. f. Augenheilk. XX, 3.
868. de Wecker, Le traitement de l'opht. symp. Ann. d'ocul. p. 219.
869. Wecker, La section et l'arrachement du nerf optique. Soc. d'opht. de Paris. 7. Oct.
1891. 870. Abadie, La question de l'opht. symp. devant la société d'opht. de Paris. Ann. d'ocul. CV. p. 108.
871. Arnold, Über rückläufigen Transport. Arch. f. pathol. Anat. CXXIV, 3.
872. Barrett, A case of sympathetic ophth., appearing fourtheen days etc. Austral. med. Journ. Melbourne. XIII. p. 341.
873. Barrett and Webster, Retention of a foreign body in the eye for eleven years etc. Austral. med. Journ. XIII. p. 577.
874. Bóe, De l'ophtalmie sympathique. Arch. d'opht. XI. p. 545.
875. Dujardin, Les nouveaux traitements de l'ophtalmie sympathique. Journ. des scienc. méd. de Lille.
876. Fox, Sympathetic ophthalmitis. Ophth. Rec. Nashville. I. p. 73.
877. Gergens, Die Pathogenese und Verhütung der sympathischen Ophthalmie. Vereinsbl. d. pfälz. Ärzte. VII. S. 28.
878. Gillet de Grandmont, Discussion sur l'ophtalmie sympathique. Soc. d'opht. de Paris. 2. Mars.
879. Gorecki, Sympathische Ophthalmie (Toxina). Soc. d'opht. de Paris. 7. Avril.
880. Gosetti, Atresia pupillare consecutiva all ottalmia simpatica in occhio operato da cataratta, iridectomia e doppia guarigione. Ann. di Ottalm. XX. p. 24.
881. Hirschberg, Sympathische Erblindung, dauernd geheilt. Zentralbl. f. prakt. Augenheilk. Oktober. S. 289.

1891. 882. Meyer, Zur sympathischen Ophthalmie. Sitzungsbericht. Heidelberg. S. 104.

883. Milmey, Sympathetic ophthalmia; its treatment; with cases. Kansas med. Journ. p. 46.

884. Munara, Ottalmia simpatica. Roma.

885. Ponget, Ophtalmie sympathique. Soc. d'opht. de Paris. 3. Févr.

886. Randolph, Periodical attaks of sympathetic ophthalmia for ten years, due to a bullet wound; removal of the attacks. Med. News. Philadelphia. VIII. p. 379.

886a. Rosenmeyer, Sympathische Ophthalmie. Sitzungsber. Heidelberg.

887. Schanz und Kuhnt, Diskussion über die sympathische Ophthalmie. Bericht über d. Vers. d. Ophth. Ges. zu Heidelberg. S. 100.

888. Schmidt-Rimpler, Beitrag zur Kenntnis der sympathischen Ophthalmie. Bericht über d. XXI. Vers. d. Ophth. Ges. zu Heidelberg. S. 100.

889. Secondi, Dell' oftalm. migratoria. XII. Congr. dell' Ass. Oftal. ital.

890. Sérégi, Contribution à l'étude de la pathogénie de l'opht. symp. Thèse de Bordeaux.

891. Sinclair, Sympathetic ophthalmia. Memphis M. Monthy. XI. p. 540.

892. Story, Operations upon eyes blinded by sympathetic ophthalmitis. Ophth. Review. p. 69 and Transact. of the Royal-Academy of Med. in Ireland. IX. p. 204.

893. Tornatola, Ricerche sulla infezione purulenta secondaria dell' occhio. XII. Congr. dell' Assoc. Ottalm. ital. Pisa.

894. Trousseau, A propos de la résection du nerf optique. Recueil d'opht. p. 585.

895. Trousseau, Un cas d'opht. symp. malgré la résection du nerf optique. Soc. d'opht. de Paris. 7. Avril. (Diskussion Gorecki.)

896. Viets, Sympathetic ophthalmia 61 years after injury. Journ. Ophth., Otol. and Laryng. New York. III. p. 172.

897. Wecker, Les indications de la résection simple du nerf optique. Ann. d'ocul. CV. p. 101.

1892. 898. Bacquis, Il metodo di Abadie nella cura dell' oftalmia migratoria. Ann. di Ottalm. XXI. p. 300.

899. Claiborne, Sympathetic ophthalmia. Gaillard's med. Journ. New York. V. p. 1892.

900. Dracoulidès, Forme tardive de l'opht. symp. Ann. d'ocul. CVIII. p. 41.

901. Dunn, Rupture of the eye in the ciliary region; shrinking of the ball, with supervention of sympathetic ophthalmia two and a half years after the injury. Virginia med. Month. Richmond. XIX. p. 25.

902. Finlay, Penetrating wounds of the eyeball; histol. and bacter. researches and consider. etc. Arch. of Ophth. N. I. XXI. p. 457.

903. Galezowski, Irido-choroïd. symp. grave, guérie par l'énucléation etc. Rev. d'Orthopédie. XIV. p. 30.

904. Greeff, Untersuchungen über die Ophthalmia migratoria. Bericht über d. XXII. Vers. d. Ophth. Ges. zu Heidelberg. S. 15.

905. Lindsay-Johnson, Notes sur deux cas de phénom. symp. obcurs. Arch. d'opht. XII. p. 51.

906. Lopez, Un caso muy raro de atrofia simpatica del nervio optico. Gaz. méd. Mexico. XXVIII. p. 183.

907. Murrell, Eye-injuries considered in relation to sympathetic affection. Ophth. Rec. Nashville. p. 283.

908. Pflueger, Discussion sur l'opht. sympath. Bericht über d. XXII. Vers. d. Ophth. Ges. zu Heidelberg.

909. Randolph, A valuable experiment bearing upon sympathetic ophthalmia with a critical review of the subject. Arch. Ophth. New York. XXI. p. 367.

1892. 910. **Rohmer**, La résection du nerf optique d'après le procédé de M. de Wecker, dans l'opht. symp. Ann. d'ocul. CVII. p. 249.

911. **Ryerson**, Unusual case of sympathetic blindness. Amer. Journ. of Ophth. p. 193.

912. **Schirmer**, Über sympathische Entzündung ohne Perforation der Bulbuskapsel im sympathisierenden Auge. Heidelberger Kongr. S. 8.

912a. **Schirmer**, Klinische und pathologisch-anatomische Untersuchungen zur Pathogenese der sympathischen Ophthalmie. Arch. f. Ophth. XXXVIII, 4.

913. **Schmidt-Rimpler**, Beitrag zur Ätiologie und Prophylaxe der sympathischen Ophthalmie. Arch. f. Ophth. XXXVIII, 1. Fall 2. S. 104.

914. **Thompson**, Two cases of sympathetic ophthalmia. Ophth. Record. Nashville. III. p. 398.

915. **Uhthoff**, Diskussion über die sympathische Ophthalmie. Bericht über d. Vers. d. Ophth. Ges. zu Heidelberg.

916. **Venneman**, Le traitement de l'irido-cyclitis spontanée ou sympathique par les injections sous-conjonctivales de sublimé. Rev. méd. Louvain. XI. p. 545.

917. **Waldispuhl**, Vier Fälle von geheilter sympathischer Ophthalmie. Ein Beitrag zur Lehre dieser Erkrankung. Inaug.-Diss. Basel.

918. **Walker**, A case of dislocated calcareous lens causing symp. irritation; excision. Lancet. II. p. 663.

919. **Warren Tay**, A case of symmetrical withening of the eyelashes and eyebrows in connection with symp. ophth. Transact. of the Ophth. Soc. of the Unit. Kingd. XII. p. 29.

920. **Wecker**, L'ophtalm. symp. post-opératoire. Ann. d'ocul. CVII. p. 81.

921. **Weiss**, Zur Diagnose der sympathischen Ophthalmie. Arch. f. Augenheilk. XXV. S. 119.

1893. 922. **Buller**, Ossification of the retina; sympathical iritis. St. Barth. Hosp. Rep. XXIX. p. 302. London.

923. **Colemann**, A clinical lecture on sympathetic ophth. Ann. Pract. Chicago. V. p. 29.

924. **Deutschmann**, Fortgesetzte Versuche und Untersuchungen über Ophthalmia migratoria. Beiträge zur Augenheilk. I. S. 771.

925. **Deutschmann**, Zusatz zu Heft X der Beiträge zur Augenheilkunde. Beitr. z. Augenheilk. XI. S. 104.

926. **Dickinson**, Sympathetic irritation. Ann. of Opht. and Otol. Saint Louis. II. p. 308.

927. **Greeff**, Bakteriologische Untersuchungen über die Genese der Ophthalmia sympathica. Arch. f. Augenheilk. XXVI. S. 274.

928. **Hotz**, Two cases of sympathetic neuritis after evisceration of the eyebell. Journ. Americ. med. Assoc. Chigaco. XXI. p. 596.

929. **Kalt**, Un cas d'opht. symp. XI. Session. Soc. franç. d'opht. Mai.

930. **Karnitzky**, Über Verletzungen des Auges. Inaug.-Diss. St. Petersburg.

931. **Knapp**, A case of traumat. dislocation of the iris under the unbroken conjunctiva etc. Transact. of the Amer. Ophth. Soc. 29. Meeting. p. 513.

932. **Leber**, Präparate von Deutschmann zur sympathischen Ophthalmie. Bericht über d. 23. Vers. d. Ophth. Ges. zu Heidelberg. S. 228.

933. **Pooley**, Sympathetic ophthalmia. New York Policlin. p. 320.

934. **Roosa**, Foreign body in the ciliary region of the eye for 24 years. No sympathetic ophthalmia. Irido-chorioiditis of the injured eye. Boston Med. and Surg. Journ. 30. Mars.

935. **Rosenmeyer**, Über Atrophia nervi optici sympathica. Arch. f. Augenheilk. XXVIII. S. 71.

936. **de Schweinitz**, Sympathetic irritation and sympathetic serous iritis. Therap. Gaz. Detroit. 3. S. IX. p. 148.

1893. 937. **Wagenmann**, Demonstration von Präparaten, die sympathische Ophthalmie betreffend. Bericht über d. 23. Vers. d. Ophth. Ges. zu Heidelberg. S. 238.
       938. **Wuerdemann**, Sympathetic ophthalmitis. Ophth. Record. Nashville.
           III. p. 174.
1894. 939. **Bocchi**, Studii sul oftalmia simpatica. XI. intern. Kongr. Rom. p. 97.
       940. **Bjerrum**, On Patogenesen af den simpatiske Oftalmi. Med. Aarskrift
           Kjöbenhavn.
       941. **Bronner**, Notes of a case of sympathetic ophthalmie of the right eye
           which showed itself eighteen days after a kick in the left. Ophth.
           Review. p. 245.
       942. **Czermak**, Die augenärztlichen Operationen. Heft 6 und 7.
       943. **Deutschmann**, Sympathische Ophthalmie nach Choroïdealsarkom.
           VIII. Congr. internat. d'opht. à Edinbourg. S. 7.
       944. **Gad**, Ophthalmia migratoria. Hosp. Tidende. p. 229.
       945. **Jeulin**, Étude sur les corps étrangers intra-oculaires et sur l'ophtalmie
           sympathique consécutive. Thèse de Paris.
       946. **Nieden**, Über sympathische Entzündung in Folge von Sarkom der
           Chorioidea. Arch. f. Augenheilk. XXIX. S. 339.
       947. **Pincus**, Anatomischer Befund an zwei sympathisierenden Augen,
           darunter eines mit Cysticercus intraocularis. v. Graefes Arch. f. Ophth.
           XL, 4. S. 231.
       948. **Rogman**, La pathogenèse de l'ophtalmie sympathique. Flandre médic.
       949. **Schmeichler**, Über sympathische Ophthalmie. Wien. med. Wochenschr.
           Nr. 3.
       950. **Straub**, Sympathische Ophthalmie. Weekbl. van het Nederandsch Tijdschrift voor Geneeskunde. Th. 1. S. 199.
       951. **Templeton**, Sympathetic ophthalmia. Transact. Ohio med. Soc. Toledo.
           p. 351.
       952. **Uhthoff und Axenfeld**, Bericht in den Ergebnissen der allgemeinen
           Pathologie und pathologischen Anatomie von Lubarsch und Ostertag.
           S. 263.
       953. **Velhagen**, Experimentelle und anatomische Untersuchungen über die
           Heilungsvorgänge bei der Neurectomia optica des Kaninchens. Arch.
           f. Augenheilk. XXIX, 3 und 4.
       954. **Weeks**, A case of sympathetic ophth. occurring 42 years after the loss
           of the exciting eye etc. New York eye and ear Infirmery Rep. II. p. 30.
       955. **Wheelock**, Sympathetic irido-cyclitis with loss of sight etc. Fort Nhgit.
           Med. Magaz. II. p. 230.
       956. **Wilson**, Two cases of sympathetic inflam. Transact. of the Amer. Ophth.
           Soc. p. 49.
       957. **Ziem**, Zur Lehre von den Verletzungen des Auges. Wiener med.
           Wochenschr.
1895. 958. **Addario**, Le iniezioni sottocongiuntivali di sublimato nelle irido-choroiditi
           infettive e sympatiche. Arch. di Ottalm. Palermo. IV. p. 253.
       959. **Aulicke**, Sympathische Ophthalmie und Optikus-Resektion. Inaug.-Diss.
           Berlin.
       960. **Bach**, Experimentelle Studien über die sympathische Ophthalmie. Mit
           Demonstrationen. Bericht über d. 24. Vers. d. Ophth. Ges. zu Heidelberg.
           S. 69.
       961. **Bourgeois**, Note pour servir à l'histoire de l'opht. symp. Recueil
           d'opht. p. 397.
       962. **Caspar**, Chorioiditis disseminata sympathica. Klin. Monatsbl. f. Augenheilk. XXXIII. p. 179.
       963. **Collins**, Sympathetic ophthalmia without evidence of micro-organism.
           Lancet. No. 16.

1895. 964. **Consiglio**, Di un caso di ambliopia sympathica. Ann. di Otlalm. XXIV.
965. **Desbrières**, Ophtalmie sympathique. Gaz. de Hop de Toulouse. IX, 137.
966. **Dransart**, Documents pour servir à l'histoire des affections sympathiques de l'œil. Recueil d'opht. p. 95.
967. **Gallemaerts**, Ophtalmie symp. et injections sous conjonctivales. Policlin. de Bruxelles. Ref. in Recueil d'opht. p. 743.
968. **Gampillard**, Ophtalmie symp. à marche rapide. Clin. opht. Avril.
969. **Hirschberg**, Über sympathische Augenentzündung. Zentralbl. f. prakt. Augenheilk. S. 80.
970. **Jocqs**, Sur un cas de kératite symp. Ann. d'ocul. CXIII. p. 202.
971. **Kansell**, A case of symp. ophth. Ophth. Record. Nashville.
972. **Killgartner**, Case in counter evidence to the infections theory of symp. ophth. Transact. Texas. med. Assoc. Galveston. XXVII. p. 280.
973. **Laqueur**, De la curabilité de l'irido-chorioidite sympathique. Ann. d'ocul. CXIV. p. 369. Obs. I.
974. **Latte**, Beiträge zur Lehre von der sympathischen Ophthalmie. Diss. Leipzig.
975. **Ledbetter**, A case of symp. ophthalm. from iridectomy. Ann. Opht. and Otol. St. Louis. IV. p. 476.
976. **Luciani**, Cura della oftalmia migratoria colle iniezioni sottocongiuntivali ed intratenoniani di sublimato corrosivo. Ann. di Ottalm. XXIV. p. 495.
977. **Mellinger**, Über die Anwendung subkonjunktivaler Kochsalzinjektionen bei inneren Erkrankungen des Auges. 32. Jahresbericht der Augenheilanstalt Basel.
978. **Merz**, Irido-zyklitis nach Kataraktextraktion usw. Klin. Monatsbl. f. Augenheilk. S. 50.
979. **Millikin**, Case of symp. irido-cyclitis. Transact. of the Amer. Ophth. Soc. p. 608.
980. **Müller**, Über Ruptur der Korneoskleralkapsel durch stumpfe Gewalt. Leipzig und Wien.
981. **Peppmüller**, Beitrag zur Frage nach dem prophylaktischen und therapeutischen Wert der Resektion des Optikus. Inaug.-Diss. Halle.
982. **Pfister**, Die sympathische Ophthalmie oder Ophthalmia migratoria und ihre Prophylaxie. Korrespondenzbl. f. Schweizer Ärzte. S. 529.
983. **Puech**, Phthisie de l'œil de la chor.; troubles symp. Ann. d'ocul. CXIII. p. 49.
984. **Randolph**, Sympathetic ophthalmia, recovery. Maryland. Med. Journ. XXXIV. p. 385.
985. **Ridley**, Serous-cyclitis. Ophth. Hosp. Rep. XIV., 1. p. 237.
986. **Risley**, The sympathetic affections of the eye; evisceration of the globe and insertion of an artificial vitreous. Internat. Clin. Philadelphia. p. 281.
987. **Rogman**, Sur la curabilité de l'uvéite symp. Ann. d'ocul. CXIV. p. 81.
988. **Schmidt**, Über die Verletzungen des Auges mit besonderer Berücksichtigung der Kuhhornverletzungen. Inaug.-Diss. Gießen.
989. **de Schweinitz**, Sympathetic inflammation, with illustrative cases. Internat. Clin. Philadelphia II. p. 288.
990. **Simi**, Irido-ciclite simpathica. Boll. d'ocul. 1895 e 1896.
991. **Stricker**, The pathogenesis of symp. ophth. Amer. Journ. of Ophth. p. 262.
992. **Treacher Collins**, Symp. ophth. without evidence of microorganisme. Lancet. 16. Nov.
993. **Wagenmann**, Über eine Modifikation der Sehnervenresektion bei Gefahr sympathischer Entzündung. v. Graefes Arch. f. Ophth. XLI, 1. S. 180.
994. **Weber**, Klinische Beiträge zur Kasuistik der Ophthalmia sympathica. Inaug.-Diss. Zürich.

1895. 995. **Wicherkiewicz,** Des injections sousconjonctivales de sublimé dans les ophtalmies symp. Nowing Lekarsky. No. 2.

996. **Ziem,** Zur Lehre von den Verletzungen des Auges. Wiener klin. Wochenschr. S. 43.

997. **Zimmermann,** Anatomische Untersuchung eines Falles von Ophthalmia sympathica. v. Graefes Arch. f. Ophth. XLII, 2. S. 39.

998. **Zossenheïm,** Über die subkonjunktivalen Injektionen von Sublimat. Beitr. z. Augenheilk. II. S. 429.

1896. 999. **Abadie,** Du glaucôme symp. Arch. d'opht. XVI. p. 81.

1000. **Abelsdorff,** Zur Prophylaxe der sympathischen Ophthalmie. Arch. f. Augenheilk. XXXIII. S. 345.

1001. **Ahlström,** Resection of the optic nerve in inpending sympathetic ophthalmia. Eïra. Stockholm. XX. p. 369.

1001a. **Angelucci,** Ricerche sulla oftalmia simpathica. Arch. di Ottalm. IV. p. 12 e 75.

1002. **Axenfeld,** Sympathische Ophthalmie. Lubarsch-Ostertag, Ergebnisse. 3. Jahrg.

1003. **Axenfeld,** Demonstration zur diagnostischen Verwertbarkeit des Tuberkels bei sympathischer Ophthalmie. Bericht über d. 26. Vers. d. Ophth. Ges. zu Heidelberg. S. 259.

1004. **Bach,** Experimentelle und klinische Betrachtungen über die sympathische Ophthalmie. Arch. f. Ophth. XLII, 1. S. 240.

1005. **Berger,** Amblyopie et amaurose de la zone peripupilluire de la rétine. Arch. d'opht.

1006. **Bocchi,** Ottalmia simpatica. Gaz. med. Cremonese. Cremona. XVI. p. 30.

1007. **Bullard,** A case of sympathetic ophthalmia following a successful cataract extraction. Ophth. Record. Chicago. VI. p. 518.

1008. **Buller,** Sympathetic ophthalmia. Internat. Clin. Philadelphia. IV. p. 306.

1009. **Cabannes et Ulry,** Ophthalmie sympathique grave, apparue deux jours après un traumatisme par le coup de feu. Clin. Opht. 10 Fevr. p. 1.

1010. **Critchett,** Restoration to normal vision after symp. ophth. Ophth. Rev. XV. p. 154.

1011. **Cross,** Sympathetic ophthalmitis. (Ophth. Soc. of the United Kingd.) Ophth. Rev. p. 195.

1012. **Darier,** De l'importance de la thérapeutique locale dans les iridochoroidites infectieuses, sympathiques et autres. Heidelberger Kongr. p. 239.

1013. **Flandres,** A case of symp. ophth. with pract. deductions. New York med. Journ. LXIII. p. 176.

1014. **Fortunato,** Del glaucoma simpatico. Boll. d'ocul.

1015. **Hoor,** Luxatio lentis chron. Irido.-Chor., symp. Opht. usw. Wiener med. Wochenschr.

1016. **Jocqs,** Phènomènes irritatives symp. Clin. Opht. No. 9.

1017. **Latrille,** Réflexions sur un cas d'ophtalmie symp. grave. Poitou med. Poitiers. X. p. 84.

1018. **Ledbetter,** A case of symp. ophth. from iridectomy. Ann. of Ophth. and Otol. IV. p. 476.

1019. **Lindner,** Symp. Ophth. am I. Auge usw. Wiener med. Wochenschr. XLVI. S. 1521.

1020. **Meanuy,** Detachement of the retina, sarcoma of the chor. symp. phenomena etc. St. Louis Med. and Surg. Journ. LXXI. p. 280.

1021. **Meyer,** Ein Fall von sympathischer Ophthalmie nach subkonjunktivaler Bulbusruptur. Inaug.-Diss. Jena.

1022. **Mulder,** Ein Fall von sympathischer Neuritis optica. Niederl. Ges. d. Ophth. Sitzung v. 13. Dez.

1896. 1023. Ovio, Sulla penetrazione dei pallini da chioppo nel bulbo oculare. Ann. di Ottalm. XXV, 1. p. 69.

1024. Pechdo, De l'énucléation préventive avant l'opération sur l'œil sain. Recueil d'opht. p. 533.

1025. Pflüger, Enukleation und Exenteration (Eviszeration). Korrespondenzbl. f. Schweizer Ärzte. Nr. 1.

1026. Querenghi, Del glaucoma simpatico. Ann. di Ottalm. XXV, 4. p. 344.

1027. Randolph, Recovery from symp. ophth. New Alpany med. Herald. XVI. p. 82.

1028. Rivers, A case of symp. ophth. Journ. of Eye, Ear and Throat-Dis. July.

1029. Roose, Exentération de l'œil dans un case d'opht. symp. Annales de l'Institut Saint-Antoine. Courtrai.

1030. Schwarcz, Sympathiás gyuladás ritka esete. Orvosi Hetilap Szemészet. No. 5, 6.

1031. Simi, Glaucoma simpatico. Boll. d'ocul. XVIII. p. 12.

1032. Smith, Sympathetic ophthalmia. Atlanta Clin. VII. No. 5.

1033. White, A case of sympathetic ophthalmia; removal of injured eye with remarks on such cases. Bi-Month. Bull. Univ. Coll. Med. Richmond. p. 137.

1034. Zimmermann, Experimentelle und anatomische Untersuchungen über die Festigkeit der Optikusnarben nach Resektion usw. Arch. f. Ophth. XLII, 2. S. 139.

1035. Zimmermann, Anatomische Untersuchung eines Falles von Ophthalmia sympathica. v. Graefes Arch. f. Ophth. XLII, 2. S. 39.

1036. Zimmermann, Anatomische Untersuchung eines Falles von Ophthalmia sympathica. v. Graefes Arch. f. Ophth. XLII, 2. S. 39.

1897. 1037. Addario, Le iniezioni sottocongiuntivale nell'iridocoroidite simpatica. Ann. di Ottalm. d. 253.

1038. Ballard, Ein Fall von sympathischer Ophthalmie nach erfolgreicher Staroperation. Ophth. Record. XCVII.

1039. Bruns and Dickson, Symp. inflammation and irritation. Amer. Journ. of Ophth. p. 372.

1040. Cabannes et Ulry, Ophtalmie sympathique grave apparue deux-jours après un traumatisme pur le loup de fin. Clin. opht. 10 Fevr.

1041. Cohn, Dreißig Jahre augenärztliche Tätigkeit. Breslau.

1042. Critchett, Symp. ophth. after excision of the exciting eye. Med. Journ. Edinburgh. II, 4. p. 375.

1043. Cross, Symp. ophthalmitis. Ophth. Soc. of the Unit. Kingd. and Ophth. Rev. p. 195.

1044. Donaldson, A case of symp. inflammation following enucleation for subconjonctival rupture of the sclerotic. Ophth. Rev. p. 35.

1045. Dor, Un second cas d'opht. symp. amélioré par l'extrait du corps ciliaire. Province méd. Lyon. XI. p. 265.

1046. Eversbusch, Diskussion über Chorioretinitis sympathica. Sitzung d. Ophth. Ges. zu Heidelberg.

1047. Fage, Opht. symp. apparue un mois après l'énucléation de l'œil blessé. Ann. d'ocul. CXVII. p. 186.

1048. Fieuzal, Glaucome sympathique. Bull. de la Clin. Nat. Opht. des Quinze-Vingts. V. p. 193.

1049. Fortunato, Del glaucoma simpatico. Boll. d'ocul. XIX. p. 1.

1050. Galezowski, Des kératites parenchymateuses symp. et réflexes et de leur traitement. Rec. d'opht. p. 433.

1051. Haab, Über Chorioretinitis sympathica. Bericht über d. 26. Vers. d. Ophth. Ges. zu Heidelberg. S. 165.

1052. v. Hippel, Chorioretinitis sympathica. Sitzungsber. d. Ophth. Ges. zu Heidelberg. S. 183.

1897. 1053. Köhler, Über reine Papilloretinitis sympathica mit besonderer Berücksichtigung eines Falles aus der Greifswalder Universitäts-Augenklinik.
Inaug.-Diss. Greifswald.

1054. Leitner, Grogyult sympathias szemgyuladias esete. Szemészet. No. 3—4.

1055. Lefèvre, Une observation rare d'ophtalmie sympathique. Bull. Soc.
méd. de Charleroi. XLIII. p. 76.

1056. Nuel, De l'amblyopie sympathique. Arch. d'opht. p. 145 et Ann. méd.
chir. de Liège. Janvier.

1057. Panas, Le rôle de l'auto-infection dans les maladies oculaires. Arch.
d'opht. p. 300.

1058. Runck, Beitrag zur Genese der sympathischen Ophthalmie. Inaug.-Diss.
Würzburg.

1059. Trousseau, Ophtalmie symp. et galvanocautère. Rec. d'opht. p. 249.

1898. 1060. Angelucci, Sur l'origine de l'ophtalmie sympathique. Rev. gén.
d'opht. p. 1.

1061. Axenfeld, Ergebnisse der allgemeinen Pathologie und pathologischen
Anatomie. Herausg. von Lubarsch und Ostertag. S. 641.

1062. Ayres, Sympathetic ophth. Rapid failure of vision in injured and sympathizing eye etc. Amer. Journ. of Ophth. XV, 2. p. 33.

1063. Bach, Zur Pathogenese der sympathischen Ophthalmie. Ophth. Klinik.
S. 372.

1064. Bickerton, Cases of: 1. Recurrent sympathetic inflam. after enukleation etc.; 2. Sympathetic ophth.; three days after enukleation etc.
Ophth. Rev. p. 247.

1065. Blumenfeld, Ein Fall von geheilter sympathischer Ophthalmie. Diss.
Kiel.

1066. Campos, Considérations sur la théorie sympathique du glaucome.
Rec. d'opht. p. 560 et Arch. d'opht. XVIII. p. 445.

1067. Coppez, Note sur un cas de choriorétinite sympathique. Soc.
d'anat. path. de Bruxelles. 3 juin. p. 298.

1068. Craig, Sympathetic ophthalmia. New York Eye and Ear Inf. Rep. VI. p. 34.

1069. Critchett, Cas curieux d'ophthalmie sympathique. Edinburgh. Med.
Journ. 1897, Okt. Ref.: in Progrès méd. Nr. 53.

1070. Cross, Some cases of sympathetic ophthalmitis. Transact. of the Ophth.
Soc. of the Unit. Kingd. XVII. p. 300. London 1897.

1071. Ebeling, Zwei Fälle von geheilter sympathischer Ophthalmie aus
älterer Zeit. Diss. Kiel.

1072. Ferdinands, Ophthalmitis occurring long after enucleation of the
fellow eye for injury. Brit. med. Journ. 18. June.

1073. Grote, Ist die Resectio nervi optici zur Verhütung von Ophthalmia
sympathica eine geeignete Operation? Inaug.-Diss. Berlin.

1074. Gumpper, Über die Heilbarkeit der sympathischen Iridozyklitis.
Inaug.-Diss. Straßburg.

1075. Haussen, Über Ziliarkörperverletzungen und ihre Beziehung zur
Ophthalmia sympathica. Inaug.-Diss. Kiel.

1076. Leber und Krahnstöver, Über die bei Aderhautsarkomen vorkommende
Phthisis des Augapfels und über die Bedeutung von Verletzungen bei
der Entstehung dieser Geschwulst. Arch. f. Ophth. XLV. 1. S. 164.

1077. Lunn and Marshall, Foreign body in the orbit for four years; sympathetic irritation; excision of the blind eye; recovery. Transact. of
the Ophth. Soc. of the Unit. Kingd. XVII. London 1897. p. 252. Klin.
Monatsbl. f. Augenheilk.

1078. Moll, Experimentell bakteriologische Studien zur Lehre von der sympathischen Ophthalmie. Zentralbl. f. prakt. Augenheilk. S. 353.

1079. Moll, Zur Lehre von der sympathischen Ophthalmie. Zentralbl. f.
prakt. Augenheilk. S. 245 und 353

1898. 1080. **Randolph**, Sympathetic ophthalmia. Norris-Oliver. System of diseases of the eye. III. p. 768. Fall W. G.

1081. **Römer**, Die konservative Behandlung der perforierenden Bulbusverletzungen und ihr Ergebnis. Zeitschr. f. prakt. Ärzte. Nr. 11.

1082. **Shaw**, Sympathetic ophthalmia. Brit. med. Journ. I. p. 1580.

1083. **Spicer**, Onset of sympathetic ophthalmitis two weeks after excision of the injured eye. Transact. of the Ophth. Soc. of the Unit. Kingd. XIX. Session 1898—99.

1084. **Sutphen**, Sympathetic inflammation from adhesion of eyelid to stump; Transact. of the Amer. Ophth. Soc. Thirty-fourth Annual Meeting. p. 428. Jahresbericht über Ophthalmie.

1085. **Uhr**, Beitrag zur Lehre von der sympathischen Augenentzündung, besonders ihrer pathologischen Anatomie. Inaug.-Diss. Marburg.

1086. **Vacher**, Sur les relations entre les enclavements de l'iris et l'ophtalmie sympathique. Clin. Opht. No. 14.

1087. **Worell**, Case of sympathetic neuro-Retinitis. Amer. Ophth. Soc. XXXIV. Meeting. S. 452.

1899. 1088. **Alt**, Sympathetic ophthalmia caused by glioma retinae. Amer. Journ. of Ophth. XVI. No. 8. p. 238.

1089. **Angelucci**, Über sympathische Ophthalmie. Arch. di Ottalm. Jahrg. VI. Fasc. 7. Febr. Zentralbl. f. prakt. Augenheilk.

1090. **Bach**, Bemerkungen zur Pathogenese der sympathischen Ophthalmie. Zeitschr. f. Augenheilk. I. S. 353.

1091. **Bach**, Gutartige Iritis nach Angina phlegmonosa. Recidiv einer sympathischen Ophthalmie. Festschr. d. phys.-med. Ges. Würzburg.

1092. **Bietti**, Anatomische Untersuchungen über die Regeneration der Ziliarnerven nach der Neurectomia optico-ciliaris beim Menschen. v. Graefes Arch. f. Ophth. XLIX. 1. S. 190.

1093. **Biehler**, Zur Diagnose von Endothelerkrankungen der Hornhaut mittelst Fluorescein, insbesondere bei beginnender sympathischer Ophthalmie. Münchener med. Wochenschr.

1094. **Chevalier**, Sympathische Neuritis optica. Ophth. Klin. Nr. 8. Jahresbericht über Ophth.

1095. **Colemann**, Sympathetic serous iritis following Mules operation. (Chicago Ophth. and Otol. Soc.) Ophth. Record. p. 306. Jahresbericht über Ophth.

1096. **Coppez**, Corps étranger métallique ayant séjourné trente-deux ans dans l'œil sans provoquer de phénomènes sympathiques. Bull. de la Soc. Belge d'opht. No. 6. p. 30. Klin. Monatsbl. f. Augenheilk.

1097. **Cross**, Sympathetic irritation. Opht. Review. No. 216. p. 271.

1097a. **Deutschmann**, Zur Pathogenese der sympathischen Ophthalmie. Zentralbl. f. Augenheilk. S. 110.

1098. **Eisenlohr**, Beitrag zur Kenntnis der Chorioiditis disseminata sympathica. Inaug.-Diss. Freiburg.

1099. **Eisenbach**, Ein weiterer Beitrag zur Genese der sympathischen Ophthalmie. Inaug.-Diss. Würzburg. S. 654.

1100. **Griffith**, The etiology of sympathetic ophthalmia. St. Mary's Hospital Gaz. April. Ref. Revue gén. d'opht. 1900. p. 68. Jahresber. über Ophth.

1101. **Gruening**, A case of corneal wound with prolapse of the iris followed by symp. ophth. New York eye and ear infirmary. Rep. VII. p. 9.

1102. **Hirschberg**, Die Augenheilkunde des Aetius aus Amida. Kap. XVIII bis XXV.

1103. **Hirschberg**, Zwei seltene Augenoperationen. Zentralbl. f. prakt. Augenheilk. S. 246.

1104. **Hirschberg**, Über Operation des sympathischen Weichstars. Zentralbl. f. prakt. Augenheilk. S. 246.

1899. 1105. Marple, Microscopical examination of a globe with corneal wound and prolapse of the iris, which caused sympathetic ophthalmia in the other eye. New York eye and ear. Inf. Rep. VII. p. 12. Zentralbl. f. prakt. Augenheilk. S. 336.

1106. Mellinger, Günstiger Erfolg von Schmierkur in 4 Fällen von sympathischer Augenentzündung. XXXIV. Jahresbericht der Augenheilanstalt Basel. Jan.-Dez. 1917. Zentralbl. f. prakt. Augenheilk.

1107. Pawel, Beitrag zur Lehre von den Chorioidealsarkomen. Arch. f. Ophth. XLIX. 1. S. 114.

1108. Praun, Die Verletzungen des Auges. Wiesbaden.

1109. Sattler, The question of operation on the injured eye in sympathetic ophthalmia. Ophth. Record. p. 338.

1110. Schirmer, Zur Pathogenese der sympathischen Ophthalmie. Zentralbl. f. prakt. Augenheilk. S. 40.

1111. Schirmer, Postoperative Cyclitis. Internationaler Ophth. Kongreß. Utrecht.

1112. de Schweinitz, A case of cured sympathetic iritis. (College of Physic. of Philadelphia. Section on Ophth.) Ophth. Record. p. 150.

1113. Sourdille, Ophtalmie sympathique guérie sans énucléation de l'œil sympathisant. Clin. Opht. No. 22.

1114. Trousseau, Tatonage de la cornée et ophtalmie sympathique. Ann. d'ocul. CXXI. p. 185.

1115. Velhagen, Kurze Bemerkung zu dem Aufsatz des Herrn Prof. Dr. Deutschmann ›Zur Pathogenese der sympathischen Ophthalmie. Zentralbl. f. prakt. Augenheilk. XXIII. S. 204.

1116. Vennemann, Un cas de papillo-retinitis sympathica. Soc. belge d'Opht. à Bruxelles. Nov. Jahresbericht über Ophth.

1116a. Wilson, Two cases of iridectomy under discouraging conditions. Arch. of Ophth. XXVIII. 2, 164.

1900. 1117. Abadie, De l'ophtalmie sympathique qui survient malgré l'énucléation. Congr. internat. de méd. à Paris.

1118. Alexander, Fall von sympathischer Ophthalmie, kompliziert durch entzündliches Primärglaukom. Die ophth. Klinik. S. 98.

1119. Axenfeld, Zur Diskussion über die Pathogenese der sympathischen Ophthalmie. Klin. Monatsbl. f. Augenheilk. Beilageheft S. 107.

1120. Ayres, Beobachtungen über einige blinde, aber reizlose und scheinbar unschädliche Augen. Können solche eine pseudo-sympathische Entzündung hervorrufen? The American Journal of Ophthalmology.

1121. Baeck, Über die praktische Bedeutung der Frage von der sympathischen Reizung. Wiener klin. Rundschau. Nr. 42.

1122. Bane, Sympathische Ophthalmie. Behandlung. Ophth. Rec. S. 451.

1123. Chevallereau, Opération de Critchett. Ophtalmie sympathique. Ann. d'ocul. CXXIII. p. 298.

1124. Chiralt, Betrachtungen über sympathische Ophthalmie. Anales de Oftalmologia. 1899, Februar.

1125. Coppez, Clinique ophtalmique de l'hôpital Saint-Jean. Compte rendu. 1889—1900.

1126. Fehr, Glaucoma simplex mit sympathischer Ophthalmie. Zentralbl. f. prakt. Augenheilk. S. 240.

1127. Fergus, Some form of optic nerve diseases. (Brit. med. Assoc. Sect. on Ophth.) Ophth. Record. p. 525.

1128. Gasparini, Un caso di ottalmia simpatica, curato coll' iniezione di siero antidifterico. Ann. di Ottalm. p. 509.

1129. Gasparini, Dell' ottalmia simpatica; ricerche sperimentali. Estratt degli atti della R. Academia dei Fizio critici. IV. 12.

1900. 1130. Gayet, Recherches anatomiques sur une ophtalmie sympathique expérimentale. Arch. d'Opht. X. p. 97.

1131. Gifford, Clinical and pathological notes on sympathetic ophtalmia. Journ. of the Amer. Med. Assoc. 10. February.

1132. Gradle, Sympathetic affection after enucleation. (Chicago Ophth. and Otol. Soc.) Ophth. Rec.

1133. Grósz, Sympathische Entzündung. Ovrosi Hetilap. No. 43.

1134. Grósz, Eine in Form von sympathischer Entzündung abgelaufene Tuberculosis uveae. Orvosi Hetilap. Szemészet. Nr. 5.

1135. Grunert, Vollständiger Sektionsbefund eines Falles von sympathischer Ophthalmie. Klin. Monatsbl. f. Augenheilk. XXXVIII. Beilageheft. S. 1.

1136. Grunert, Demonstration mikroskopischer Präparate von sympathischer Entzündung. Bericht d. Heidelberger Ophth. Ges. S. 195.

1137. Hirschberg, Die Kapselpinzette zur Operation nach sympathischer Ophthalmie. Zentralbl. f. prakt. Augenheilk. S. 334.

1138. Kyle, Sympathetic inflammation and sympathetic irritation. Amer. Journ. of Ophth. p. 109.

1139. Matz, Ein Fall von geheilter sympathischer Ophthalmie. Inaug.-Diss. Kiel.

1140. Mayweg, Jodoformtherapie. Versammlung d. Ophth. Ges. Heidelberg.

1141. Paly, Zeitschrift für Schweizerische Statistik. Band 36. (Blindenzählung.)

1142. Peters, Tuberkulose und sympathische Ophthalmie. Zeitschr. f. Augenheilk. III. S. 385.

1143. Peters, Tuberkulose und sympathische Ophthalmie. (Offenes Sendschreiben an Prof. Axenfeld.) Klin. Monatsbl. f. Augenheilk. XXXVIII. S. 578.

1143a. Pfalz, Über sympathische Reizung. Zeitschr. f. Augenheilk. III. S. 233.

1144. Randolph, Sympathische Ophthalmie. Norris-Oliver. III. S. 721—775.

1145. Reynold, Diskussion zu Gifford: Sympathische Ophthalmie. Journ. of the Amer. med. Assoc. Ref. Jahresbericht f. Ophth. S. 613.

1146. Rogmann, Sur les complications extra oculaires de l'ophtalmie sympathique. Clin. Opht. No. 21. p. 293.

1147. Schirmer, Sympathische Augenerkrankung. Dieses Handbuch. 2. Aufl. 23.—25. Lieferung.

1148. Schirmer, Präparate zur sympathischen Ophthalmie. Bericht der Heidelberger Ophth. Ges. S. 188.

1149. Schmidt-Rimpler, Über die Enucleatio bulbi und deren Ersatzmethoden, mit besonderer Berücksichtigung der sympathischen Ophthalmie. Deutsche med. Wochenschr. Nr. 27 und 28.

1150. de Schweinitz, Blindness from sympathetic ophthalmitis. Restoration of vision bei Critchetts operation. Ophth. Rev. p. 60.

1151. Selenkowski, Über die Pathogenese der sympathischen Ophthalmie. Saint-Pétersbourg. Ophth. Ges. Westnik ophthalmologi.

1152. Shaw, Case of sympathetic ophthalmia comig on forty-seven days after enucleation of injured eye. Transaction of the Ophth. Soc. of the Unit. Kingd. p. 293.

1153. Sourdille, Ophtalmie sympathique guérie sans énucléation de l'œil sympathisant. Clin. Ophth. No. 22. p. 255.

1154. Vennemann, A propos d'ophtalmie sympathique. Bull. de la Soc. Belge d'ophtalmologie. No. 8. p. 35.

1155. Vennemann, Un cas de papillo-rétinite sympathique. Soc. Belge d'opht. Bull. No. 7.

1156. Wessely, Experimentelle Untersuchungen über Reizübertragung von einem Auge zum andern. v. Graefes Arch. f. Ophth. L. S. 123 und Inaug.-Diss. Heidelberg.

1900. 1157. **Wuillomenet**, Subluxation traumatique du cristallin et ophtalmie sympathique. Soc. d'opht. de Paris. Ann. d'ocul. CXXIV. p. 52.

1158. **Zentmayer**, Sympathetic inflammation occuring more then two months after enucleation. College of Physicians of Philadelphia. Section of ophthalmology.

1901. 1159. **Alberti**, Zur Kasuistik der sympathischen Ophthalmie. Beiträge zur Augenheilk. Heft 47. S. 1.

1160. **Alt**, Resultate der histologischen Untersuchung eines der blinden und scheinbar unschädlichen Augen. Amer. Journ. of Ophth. Januar.

1161. **Bach und Osaki**, 4 Präparate und Abbildungen zu einem Fall von Chorioretinitis sympathica. Präparate des sympathisierenden Auges und Abbildung des Augenhintergrundes des sympathisierten Auges. Bericht über d. 29. Vers. d. Ophth. Ges. Heidelberg. S. 219.

1162. **Bäck**, Sympathische Ophthalmie. Zentralbl. f. prakt. Augenheilk. S. 28.

1163. **Bähr**, Über Ausschälung des Augapfels. Zentralbl. f. prakt. Augenheilk. S. 65 und 101.

1164. **Bellarminoff und Selenkowsky**, Neue Untersuchungen über die Pathogenese der sympathischen Ophthalmie. Arch. f. Augenheilk. XLIV. S. 1.

1164a. **Bertram**, Über Kuhhornverletzungen des Auges. Diss. Göttingen.

1165. **Blanco**, Cas d'ophtalmie migrative. Arch. de Oftalm. hispano.-amer. p. 196.

1166. **Collica-Accordino**, Un cenno sulla ottalmite simpatica. Policlinico, sezione prat. Fasc. 50.

1167. **Fisher**, Sympathetic ophthalmitis. Opht. Rec. p. 196.

1168. **Gasparrini**, E secondo contributo sperimentale e clinico alla conoscenza dell' ottalmia simpatica. Ann. di Ottalm. e Lavori della Clinica Oculistica di Napoli. XXX. p. 285.

1169. **Goldzieher**, Chorioidealsarcom und sympathische Augenentzündung. Zentralbl. für prakt. Augenheilk. S. 324.

1170. **Grunert**, Anatomischer und bakteriologischer Befund eines weiteren Falles von sympathischer Entzündung. Klin. Monatsbl. f. Augenheilk. XXXIX. 2. S. 833.

1171. **Guibert**, A propos de quatre cas d'ophtalmie sympathique. Clin. opht. VII. p. 81.

1172. **Hauenschild**, Zur Genese der sogenannten sympathischen Ophthalmie. Zeitschr. f. Augenheilk. IV. 2. S. 139.

1173. **Henke**, Ein Beitrag zur Kasuistik der sympathischen Ophthalmie. Inaug.-Diss. Tübingen.

1174. **Herm**, Sympathische Erkrankungen 10 Jahre nach der Enukleation(?) Ophth. Soc. of the Unit. Kingd. Sitzung vom Juni.

1175. **Heuse**, Augenärztliche Mitteilungen über die Behandlung der sympathischen Augenentzündung und Anderes. Zentralbl. f. prakt. Augenheilk. S. 111.

1176. **Hirschberg**, Die Operation des sympathischen Weichstars. Zentralbl. f. prakt. Augenheilk. S. 109 und 212.

1177. **Hirschberg**, Fall von geheilter schwerster sympathischer Ophthalmie. (Berl. Ophth. Ges.) Zentralbl. f. prakt. Augenheilk. Januar und Juli.

1178. **Hubbell**, Fremdkörperextraktion aus dem Augeninnern nach 18jährigem Verweilen. Dreimalige sympathische Entzündung ohne Verlust der Sehkraft. Transact. of the Amer. Ophth. Soc. 37. Jahreskongreß zu New. London.

1179. **Jackson**, The estimation of the danger of sympathetic ophthalmitis. Amer. Journ. of Ophth. p. 133.

1180. **Katzenstein**, Übersicht der Theorien über die Pathogenese der sympathischen Entzündung. Inaug.-Diss. Straßburg.

1901. 1181. Kirst, Amblyopia sympathica. Inaug.-Diss. Leipzig.

1182. Nagel, Über den Ort der Auslösung des Blendungschmerzes. Klin. Monatsbl. f. Augenheilk. II. S. 879.

1183. Natanson, Ein Fall von sympathischer Ophthalmie mit günstigem Ausgang. (Moskauer augenärztl. Ges.) Wratsch XXII.

1184. Neuburger, Fall von Erblindung durch sympathische Ophthalmie, kompliziert mit Sekundärglaukom. Wiederherstellung der Sehkraft durch zwei Iridektomien, eine mit Extraktion der Linse, Iridocystektomie und Tyrells Bohroperation. Zentralbl f. prakt. Augenheilk. Philadelph. med. Journ. 9. Februar.

1185. Oliver, Un caso de ceguera par oftalmia simpatica complicada con glaucoma secundario. Congr. med. pan-amer. Sec. de oftalm. Anal. de oftalmol. III.

1186. Ruge, Anatomische Untersuchung über Exenteratio bulbi als Prophylaxe sympathischer Ophthalmie. v. Graefes Arch. f. Ophth. LII, 2. p. 223.

1186 a. Schönfeld, Beitrag zur Kasuistik der Bulbusrupturen. Dissertation. Leipzig.

1187. Stephenson, Sympathetic ophthalmia fifty-three days after enucleation. Ophth. Rev. p. 22.

1188. Tornabene, H' indice di refrazione dell' umore aqueo nell' ochio irritato e in quello opposito. Arch. di Ottalm. IX. p. 11.

1189. Wecker, Complications extraoculaires de l'ophtalmie sympatique. Ann. d'ocul. CXXVI. 4. L.

1190. Zuhoene, Zur Kasuistik der sympathischen Ophthalmie. Inaug.-Diss. Gießen.

1902. 1191. Armaignac, Ophtalmie sympathique quatorze ans après un traumatisme ayant occasionné l'atrophie du globe et probablement consécutive au développement tardif d'une offication de la choroïde. Mém. et Bull. de la Soc. de Méd. et Chir. de Bordeaux.

1192. Asayama, Vollständige mikroskopische Untersuchung eines Falles von sympathischer Ophthalmie. v. Graefes Arch. f. Ophth. LIV. S. 444.

1193. Bellarminoff und Selenkowsky, Erwiderung auf die Berichtigung des Herrn Dr. Rosenmeyer über: Neue Untersuchungen über die Pathogenese der sympathischen Ophthalmie. Arch. f. Augenheilk. XLV. S. 55.

1194. Bock, Das erste Jahrzehnt der Abteilung für Augenkranke im Landesspital zu Laibach. Wien 1902. Safar. 127. S. Zentralbl. f. prakt. Augenheilk.

1195. Darier, Contribution à l'étude du traitement de l'ophtalmie sympathique à rechutes. Clin. Opht. p. 33.

1196. Derrick, A case of sympathetic ophthalmia, with complete recovering of both eyes. Amer. Journ. of Ophth. Juni. Zentralbl. f. prakt. Augenheilk.

1197. Dowel, Somes cases of sympathetic ophthalmie. New York. Med. Journ. p. 227.

1198. Fisher, A case of sympathetic inflammation affecting the posterior part of the uveal tract. Ophth. Hosp. Rep. XV. part. II. p. 91.

1199. Galezowski, Sur le danger de la conservation des moignons oculaires, ophtalmies sympathiques consécutives. Recueil d'opht. p. 287.

1200. Grullon, Essai sur les phénomènes sympathiques de l'œil. Troubles irritatifs et ophtalmie sympathique. Thése de Paris. Arch. d'opht. p. 287.

1201. Guibert, Vier Fälle von sympathischer Ophthalmie. La clinique opht. Nr. 1—17.

1202. Hirschberg und Lippert, Die Augenheilkunde des Ibn. Sina.

1203. Lagrange, Uvéite gonococcique et ophtalmie sympathique. (Soc. de méd. de Bordeaux.) Rev. génér. de Opht. p. 457.

1204. Lions, Sympathische Ophthalmie bei Pferden. Bull. vétérinaire.

1205. Osaki, Anatomische Untersuchung eines sympathisierenden Auges. Inaug.-Diss. Marburg.

1902. 1206. Osaki, Anatomische Untersuchung eines sympathisierenden Auges, nebst Bemerkungen über das Zustandekommen der Chorioretinitis sympathica. Arch. f. Augenheilk. XLV. 1.

1207. Petella, Sull' oftalmia sympatica. XVI. Congr. dell' Ass. oftal. ital.

1208. Pradle, Perforating wounds of the eyeball and sympathetic inflammation. Journ. of the Amer. med. Assoc. May.

1209. Römer, Zur Frage des Blendungsschmerzes. Zeitschr. f. Augenheilk. VIII. S. 237.

1210. Römer, Arbeiten aus dem Gebiete der sympathischen Ophthalmie. v. Graefes Arch. f. Ophth. LV, 2. S. 302.

1211. Schimamura, Gibt es eine endogene toxische Wundentzündung am Auge? Klin. Monatsbl. f. Augenheilk. S. 229.

1212. Schnabel, Die sympathische Iridozyklitis. Wien. med. Wochenschr. Nr. 29 und 30.

1213. Stock, Experimentelle Beiträge zur Frage der Lokalisation endogener Schädlichkeiten im Auge usw. Bericht über d. 30. Vers. d. Ophth. Ges. Heidelberg. S. 77.

1213a. Stock und Hirota, Infektion vom Konjunktivalsack und von der Nase aus. Klin. Monatsbl. f. Augenheilk.

1214. Tornabene, L' indice di refrazione dell' umore acqueo nell' occhio irritato ed in quello opposto. Ricerche sperimentali. Arch. di Ottalm. IX. p. 439.

1215. Vail, A case of sympathetic ophthalmia with complete recovery of both eyes (Western Ophth. and Oto-Laryng. Assoc. Sec. on Ophth.). Ophth. Rec. p. 278 and Amer. Journ. of Ophth. p. 174.

1216. Welt, Recherches-anatome-pathologiques et bactoriologiques sur l'ophtalmie sympathique. Rev. méd. de la Suisse Romande. Ref. Arch. f. Augenheilk.

1217. Woizechowsky, Zur metastatischen Erkrankung des Auges bei allgemeiner lokaler Infektion. Inaug.-Diss. u. Russk. Wratsch. I. No. 14.

1218. Wzazidlo, Ein Fall von sympathischer Entzündung nach Neurotomia optico-ciliaris. Inaug.-Diss. Greifswald.

1903. 1219. Abadie, De l'ophtalmie sympathique infectieuse chronique. Arch. d'opht. XXIII. p. 257.

1220. Asayama, Vollständige mikroskopische Untersuchung eines Falles von sympathischer Ophthalmie. v. Graefes Arch. f. Ophth. LIV. 3.

1221. Badal, Reizung durch Prothesen. S. Dianoux, Ann. d'ocul. CXXIX.

1222. Benoit, Rapport sur l'ophtalmie sympathique. Soc. belge d'opht. No. 14.

1223. Bjerrum, Wie entsteht der Schmerz bei Lichtscheu? Zentralbl. f. prakt. Augenheilk.

1224. Blaschek, Sympathische Ophthalmie mit hyperplastischer Entzündung des sympathisierenden Bulbus und zentraler Taubheit. Zeitschr. f. Augenheilk. Ergänzungsheft IX. S. 433.

1225. Brown and Stevenson, Treatment of sympathetic ophthalmie. The Ophth. Rev. p. 271.

1226. Burnett, A case of sympathetic ophthalmia. Ophth. Rec. p. 38.

1227. Delbès, Remarques à propos d'un cas d'ophtalmie sympathique. La clinique opht. p. 275.

1228. Dianoux, Dans quelles limites l'énucléation préventive met-elle à l'abri de l'ophtalmie sympathique? Ann. d'ocul. CXXIX. p. 443.

1228a. Fischer, Über Asthenopie und ihre Behandlung. Dissertation. Rostock.

1229. Gifford, Note sur l'histoire de la théorie de l'ophtalmie sympathique. Arch. d'opht. p. 686.

1230. Grall, Perforating wounds of the eyeball and sympathetic inflammation. Journ. of the amer. med. Assoc. Mai 31. Ref. Rev. gén. d'opht. p. 27.

1903. 1231. Grósz, Die sympathische Augenentzündung. Ungarische Beiträge zur Augenheilk. III.

1232. Grósz, Sympathische Ophthalmie trotz Einführung von Jodoform. Klin. Monatsbl. f. Augenheilk. XLI. (I.) p. 511.

1233. Grósz, Die sympathische Augenentzündung. Deutsche med. Wochenschr. Vereinsbeilage. p. 150.

1234. Grullon, Essai sur les phénomènes sympathiques de l'œil; troubles irritatifs et ophtalmie sympathique. Thèse de Paris.

1235. Hale, Phlegmone der Orbita in ihrer Beziehung zur Frage der sympathischen Ophthalmie. New Yorker med. Monatschr. Februar. Ref. Rev. gén. d'opht. p. 40 und 41.

1235a. Hartmann, Über die Kuhhornstoßverletzungen des Auges. Dissertation. Tübingen.

1236. Hideux, Contribution à l'étude de l'ophtalmie sympathique. Thèse de Paris.

1237. Kocsis, Ein Fall von sympathischer Iritis. (Ungarisch.) Orvosi Hetilap Szemészet. p. 24.

1238. Komoto, Ein Fall von sogenannter sympathischer Retionochorioiditis. Bericht über die japanischen ophthalmologischen Leistungen im Jahre 1902. Ophth. Klinik. S. 122.

1239. Laas, Sympathische Ophthalmie trotz Einführung von Jodoform usw. Klin. Monatsbl. f. Augenheilk. XLI. (I.) S. 401.

1240. Loosfelt, L'ophtalmie sympathique. Policlinique. No. 14.

1241. Maurizi et Petella, Sull' ottalmia simpatica e sui criteri che ne stabiliscono l'origine e la natura per gli offetti medico-legali. (Memorie del XVI. Congr. dell' Assoc. Oft. Ital.) Ann. di Ottalm. e Lavori della Clin. Ocul. di Napoli. XXXII.

1242. Nagel, Über den Blendungsschmerz. Klin. Monatsbl. f. Augenheilk. I. S. 455.

1243. Nuel, Über sympathische Ophthalmie nach Enukleation. Soc. belge d'opht. à Bruxelles. Nov. 1902. Zentralbl. f. prakt. Augenheilk. S. 72.

1244. Peters, Riesenzellen bei sympathisierender Ophthalmie. Bericht d. Ophth. Ges. zu Heidelberg. S. 272.

1245. Radcliffe, A case of sympathetic ophthalmitis from traumatism. (Will's Hosp. Ophth. Soc.) Ophth. Record. p. 299.

1246. Radcliffe, A case of sympathetic ophthalmitis from traumatism. Ophth. Record. p. 299.

1247. Rochat, Sympathische Ophthalmie. Nederl. Tijdschr. v. Geneesk. I. p. 969.

1248. Römer, Experimentelle Untersuchungen über die Wirkung unsichtbarer Mikroorganismen im Auge. Bericht über d. 31. Vers. d. Ophth. Ges. zu Heidelberg.

1249. Römer, Arbeiten aus dem Gebiete der sympathischen Ophthalmie. II. Experimentelle Untersuchungen zur Frage der Reizübertragung und Disposition bei sympathischer Ophthalmie. v. Graefes Arch. f. Ophth. LVl, 3. S. 439.

1250. Römer, Arbeiten aus dem Gebiete der sympathischen Ophthalmie. I. v. Graefes Arch. f. Ophth. LV, 2.

1251. Ruge, Pathologisch-anatomische Untersuchungen über sympathische Ophthalmie. v. Graefes Arch. f. Ophth. LVII.

1252. Selenkowsky, Endogene Infektion als Ursache der Augenkrankheiten. Russk. Wratsch. II. No. 7.

1253. Selenkowsky und Woizechowski, Experimentelles über die endogene Infektion des Auges. Arch. f. Augenheilk. XLVII. S. 277.

1254. Stock, Experimentelle Untersuchungen über Lokalisation endogener Schädlichkeiten, besonders infektiöser Natur, im Auge. Zugleich ein Beitrag zur Entstehung endogener Iritis und Chorioiditis, sowie der sympathischen Ophthalmie. Klin. Monatsbl. f. Augenheilk.

1903. 1254 a. Tempelhof, Weiterer Beitrag zur Kenntnis der subkonjunktivalen Bulbusrupturen. Diss. Jena.

1255. Valois, Deux cas d'ophtalmie sympathique. Recueil d'opht. p. 184.

1256. Wingenroth, Beiträge zur Kenntnis der sympathischen Erkrankungen des Auges. Beiträge z. Augenheilk. Heft 57. S. 1.

1257. Zimmermann, Klinischer und histologischer Bericht über einen Fall von eitrig-metastatischer Ophthalmie bei Meningitis, der nach 13 Jahren meningitische und sympathische Erscheinungen hervorrief. Ann. of Ophth. April.

1904. 1258. Ahlström, Heilung der sympathischen Ophthalmie durch interkurrentes Fieber. Zentralbl. f. prakt. Augenheilk. S. 199.

1259. Ahlström, Zur Kasuistik der sympathischen Ophthalmie. Zentralbl. f. prakt. Augenheilk. 28. Jahrg. Juli. S. 193.

1260. Barett, Risk of sympathetic ophthalmia. Intereol. Med. Journ. of Austr. Jan.

1261. Baudry, De l'ophtalmie sympathique. Nord. méd. 15. Juillet.

1262. Browne und Stevenson, Einige praktische Punkte bei der Behandlung der sympathischen Ophthalmie. Ophth. Review. Oct.

1263. Chevalier, Contribution à l'étude des formes rares de l'ophtalmie sympathique. Arch. d'opht. p. 482.

1264. Clark, Salizylbehandlung. Ref. Jahresbericht f. Ophth.

1265. Dalén, Zur Kenntnis der sogenannten Chorioiditis sympathica. Mitteil. aus der Augenklinik d. Carolin. med.-chirurg. Instituts zu Stockholm. Heft 6. S. 3.

1266. Dianoux, Dans quelles limites l'énucléation préventive met-elle à l'abri de l'ophtalmie sympathique? p. 443. Arch. d'opht. p. 114.

1267. Dunn, Ophthalmia sympathica. Lancet. August.

1268. Falda, Über sympathische Ophthalmie. (Ungarisch.) Szemészeti lapok. No. 3.

1269. Fekete, Sympathische Augenentzündungen. (Ungarisch.) Szemészet. No. 1.

1270. Grut, Einige Bemerkungen über Fälle von Ophthalmia sympathica und Iridocyclitis maligna. Det ophthalmologiske Selskab in Kopenhagen. März 1904. Klin. Monatsbl. f. Augenheilk. I. S. 580.

1271. Haeffner, Ein Fall von angeblicher sympathischer Reizung. Münchener med. Wochenschr. S. 1179.

1272. Jensen, Om den sympatiske Neurose. Oftalmologisk Selskab. Hospitalstidende. p. 683.

1273. Krause, Beiträge zur Kasuistik der sympathischen Ophthalmie. Inaug.-Diss. Königsberg.

1274. Leber, Bemerkungen über die entzündungserregende Wirksamkeit gewisser Mikroorganismen im Auge und in sonstigen Körperteilen usw. v. Graefes Arch. f. Ophth. LVIII, 2. S. 324.

1275. Leplay, Serums cytotoxiques et ophtalmie sympathique. Soc. de Biol. Ref. Revue gén. d'opht. p. 400.

1276. Lindahl, Um den sympatiska oftalmicus behandling med Salicylsyrnat natron. Hygiena. p. 1195.

1277. Massi, Knöcherne Entartung im Augapfel in ihrer Beziehung zur sympathischen Ophthalmie. Boll. dell' Ospedale Oftalmico Roma.

1278. Motais, De la transmission de l'ophtalmie sympathique par la voie veineuse. X. Congr. internat. d'opht. Lucerne. p. 314.

1279. Nuel, De l'amblyopie sympathique. Bull. de l'acad. roy. de méd. de Belgique. 26. Mars. Ref. Revue gén. d'opht. p. 458.

1280. Le Play et Corpechot, Sérums cytotoxiques et ophtalmie sympathique. Arch. d'opht. p. 769.

1904. 1281. Raehlmann, Ultramikroskopische Untersuchungen über die Ursache der sympathischen Ophthalmie. Deutsche med. Wochenschr. Nr. 13. S. 447.

1282. Ramsay, Sympathetic ophthalmia. Ann. of Ophth. January.

1283. Römer, Experimentelle Untersuchungen zur Frage der Reizübertragung usw. v. Graefes Arch. f. Ophth. LVI, 3. S. 439.

1284. Ruge, Pathologisch-anatomische Untersuchungen über sympathische Ophthalmie und deren Beziehungen zu den übrigen traumatischen und nichttraumatischen Uveïtiden. v. Graefes Arch. f. Ophth. LVII. S. 401.

1285. Sattler, Sympathetic neuro-retinitis and serous uveitis following enucleation with implantation of glass globe — resection of optic nerve — recovery. Transact. of the Amer. Ophth. Soc. Fortieth-annual Meeting. p. 337.

1286. Selenkowsky, Über Bakteriotoxin- und Zytotoxintheorien der sympathischen Ophthalmie. Russk. Wratsch. III. No. 38.

1287. Sourdille, De la prédisposition morbide provoquée par la blessure d'un œil sur l'autre œil. Arch. d'opht. p. 359.

1288. Sutphen, Salizylbehandlung. Ref. Jahresbericht f. Ophth.

1289. Theobald, Sympathetic ophthalmia. (Amer. med. Assoc. Section on Ophth.) Ophth. Record. p. 329.

1290. Thiel, Sympathetic amblyopia. Amer. Journ. of Ophth. July.

1291. Uhthoff, Über einen forensisch bemerkenswerten Fall von sympathischer Ophthalmie. Schlesische Ges. f. vaterl. Kultur in Breslau. Juni.

1292. Ulbrich, Experimentelle Untersuchungen über die Wirkung in das Auge eingebrachter saprophytischer Bakterien. v. Graefes Arch. f. Ophth. LXIII, 2. S. 243.

1293. Veasey, Clinical and histological observations on sympathetic ophthalmia. (Amer. med. Assoc. Section on Ophth.) Ophth. Record. p. 329.

1294. Weeks, Operative procedures on the exciting eye and the sympathizing eye in cases of sympathetic ophthalmia. (Amer. med. Assoc. Section on Ophth.) Ophth. Record. p. 330.

1295. Westcott, The danger that may lurk in blind eyes. Amer. Medicine. 29. Aug. 1903. Ref. Revue gén. d'opht. p. 307.

1296. Williams, Radium gegen sympathische Ophthalmie. Vortrag von Weeks. Disk. Jahresbericht f. Ophth.

1297. Woodruff, Sympathetic ophthalmia. Ophth. Record. p. 379.

1905. 1298. Axenfeld, Demonstration von sympathisierender Entzündung in einem phthisischen Auge. Sympathische Netzhautablösung. (Oberrheinischer Ärztetag.) Ref. Münchener med. Wochenschr. Nr. 52.

1299. Brailey, Sympathische Ophthalmien. Szemészet. 42. Jahrg. Nr. 2.

1300. Baudry, De l'ophtalmie sympathique. (Nord méd. 15. Juillet 1904.) Arch. d'opht. p. 260.

1301. Becker, Fall von abgelaufener Ophthalmie mit anatomischem Befund des enukleierten Auges. (Gesellsch. f. Natur- u. Heilkunde zu Dresden.) Münchener med. Wochenschr. S. 1800.

1302. Brückner, Zur Kasuistik der sympathischen Ophthalmie. Arch. f. Augenheilk. LII. S. 424.

1303. Chevallereau, Un cas d'ophtalmie sympathique. (Soc. d'Opht. de Paris.) Recueil d'opht. p. 422.

1304. Consiglio, Ein Fall von Neuritis retrobulbaris sympathica. Deutschmanns Beiträge z. prakt. Augenheilk. Heft 63. S. 1.

1305. Coppez, Sobre la coroiditis disseminata simpatica. Arch. di Ottalm. hisp.-amer. Dec.

1306. Delahaye, Plaie de l'œil droit par arme à feu. Perte de la vision des deux yeux. Bull. méd. 17. Août 1904.

1905. 1306a. Friedenberg, On the origin of the pain in photophobia. Ophth. Record.

1307. Fuchs, Über sympathisierende Entzündung. v. Graefes Arch. f. Ophth. LXI. S. 365.

1308. Golovine, De l'importance des cytotoxines dans la pathologie oculaire et en particulier dans la pathogénèse de l'inflammation sympathique. Arch. d'opht. XXXV. p. 98.

1309. Gourfein-Welt, Quelques remarques sur la mémoires du professeur Motais, intitulé: De la transmission de l'ophtalmie sympathique par la voie veneuse. L'Ophtalmologie provinc. p. 2.

1310. Grimsdale, Case of unusual sympathetic ophthalmitis. (Ophth. Soc. of the Unit. Kingd.) Ophth. Review. p. 62.

1310a. Hartmann, Über Kuhhornverletzungen des Auges. Diss. Tübingen.

1311. Hirschberg, Zur Operation des sympathischen Weichstares nebst Bemerkungen über sympathische Augenentzündung. Zentralbl. f. prakt. Augenheilk. S. 97.

1312. Hirschberg, Sympathische Ophthalmie. Zentralbl. f. prakt. Augenheilk. S. 100.

1313. Jung, Sympathische Ophthalmie. Allg. ärztl. Verein zu Köln. Münchener med. Wochenschr. S. 1707.

1314. Klein, Demonstration eines Falles von geheilter sympathischer Ophthalmie. Ophth. Ges. in Wien. Mai. Klin. Monatsbl. f. Augenheilk. I.

1315. Mellinghoff, Vorstellung eines Falles von linksseitiger sympathischer Uveïtis. Bericht über d. 14. Vers. Rheinisch-Westfälischer Augenärzte. Februar.

1316. zur Nedden, Bakteriologische Blutuntersuchungen bei sympathischer Ophthalmie und andern Formen von Iridochorioiditis. v. Graefes Arch. f. Ophth. LXII. S. 193.

1317. Nuel, De l'amblyopie sympathique. (Bulletins et Mémoires de l'Académie de Médecine de Belgique. 1904.) Arch. d'opht. p. 195.

1318. Pihl, Kasuistische Beiträge zur sympathischen Ophthalmie, nebst einigen pathologisch-anatomischen Untersuchungen. v. Graefes Arch. f. Ophth. LX. S. 528.

1319. Puccioni, Sympathische Ophthalmie durch ein atrophisches Auge nach 20 Jahren. Bollettino dell' Ospedale Oftalmico di Roma.

1320. Pusey, Cytotoxine und sympathische Ophthalmie. Arch. f. Augenheilk. LII, 4.

1321. Snell, Zur sympathischen Ophthalmie nach Enukleation. Ophth. Soc. of the Unit. Kingd. Juli.

1322. Steindorff, Über Häufigkeit und Heilbarkeit der sympathischen Augenentzündung. Beiträge z. Augenheilk. Festschr. Jul. Hirschberg. S. 277.

1323. Theobald, The genesis of sympathetic ophthalmitis. Journ. of the Amer. med. Assoc. Januar.

1324. Vélez et Grane, Traitement de l'ophtalmie sympathique par les injections sous-conjonctivales. Arch. d'opht. p. 326.

1325. Wurdemann, Sympathetic ophthalmia after panophthalmitis. Ophth. Record. p. 528.

1906. 1326. Abadie, Ophtalmie sympathique à forme grave insolite. Clin. Opht.

1327. Axenfeld, Knötchenbildung in der Iris bei sympathischer Ophthalmie. Münchener med. Wochenschr.

1328. Bellinzona, Sympathische Ophthalmie. Bericht über d. 18. ital. Ophth. Kongr. in Rom. Okt.

1329. Brons, Zum klinischen Bild und zur Serumtherapie der sympathischen Ophthalmie. (Verein Freiburger Ärzte). Münchener med. Wochenschr. S. 1938.

1906. 1330. **Byers**, Ein Fall von sympathischer Ophthalmie nach der Mulesschen Operation mit Ausgang in Heilung. Brit. med. Journ. Dec.

1331. **Cohn**, Beiträge zur Resektion des Sehnerven bei sympathischer Ophthalmie. Inaug.-Diss. Greifswald.

1332. **Dehogues**, Oftalmia simpatica por traumatismo decharga fectra. Ref Arch. de Oft. hispan.-amer. p. 772.

1333. **Fergus**, Sympathetic degeneration. (Brit. med. Assoc. Sect. on Ophth. Toronto Meeting. 21. to 25. Aug.) Ophth. Record. p. 547.

1334. **Filatow**, Sympathische Ophthalmie 35 Jahre nach Reklination der Katarakt mit nachfolgender Phthisis bulbi. Sitz. d. Ophth. Ges. in Odessa. 7.—20. Nov.

1334a. **Fromaget**, Sympathische Ophthalmie nach subkonj. Bulbusruptur.

1335. **Graf**, Über sympathische Ophthalmie, besonders sympathische Netzhautablösung und vollständige Heilung des sympathisierenden und sympathisierten Auges. Inaug.-Diss. Freiburg i. Br.

1336. **Guillet**, De la transmission de l'ophtalmie sympathique par la voie veineuse. Thèse de Paris.

1337. **Junius**, Die sympathische Augenerkrankung und die neuere Forschung. Gedenkschr. f. v. Leuthold. II. S. 669.

1338. **Kiribuchi**, Sympathische Ophthalmie. Bericht über »Nippon-Gankagakkai« (japanischer Ophth. Kongr.) April. Klin. Monatsbl. f. Augenheilk. II. S. 346.

1338a. **Krause**, F., Die Neuralgie des Trigeminus. Leipzig. Vogel.

1339. **Lawson**, Die präventive Behandlung der sympathischen Ophthalmie. Brit. med. Assoc. August. Ref. Klin. Monatsbl. f. Augenheilk. 1907. I. S. 417.

1340. **Liehr**, Über einen Fall von sympathischer Ophthalmie. Inaug.-Diss. Kiel.

1341. **van Lint**, L'ophtalmie sympathique. Policlin. p. 35.

1342. **Masugi**, Sympathische Ophthalmie im japanischen Kriege (Häufigkeit). Klin. Monatsbl. f. Augenheilk. II. S. 346.

1343. **Montano**, Oftalmia sympatica después de 28 anos. Ann. de Oftalm. Mai.

1344. **Moretti**, Sympathische Ophthalmie bei Minorennen. Ann. di Ottalm. di Quaglino, Guaita, Rampoldi. 35. Jahrg. Fasc. 7—9.

1345. **Da Gama Pinto**, Affections sympathiques. Enc. franç. d'opht. V. Paris. Octave Doin.

1346. **Ramsay and Sutherland**, Spindle shaped enlargement of the blind opot associated with congestion of the optic disease. Ophth. Review.

1347. **Römer**, Arbeiten aus dem Gebiet der sympathischen Ophthalmie. III. Weitere experimentelle Untersuchungen über die Frage der Reizwirkung am Auge und die modifizierte Ziliarnerventheorie. Arch. f. Augenheilk. LIV. S. 207.

1348. **Römer**, Arbeiten aus dem Gebiet der sympathischen Ophthalmie. IV. Über die Aufnahme von Infektionserregern in das Blut bei intraokularen Infektionen. Arch. f. Augenheilk. LV. S. 313 und LVI. S. 9.

1349. **Römer**, Arbeiten aus dem Gebiet der sympathischen Ophthalmie. V. Postulate zur Erforschung der Ätiologie der sympathischen Ophthalmie. Arch. f. Augenheilk. LVI. S. 161.

1350. **Roure**, Sympathische Reizung nach Subluxation der Linse. Ann. d'ocul. Jan.

1351. **Rouse**, Phénomènes d'irritation sympathique consécutifs à la subluxation du crystallin. Ann. d'ocul. CXXXV. S. 135.

1352. **Ruge**, Kritische Bemerkungen über die histologische Diagnose der sympathischen Augenentzündung nach Fuchs. v. Graefes Arch. f. Ophth. LXV. S. 135.

1353. **Schulin**, Der Einfluß der Konstitution auf Entstehung und Verlauf der sympathischen Entzündung. Ann. of Ophth. 1905. April.

1906. 1354. **Suker**, A case of non traumatic irido-cyclitis plastica, which eventuated in sympathetic ophthalmia. Ophth. Record. p. 601.

1355. **Syassen**, Ein Beitrag zur pathologischen Anatomie der sympathisierenden Augen-Entzündung. Inaug.-Diss. München.

1356. **Widmak**, Nyare undersökningar om den sympatiska ögon inflammationeus etiologie (Neuere Untersuchungen über die Ätiologie der sympathischen Ophthalmie). Schwed. Hygiena.. Dec. p. 1217.

1357. **Zentmayer**, Sympathische Entzündung nach Panophthalmie. Augenärztliche Sektion der Amer. med. Assoc. Portland. Oregon. 1905. Juli.

1907. 1358. **Bourgeois**, Die Wirkung der Quecksilberpräparate bei nicht-syphilitischen Augenkrankheiten. Bull. et mémoir. de la Soc. franç. d'opht.

1359. **Brown**, Die anatomischen Veränderungen in drei Fällen von Ophthalmia sympathica. Arch. f. Augenheilk. LIX. S. 60.

1360. **Burntam**, Sympathische Reizung und sympathische Entzündung. Sitzungsberichte d. Sect. of Ophth. d. Brit. med. Assoc. Aug. 1906.

1361. **Byers**, Sympathische Ophthalmie. Sect. of Ophth. d. Brit. med. Assoc. Aug. 1906.

1362. **Connor**, Behandlung der sympathischen Ophthalmie mit salicylsaurem Natron. Brit. med. Assoc. Aug. 1906. Ref. Klin. Monatsbl. f. Augenheilk. I. S. 419.

1363. **Dann**, Eine Vorlesung über infektiöse Cyclitis in bezug auf penetrierende Augapfelwunden. Brit. med. Journ. 27.

1364. **Dethloff**, Sympatisk oftalmi. Norweg. med. Revue. No. 12.

1365. **Fromaget**, Seröse Uveïtis sympathica. Akutes Glaukom und sekundäre Myopie. Ann. d'ocul. CXXXV. p. 283. Avril.

1366. **Jones**, Sympathische Ophthalmie. Sect. of Ophth. d. Brit. med. Assoc. Aug. 1906.

1367. **Kitamura**, Beiträge zur Kenntnis der sympathischen und sympathisierenden Entzündung mit histologischen Untersuchungen sympathisierender Augen. Klin. Monatsbl. f. Augenheilk. XLV. (II). S. 211.

1368. **Kron**, Nervenkrankheiten in ihren Beziehungen zu Zahn- und Mundkrankheiten. Berlin, Marcus.

1369. **Lans**, Sympathische Ophthalmie. Med. Weekblad. p. 449.

1369a. **Lawson**, Präventive Behandlung der sympathischen Ophthalmie. Brit. med. Assoc. Aug. 1906. Ref. Klin. Monatsbl. f. Augenheilk. I. S. 497.

1370. **Lenz**, Anatomische Untersuchung eines sympathisierenden und des zugehörigen sympathisierten Auges. 79. Vers. deutscher Naturforscher u. Ärzte in Dresden. Sept.

1371. **Lenz**, Zur Histologie und Pathogenese der sympathischen Ophthalmie. Beilageheft z. Klin. Monatsbl. f. Augenheilk. XLV. S. 220.

1372. **Nobbe**, A case of sympathetic inflammation. Amer. Journ. of Ophth. p. 39.

1373. **Oliver**, Prophylaxe der sympathischen Ophthalmie. Amer. med. Assoc. Sect. of Ophth. Juni.

1374. **Oliver**, Häufigkeit der sympathischen Ophthalmie. Klin. Monatsbl. f. Augenheilk. I. S. 418.

1375. **Oliver**, Sympathische Reizung und sympathische Entzündung. Sect. of Ophth. d. Brit. med. Assoc. Aug. 1906.

1376. **Pagenstecher**, Zur Frage der sympathischen Sehnervenatrophie. Arch. f. Augenheilk. 1906. LVI, 2.

1377. **Péchin**, Contribution clinique à l'étude de l'ophtalmie sympathique. (Soc. franç. d'opht.) Arch. d'opht. XXVII. p. 570.

1378. **Rein**, Ein Fall von perforierender Sklerocornea-Verletzung mit Behandlung durch Naht und konjunktivale Deckung und mit späterer Entfernung des Augapfels wegen Gefahr der sympathischen Entzündung des anderen Auges. Inaug.-Diss. Jena.

1907. 1379. Rockliffe, Sympathische Entzündung nach 50 Jahren. Ophth. Soc. of the Unit. Kingd. März.

1380. Le Roux, Perforierende Verletzungen des Auges und sympathische Ophthalmie. Opht. prov. 1906. No. 9.

1381. Santucci, L'oftalmia simpatica in relazione alla teoria delle citotossine. Ann. di Ottalm. XXXVI. p. 244.

1382. Schieck, Über Chorio-Retinitis sympathica. Bericht über d. 34. Vers. d. Ophth. Ges. in Heidelberg.

1383. Stargardt, Zur Ätiologie der sympathischen Ophthalmie. (Physiol. Verein in Kiel.) Münchener med. Wochenschr. S. 443.

1384. Sulzer, Ophtalmie sympathique 37 ans après le traumatisme. Ann. d'ocul. CXXXVII. p. 141.

1385. Teillaes, Phlegmon de l'orbite avec atrophie optique, provoquant une ophtalmie sympathique. Ann. d'ocul. p. 27.

1386. Verhoeff, Sympathische Ophthalmie. Sect. of Ophth. d. Brit. med. Assoc. Aug. 1906.

1387. Weinstein, Mikroskopische Präparate von einem sympathisierenden Auge. St. Petersburger Ophth. Ges. März.

1908. 1388. Abadie, Considérations cliniques et thérapeutiques sur l'ophtalmie sympathique. Ann. d'ocul. I. p. 409.

1389. Berghetti, Zur Behandlung der sympathischen Iridozyklitis. Ann. of Ophth. XVII, 2. p. 210.

1390. Van den Borg, Die Papillitis im Anschluß an Erkrankungen des vorderen Teiles des Auges. Klin. Monatsbl. f. Augenheilk. IVL. (I).

1391. Botteri, Idiopathische Iridochorioiditis unter dem Bilde einer sympathisierenden Entzündung. v. Graefes Arch. f. Opht. LXIX. S. 172.

1392. Brobst, Sympathetic ophthalmia following Mules' operation. Ophth. Record. p. 583.

1393. Campbell, Postoperative sympathetic ophthalmitis. (Thirteenth annual meeting of the Amer. Acad. of Ophth. and Oto-Laryng.) Ophth. Record. p. 474 and 575.

1394. Campbell, Behandlung der sympathischen Ophthalmie. Ophth. Record.

1395. Deslious, De l'ophtalmie sympathique atténuée. Thèse de Paris.

1396. Distler, Sympathische Ophthalmie nach tiefer Kalkverätzung, die einen sehr milden Verlauf nahm. Württembergische augenärztliche Vereinigung. Dez. 1907.

1397. Dufour, Ophtalmie sympathique. (Soc. Vaud. de méd.) Revue gén. d'opht. p. 509.

1398. Elschnig-Czermak, Die augenärztlichen Operationen. I. S. 451.

1399. Emerson, Sympathetic irritation following Mules' operation. Ophth. Record. p. 496.

1400. Feilchenfeld, Einfluß des Lichtreizes auf den Blendungsschmerz. Berliner Ophth. Ges. 19. Dez. 1907. Ref. Klin. Monatsbl. f. Augenheilk. I. S. 181.

1401. Gifford, On the possible use of atoxyl and other preparations of arsenic in sympathetic ophthalmia, trachoma and some syphilitic affections of the eye: a suggestion. Ophth. Record. p. 129.

1402. Gifford, On sympathetic ophthalmia after evisceration and Mules' operation with a case. Ophth. Record. p. 584.

1403. Goldberg, Sympathetic ophthalmitis following implantation of a gold ball into the sclera. (Will's Hosp. Ophth. Soc. of Philadelphia.) Ophth. Record. p. 305.

1404. Hamilton, Sympathetic ophthalmia. Royal London Ophth. Hosp. Rep. January.

1405. Happe, Papillitis im Anschluß an leichte perforierende Verletzungen im vorderen Teil des Auges. Klin. Monatsbl. f. Augenheilk. IVL. (I).

1908. 1406. **Heerfordt**, Einige Betrachtungen über das Wesen der sympathischen Uveïtis. v. Graefes Arch. f. Ophth. LXIX. S. 554.

1407. **Heerfordt**, Laere om den sympatishe Åjenlidelser. Ungeskrift for Laeger. p. 823.

1408. **Mc. Ilroy**, Research scholar, sympathetic ophthalmia, some anatomical considerations, with special reference to the occurrence of plasma cells. Ophth. Hosp. Rep. XVII. p. 254.

1409. **Kalt**, Un cas particulico d'ophtalmie sympathique à la suite d'un traumatisme oculaire. Soc. franç. d'opht. Arch. d'opht. XXVIII. p. 384.

1410. **Krusius**, Ein Fall von sympathischer Ophthalmie. Münchener med. Wochenschr. S. 1462.

1410a. **Lagrange**, Sympathische Ophthalmie nach Exenteration. Ref. Ophth. Klinik. S. 710.

1411. **Lenz**, Über neuere Untersuchungsergebnisse bei der sympathischen Ophthalmie. Berliner klin. Wochenschr. Nr. 17.

1412. **Limbourg**, Der Sehnervenweg bei sympathischer Ophthalmie. Arch. f. Augenheilk. LXII. S. 82.

1413. **Mathewson**, Sympathetic ophthalmia occurring thirty-one days after the removal of the injured eye. Ophth. Record. p. 570.

1414. **Oliver**, Clinical history and histologic study of a case of transferred ophthalmitis following the insertion of a gold ball into the scleral cavity-enucleation-recovery with useful vision. Ophth. Record. Nov. (Siehe Goldberg, der den Fall anatomisch untersuchte.)

1415. **Parisotti**, Über sympathische Reizung. Experimentelle Studien über sympathische Ophthalmie. Bull. et mémoir. de la Soc. franç. d'opht.

1416. **Peters**, Über einige Störungen im Heilungsverlauf der Staroperation. Zeitschr. f. Augenheilk. XX.

1417. **Sauvineau**, Sympathische Ophthalmie. Diskussionsbemerkung. Klin. Monatsbl. f. Augenheilk. I. S. 652.

1418. **Schieck**, Bietet die Exenteratio bulbi einen hinreichenden Schutz gegen den Eintritt der sympathischen Ophthalmie? Bericht über d. 35. Vers. d. Ophth. Ges. Heidelberg. S. 355.

1419. **Schmidt-Rimpler**, Glaukom. Dieses Handbuch. 2. Aufl. VI, 1. S. 137.

1420. **Terson**, Traitement des plaies de l'œil. Soc. franç. d'opht.

1421. **Terson**, La recherche du critérium de la tendance à l'ophtalmie sympathique. Le Progrès méd. p. 352.

1422. **Trousseau**, Ophtalmie sympathique après ablation du segment antérieur. Ann. d'ocul. CXL. p. 45.

1423. **Valude**, Traitement de l'ophtalmie sympathique. Bull. méd. 27. Avril. 1907.

1424. **Valude**, Le moment de l'énucléation dans l'ophtalmie sympathique. Ann. d'ocul. CXXXIX. p. 412.

1425. **Wellhausen**, Un cas d'ophtalmie sympathique huit ans après l'énucléation. Journ. des praticiens. 2. Mai.

1426. **Wicherkiewicz**, Über die kosmetische, funktionelle und prophylaktische Bedeutung der Durchschneidung sämtlicher Recti des Augapfels. Wiener med. Wochenschr. Nr. 7. Versamml. deutscher Naturforscher u. Ärzte. Dresden. 1907.

1427. **Widmark**, Über die Behandlung der sympathischen Augenentzündung mit Natron salicylicum. Mitteil. a. d. Augenklinik des Carolin-medico-chirurg. Inst. zu Stockholm. H. 9. S. 111 und Schwed. Hygiea. p. 761.

1428. **Ziem**, Über die Bedeutung von Nasenkrankheiten bei sympathischer Ophthalmie. Med. Klinik. Nr. 18.

1909. 1429. **Alt**, Melanoma of the iris, adenoma-like tumor in the ciliary body, and enormous ossification of the choroid in an eye removed on account of sympathetic irritation of its fellow. Amer. Journ. of Ophth. p. 257.

1909. 1430. **Aubaret**, Ophtalmie sympathique. (Soc. de méd. et chir. de Bordeaux.) Revue gén. d'opht. p. 554.

1431. **Axenfeld**, Über die lokalisierende Wirkung der sympathischen Reizung. Beilageheft zu Klin. Monatsbl. f. Augenheilk. XLVII. (I). S. 113.

1432. **Axenfeld**, Notizen zur sympathischen Ophthalmie. 1. Sympathische Netzhautablösung. 2. Völlige Heilung des sympathisierenden und des sympathisch erkrankten Auges. Beilageheft zu Klin. Monatsbl. f. Augenheilk. XLVII. (I). S. 113.

1433. **Baker**, Behandlung der sympathischen Ophthalmie. Ophth. Record. p. 522.

1434. **Brown**, Effects on sympathetic inflammation on choroid second eye. Ophth. Record. p. 585.

1435. **Carlton and Barker**, Sympathetic ophthalmia with report of pathological findings in two cases. Ophth. Record. p. 105. Jahresb. über Ophth.

1435a. **Eversbusch**, Augenerkrankungen und Nasenleiden. Dieses Handbuch. IX. Teil II. Kap. XVI.

1436. **Fejér**, Über einen geheilten Fall von Amblyopia sympathica. Zentralbl. f. Augenheilk. S. 237.

1437. **Frank**, Piimary haemorrhagie glaucoma, with probable sympathetic inflammation. Journ. of the Amer. med. Assoc. 21. August and (Ophth. Sect. of the Amer. med. Assoc.). Ophth. Record. p. 453.

1438. **Fuchs**, Über Ophthalmia sympathica. v. Graefes Arch. f. Ophth. LXX. S. 465.

1439. **Furukawa**, Über einen geheilten Fall von sympathischer Ophthalmie. Japanische Ophth. Zeitschr. Febr.

1440. **Garcia**, Über den Wert der Enukleation bei der Behandlung der sympathischen Ophthalmie. XI. internationaler Ophth.-Kongr. zu Neapel. April.

1441. **Golowin**, Hypothese der antizytotoxischen Entstehung von Augenerkrankungen. Klin. Monatsbl. f. Augenheilk. I. S. 150.

1442. **Günther**, Über die Schrotschußverletzungen des Auges. Klin. Monatsbl. f. Augenheilk. XLVII. Beilageheft. S. 193.

1443. **Hermann**, Über die Indikation der Enukleation des sympathisierenden Auges bei sympathischer Ophthalmie. Inaug.-Diss. Tübingen. 1908.

1444. **Horstmann**, Die Pathologie und Therapie der sympathischen Ophthalmie. Deutsche med. Wochenschr. S. 1911. Klinischer Vortrag.

1445. **Ilroy**, Sympathische Ophthalmie. Anatomie mit besonderer Berücksichtigung der Plasmazellen. London. Ophth. Hosp. Rep. XVII, 2.

1446. **Imre**, Über Ophthalmia sympathica. Szemészet Ophth. p. 109 und (ungarisch) Szemészet. Nr. 1. Jahresbericht über Ophth.

1447. **Lauber**, Sympathische Ophthalmie nach Kontusion des anderen Auges. Zeitschr. f. Augenheilk. XXII. S. 270.

1448. **Lauber**, Sympathische Ophthalmie nach Kontusion. Diskussionsbemerkung. Zentralbl. f. Augenheilk. S. 250.

1449. **Limbourg**, Der Sehnervenweg bei sympathischer Ophthalmie. Arch. f. Augenheilk. LXII. S. 82.

1450. **Meller**, Über die Entstehung der sympathisierenden Infiltration der Uvea unter besonderer Berücksichtigung ihres Auftretens in von Aderhautsarkom befallenen Augen. Wiener Ophth. Ges. Juni.

1451. **Meller**, Intraokulares Sarkom und sympathisierende Entzündung. v. Graefes Arch. f. Ophth. LXXII.

1452. **Meller**, Intraokulares Sarkom und sympathisierende Entzündung. v. Graefes Arch. f. Ophth. LXXII. S. 167 und (Ophth. Ges. in Wien). Zeitschr. f. Augenheilk. XXII. S. 269.

1453. **Meller**, Sympathisierende Ophthalmie. Zentralbl. f. Augenheilk. S. 247.

1909. 1453a. **Menacho**, Sympathische Ophthalmie. Arch. de Oftalm. Ref. Klin.
        Monatsbl. f. Augenheilk. 1910. S. 672.
    1454. **Mijaschita**, Über den Hämolysingehalt des Kaninchenkammerwassers
        vor und nach Reizungen des Auges. Klin. Monatsbl. f. Augenheilk.
        XLVII. (I). S. 62.
    1455. **Oliver**, Clinical and pathological study of a case of transferred oph-
        thalmitis. Ophth. Juli.
    1456. **Rollet et Aurand**, Névrites optiques et ophtalmie sympathique ex-
        périmentales. Revue gén. d'opht, p. 49.
    1457. **Schmidt-Rimpler**, Beiträge zur Entstehung der sympathischen Oph-
        thalmie. (Bericht über d. Verh. d. Ophth. Sekt. d. XVI. internat. med.
        Kongr. in Budapest.) Zeitschr. f. Augenheilk. XXII. S. 263.
    1458. **Schmidt-Rimpler**, Bemerkungen zur Entstehung der sympathischen
        Ophthalmie. XVI. internat. med. Kongr. in Budapest. Sept.
    1459. **Schmidt-Rimpler**, Diskussion zur sympathischen Ophthalmie. Klin.
        Monatsbl. f. Augenheilk. I. S. 553.
    1460. **Siegrist**, Sympathische Ophthalmie. (76. Vers. d. Ärztl. Zentralvereins
        d. Schweiz.) Deutsche med. Wochenschr. S. 2096.
    1461. **Stock**, Sympathische Ophthalmie. Lubarsch-Ostertag. 1906—1909.
    1462. **Thomson**, Report of two cases of sympathetic ophthalmitis. Ann.
        of Ophth. XVII. p. 641.
    1463. **Troell**, Två fall af sympatisk oftalmi med ovanlig etiologi (Zwei Fälle
        von sympathischer Ophthalmie mit ungewöhnlicher Ätiologie). (Schwed.)
        Hygiena. Novemberheft.
    1464. **Trousseau**, Kauterisation des Irisvorfalles und sympathische Oph-
        thalmie. Arch. d'opht. Sept.—Dez.
    1465. **Webster**, Behandlung der sympathischen Ophthalmie. Ophth. Record.
        p. 521.
    1466. **Wiegmann**, 2 Fälle von sympathischer Ophthalmie. Vers. d. Nieder-
        sächs. augenärztl. Vereinig. in Hannover. Mai. Klin. Monatsbl. f. Augen-
        heilk. II.
    1467. **Ziem**, Über die Bedeutung von Nasenkrankheiten bei sympathischer
        Ophthalmie. Med. Klinik. 1908. Nr. 18.
1910. 1468. **Algan**, Contribution à l'étude de l'ophtalmie sympathique survenant
        après l'énucléation. Nancy. Thèse franç.
    1469. **Asmus und Mellinghoff**, Klinische und anatomische Betrachtungen
        eines deletären Falles von sympathischer Ophthalmie. Zeitschr. f.
        Augenheilk. XXIV. S. 335.
    1470. **Bietti**, Über den Übergang des in das Auge geimpften Bacillus subtilis
        in den Blutkreislauf. Wichtigkeit desselben für die hämatogene Theorie
        der Ophthalmia sympathica. Ann. di Oftalm. XXXIX.
    1471. **Bull**, Häufigkeit der sympathischen Ophthalmie nach Magnetextraktion.
        Transact. of the Amer. Ophth. Soc. Arch. f. Augenheilk. LXXVI, 3 u. 4.
        S. 219.
    1472. **Bijlsma**, Sympathische Ophthalmie. Geneesk. Cour. No. 16.
    1473. **Mc. Cready**, Sympathetic ophthalmia. Ref. Brit. med. Journ. p. 444.
    1474. **Darier**, Neue Wege und Ziele der augenärztlichen Therapie. Stuttgart,
        Schweizerbarth. S. 38 u. 246.
    1475. **Elschnig**, Über sympathische Ophthalmie. (Wissenschaftl. Gesellsch.
        deutscher Ärzte in Böhmen.) Münchener med. Wochenschr. S. 2374.
    1476. **Elschnig**, Studien zur sympathischen Ophthalmie. 1. Wirkung von
        Antigenen vom Augeninnern aus. v. Graefes Arch. f. Ophth. LXXV. S. 459.
    1477. **Elschnig**, Studien zur sympathischen Ophthalmie. 2. Die antigene
        Wirkung des Augenpigments. v. Graefes Arch. f. Ophth. LXXVI. S. 509.
    1478. **Elschnig**, Die antigene Wirkung des Augenpigments. Akad. d. Wiss.
        in Wien. Sitzung. 2. Juni.

1910. 1479. **Friebis**, Report of recovery from chronic sympathetic ophthalmitis, with normal vision. Ophth. Record. p. 175 and Sect. on Ophth. College of Physic. of Philadelphia.

1480. **Geinitz**, Beiträge zur Klinik Anatomie und Bakteriologie der sympathischen Ophthalmie. Inaug.-Diss. Marburg.

1481. **Gifford**, Über sympathische Ophthalmie nach Kauterisation des Irisvorfalles. Amer. med. Assoc. Sect. on Ophth. Juni.

1482. **Gifford**, Über die Behandlung der sympathischen Ophthalmie mit großen Dosen Natron salicylicum oder Aspirin. Klin. Monatsbl. f. Augenheilk. I. S. 588.

1483. **Gilbert**, Untersuchungen über die Ätiologie und pathologische Anatomie der schleichenden traumatischen intraokularen Entzündungen, sowie über die Pathogenese der sympathischen Ophthalmie. v. Graefes Arch. f. Ophth. LXXVII, 2.

1484. **Gradle**, Über die diagnostische und prognostische Bedeutung der Lymphozytose bei Iridocyclitis traumatica. Sitzungsbericht d. Ophth. Ges. Heidelberg. Disk. Wolfrum, Gilbert, Imre, Gutmann, Gradle sen.

1485. **Grandclément**, Ophtalmie sympathique chronique de l'œil droit, survenue 30 ans après une blessure grave, dans la région ciliaire de l'œil gauche, dont la choroïde tout entière d'étuit lentement ossifiée pendant cet espace du temps. (Soc. d'opht. de Lyon.) Ann. d'ocul. CLVIII. p. 476.

1486. v. **Grosz**, Über sympathische Augenentzündung. Zeitschr. f. Augenheilk. XXIV. S. 357.

1486a. **Jadassohn**, Sympathische Ophthalmie (Fall von Siegrist). Deutsche med. Wochenschr. S. 2377.

1487. **Komoto**, Ein Fall von sympathischer Ophthalmie nach Staphylomoperation am rechten Auge. Ref. aus d. japanischen Ophth. Zeitschr. »Gankasashi«. Juli—Dez. 1909. Klin. Monatsbl. f. Augenheilk. I.

1488. **Krusius**, Über Empfindlichkeitsversuche vom Auge aus. Arch. f. Augenheilk. LXVII. S. 6.

1489. **Lauber**, Sympathische Chorioiditis. (Ophth. Ges. in Wien. Nov. 1909.) Klin. Monatsbl. f. Augenheilk. I.

1490. **Löhlein**, Zur Bewertung der Resectio optico-ciliaris. v. Graefes Arch. f. Ophth. LXXV. S. 291.

1491. **Mellinghoff**, Sympathische Augenentzündung. Deutsche med. Wochenschrift. Nr. 35. S. 1639 u. Klin. Monatsbl. f. Augenheilk. II.

1492. **Möller**, Lehrbuch der Augenheilkunde für Tierärzte. Stuttgart, F. Enke. S. 32.

1493. **Mosso**, Il campo del Bjerrum nella nevrite del fascetto papillo-maculare e nella oftalmia simpatica. Ophthalmologica. Vol. I. Fasc. III.

1494. **Nance**, Sympathetic ophthalmitis following a cataract operation. (Chicago Ophth. Soc.) Ophth. Record. p. 331.

1495. **Ormonde**, Blutuntersuchungen bei sympathischer Ophthalmie. Brit. med. Assoc. July.

1496. **Péchin**, Atrophia nervi optici sympathica. Arch. d'opht. Nov. 1909.

1497. **Quint**, Die Theorie der Entstehung der sympathischen Ophthalmie. Bericht über d. 24. Vers. Rheinisch-Westf. Augenärzte. Febr.

1498. **Reis**, Flächensarkome der Aderhaut und sympathisierende Entzündung. Bericht über d. 36. Vers. d. Ophth. Ges. zu Heidelberg. Aug.

1499. **Rowan and Sutherland**, A case of sympathetic irritation, followed by neuritis a year after enucleation; together with some observations on enlargement of the blind spot. Ophthalmoscope. p. 8.

1500. **Dunbar Roy**, Some clinical observations upon sympathetic ophthalmitis. Ophthalmology. p. 175.

1501. **Snellen**, Exentération du globe et ophtalmie sympathique. Arch. d'opht. p. 823.

1910. 1502. Stålberg, Ett fall af extrabulbar sarkom i förening med uveitis uti
          det ena ögat samt sympatisk oftalmi i det andra. (Sitzungsbericht
          d. Schwed. augenärztl. Vereins. Stockholm 1909.) Hygiea. Beilage. p. 3.
      1503. Strader, Sympathetic ophthalmia. (Colorado Ophth. Soc.) Ophth.
          Record. p. 305.
      1504. Wagenmann, Über den mikroskopischen Befund eines Falles von
          sympathischer Ophthalmie, bei dem beide Bulbi in einem frühen
          Stadium zur Beobachtung kamen. v. Graefes Arch. f. Ophth. LXXIV.
          S. 489. Festschrift f. Th. Leber.
      1505. Wagenmann, Die Verletzungen des Auges usw. Dieses Handbuch.
          2. Aufl. Bd. IX.
      1506. Watanabe, Anatomische Untersuchung von vier Augen mit trauma-
          tischer Iridozyklitis. Klin. Monatsbl. f. Augenheilk. August.
      1507. Weigelin, Zur Frage der pathologisch-anatomischen Diagnosenstellung
          der sympathischen Ophthalmie. v. Graefes Arch. f. Ophth. LXXV. S. 448.
1911. 1508. Alexander, Sympathische Ophthalmie. (Ärztl. Verein in Nürnberg.)
          Münchener med. Wochenschr. S. 989 u. 1422.
      1509. Bernheimer, Zur Behandlung der sympathischen Ophthalmie. Arch.
          f. Augenheilk. LXX. S. 1.
      1510. Butler, Can sympathetic ophthalmia follow a non-perforating trau-
          matism of the eye. Ophthalmoscope. p. 558.
      1511. Coppez, Un cas d'ophtalmie sympathique, accompagné de quelques
          réflections. Bull. de la Soc. belge d'Opht. No. 32. p. 23.
      1512. Curtil, Ophtalmie sympathique simulant un gliome. Revue gén.
          d'opht. p. 529.
      1513. Darier, Sympathische Ophthalmie auf den Affen und das Kaninchen
          übertragen. Therapeutische Versuche mit dem Präparat 606. Clin.
          opht. Mai.
      1514. Deutschmann, F., Zur Pathogenese der sympathischen Ophthalmie.
          Teil I. v. Graefes Arch. f. Ophth. LXXVIII. S. 494.
      1515. Deutschmann, F., Zur Pathogenese der sympathischen Ophthalmie.
          Teil II. v. Graefes Arch. f. Ophth. LXXIX. S. 500.
      1516. Deutschmann, R., Zusatz zu der Abhandlung von Deutschmann:
          »Zur Pathogenese der sympathischen Ophthalmie«. v. Graefes Arch.
          f. Ophth. LXXVIII. S. 539.
      1517. Dianoux, Die optico-ciliare Neurotomie oder die Isolierung des Auges.
          Clin. opht. Mai.
      1518. Dutoit, Bemerkungen zur Statistik der sympathischen Ophthalmie.
          v. Graefes Arch. f. Ophth. LXXIX. S. 293.
      1519. Dutoit, Bericht über den gegenwärtigen Standpunkt der Lehre von
          der sympathischen Ophthalmie. Med. Klinik. S. 309.
      1520. Elschnig, Sympathische Ophthalmie. (Wissensch. Ges. deutscher Ärzte
          in Böhmen.) Deutsche med. Wochenschr. S. 2391.
      1521. Elschnig, Studien zur sympathischen Ophthalmie. III. Teil. v. Graefes
          Arch. f. Ophth. LXXVIII. S. 549.
      1522. Elschnig und Salus, Studien zur sympathischen Ophthalmie. IV. Die
          antigene Wirkung der Augenpigmente. v. Graefes Arch. f. Ophth. LXXIX.
          S. 428.
      1523. Elschnig, Die antigene Wirkung des Augenpigments. Sitzung d.
          math.-naturwissensch. Klasse d. kaiserl. Akad. d. Wissensch. in Wien.
          8. März.
      1524. Fleischer, Über zwei Versuche mit Salvarsan bei sympathischer
          Ophthalmie. Klin. Monatsbl. f. Augenheilk. XLIX. (I.) S. 384.
      1525. Flemming, Die Wirkung von Salvarsan auf das Auge. Arch. f.
          Ophth. LXVIII. S. 203.

1911. 1526. **Fuchs**, Sympathische Ophthalmie. (Wiener ophth. Ges.) Klin. Monatsbl. f. Augenheilk. L. (I.) S. 122 u. Wochenschr. f. Therapie u. Hygiene d. Auges. S. 109.

1527. **Guillery**, Über Fermentwirkungen am Auge und ihre Beziehungen zur sympathischen Ophthalmie. I. Arch. f. Augenheilk. LXVIII. S. 242.

1528. **Guillery**, Über experimentelle sympathisierende Entzündung. Klin. Monatsbl. f. Augenheilk. XLIX. (II.) S. 41.

1529. **Guillery**, Über experimentelle sympathisierende Entzündung. (Bericht über d. 27. Vers. rheinisch-westf. Augenärzte.) Klin. Monatsbl. f. Augenheilk. XLIX. (II.) S. 94.

1530. **Heckel**, The extractum coporis ciliaris in the treatment of sympathetic ophthalmia. Amer. Acad. of Ophth. and Oto-Laryng. Sept. 1910.

1531. **Jhumi**, Über einen Fall von sympathischer Ophthalmie, welche nach der Iridektomie am anderen akut-glaukomatösem Auge folgte. Ref. aus d. Japan. ophth. Zeitschr. Nippon Gankakai Zachi. März 1910.

1532. **Jones**, Das Blut bei der sympathischen Augenentzündung. Brit. med. Journ. 17. Juni.

1533. **Kümmel**, Über anaphylaktische Erscheinungen am Auge. v. Graefes Arch. f. Ophth. LXXVII. S. 393.

1534. **Kümmel**, Experimentelles zur sympathischen Ophthalmie. v. Graefes Arch. f. Ophth. LXXIX. S. 528.

1535. **Lafon**, Sympathische Ophthalmie. Kongr. d. Soc. franç. d'opht. Mai.

1536. **Lafon**, Ophtalmie sympathique. Clin. Opht. p. 422.

1537. **Mijaschita**, Experimentelle Untersuchungen über die sympathische Reizübertragung. Klin. Monatsbl. f. Augenheilk. XLIX. (I.) S. 143.

1538. **Odinzew**, Zur pathologischen Anatomie der sympathischen Erkrankung. Westn. Ophth. p. 136 u. Jahresbericht über Ophth. 1912. S. 208.

1539. **Reis**, Kritisches über experimentelle sympathisierende Entzündung. Klin. Monatsbl. f. Augenheilk. LXIX. S. 625.

1540. **Reis**, Kritische Bemerkungen zu einigen neueren Arbeiten über sympathisierende Entzündung. (Bericht über d. 27. Vers. rhein.-westf. Augenärzte.) Klin. Monatsbl. f. Augenheilk. XLIX. (II.) S. 94.

1541. **de Ridder**, A propos de l'action du salvarsan dans l'ophtalmie sympathique. Ann. d'ocul. CXLV. p. 446.

1542. **Roll**, Sympathische Ophthalmie mit Wiederherstellung. Ophth. Soc. of the Unid. Kingd. Nov. 1910.

1542a. **Speleers**, Sympathische Amblyopie. Ref. Zeitschr. f. Augenheilk. XXIX. S. 171.

1543. **Sperber**, Die in der Universitäts-Augenklinik zu Marburg in den letzten 15 Jahren beobachteten Fälle von schwerer Verletzung des Auges und ihre Folgen mit besonderer Berücksichtigung der sympathischen Ophthalmie. Inaug.-Diss. Marburg.

1544. **Stock**, Über sympathische Ophthalmie. Ref. Münchener med. Wochenschrift. S. 2324.

1545. **Stock**, Über Benzosalin bei sympathischer Ophthalmie. Klin. Monatsbl. f. Augenheilk. XLIX. (II.) S. 483.

1546. **Stuelp**, Ist die sogenannte gastrointestinale Autointoxikation (Indikanurie) eine häufige Ursache von Augenkrankheiten? v. Graefes Arch. f. Ophth. LXXX. S. 548.

1547. **Weichard und Kümmell**, Studien über die Organspezifität des Uveaeiweißes. Münchener med. Wochenschr. S. 1714.

1548. **Wissmann**, Über Versuche mit Augenextrakten. v. Graefes Arch. f. Ophth. LXXX. S. 399.

1549. **Wissmann**, Zur Pathogenese der sympathischen Ophthalmie. (2. wissenschaftlicher Abend der Augenärzte Schlesiens und Posens.) Klin. Monatsbl. f. Augenheilk. XLIX. (II.) S. 395.

1912. 1550. Alt, Sympathetic chorioiditis. Journ. of the Amer. med. Assoc. LIX. p. 979.
1551. Arnold, Urinuntersuchungen bei phlyklänulären Augenentzündungen. Diss. Rostock.
1552. Black, Report of case of sympathetic ophthalmia. Ann. of Ophth. p. 33.
1553. Bräutigam, Beitrag zur pathologischen Anatomie des sympathisch erkrankten Auges. Inaug.-Diss. Rostock.
1554. Brav, Sympathische Irido-zyklitis nach Staroperation. Ophthalmology. Juli.
1554a. Brown, Eine besondere Art proliferirender Chorioiditis. v. Graefes Arch. f. Ophth. LXXXII. S. 300.
1555. Browing, Salvarsan bei sympathischer Ophthalmie. Ophthalmoscope. S. 629.
1556. Coppez, sen., Ophtalmia sympathica. Soc. Belge d'opht. April.
1557. Coppez, Ein Fall von sympathischer Augenentzündung. Bull. de la Soc. Belge d'ophth. Nr. 30. Nov. Zentralbl. f. Augenheilk. S. 138.
1558. Cramer, Abriß der Unfall- und Invaliditätskunde des Sehapparates. Stuttgart, F. Enke.
1559. Derby, Behandlung der sympathischen Ophthalmie mit Serum. 47. Jahreskongr. d. amer. Augenärzte zu New-London. Juli 1911. (Amer. Journ. of Ophth. August 1911.)
1560. Deutschmann, F., Zur Pathogenese der sympathischen Ophthalmie. Teil III. v. Graefes Arch. f. Ophth. LXXXI. S. 35.
1561. Domann, Kritischer Bericht über die an der Universitätsklinik in Leipzig in den letzten Jahren beobachteten Fälle von sympathischer Ophthalmie, mit besonderer Berücksichtigung der Natur und der pathologischanatomischen Befunde. Beiträge zur Augenheilk. LXXXII. S. 33.
1562. Elschnig, Studien zur sympathischen Ophthalmie. VI. Über Papilloretinitis, Neuritis retrobulbaris und Amblyopia sympathica. v. Graefes Arch. f. Ophth. LXXXI, 2. S. 356.
1562a. Elschnig, Erwiderung auf v. Hippels Kritik. v. Graefes Arch. f. Ophth. LXXXI.
1563. Fisher, Migratory ophthalmia followed by recovery of useful vision. Ophth. Record. Dez.
1564. Franke, Die Beziehungen der Lymphozytose zu Augenverletzungen. Bericht über d. 38. Vers. d. Ophth. Ges. zu Heidelberg. (Disk.: Sattler, Fleischer.)
1566. Guillery, Bemerkungen zu der Arbeit von Professor Reis: Zur Frage nach dem histologischen und ätiologischen Charakter der sympathisierenden Entzündung. Arch. f. Augenheilk. LXX. S. 3150.
1567. v. Hippel, Über Indikanurie bei Augenkranken. v. Graefes Arch. f. Ophth. LXXXI.
1568. v. Hippel, Über Elschnigs Theorie der sympathischen Ophthalmie. v. Graefes Arch. f. Ophth. LXXIX, 3.
1569. Komoto, Über einen Fall von sympathischer Ophthalmie nach Exenteration eines schwerverletzten Auges. Ref. aus »Nippon Gankakai Zashi«. Juli—Dez. 1911. Klin. Monatsbl. f. Augenheilk. I. S. 500.
1570. Kümmell, Versuche einer Serumreaction der sympathischen Ophthalmie. v. Graefes Arch. f. Ophth. LXXXI. S. 486.
1571. Milochewitsch, Anatomische und klinische Beiträge zur Lehre von der sympathischen Ophthalmie. Inaug.-Diss. Zürich.
1572. Ohlemann, Zur Pathogenese der sympathischen Ophthalmie. Arch. f. Augenheilk. LXXI, 1. März.
1573. Peters, Sympathische Ophthalmie und Gehörstörungen. Klin. Monatsbl. f. Augenheilk. Okt.
1574. Peters, Die sympathische Ophthalmie. (Klinischer Vortrag.) Deutsche med. Wochenschr.

1912. 1575. **Pöllot**, Ein Fall von sympathischer Ophthalmie mit dem anatomischen Befunde beider Augen. v. Graefes Arch. f. Oyhth. LXXXI. S. 264.

1576. **Reis**, Zur Frage nach dem histologischen und ätiologischen Charakter der sympathisierenden Entzündung. v. Graefes Arch. f. Ophth. LXXX. (I.)

1577. **Rubert**, Über die sympathische Augenentzündung. Westn. Ophth. XXIX. S. 483.

1578. **Salus**, Über extrazelluläre Leukozytenwirkung im Glaskörper (nebst Bemerkungen zu F. Deutschmanns Arbeit: Zur Pathogenese der sympathischen Ophthalmie). Klin. Monatsbl. f. Augenheilk. L, 1. S. 17.

1578a. **Sattler**, Sympathische Ophthalmie. Ref. Zeitschr. f. Augenheilk. XXIX.

1579. **Schieck**, Eine eigentümlich verlaufende sympathische Ophthalmie. Verein d. Augenärzte v. Ost- u. Westpreußen. Sitzung v. 1. Dez. Ref. Zeitschr. f. Augenheilk. XXIX. Febr. S. 196.

1580. v. **Szily und Arisawa**, Über die spezifischen Eigenschaften der Augengewebe. Sitzungsb. zu Heidelberg.

1581. **Thomson**, Über Neuritis optica sympathica mit Bericht über einen Fall. Amer. med. Assoc., Sec. on Ophth. Juni.

1582. **Weekers**, Die pseudosympathische Augenneurose. Arch. d'opth. Nr. 7.

1583. **Zirm**, Sympathische Affektion nach Starextraktion und Tuberkulinbehandlung. Arch. f. Augenheilk. LXXI. S. 314.

1913. 1583a. **Ask**, Zur Therapie der Linsenluxationen. Klin. Monatsbl. f. Augenheilk. LI. (II.) S. 331.

1584. **Boulai**, Enucléation. Eviscération. Clin. Opht. XIX. p. 503—506.

1585. **Calhoun**, Bericht über einen Fall von Ophthalmia sympathica, die sich 7 Tage nach der Operation entwickelte. Behandlung mit Neo-Salvarsan. Heilung. Amer. Journ. of Ophth. April.

1586. **Chaillous**, Du traitement de l'ophtalmie sympathique par le salvarsan et le neosalvarsan. Ann. d'ocul. CXLIX. p. 414.

1587. **Contino**, Sullé forite del corpo ciliare. Clin. Ocul. Sept./Oct.

1588. **Cramer**, Zur Frage der anaphylaktischen Entstehung der sympathischen Entzündung. Klin. Monatsbl. f. Augenheilk. II.

1589. **Dehennè et Bailliart**, A propos de troiscas d'ophtalmie sympathique. Soc. d'opht. francé. Mai. Ann. d'ocul. CXLIX. p. 395—396.

1590. **Deutschmann, F.**, Präparate über experimentell erzeugte sympathische Ophthalmie beim Affen. Nordwestdeutsche augenärztl. Vereinig. Okt. Klin. Monatsbl. f. Augenheilk. II. S. 759.

1591. **Dimmer**, Ein bemerkenswerter Fall von sympathischer Ophthalmie. 85. Vers. Deutscher Naturforscher u. Ärzte in Wien. Sept. Klin. Monatsbl. f. Augenheilk. II.

1592. **Dodd und Rados**, Versuche über sympathische spezifische und unspezifische Sensibilisierung. Zeitschr. f. Immunitätsforschung u. exper. Therapie. XX, 3. S. 273.

1593. **Dodd und Rados**, Die Bedeutung des Anaphylatoxins sowie des art- und körpereigenen Gewebssaftes für die Pathologie, speziell die des Auges. Arch. f. Augenheilk. LXXIV. S. 234.

1593a. **Dujardin**, Enucléation préventive d'un œil blessé suivie d'ophtalmie sympathique. Journ. des Scinces méd. de Lille. 20. Sept.

1594. **Elschnig**, Über die Grundlagen der anaphylaktischen Theorie der sympathischen Ophthalmie. Zeitschr. f. Immunitätsforschung u. exper. Therapie. XX, 3.

1595. **Franke**, Über die Beziehungen der Lymphozytose zu Augenverletzungen und zur sympathischen Ophthalmie. v. Graefes Arch. f. Ophth. LXXXV, 2. S. 318.

1596. **Fuchs und Meller**, Versuche zur Klärung der Frage, ob es eine lokale Anaphylaxie am Auge überhaupt gibt. 85. Vers. Deutscher Naturforscher und Ärzte in Wien. Sept.

1913. 1597. **Fuchs**, Über chronische endogene Uveïtis. v. Graefes Arch. f. Ophth. LXXXIV. S. 201.

1598. **Goldzieher**, Beitrag zur Pathologie der sympathischen Augenentzündung. Virchows Arch. f. path. Anat. u. Phys. f. klin. Med. CCXIII. S. 335.

1599. **Gradle**, Über Blutbefunde bei sympathischer Ophthalmie. Deutsche med. Ges. v. Chicago. Sitz. v. 9. Jan. Ref. Münchener med. Wochenschr. Nr. 16. S. 900.

1600. **Guibert**, Intraokulare Fremdkörper und sympathische Ophthalmie. L'Ophtalmologie. No. 3.

1601. **Guillery**, Über Fermentwirkungen am Auge und ihre Beziehungen zur sympathischen Ophthalmie. Arch. f. Augenheilk. LXXIV. S. 132.

1601 a. **Heath**, Sympathetic ophthalmia with recovery. Journ. of Indiana Stat. Med. Assoc. 15. Aug. Ophthalmology. X. No. 2. S. 351.

1602. **Hegner**, Zur Anwendung des Dialysirverfahrens nach Abderhalden in der Augenheilkunde. Münchener med. Wochenschr. Nr. 21. S. 1138.

1603. **Heß**, Über die Schädigungen des Auges durch Licht. Arch. f. Augenheilk. LXXV. S. 128.

1604. **v. Hippel**, Über sympathische Ophthalmie und juvenile Katarakt. 39. Vers. d. ophth. Ges. in Heidelberg.

1605. **Hollinger**, Diskussion zu dem Vortrage von Gradle. Deutsche med. Ges. in Chicago. Münchener med. Wochenschr. I. S. 900.

1606. **Imre**, jun., Die sympathische Ophthalmie. Szemészet.

1607. **Komoto**, Ein Beitrag zur Taubheit bei sympathischer Ophthalmie. Klin. Monatsbl. f. Augenheilk.

1608. **Krailsheimer**, Klinische und anatomisch-histologische Demonstrationen von sympathischer Ophthalmie. Vereinig. d. Augenärzte Schlesiens u. Posens. 23. Juni. Klin. Monatsbl. f. Augenheilk. August. LI. S. 252.

1609. **Kümmell**, Nachtrag zu meiner Arbeit: Versuche einer Serumreaktion der sympathischen Ophthalmie. v. Graefes Arch. f. Ophth. LXXXIV, 2.

1610. **Lence**, Cálculo intraocular como causa de oftalmia simpathica. Arch. de Oftalm. Hisp.-Amer. XIII, 6. Juni. p. 297. Klin. Monatsbl. f. Augenheilk. II.

1611. **Mansilla**, Oftalmia simpatica consecutiva, à una operacion de cataratta. Arch. de Oftalm. Hisp.-Amer. XIII. S. 194. Monatsbl. f. Augenheilk. II.

1612. **Mende**, Ein Fall von sympathischer Ophthalmie. Peterb. med. Zeitschr. S. 24.

1613. **Meller**, Spontane Iridozyklitis unter dem Bilde der sympathischen Ophthalmie. Wiener ophth. Ges. Juni.

1614. **Meller**, Zur Frage einer spontanen sympathisierenden Entzündung. Zeitschr. f. Augenheilk. XXX. S. 379.

1615. **Monolesco**, Sur deux cas d'ophthalmie sympathique améliorés par le salvarsan. Clin. opht. XIX. S. 318—323.

1616. **Morax**, L'anaphylaxie dans ses raports avec l'ophtalmologie. Intern. med. Kongr. in London. Aug.

1617. **Neumann**, Über die Beziehungen der Lymphozytose zu Erkrankungen des menschlichen Auges mit besonderer Berücksichtigung der Verletzungen. Inaug.-Diss. Berlin.

1618. **Pechdo**, Einige Bemerkungen über sympathische Ophthalmie. L'Opht. Prov. Nr. 11.

1619. **Perlmann**, Beitrag zur Frage der Amblyopie sympathica (Ambl. symp. malig.). v. Graefes Arch. f. Ophth. LXXXIV, 1.

1620. **Purtscher und Koller**, Über Lymphozytose bei sympathischer Ophthalmie. v. Graefes Arch. f. Ophth. LXXXIII. S. 381.

1621. **Rados**, Über die Grundlagen der anaphylaktischen Theorie der sympathischen Ophthalmie. Zeitschr. f. Immunitätsforschung u. exper. Therapie. XX, 4. S. 416.

1913. 1622. **Rados**, Über das Auftreten von komplementbindenden Antikörpern durch Vorbehandlung mit arteigenen Gewebezellen, nebst Bemerkungen über die anaphylaktische Entstehung der sympathischen Ophthalmie. Zeitschr. f. Immunitätsforschung u. exper. Therapie. XIX, 5. S. 579.

1622a. **Randolph**, Two cases of sympathetic ophthalmia. Transact. of the Amer. Ophth. Soc. XIII. (II.) p. 448.

1623. **Reynolds**, Sympathetic ophthalmia. Transact. Seventeenth Annual Meeting of the Amer. Acad. of Ophth. and Otol.-Laryngology. p. 21. Ophthalmoscospe.

1623a. **Risley**, Sympathetic optic neuritis. Ophth. Record. S. 156.

1624. **Rouschkowsky**, Über die antisympathische Operation von Wicherkiewicz. (Tenotomie sämtlicher 4 Rekti.) Westnik Ophth. S. 849.

1625. **Siegrist**, Salvarsan gegen die sympathische Augenentzündung. Klin. Monatsbl. f. Augenheilk. II.

1626. **Stock**, Anatomische Befunde an sympathisierenden Augen. Klin. Monatsbl. f. Augenheilk. LI. (II.) S. 771.

1627. **Stoewer**, Sympathische Ophthalmie und Tuberkulose. Arch. f. Augenheilk. LXXIII. S. 155.

1628. **Szily**, The significance of anaphylaxie in eye work. Klin. Monatsbl. f. Augenheilk. Febr. Ophthalmoscope.

1629. v. **Szily**, Die Bedeutung der Anaphylaxie für Augenheilkunde. Vereinig. süddeutscher Augenärzte. Klin. Monatsbl. f. Augenheilk. I. S. 164.

1630. v. **Szily**, Zur Literatur über Anaphylaxie in der Augenheilkunde. Klin. Monatsbl. f. Augenheilk. I.

1631. **Trubin**, Beiträge zur Frage der Anaphylaxia intraocularis bei Anwendung des Rinder- und Hammel-Glaskörpers als Antigen. 85. Vers. Deutscher Naturforscher u. Ärzte in Wien. Sept.

1632. **Welton**, Ein Fall von sympathischer Ophthalmie. Arch. of Ophth. XL. No. 3 u. 4.

1914. 1633. **Adamük**, Die sympathische Ophthalmie und das Salvarsan. Westnik Ophth. XXXI. Zentralbl. f. Ophth. II. S. 202.

1634. **Arisawa**, Zur Frage der sympathischen unspezifischen Umstimmung. Zeitschr. f. Immunitätsforschung u. exp. Therapie. XXII.

1635. **Bayer**, Blutuntersuchungen bei Augenverletzungen. v. Szily, Anaphylaxie. S. 209.

1636. **Berneaud**, Sympathische Ophthalmie und Pseudotuberkulose. Münchener med. Wochenschr. Nr. 29.

1636a. **Blanco**, Oftalmia sympatica. Arch. de oftalm. hispano-amer. p. 529.

1637. **Berneaud**, Die Abderhaldensche Reaktion bei Erkrankungen der Uvea. Klin. Monatsbl. f. Augenheilk. LII. (I.) S. 428.

1638. **Brock**, Klinische Beobachtungen über idiopathische Iridozyklitis und sympathische Ophthalmie. Ein Beitrag zu Elschnigs Theorie der sympathischen Ophthalmie. Arch. f. Augenheilk. LXXV. S. 371. 1913.

1638a. **Browning**, Biologic tests for sympathetic ophthalmia. Ophth. Record. XXIII. p. 441.

1639. **Carpenter**, Some points relative to enucleation of the eyeball and sympathetic inflammation. Ophth. Record. XXIII.

1640. **Decherd**, Sympathische Neuritis oder übertragene Papilloretinitis verbunden mit geringer seröser Iridozyklitis. Ophth. Record. XXIII.

1641. **Distler**, Behandlung der sympathischen Ophthalmie. Vers. württemb. Augenärzte. Nov. 1913. Klin. Monatsbl. f. Augenheilk. I. S. 141.

1642. **Elschnig**, Studien zur sympathischen Ophthalmie. VII. Übersicht und Kritik über neuere Arbeiten. v. Graefes Arch. f. Ophth. LXXXVIII, 2.

1643. **Eschnig**, Studien zur sympathischen Ophthalmie. VIII. Refraktometrische Untersuchungen über die sympathische Reizübertragung. v. Graefes Arch. f. Opht. LXXXVIII, 2.

1914. 1643a. Elschnig, Berichtigung zu der Arbeit von A. Fuchs und J. Meller: »Studien zur Frage der sympathischen Ophthalmie«. v. Graefes Arch. f. Ophth. LXXXVII. S. 572.

1644. Fischer und Moral, Der Zahnschmerz und seine Behandlung. Die Therapie des praktischen Arztes. I. Berlin, Springer.

1645. Fleischer, Behandlung der sympathischen Ophthalmie mit Salvarsan. (Diskussionsbemerkung.) Klin. Monatsbl. f. Augenheilk. LII. S. 141.

1646. Fuchs und Meller, Studien zur Frage einer anaphylaktischen Ophthalmie. v. Graefes Arch. f. Ophth. LXXXVII. S. 280.

1647. Gifford, A theoretical consideration of some phases of sympathetic ophthalmia. Ophth. Record. XXIII.

1648. Gifford, On the treatment of sympathetic ophthalmia with Atophan as Novatophan. Ophth. Record. XXIII. p. 349.

1649. Guillery, Untersuchungen über Uveagifte. 5. Mitteilung. Arch. f. Augenheilk. LXXVIII. S. 11.

1650. Guillery, Über Fermentwirkungen am Auge und ihre Beziehungen zur sympathischen Ophthalmie. Arch. f. Augenheilk. LXXVI. S. 226.

1650a. v. Hippel, Das Abderhaldensche Dialysierverfahren. Kongr. f. innere Med. Wiesbaden. Ref. Münchener med. Wochenschr. Nr. 20. S. 1144.

1651. Hirschberg, Geschichte der sympathischen Ophthalmie. Dieses Handbuch. Bd. XIV. Abt. IV. 3. Buch. 10. Abschnitt. S. 353.

1652. Hussels, Sympathische Ophthalmie nach subkonjunktivaler Bulbusruptur. Vereinigung Hessen-Nassauischer Augenärzte. Marburg. Mai. Diss. Marburg.

1652a. Jampolsky, Sympathische Ophthalmie nach Enukleation. Zeitschr. f. Augenheilk. XXXII. S. 233.

1653. Jendralski, Das Abderhaldensche Verfahren in der Ophthalmologie. Klin. Monatsbl. f. Augenheilk. LII. S. 531.

1654. Jess, Die sympathische Ophthalmie. Samml. zwangl. Abhandl. v. Vossius. IX, 8.

1654a. Keutel, Gibt es eine Amblyopia sympathica? Diss. Rostock.

1655. Komoto, Sympathische Ophthalmie mit ungewöhnlichem Verlauf. Ref. Klin. Monatsbl. f. Augenheilk. LII. (I.) S. 564.

1656. Krailsheimer, Beitrag zur Klinik und pathologischen Anatomie der sympathischen Ophthalmie. Deutsche med. Wochenschr. Nr. 7.

1656a. Lang, Sympathetic ophthalmia. Arch. of Ophth. XLIII. p. 278.

1657. Meller, Über den histologischen Befund in sympathisierenden Augen bei Ausbruch der sympathischen Ophthalmie nach der Enukleation. v. Graefes Arch. f. Ophth. LXXXIX. S. 39.

1658. Meller, Über Fälle von sympathischer Ophthalmie ohne charakteristischen Befund im ersten Auge. v. Graefes Arch. f. Ophth. LXXXVIII, 2.

1659. Meller, Über Nekrose bei sympathisierender Entzündung. Zentralbl. f. prakt. Augenheilk. Juli. S. 204.

1660. Meller, Sympathische Ophthalmie nach Sklerotomie. Klin. Monatsbl. f. Augenheilk. I. S. 49.

1660a. Meller, Glaukomoperation nach Lagrange usw. Klin. Monatsbl. f. f. Augenheilk. LII.

1661. Orlow, Die chirurgische Prophylaxe und Therapie der sympathischen Ophthalmie. Versammlung russ. Augenärzte in Moskau. 10.—12. Jan. Ref. Zeitschr. f. Augenheilk. XXXI. S. 449.

1661a. Pyle, Sympathische Ophthalmie. Ophthalmology. X. p. 643.

1662. Schieck, Doppelseitige Augenerkrankungen im Lichte der Immunitätsforschung. Zentralbl. f. d. ges. Ophth. u. ihre Grenzgebiete. I, 3.

1663. Schlösser, Intravenöse Therapie mit den Elektrokolloiden. Münchener med. Wochenschr. Nr. 49.

1914. 1664. Stephenson, Sympathische Ophthalmie geheilt durch Neosalvarsan. Ophth. Soc. of the Unit. Kingd. 23.—25. April. Ref. Klin. Monatsbl. f. Augenheilk. LII. S. 888.

1665. v. Szily, Die Anaphylaxie in der Augenheilkunde. Stuttgart, Ferd. Enke.

1666. v. Szily, Bemerkungen zu der Arbeit von A. Fuchs und Meller: »Über die pathologische Anatomie der anaphylaktischen Ophthalmie. v. Graefes Arch. f. Ophth. LXXXVIII. S. 195.

1667. Treacher Collins, Discussion on post-operative complications of cataract extractions. Ophth. Soc. of the Unit. Kingd. 24. April.

1668. Trubin, Die intraokuläre Anaphylaxie. Vers. russ. Augenärzte in Moskau. 10.—12. Jan. Ref. Zeitschr. f. Augenheilk. XXXI. S. 446.

1669. Weigelin, Behandlung der sympathischen Ophthalmie. Vers. württemb. Augenärzte. Nov. 1913. Klin. Monatsbl. f. Augenheilk. I. S. 141.

1669a. Welton, A case of sympathetic ophthalmia first appearing 4 days after removal of the exciting eye with histological report. Arch. of Ophth. XL. p. 378.

1670. Wolfrum, Tuberkulose und sympathische Ophthalmie. Ergebnisse d. allg. Path. v. Lubarsch-Ostertag.

1915. 1671. Alsen, Klinische Erfahrungen über Augenverletzungen. Diss. Kiel.

1672. Bergmann, Sympathische Entzündung nach Enukleation des sympathisierenden Auges. Diss. Rostock.

1673. Blue, Sympathetic ophthalmia. Klin. med. Journ. XXVIII. p. 163.

1674. Cantonnet, Blessures de guerre. Arch. d'opht. XXXIV. p. 693.

1674a. v. Grosz, Augenverletzungen, Augenkrankheiten und Erblindungen im Kriege. Wiener klin. Wochenschr. Nr. 45. S. 1217.

1675. Harman, Subconj. rupture of sclerotic. Sympathetic ophthalmia. West London Med. Journ. XX. p. 114.

1676. Hartmann, Über den sogenannten Blendungsschmerz. Diss. Rostock.

1677. Hudson, Sympathetic ophthalmia treated by salvarsan. Arch. of Ophth. XLIV. p. 671.

1678. Jessop, Kriegsverletzungen des Auges. Ophth. Review.

1679. de Lapersonne, Kriegsverletzungen. Arch. d'opht.

1680. Leber, Die Erkrankungen der Netzhaut. Dieses Handbuch. 2. Aufl. § 511.

1681. Lomb, Concussionrupture in warfare. Ophthalmoscope. Dec.

1682. Med. Klinik Nr. 13, 14 u. 15, Umfrage über die sympathische Ophthalmie im Zusammenhange mit den Kriegsverletzungen des Auges.

1683. Meller, Über Nekrose bei sympathisierender Entzündung. Arch. f. Ophth. LXXXIX, 2.

1684. Meller, Sympathisierende Entzündung ohne Erkrankung des zweiten Auges. v. Graefes Arch. f. Ophth. LXXXIX, 3.

1685. Meller, Zur Histologie der Ophthalmia sympathica. v. Graefes Arch. f. Ophth. LXXXIX, 2. S. 437.

1686. Nagel, Sympathetic ophthalmia. Californ State Journ. Med. XIII. p. 227.

1687. Norman, A case of sympathetic ophthalmia healed with tuberculin. Ophthalmoscope. April u. Klin. Monatsbl. f. Augenheilk. LIV. S. 581.

1687a. Oleynik, Augenverletzungen im Festungslazarett I Königsberg. Zeitschrift f. Augenheilk. XXXIV. S. 301.

1688. Orlow, Die Prophylaxe und die Behandlung der sympathischen Ophthalmie. Westn. Ophth. XXVII. Ref. Ann. d'ocul. Octobre. Klin. Monatsbl. f. Augenheilk. LX. S. 708.

1689. Ormond, Kriegsverletzungen des Auges. Ophth. Review.

1690. Pagenstecher jun., Kugeleinheilung nach Enukleation. (Sehnervenresektion als Prophylaxe der sympathischen Ophthalmie.) Arch. f. Augenheilk. LXXIX.

1691. Pearson, Sympathetic ophthalmia. Journ. Jowa State Med. Soc. V. p. 421.

1915. 1691a. **Rados**, Die Anaphylaxie in der Augenheilkunde. v. Graefes Arch. f. Ophth. LXXXIX.

1692. **Ribstein**, Über sympathische Ophthalmie nach subkonjunktivaler Skleralruptur. Diss. Straßburg.

1693. **Salzmann**, Kriegsverletzungen des Auges. Med. Klinik.

1694. **Schieck**, Ist die sympathische Ophthalmie eine anaphylaktische Entzündung? Zeitschr. f. Augenheilk. XXXIV. S. 245.

1695. **Seto**, Sympathetic deafness. Nippon Gankakai Zashi. Nov.

1696. **v. Szily**, Versuche und Gedanken über die Rolle der Anaphylaxie bei Augenentzündungen. Klin. Monatsbl. f. Augenheilk. LIV.

1697. **v. Szily**, Über das Verhalten der Entzündungseitergrenze des Alttuberkulins bei Reizübertragungsversuchen mittels Krotonöls von Auge zu Auge. Zeitschr. f. Immunitätsforschung. XXIV, 4.

1698. **v. Szily und Luciani**, Anaphylaxieversuche mittels Alttuberkulin, nebst Bemerkungen über sogenannte sympathische spezifische Sensibilisierung. Klin. Monatsbl. f. Augenheilk. LV.

1699. **Trubin**, Über intraokulare Anaphylaxie bei Anwendung des Rinder- und Hammelglaskörpers als Antigen. Arch. f. Ophth. LXXXIX, 2.

1700. **Verwey**, Behandlung der sympathischen Ophthalmie. Niederl. Zeitschr. f. Geneesk. II. S. 1307.

1701. **Waldeck**, Sympathetic ophthalmia. Michigan State Med. Soc. Journ. XII. p. 265.

1702. **Weihrauch**, Histologische Untersuchung eines Falles von sympathischer Ophthalmie nach Ulcus serpens. Diss. Heidelberg u. Klin. Monatsbl. f. Augenheilk. LVI. S. 131.

1703. **Zentmayer**, Sympathetic ophthalmia. Tr. Coll. Phys. Philadelphia. XXXVI. p. 309.

1704. **Zorab**, Concussion rupture in warface. Ophthalmoscope. p. 597.

1705. **Zuntz**, Über 2 Fälle sympathischer Ophthalmie. Diss. Marburg.

1916. 1706. **Barrie-Brownlie**, 50 Fälle von Retention von Fremdkörpern im Auge. Ophthalmoscope.

1707. **Bierhaus**, Die Analogien zwischen tuberkulöser und sympathischer Ophthalmie. Diss. Rostock.

1708. **Bleisch**, Ophthalmia sympathica. (Schlesische Ges. f. vaterl. Kultur in Breslau. 8. Dez. 1916.) Ref. Deutsche med. Wochenschr. 1917. S. 394.

1709. **O'Connor**, Sympathetic uveitis. A possible explanation. Ophth. Record.

1710. **Cousin**, De quelques formes précoces de réactions sympathiques des blessures de guerre. Arch. d'opht. Nov.-Dec.

1711. **Dimmer**, Kriegsverletzungen und sympathische Ophthalmie. Klin. Monatsbl. f. Augenheilk. LVII. S. 257.

1712. **Dunn Percy**, The prognosis in sympathetic ophthalmia. Lancet. March.

1713. **Franke und Hack**, Lymphozytose und Augenverletzung. v. Graefes Arch. f. Ophth. LXXXIX. S. 450—458 u. Zeitschr. f. Augenheilk. XXXV.

1714. **Gifford**, The biological theory of sympathetic ophthalmia. Ophth. Record. July.

1715. **Herrmann**, Die Anwendung des Kollargol in der Augenheilkunde. Diss. Rostock.

1716. **Hirsch**, Embarin bei sympathischer Ophthalmie. Med. Klinik. Nr. 5 u. Zentralbl. f. prakt. Augenheilk. XL.

1717. **Krämer**, Ein Fall von sympathischer Ophthalmie mit Peliosis der Zilien und Brauen und Alopecia areata. Wiener klin. Wochenschr. S. 306.

1718. **Meller**, Über den histologischen Befund in sympathisierenden Augen bei Ausbruch der sympathischen Ophthalmie nach der Enukleation. v. Graefes Arch. f. Ophth. LXXXIX, 1.

1719. **Miller**, Sympathetic ophthalmia unsuccessfully treated with organic arsenic compounds. Brit. med. Journ. July.

1916. 1720. Peters, Über den Blendungsschmerz. Klin. Monatsbl. f. Augenheilk. LVII.

1721. Peters, Die Augenheilkunde in der Kriegszeit. Rektoratsrede. Rostock, Warkentien.

1722. Schieck, Die Verhütung der sympathischen Entzündung bei Kriegsverletzungen des Auges. Bericht d. Ophth. Ges. zu Heidelberg.

1723. v. Szily, Die Anaphylaxie in der Augenheilkunde. v. Graefes Arch. f. Ophth. LXXXIX, 3. S. 562.

1724. v. Szily, Anaphylaxieversuche mit sogenanntem chemisch reinem Augenpigment. Klin. Monatsbl. f. Augenheilk. LVI.

1725. Uhthoff, Kriegsophthalmologische Erfahrungen. Berliner klin. Wochenschrift. Nr. 1.

1726. Verwey, Des rélations de la suture plastique conjonctivale et de l'ophtalmie sympathique dans les plaies pénétrantes de l'œil. Clin. opht. Octobre.

1917. 1727. Bail, Studien zur sympathischen Ophthalmie. X. Einige theoretische Bemerkungen zur Frage der Anaphylaxietheorie der sympathischen Ophthalmie. v. Graefes Arch. f. Ophth. XCII, 4.

1728. Bleisch, Über die auffallend geringe Zahl sympathischer Augenentzündungen. (Schles. Ges. f. vaterl. Kultur.) Ref. Med. Klinik. S. 80.

1729. Brückner, Zur Frage der Emigration einkerniger Blutzellen. Zugleich ein Beitrag zur pathologischen Anatomie der sympathisierenden Entzündung ohne sympathische Ophthalmie. Zeitschr. f. Augenheilk. XXXVIII. S. 139.

1730. Burchardi, Das Auftreten der sympathischen Entzündung nach Exenteration des anderen Auges. Diss. Rostock.

1731. Elschnig, Studien zur sympathischen Ophthalmie. IX. Sympathische Ophthalmie nach präventiver Enukleation oder Exenteration. v. Graefes Arch. f. Ophth. XCII, 4.

1732. Fuchs, P., Die sympathische Ophthalmie nach subkonjunktivaler Bulbusruptur. Diss. Rostock.

1733. v. Hippel, Über tuberkulöse, sympathisierende und proliferierende Uveïtis unbekannter Ätiologie. v. Graefes Arch. f. Ophth. XCII, 4.

1734. Meller, Intraokulare Tuberkulose nach durchbohrender Verletzung. Klin. Monatsbl. f. Augenheilk. II. S. 370.

1735. Morax, L'uveïte sympathique. Ann. d'ocul. Juli u. Klin. Monatsbl. f. Augenheilk. LX. S. 421.

1736. Morax, Notes cliniques et statistiques sur l'ophtalmie sympathique aux armées. Ann. d'ocul. Oct. u. Klin. Monatsbl. f. Augenheilk. LX. S. 708.

1737. Oppenheimer, Bemerkungen zur Veröffentlichung von Dimmer: »Über Kriegsverletzungen und sympathische Ophthalmie«. Klin. Monatsbl. f. Augenheilk. LVIII. S. 519.

1737a. Peters, Amblyopie, Asthenopie und Supraorbitalneuralgie. Zentralbl. f. prakt. Augenheilk.

1738. Poulard, Ophtalmie sympathique traumatique. Ann. d'ocul. Dec. u. Klin. Monatsbl. f. Augenheilk. LX. S. 709.

1739. Poulard, Ophthalmie sympathique anormale. Ann. d'ocul. Dec. u. Klin. Monatsbl. f. Augenheilk. LX. S. 709.

1740. van Schevensteen, Ophtalmie sympathique. Ann. d'ocul. Aug.; Zentralbl. f. prakt. Augenheilk. S. 185 u. Klin. Monatsbl. f. Augenheilk. LX. S. 422.

1741. v. Szily, Atlas der Kriegsaugenheilkunde. Stuttgart, Ferd. Enke.

1742. Wibaut, Präparate von toxischer und anaphylaktischer Entzündung. (Niederl. ophth. Ges. Juni.) Ref. Klin. Monatsbl. f. Augenheilk. LX. S. 398.

1743. Weekers, Les enseignements de la guerre au sujet de l'ophtalmie sympathique. Clin. opht. Mars u. Klin. Monatsbl. f. Augenheilk. LX.

1917. 1744. **Wessely**, 3 Fälle von sympathischer Ophthalmie. Münchener med. Wochenschr. Nr. 50. S. 1621.

1745. **Wolfring**, Zur Kenntnis des Krankheitsbildes der Asthenopie. Diss. Rostock.

1918. 1746. **Albath**, Über spontane Iridozyklitis. Diss. Rostock.

1747. **Bergmeister**, Enucleatio bulbi. Wiener med. Wochenschr. Nr. 1. Ref. Wochenschr. f. Therapie u. Hygiene. Nr. 25.

1748. **Berneaud**, Über den Wert der Milchinjektionen bei Augenerkrankungen. Klin. Monatsbl. f. Augenheilk. LXI. S. 319.

1749. **Best**, Elektrargol bei Kriegsverletzungen des Auges. Bericht d. Ophth. Ges. in Heidelberg. Ref. Klin. Monatsbl. f. Augenheilk. LXI. S. 344.

1750. **Darling**, Zwei Fälle von sympathischer Ophthalmie. Ophth. Record. 1917. May. p. 233 u. Klin. Monatsbl. f. Augenheilk. LX. Jan.

1751. **Dufour**, Prophylaxe der sympathischen Ophthalmie. Klin. Monatsbl. f. Augenheilk. LXI. S. 461.

1752. **Fränkel**, Behandlung der sympathischen Ophthalmie. Bericht d. Ophth. Ges. in Heidelberg. Ref. Klin. Monatsbl. f. Augenheilk. LXI. S. 344.

1753. **Hirschberg**, Ein Fall von sympathischer Augenentzündung, 20 Jahre lang beobachtet. Zentralbl. f. prakt. Augenheilk. Juli/August. S. 107. (Fortsetzung des Falles Zentralbl. f. prakt. Augenheilk. 1901. S. 109.)

1754. **Jeß**, Über Adaptationsstörungen auf sympathischem Wege. Bericht d. Ophth. Ges. in Heidelberg. Ref. Klin. Monatsbl. f. Augenheilk. LXI. S. 345.

1755. **Koeppe**, Klinische Beobachtungen mit der Nernstspaltlampe und dem Hornhautmikroskop. X. v. Graefes Arch. f. Ophth. XCVI. S. 225.

1756. **Koeppe**, Klinische Beobachtungen mit der Nernstspaltlampe (Glaskörper). v. Graefes Arch. f. Ophth. XCVII. S. 253.

1757. **Meller**, Über die Grenzen der erhaltenden Behandlung verletzter Augen. Wiener klin. Wochenschr. Nr. 15. S. 450.

1758. **Mayweg**, Diphtherieserum bei sympathischer Ophthalmie. Bericht d. Ophth. Ges. in Heidelberg. Ref. Klin. Monatsbl. f. Augenheilk. LXI. S. 344.

1759. **Peters**, Über die sogenannte sympathische Reizung. Münchener med. Wochenschr.

1760. **Reissmann**, Das Sehenlernen Blindgeborener und das Wiedersehenlernen frühzeitig Erblindeter. Diss. Rostock.

1760a. **Rothholz**, Ein bemerkenswerter Fall von geheilter sympathischer Ophthalmie. Klin. Monatsbl. f. Augenheilk. LXI.

1761. **Schieck**, Das Auftreten der sympathischen Ophthalmie trotz Präventivenukleation und seine Bedeutung für die Lehre von der Entstehung der Krankheit. v. Graefes Arch. f. Ophth. XCV. S. 322.

1762. **Stargardt**, Über einen ungewöhnlichen Fall von sympathischer Ophthalmie nach Kriegsverletzung. Zeitschr. f. Augenheilk. XXXIX. S. 12.

1763. **Stocker**, Therapie der sympathischen Ophthalmie usw. Klin. Monatsbl. f. Augenheilk. LXI. S. 468.

1764. **Russ Wood**, C. G., A note on the aetiology of sympathetic ophthalmia. Brit. Journ. of Ophth. Jan. Ref. Klin. Monatsbl. f. Augenheilk. LX. S. 708.

1919. 1765. **Böhm**, 2 Fälle von sympathischer Ophthalmie trotz Präventivenukleation. Klin. Monatsbl. f. Augenheilk. LXII. S. 222.

1766. **Giese und Brückner**, Blutbild und Augenerkrankungen. v. Graefes Arch. f. Ophth. XCVIII. S. 279.

1767. **Gravestein**, 3 wichtige Augenverletzungen. Tijdschr. f. Ougevallen Geneesk. III. p. 43. Ref. Klin. Monatsbl. f. Augenheilk. LXII. S. 284.

1768. **Meller**, Über sympathische Ophthalmie. (Antrittsvorlesung.) Wiener klin. Wochenschr. Nr. 5.